Posttraumatische Beindeformitäten

Springer
*Berlin
Heidelberg
New York
Barcelona
Budapest
Hongkong
London
Mailand
Paris
Santa Clara
Singapur
Tokio*

W. Strecker P. Keppler L. Kinzl (Hrsg.)

Posttraumatische Beindeformitäten

Analyse und Korrektur

Mit 206 Abbildungen in 420 Einzeldarstellungen
und 25 Tabellen

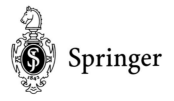

Dr. Wolf Strecker
Dr. Peter Keppler
Prof. Dr. Lothar Kinzl

Universitätsklinikum Ulm, Abteilung für Unfallchirurgie,
Hand- und Wiederherstellungschirurgie
Steinhövelstr. 9, D-89075 Ulm

ISBN 3-540-62562-3 Springer-Verlag Berlin Heidelberg New York

Die Deutsche Bibliothek – CIP-Einheitsaufnahme
Posttraumatische Beindeformitäten: Analyse und Korrektur / Hrsg.: Wolf Strecker... –
Berlin; Heidelberg; New York; Barcelona; Budapest; Hongkong; London; Mailand;
Paris; Santa Clara; Singapur; Tokio: Springer, 1997
ISBN 3-540-62562-3

Dieses Werk ist urheberrechtlich geschützt. Die dadurch begründeten Rechte, insbesondere die der Übersetzung, des Nachdrucks, des Vortrags, der Entnahme von Abbildungen und Tabellen, der Funksendung, der Mikroverfilmung oder der Vervielfältigung auf anderen Wegen und der Speicherung in Datenverarbeitungsanlagen, bleiben, auch bei nur auszugsweiser Verwertung, vorbehalten. Eine Vervielfältigung dieses Werkes oder von Teilen dieses Werkes ist auch im Einzelfall nur in den Grenzen der gesetzlichen Bestimmungen des Urheberrechtsgesetzes der Bundesrepublik Deutschland vom 9. September 1965 in der jeweils geltenden Fassung zulässig. Sie ist grundsätzlich vergütungspflichtig. Zuwiderhandlungen unterliegen den Strafbestimmungen des Urheberrechtsgesetzes.

© Springer-Verlag Berlin Heidelberg 1997
Printed in Germany

Die Wiedergabe von Gebrauchsnamen, Handelsnamen, Warenbezeichnungen usw. in diesem Werk berechtigt auch ohne besondere Kennzeichnung nicht zu der Annahme, daß solche Namen im Sinne der Warenzeichen- und Markenschutz-Gesetzgebung als frei zu betrachten wären und daher von jedermann benutzt werden dürften.

Produkthaftung: Für Angaben über Dosierungsanweisungen und Applikationsformen kann vom Verlag keine Gewähr übernommen werden. Derartige Angaben müssen vom jeweiligen Anwender im Einzelfall anhand anderer Literaturstellen auf ihre Richtigkeit überprüft werden.

Einband: E. Kirchner, Heidelberg
Satz: Elsner & Behrens GdBR, Oftersheim
Druck und Binden: Druckhaus Beltz, Hemsbach
SPIN 10555104   24/3135-5 4 3 2 1 0 – Gedruckt auf säurefreiem Papier

Für Anna

Vorwort

Eine umfassende deutschsprachige Synopsis von Grundlagen, Diagnostik und Therapie posttraumatischer Fehlstellungen der unteren Extremitäten erfolgte zuletzt 1984 durch Hierholzer und Müller (*Korrekturosteotomien nach Traumen an der unteren Extremität*, Springer, Berlin Heidelberg New York). Dieses weit verbreitete Buch bietet ein wertvolles Fundament für weitere Entwicklungen auf dem Gebiet von Korrekturosteotomien der unteren Extremität. Ein Zusammentreffen von national und international anerkannten Experten 1994 auf der Reisensburg bei Ulm erbrachte eine wichtige Aktualisierung bisheriger Kenntnisse zu diagnostischen und operativen Techniken. Neuigkeiten in der Analyse der Beingeometrie, der Indikationsstellung und der Operationstechnik von Korrekturosteotomien wurden kompetent dargestellt und konstruktiv diskutiert. Die Früchte dieser Vorträge und Auseinandersetzungen sowie der folgenden Korrespondenzen und Begegnungen sind hier zusammengetragen. Darüber hinaus wurden weitere interessante Neuentwicklungen der letzten Jahre in diesem Band mit aufgenommen.

Bewußt wurde den theoretischen Grundlagen und den diversen diagnostischen Methoden zur Analyse der Beingeometrie der gebührende Raum gewidmet. Nur auf diesem soliden Fundament ist eine verläßliche planerische Analyse einer individuellen Fehlstellung erst möglich. Wenn auch die knöcherne Korrektur allgemeingültigen geometrischen Gesetzen folgt, so sind diese idealen Lösungsmodelle der biologischen Realität gegenüberzustellen: Wie ist die lokale Weichteilsituation? Wie ist die Knochenqualität? Und nicht zuletzt: Ist unsere Planung auch im Sinne des Patienten? Wird er davon – auch funktionell – profitieren?

Diese Überlegungen spiegeln – zurückhaltend nur – die Komplexität von derartigen Entscheidungsfindungen wider. Das Ziel unserer Bemühungen muß eine maßgeschneiderte Antwort auf ein ganz individuelles Problem eines ganz individuellen Patienten sein. Dieses Buch bietet in dieser Hinsicht zwar wichtige Grundlagen und mannigfache Lösungsansätze, der Bogen zur klinischen Praxis kann aber nur über einen direkten Dialog und einen entsprechenden Erfahrungsaustausch gespannt werden. Jährliche Kurse zur Analyse und Korrektur von Beindeformitäten sollen künftig einen solchen Dialog und Erfahrungsaustausch ermöglichen –, der Auftakt hierzu erfolgte im Frühjahr 1997 in Ulm. Weitere Kurse in Ulm und Wiesbaden sind vorgesehen.

Die Herausgeber danken allen Autoren für ihre kompetente und äußerst engagierte Mitarbeit. Ein ganz besonderer Dank gilt den Referenten und Instruktoren des ersten Ulmer Osteotomiekurses, Herrn Dr. Etienne Heijens, Wiesbaden, Herrn Prof. Dr. Sebastiano Martinoli, Lugano und Herrn Dr. Gebhard Suger, Ulm.

Ulm, August 1997   Die Autoren

Inhaltsverzeichnis

Einführung

Posttraumatische Beindeformitäten – Analyse und Korrektur
W. Strecker, P. Keppler und L. Kinzl 3

Analyse der Beingeometrie

Methodik

Die klinische Untersuchung der Beingeometrie –
Vorschläge zur Untersuchungstechnik
und einem standardisierten Vorgehen
W. Strecker, M. Franzreb und L. Kinzl 9

Computertomographische Torsionswinkel- und Längenmessung
an der unteren Extremität –
Methodik, Normalwerte und Strahlenbelastung
H.-A. Waidelich, W. Strecker und E. Schneider 22

Grenzen der Torsionswinkelmessung und Längenbestimmung
mit der Computertomographie – Ursachen, Erkennung und
Möglichkeiten zur Vermeidung von Meßfehlern
*T. Pfeifer, W. Strecker, A. Wöhrle, H.-R. Mahlo, M. Wikström,
U. Leibing, P. Lutz, U. Heiss und H. Zeitler* 30

Die sonographische Torsionswinkel- und Längenbestimmung
der unteren Extremität
P. Keppler, W. Strecker, K. Anselment und L. Kinzl 39

Möglichkeiten der magnetresonanztomographischen Messung
des femoralen Torsionswinkels
*R. Tomczak, K. P. Günther, T. Pfeifer, R. Sokiranski, A. Rieber,
N. Rilinger, W. Strecker, J. M. Friedrich und H. J. Brambs* 50

Projektionsfehler bei der computertomographischen
Torsionswinkel- und Längenbestimmung an der unteren Extremität
P. Keppler, W. Strecker, D. Liebscher und L. Kinzl 55

Torsions- und Längenmessungen an den unteren Extremitäten
L. von Laer 65

Normalwerte

Die physiologischen Achsenverhältnisse der unteren Extremität
U. C. Liener, W. Strecker, G. Suger und L. Kinzl 71

Längen und Torsionen der unteren Extremitäten
W. Strecker, P. Keppler, M. Franzreb, F. Gebhard, S. Keck und L. Kinzl   75

Die computertomographische Bestimmung der Beinlängen
und Torsionen bei Kindern und Jugendlichen
P. Keppler, W. Strecker und L. Kinzl   87

Indikation zur Korrekturosteotomie

Die Reaktion des subchondralen Knochens
auf Achsenfehlstellungen des Kniegelenkes und deren Korrektur
durch Osteotomien
*M. Müller-Gerbl, A. Griebl, R. Putz, K. H. Täger, A. Goldmann
und M. Kuhr*   97

Die Auswirkung von Torsionsfehlern der unteren Extremität
D. Kohn und J. Carls.. 101

Die strukturelle Adaptation des Schenkelhalses
nach Imhäuser-Osteotomie
D. A. Kumm und J. Rütt 105

Aussagekraft der Ganganalyse bei bestehenden posttraumatischen
Fehlstellungen
Th. Mittlmeier 110

Operationsplanung

Analyse der Fehlstellung
J. Pfeil 123

Wahl geeigneter Operationsverfahren in Abhängigkeit
von Art und Lokalisation der Fehlstellung
W. Puhl und K. P. Günther 132

Erstellung von chirurgischen Modellen mit Spiral-CT
und Stereolithographie
W. A. Kalender und H. Hirschfelder 141

Posttraumatische Fehlstellungen im Wachstumsalter

Posttraumatische Deformierungen und Deformitäten
(an den unteren Extremitäten) im Wachstumsalter
L. von Laer.. 149

Spontane Korrekturen nach fehlverheilten kindlichen Frakturen
der unteren Extremität
K. H. Müller... 153

Die operative Korrektur fehlverheilter kindlicher Frakturen
an der unteren Extremität
J. Müller-Färber 160

Operationstechniken zur Korrektur posttraumatischer Fehlstellungen

Gelenknahe Korrekturen

Operationstechniken zur Korrektur posttraumatischer
Fehlstellungen – Eingriffe zur Positionsverbesserung der Hüftpfanne
M. Nerlich und B. Füchtmeier 175

Die Bedeutung der konservativen operativen Eingriffe
an der mechanisch abnormen Hüfte
R. Bombelli und M. Bombelli 188

Die femorale Drehosteotomie nach Sugioka
H. M. Vasey 194

Einzeitige Korrekturosteotomien nach kniegelenknahen
Frakturen – Grundlagen, Indikationen und Operationstechniken
W. Strecker, U. Becker, G. Hehl, P. Keppler und L. Kinzl 199

Supramalleoläre Korrekturosteotomien
K. Weise und S. Weller 215

Schaftkorrekturen

Torsionskorrekturen nach Marknagelosteosynthesen
der unteren Extremität
W. Strecker, I. Hoellen, P. Keppler, G. Suger und L. Kinzl 223

Die einzeitige treppenförmige Verlängerungsosteotomie des Femurs
W. Strecker, U. Becker, G. Hehl, I. Hoellen und L. Kinzl 239

Intramedullärer Verlängerungsnagel (Albizzia) –
Technik, Anwendung und Ergebnisse nach kontinuierlichen
Verlängerungen von Femur und Tibia
J.-M. Guichet 251

Die Behandlung von diaphysären Fehlstellungen
der unteren Extremität
G. Suger und W. Strecker 265

Komplexe Korrekturen

Korrektur mehrdimensionaler Deformitäten durch
eine einzige Osteotomie: Graphische Analyse und Operationstechnik
L. Gürke und S. Martinoli 277

Komplexe Korrekturen mit externen Fixationen: Unilaterales System
D. Sabo und J. Pfeil 285

Korrektur komplexer Fehlstellungen mit dem Ringfixateur
G. Suger 294

Begutachtung

Gutachterliche Bewertung posttraumatischer Fehlstellungen
W. Spier 307

Sachverzeichnis 311

Mitarbeiterverzeichnis

Anselment, K., Dr.
Abt. für Innere Medizin, Kreiskrankenhaus
Ulmer Str. 24, D-89143 Blaubeuren

Becker, U., Dr.
Sportklinik Stuttgart
Taubenheimerstr. 8, D-70372 Stuttgart

Bombelli, M., Dr.
Via Brenner 32, I-39012 Merano

Bombelli, R., Prof. Dr.
Reparto Ortopedico, Ospedale Di Circolo
I-21052 Busto Arsizio

Brambs, H. J., Prof. Dr.
Abt. für Röntgendiagnostik,
Klinik und Poliklinik
für Radiologie der Universität Ulm
Steinhövelstr. 9, D-89075 Ulm

Carls, J., Dr.
Orthopädische Klinik
der Medizinischen Hochschule
Heimchenstr. 1–7, D-30625 Hannover

Franzreb, M., Dr.
Universitätsklinik für Orthopädie
Anichstr. 35, A-6020 Innsbruck

Friedrich, J. M., Prof. Dr.
Radiologische Praxis
Gustav-Adolf-Str. 10, D-97422 Schweinfurt

Füchtmeier, B., Dr.
Unfallchirurgie, Klinikum der Universität
Franz-Josef-Strauß-Allee 11,
D-93042 Regensburg

Gebhard, F., Dr.
Abt. für Unfallchirurgie, Hand- und Wiederherstellungschirurgie der Universität Ulm
Steinhövelstr. 9, D-89075 Ulm

Goldmann, A., Dr.
Orthopädie im Waldkrankenhaus St. Marien
Rathsberger Str. 57, D-91054 Erlangen

Griebl, A., Dr.
Anatomische Anstalt
Pettenkoferstr. 11, D-80336 München

Günther, K. P., PD Dr.
Orthopädische Klinik der Universität Ulm
Oberer Eselsberg 45, D-89081 Ulm

Gürke, L., Dr.
Dept. Chirurgie, Kantonsspital
CH-4031 Basel

Guichet, J.-M., Dr.
Service d'Orthopédie,
Hôpital d'Enfants – C.H.U.
F-54511 Vandoeuvre-Lès-Nancy

Hehl, G., Dr.
Abt. für Unfallchirurgie, Hand- und Wiederherstellungschirurgie der Universität Ulm
Steinhövelstr. 9, D-89075 Ulm

Heiss, U., Dr.
Abt. für Radiologie und Nuklearmedizin
Marienhospital
Johannisfreiheit 2–4, D-49074 Osnabrück

Hirschfelder, H., Dr.
Orthopädie im Waldkrankenhaus St. Marien
Rathsberger Str. 57, D-91054 Erlangen

Hoellen, I., Dr.
Abt. für Unfallchirurgie, Hand- und Wiederherstellungschirurgie der Universität Ulm
Steinhövelstr. 9, D-89075 Ulm

Kalender, W. A., Prof. Dr.
Institut für medizinische Physik,
Universität Erlangen-Nürnberg
Krankenhausstr. 12, D-91054 Erlangen

Keck, S., Dr.
Abt. für Unfallchirurgie, Hand- und Wiederherstellungschirurgie der Universität Ulm
Steinhövelstr. 9, D-89075 Ulm

Keppler, P., Dr.
Abt. für Unfallchirurgie, Hand- und Wiederherstellungschirurgie der Universität Ulm
Steinhövelstr. 9, D-89075 Ulm

Kinzl, L., Prof. Dr.
Abt. für Unfallchirurgie, Hand- und Wiederherstellungschirurgie der Universität Ulm
Steinhövelstr. 9, D-89075 Ulm

Kohn, D., Prof. Dr.
Orthopädische Universitäts- und Poliklinik
Oscar-Orth-Str., D-66421 Homburg/Saar

Kuhr, M., Dr.
Anatomische Anstalt
Pettenkoferstr. 11, D-80336 München

Kumm, D. A., Dr.
Klinik und Poliklinik
für Orthopädie der Universität
Joseph-Stelzmann-Str. 9, D-50931 Köln

Laer, L. von, Prof. Dr.
Traumatologie im Basler Kinderspital
Römergasse 8, CH-4005 Basel

Leibing, U., Dr.
Klinik für Radiologische Diagnostik
der Universität Ulm
Steinhövelstr. 9, D-89075 Ulm

Liebscher, D., Dr.
Abt. Mathematik 5 der Universität Ulm
Helmholtzstr. 18, D-89081 Ulm

Liener, U. C., Dr.
Abt. für Unfallchirurgie, Hand- und Wiederherstellungschirurgie der Universität Ulm
Steinhövelstr. 9, D-89075 Ulm

Lutz, P., Dr.
Klinik für Radiologische Diagnostik
der Universität Ulm
Steinhövelstr. 9, D-89075 Ulm

Mahlo, H.-R., Dr.
Klinik für Radiologische Diagnostik
der Universität Ulm
Steinhövelstr. 9, D-89075 Ulm

Martinoli, S., Prof. Dr.
Chirurgische Abteilung, Ospedale Civico
CH-6900 Lugano

Mittlmeier, Th., PD Dr.
Abt. für Unfall- und Wiederherstellungschirurgie
Chirurgische Klinik der Humbold-Universität
Augustenburger Platz 1, D-13358 Berlin

Müller, K. H., Prof. Dr.
Klinik für Unfall- und Wiederherstellungschirurgie, Kliniken der Stadt
Arrenberger Str. 20, D-42117 Wuppertal

Müller-Färber, J., Prof. Dr.
Abt. für Unfall- und Wiederherstellungschirurgie, Kreiskrankenhaus
Schloßhaustr. 100, D-89522 Heidenheim

Müller-Gerbl, M., PD Dr.
Anatomische Anstalt
Pettenkoferstr. 11, D-80336 München

Nerlich, M., Prof. Dr.
Unfallchirurgie, Klinikum der Universität
Franz-Josef-Strauß-Allee 1, D-93042 Regensburg

Pfeifer, T., Dr.
Abt. für Radiologie, Frankenwaldklinik
Friesener Str. 41, D-96317 Kronach

Pfeil, J., Prof. Dr.
Orthopädische Klinik Wiesbaden
Mosbacher Str. 10, D-65187 Wiesbaden

Puhl, W., Prof. Dr.
Orthopädische Klinik der Universität Ulm
Oberer Eselsberg 45, D-89081 Ulm

Putz, R., Prof. Dr.
Anatomische Anstalt
Pettenkoferstr. 11, D-80336 München

Rieber, A., Dr.
Abt. für Röntgendiagnostik,
Klinik und Poliklinik
für Radiologie der Universität Ulm
Steinhövelstr. 9, D-89075 Ulm

Rilinger, N., PD Dr.
Abt. für Röntgendiagnostik,
Klinik und Poliklinik
für Radiologie der Universität Ulm
Steinhövelstr. 9, D-89075 Ulm

Rütt, J., Dr.
Klinik und Poliklinik
für Orthopädie der Universität
Joseph-Stelzmann-Str. 9, D-50931 Köln

Sabo, D., Dr.
Stiftung Orthopädische Universitätsklinik
Schlierbacher Landstr. 200a,
D-69118 Heidelberg

Schneider, E., Dr.
Abt. für Strahlentherapie der Universität Ulm
Steinhövelstr. 9, D-89075 Ulm

Sokiranski, R., Dr.
Abt. für Röntgendiagnostik,
Klinik und Poliklinik
für Radiologie der Universität Ulm
Steinhövelstr. 9, D-89075 Ulm

Spier, W., Prof. Dr.
Abt. für Unfallchirurgie, Hand- und Wiederherstellungschirurgie der Universität Ulm
Steinhövelstr. 9, D-89075 Ulm

Strecker, W., Dr.
Abt. für Unfallchirurgie, Hand- und Wiederherstellungschirurgie der Universität Ulm
Steinhövelstr. 9, D-89075 Ulm

Suger, G., Dr.
Abt. für Unfallchirurgie, Hand- und Wiederherstellungschirurgie der Universität Ulm
Steinhövelstr. 9, D-89075 Ulm

Täger, K. H., Dr.
Anatomische Anstalt
Pettenkoferstr. 11, D-80336 München

Tomczak, R., Dr.
Abt. für Röntgendiagnostik,
Klinik und Poliklinik
für Radiologie der Universität Ulm
Steinhövelstr. 9, D-89075 Ulm

Vasey, H. M., Prof. Dr.
Clinique d'orthopédie et
de chirurgie de l'appareil moteur
Hôpital cantonal universitaire
24, rue Micheli-du-Crest, CH-Genève

Waidelich, H.-A., Dr.
Abt. für Radiologie, Kreiskrankenhaus
Winnender Str. 41, D-71334 Waiblingen

Weise, K., Prof. Dr.
Berufsgenossenschaftliche Unfallklinik
Abt. für Unfallchirurgie
Schnarrenbergstr. 95, D-72076 Tübingen

Weller, S., Prof. Dr.
Berufsgenossenschaftliche Unfallklinik
Abt. für Unfallchirurgie
Schnarrenbergstr. 95, D-72076 Tübingen

Wikström, M., Dr.
Abt. für Röntgendiagnostik und Nuklearmedizin
Spittal Limmattal
Urdorfer Str. 100, CH-8952 Zürich-Schlieren

Wöhrle, A., Dr.
Abt. für Innere Medizin, Städt. Kliniken
Hirschlandstr. 97, D-73730 Esslingen

Zeitler, H., Dr.
Radiologische Gemeinschaftspraxis
Pippinger Str. 25, D-81245 München

Einführung

Posttraumatische Beindeformitäten
Analyse und Korrektur

W. Strecker, P. Keppler und L. Kinzl

Die Weiterentwicklung bildgebender Verfahren wie der Computertomographie (CT), der Sonographie und der Magnetresonanztomographie (MRT) eröffnen neue Möglichkeiten in der Analyse der Beingeometrie. Während die Bewertung der Achsen von Ober- und Unterschenkel in der Frontal- und Sagittalebene nach wie vor übersichtsradiographisch erfolgt, lassen sich Längen und Torsionswinkel elegant, präzise und wenig belastend für den Patienten in einem Arbeitsgang computertomographisch oder sonographisch ermitteln.

Aufgrund der guten Reproduzierbarkeit, belegt durch Mehrfachmessungen an gleichen Patienten durch verschiedene Untersucher, ist die standardisierte CT-Methode (s. Beitrag Waidelich et al., S. 22–29) derzeit für uns Goldstandard für die Bestimmung von Längen und Torsionswinkeln der unteren Extremität (s. Beitrag Pfeifer et al., S. 30–38). Alle anderen bildgebenden Verfahren müssen sich an der CT messen, deren Validität ist daran auszurichten. Bestimmungen der femoralen Antetorsion mit der Methode nach Rippstein [6] sind in ihrer praktischen Anwendung nicht nur ungenau, sondern darüber hinaus durch eine hohe Strahlendosis belastet. Die Torsionswinkelmessung nach Rippstein ist daher heutzutage als obsolet zu betrachten.

Durch technische Fortschritte der sonographischen Längen- und Torsionswinkelbestimmung werden mittlerweile nahezu die Qualitätsmerkmale der CT erreicht (s. Beitrag Keppler et al., S. 39–49). Mit weiteren Verbesserungen der sonographischen Technik ist zu rechnen, insbesondere was die Anwenderfreundlichkeit betrifft. Damit dürfte die Sonographie zur ernsthaften Konkurrenz für die CT werden, nicht zuletzt wegen der fehlenden Strahlenbelastung, der problemlosen Wiederholbarkeit von Untersuchungen und auch aus wirtschaftlichen Erwägungen. Bereits jetzt eignet sich die Sonographie ganz besonders für die Längen- und Torsionswinkelmessung von Kindern, sei es zur Beantwortung individueller klinischer Fragestellungen, sei es für Längsschnittstudien.

Der Einsatz der MRT wurde für die Ermittlung der femoralen Antetorsion untersucht (s. Beitrag Tomczak et al., S. 50–54). Anders als bei der Ulmer CT-Methode wird bei der MRT die proximale femorale Winkelachse vom Untersucher nach dessen Einschätzung in das räumliche Zentrum des Schenkelhalses gelegt. Die MRT dürfte daher eher untersucherabhängig sein als ihre Konkurrenzmethoden. Darüber hinaus wurden bislang in einem Arbeitsgang nur Messungen am Femur beschrieben. Als ungünstig werden neben der Geräuschentwicklung während der Untersuchung v. a. die hohen Kosten gewertet. Günstig ist, ähnlich wie bei der Sonographie, die Beurteilung der Gelenkstrukturen von Kleinkindern, da sich nicht verknöcherte epiphysäre und metaphysäre Anteile gut abbilden.

Im Gegensatz zu v. Laer (s. Beitrag S. 65–68) betrachten wir die alleinige klinische Untersuchung als nicht ausreichend für Indikationsstellung und Planung von Korrekturosteotomien. Die Fehlerbreite der klinischen Längen- und Torsionswinkelbestimmung wird eindrücklich durch die Analysen von Franzreb et al. [3] aufgezeigt. Diese Ergebnisse werden durch eigene Untersuchungen untermauert. An mittlerweile etwa 130 Patienten wurden prospektiv die Ergebnisse der klinischen Untersuchung den computertomographisch ermittelten Werten gegenübergestellt. Hierbei fand sich eine Abweichung der Längenbestimmung von mehr als 1 cm bei 13% aller Oberschenkel- und bei 11% aller Unterschenkelbestimmungen. Analog dazu fand sich bei den Torsionswinkeln eine Diskrepanz von mehr als 10° zwischen Klinik und CT bei 32% aller Oberschenkel und 23% aller Unterschenkel (unveröffentlicht).

Der systematischen klinischen Untersuchung der Beingeometrie kommt damit eine sehr wichtige Funktion im Sinne einer orientierenden Beurteilung zu (s. Beitrag Strecker et al., S. 9–21). Für Indikationsstellung und Planung von Korrekturosteotomien muß sich jedoch jede suffiziente Analyse der Beingeometrie zusätzlich präziserer bildgebender Verfahren bedienen. Eine vollständige Analyse der Beingeometrie beschreibt neben den frontalen, sagittalen und longitudinalen Achsausrichtungen ebenfalls die jeweiligen Längen und Torsionen beider Femora und Tibiae.

Auf grundsätzliche Probleme der Torsionswinkelbestimmung im besonderen und auf die Analyse der Beingeometrie im allgemeinen wird ausführlich eingegangen (s. Beitrag Keppler et al., S. 55–64).

Wichtige Grundlage für jeden Austausch von Informationen ist der Gebrauch einer gemeinsamen Sprache. Hier scheint uns eine Vereinheitlichung und Klarstellung wünschenswert. Für die Beschreibung von Achs- und Gelenkwinkeln empfiehlt sich u. E. die Verwendung der konsequent aufgebauten Nomenklatur des Maryland Center for Limb Lengthening and Reconstruction, Baltimore, USA (s. Beitrag Liener et al., S. 71–74). Eine Drehung von Extremitäten und Extremitätensegmenten wird häufig ohne klare Zuordnung durch die beiden Termini Torsion und Rotation angegeben. Zur Vermeidung von Begriffsverwirrungen wird von uns der Ausdruck Torsion für eine Drehung im knöchernen Segment verwendet, also Torsion von Femur oder von Tibia. Die Rotation hingegen beschreibt eine Drehung zwischen 2 knöchernen Segmenten und somit eine Gelenkbeweglichkeit, also Innen- oder Außenrotation des Hüftgelenks, etc.

Bei der Bewertung von Extremitäten und Extremitätenabschnitten wird stillschweigend eine Symmetrie im Links-rechts-Seitenvergleich unterstellt. Während sich eine derartige Symmetrie bezüglich der Achsausrichtung frontal, sagittal und longitudinal in relativ engen Grenzen bestätigt (s. Beitrag Liener et al., S. 71–74), bestehen wesentliche Toleranzen von intraindividuellen Längen und Torsionen. Diese Toleranzen wurden erstmals mit einer reproduzierbaren Untersuchungsmethode an einer großen Anzahl von Patienten ermittelt (s. Beitrag Strecker et al., S. 75–86). Bei 99% einer asymptomatischen mitteleuropäischen erwachsenen Bevölkerung betragen demnach die Längentoleranzen am Oberschenkel 1,2 cm und am Unterschenkel 1,0 cm. Die analogen paarweisen Torsionstoleranzen liegen bei 13° am Oberschenkel und bei 14,3° am Unterschenkel. Die entsprechenden extrapolierten Toleranzen für Beinpaare betragen 1,4 cm und 16°.

Ähnliche Toleranzen finden sich bei Kindern und Jugendlichen. Von besonderem Interesse ist in dieser Altersgruppe die Altersabhängigkeit der femoralen und tibialen Torsion. Überraschenderweise fanden Keppler et al. (s. Beitrag S. 87–94) hier eine lediglich schwache Korrelation sowie eine deutlich größere Streubreite der Torsionen und Längen in den einzelnen Altersgruppen als in der bisher publizierten Literatur.

Bei der Indikationsstellung einer Korrekturosteotomie sind zahlreiche individuelle Faktoren zu berücksichtigen, wie Alter des Patienten, seine Compliance, die Qualität von Knochen und Weichteilen sowie des Knorpels der angrenzenden Gelenke etc. Letztlich ist abzuwägen zwischen den zu erwartenden Folgezuständen der Fehlstellung und den Langzeitergebnissen nach Korrekturosteotomie. Die Komplexität verschiedener Einzelfaktoren und deren schwer abschätzbare künftige Entwicklung macht entsprechende Entscheidungen nicht immer einfach. Der Ermessensspielraum ist daher oft groß und wird stark von der Erfahrung und Persönlichkeit des Operateurs geprägt (s. Beitrag Puhl und Günther, S. 132–140). Um so höher sind Bestrebungen zu schätzen, die auf eine Objektivierung der Folgen von Fehlstellungen zielen. Neben statischen Methoden wie der computertomographischen Dichtemessung des subchondralen Knochens (s. Beitrag Müller-Gerbl et al., S. 97–100) kommen dabei auch dynamische Verfahren in Form der Ganganalyse (s. Beitrag Mittlmeier, S. 110–119) vermehrt zur klinischen Anwendung. Auf Auswirkungen von Torsionsfehlern (s. Beitrag Kohn und Carls, S. 101–104) wird ebenso eingegangen wie auf strukturelle Anpassungen des Knochens nach Korrekturosteotomie, hier am Beispiel der Imhäuser-Osteotomie (Beitrag Kumm und Rütt, S. 105–109). Die mehrdimensionale Analyse der Beingeometrie ist Voraussetzung für jede Beurteilung einer Fehlstellung. Die einzelnen Schritte zur Ermittlung des Zentrums einer Fehlstellung sowie zur räumlichen Festlegung einer uni- oder auch multifokalen Korrektur einschließlich verschiedener Osteotomietechniken werden eindrücklich von Pfeil (s. S. 123–131) dargestellt. Aus orthopädischer Sicht werden indikatorische Grenzen angegeben und verschiedene Operationsverfahren in Abhängigkeit von Art und Lokalisation der Fehlstellung beschrieben (s. Beitrag Puhl und Günther, S. 132–140).

Zukünftige Entwicklungen in der Analyse von Fehlstellungen sowie der Planung von Korrekturosteotomien auf der Grundlage von Datensätzen, gewonnen durch die Spiral-CT, werden durch Kalender und Hirschfelder skizziert (s. S. 141–145). Wenn auch die Anfertigung von stereolithographischen Modellen derart analysierter Fehlstellungen für den Chirurgen äußerst verlockend erscheinen mag, müssen dennoch kritische Fragen zur Höhe der Strahlenbelastung und einer akzeptablen Kosten-Nutzen-Relation gestellt werden. Die Planung von Korrekturosteotomien am Bildschirm des PC auf der Grundlage entsprechender Datensätze erscheint jedenfalls nicht mehr utopisch.

Der Besonderheit posttraumatischer Fehlstellungen im Wachstumsalter wird durch ein eigenes Kapitel Rechnung getragen. Drei besonders ausgewiesene Experten beschreiben ausführlich die Eigenheiten von Deformierungen als passagere, also reversible Achsabweichungen nach kindlichen Frakturen. Das Ausbleiben von Spontankorrekturen, einschließlich einer fehlenden funktionellen Kompensation, endet in einer Deformität und begründet die Indikation zur Korrekturosteotomie. Zahlreiche Beispiele und Operationstechniken werden beschrieben (s. Beitrag Müller-Färber, S. 160–171).

Das Kapitel „Operationstechniken zur Korrektur posttraumatischer Fehlstellungen" wurde in „Gelenknahe Korrekturen", „Schaftkorrekturen" und „Komplexe Korrekturen" gegliedert. Ganz bewußt wurde operationstechnischen Neuentwicklungen und Besonderheiten mehr Platz als lehrbuchbekannten Standardverfahren eingeräumt.

Für den hüftgelenknahen Bereich verdienen die Beiträge zur Verbesserung der Kopf-Pfannen-Relation besondere Aufmerksamkeit. Den Langzeitergebnissen nach einer Neupositionierung der Hüftpfanne (s. Beitrag Nerlich u. Füchtmeier, S. 175–187) darf man ebenso mit Interesse entgegensehen wie den Ergebnissen nach Rotationsosteotomien des Schenkelhalses nach Sugioka (s. Beitrag Vasey, S. 194–198). Die von R. und M. Bombelli angestellten Betrachtungen zu den konservativ operativen Eingriffen an der mechanisch abnormen Hüfte sind das Kondensat eines Werkes, das bereits jetzt zu den Klassikern der Orthopädie gezählt werden darf [2].

Für die einzeitigen kniegelenknahen Korrekturosteotomien werden klare Angaben zu Osteotomiehöhe und -technik geliefert, ebenso werden planerische und operationstechnische Fehler und Risiken ausführlich erläutert. Für jedes individuelle Problem ist eine möglichst maßgeschneiderte Korrekturosteotomie anzustreben unter Einschluß von weniger bekannten Operationsverfahren, wie der Scheibenwischer- und Dom-Osteotomie (s. Beitrag Strecker et al., S. 199–214).

Das Autorenteam Weise und Weller (s. Beitrag S. 215–220) bevorzugt für die selteneren supramalleolären Korrekturosteotomien dahingegen mehr die klassischen additiven und subtraktiven Korrekturen im Rahmen von queren Osteotomien.

Torsionsabweichungen nach Marknagelosteosynthesen sind häufig und deren Vermeidung ist auch heute noch ein ungelöstes Problem [7]. Die offene Torsionskorrektur über dem liegenden Marknagel stellt ein relativ einfaches und sicheres Operationsverfahren dar. Die Torsionssicherung am Femur sollte dabei mit einer Plattenosteosynthese erfolgen, da eine erneute Verriegelung den Rückstellkräften der korrigierten Fragmente nicht immer standhält (s. Beitrag Strecker et al., S. 223–232).

Während Femurverlängerungen von mehr als 3 cm eine Domäne der Kallusdistraktion sind, lassen sich Verlängerungen bis zu 3 cm einzeitig durchführen. Bewährt hat sich hierfür die subtrochantere treppenförmige Verlängerungsosteotomie, wobei gleichzeitige Torsionskorrekturen bis etwa 20° und Achskorrekturen bis 5° möglich sind. Analoge treppenförmige Verlängerungen bis etwa 2,5 cm lassen sich auch suprakondylär durchführen (s. Beitrag Strecker et al., S. 233–250).

Kontinuierliche Verlängerungen mittels Kallusdistraktion werden entweder mit internen, externen oder kombinierten Techniken verwirklicht. Während interne Verfahren durch motorgetriebene Teleskopnägel aus vielerlei Gründen als optimal gelten, konnte hier trotz vielversprechender Anfangserfolge bislang eine allgemeine kommerzielle Verfügbarkeit derartiger Verlängerungsnägel nicht erzielt werden [1]. Dahingegen hat der Verlängerungsnagel von Guichet (s. Beitrag S. 251–264) mittlerweile seine klinische Brauchbarkeit unter Beweis gestellt und ist kommerziell zu akzeptablen Bedingungen erhältlich. Der Verlängerungsnagel aus Nancy wird in 2 Modellen sowohl für den Femur, als auch für die Tibia angeboten. In einer umfassenden Übersicht geht Guichet erstmalig auf die wesentlichen Grundlagen dieser neuen Technik ein. Die klinische Anwendung sowie potentielle Probleme und Gefahren werden ausführlich beschrieben. Die Bestrebungen, eine „sanfte" kontinuierliche Kallusdistraktion mittels Verlängerungsnagel durchzuführen, gehen indessen weiter und man darf auf künftige Entwicklungen gespannt sein.

Dadurch werden kombinierte Verfahren – Marknagel mit Fixateur externe – in Zukunft an Bedeutung verlieren. Auf eine ausführliche Darstellung derartiger kombinierter Techniken wurde daher bewußt verzichtet.

Ganz anders stellt sich die Entwicklung und der künftige Einsatz für die verschiedenen externen

Fixationssysteme zur Korrektur ein- und mehrdimensionaler Fehlstellungen dar. In Abhängigkeit von der lokalen Weichteilsituation und der Knochenqualität – mit oder ohne Infekt – ist dem weltweit bewährten Ringsystem nach Ilizarov [4] auch in Zukunft der gebührende Indikationsbereich sicher (s. Beitrag Suger, S. 295–303). Zahlreiche Modifikationen externer Fixationssysteme, wie etwa der Heidelberger Fixateur, bieten in der Hand des Kundigen eine überzeugende Alternative mit besserem Tragekomfort für den Patienten (s. Beitrag Sabo u. Pfeil, S. 285–294).

Die hohe Schule der Korrektur komplexer Fehlstellungen mit internen Implantaten wird schlußendlich von den Schweizern Gürke aus Basel und Martinoli aus Lugano (s. Beitrag S. 277–284) demonstriert. Dabei wurden Vorschläge von Merle d'Aubigné u. Descamps aufgegriffen, die bereits 1952 die Korrektur einer dreidimensionalen Fehlstellung mittels einer einzigen Osteotomie beschrieben [5].

Gerade bei komplexen Fehlstellungen drängt sich eine computerisierte Analyse sowie die entsprechende Planung einer „idealen" Osteotomie auf. In Zukunft ist hier mit tiefgreifenden Entwicklungen zu rechnen.

Entsprechend den bisherigen verschwommenen Definitionen einer posttraumatischen Fehlstellung konnte auch von gutachterlicher Seite nur eine grob abschätzende Bewertung erwartet werden (s. Beitrag Spier, S. 307–310). Aufgrund verbesserter analytischer Methoden und Nennung physiologischer Eckdaten wird auch hier künftig eine klarere Beurteilung möglich sein.

Literatur

1. Betz A, Baumgart R, Schweiberer L (1990) Erstes voll implantierbares intramedulläres System zur Callusdistraktion – Marknagel mit programmierbarem Antrieb zur Beinverlängerung und Segmentverschiebung. Chirurg 61:605–609
2. Bombelli R (1993) Structure and function in normal and abnormal hips – How to rescue mechanically jeopardized hips. Springer, Berlin Heidelberg New York Tokyo
3. Franzreb M, Strecker W, Kinzl L (1995) Wertigkeit der klinischen Untersuchung von Torsionswinkel- und Längenverhältnissen der unteren Extremität. Aktuelle Traumatol 25:153–156
4. Illizarov GA (1992) Transosseous synthesis. Springer, Berlin Heidelberg New York Tokyo
5. Merle d'Aubigné R, Descamps L (1952) L'ostéotomie plane oblique dans la correction des déformations des membres. Bull Mem Arch Chir 8:271
6. Rippstein J (1955) Zur Bestimmung der Antetorsion des Schenkelhalses mittels zweier Röntgenbilder. Z Orthop 86:345–360
7. Strecker W, Suger G, Kinzl L (1996) Lokale Komplikationen oder Marknagelung. Orthopäde 25:274–291

Analyse der Beingeometrie:
Methodik

Die klinische Untersuchung der Beingeometrie
Vorschläge zur Untersuchungstechnik und einem standardisierten Vorgehen

W. Strecker, M. Franzreb und L. Kinzl

In der Praxis zeigt sich, daß die klinische Untersuchung der Beingeometrie häufig unvollständig ausgeführt wird und sich auf Einzelaspekte beschränkt. Einfache Untersuchungstechniken sind dabei gelegentlich ebenso unbekannt wie ein standardisierter Untersuchungsablauf.

Jede klinische Analyse der Beingeometrie muß *4 räumliche Dimensionen* einschließen: Neben der Ausrichtung der Achsen in 2 Ebenen sind Länge und Drehung zu bewerten.

Dimension	Abweichung
Achsen	
– Frontal	Valgus/Varus
– Sagittal	Ante-/Rekurvation
– Longitudinal	Translation
Länge	Verkürzung/Verlängerung
Drehung	Innen-/Außendrehung

Eine klinische Beurteilung der 5. räumlichen Dimension, der longitudinalen Achsausrichtung, zum Ausschluß von Translationen ist nur selten möglich und wird hier nicht berücksichtigt.

Die Überprüfung der räumlichen Dimensionen ist zunächst auf

– das *gesamte Bein* zu beziehen und schließlich auf
– die *einzelnen Segmente des Beines,* also auf Ober- und Unterschenkel.

Während die geometrischen Dimensionen der Achsen in frontaler und sagittaler Ebene und diejenige der Längenverhältnisse, auf das ganze Bein oder auf ein Segment bezogen, klar definiert sind, verbleibt bezüglich der Drehung eine gewisse Begriffsverwirrung. Hier erscheinen klare Definitionen wünschenswert. Wir bezeichnen die Drehung im Segment als *Torsion*, also z. B. Innen- oder Außentorsion des Unterschenkels. Die Drehung zwischen 2 Segmenten hingegen wird als *Rotation* definiert, also z. B. Innen- oder Außenrotation im Hüftgelenk.

Die klinische Untersuchung der Beingeometrie kann nur annähernde Absolutwerte der jeweiligen Längen- und Winkelmaße liefern. Von vorrangiger Bedeutung für die klinische Praxis ist jedoch i. allg. die Kenntnis der Relativwerte im Rechts-links-Seitenvergleich. Hierzu kann die klinische Analyse der Beingeometrie einen wichtigen Beitrag liefern. Ihre Aufgabe ist also primär, *intraindividuelle Unterschiede* der einzelnen Qualitäten herauszufinden und deren Größenordnung möglichst genau abzuschätzen. Die klinische Untersuchung fußt also auf dem Seitenvergleich der Achswinkel, Längen und Drehungen. Dabei wird stillschweigend eine Symmetrie der Beingeometrie beim Individuum unterstellt. Diese Annahme ist grundsätzlich richtig, wobei auf intraindividuelle Toleranzen bezüglich der Torsions- und Längenverhältnisse hingewiesen sei. Nach computertomographischen Untersuchungen müssen intraindividuelle Torsionsunterschiede von bis zu $15°$ sowohl an Ober- als auch an Unterschenkelpaaren als normal betrachtet werden. Analog hierzu liegen die Längentoleranzen bei 1,2 cm am Oberschenkel, 1,0 cm am Unterschenkel und 1,4 cm für das gesamte Bein (s. Beitrag Strecker et al., S. 75–86).

Untersuchungstechniken

Voraussetzung für eine umfassende Analyse der Beingeometrie sind

– ein ausreichend großer Untersuchungsraum und
– eine straff gepolsterte Untersuchungsliege mit horizontaler Auflagefläche.

Die Untersuchungsliege muß dabei von beiden Seiten und vom Fußende her zugänglich sein. Ansonsten benötigt man gelegentlich Winkelmesser, Maßband, Fettstift und Brettchen (ca.

15 × 25 cm²) in den Stärken von 0,5–5 cm. Die unteren Extremitäten der Patienten sind, einschließlich der Füße, grundsätzlich unbekleidet. Bei Längendifferenzen der Beine gilt dies ebenso für den Oberkörper, um eine Beurteilung der Wirbelsäule zu ermöglichen.

Achsausrichtung frontal

Die Aufsicht auf den stehenden Patienten von vorne oder hinten erlaubt die Beurteilung von Symmetrie und von Achsabweichungen im Valgus- oder Varussinne. In der Normalstellung berühren sich beide Kondylen und Malleolen (Abb. 1 a). Beim X-Bein berühren sich nur die Kondylen (Abb. 1 b). Die Intermalleolendistanz erlaubt eine grobe Schätzung des Valguswinkels. Beim O-Bein berühren sich die Malleolen (Abb. 1 c, d). Die Interkondylendistanz wiederum gibt Hinweise auf die Größe des Varuswinkels.

Auf eine neutrale Achsausrichtung in seitlicher Aufsicht ist hierbei zu achten, d. h. Stellungen im Sinne eines Genu ante- oder recurvatum sind zu vermeiden. Ein Genu antecurvatum täuscht eine X-Beinstellung vor, ein Genu recurvatum eine O-Beinstellung [4, 7].

Instabilitäten der Kniekollateralbänder können knöcherne Deformitäten im Valgus- oder Varussinn vortäuschen. Eine diesbezügliche Abklärung erfolgt durch die zusätzliche Inspektion und Untersuchung des Patienten auf der Untersuchungsliege in Rückenlage. Durch die neutrale sagittale Achsausrichtung entfällt zudem der störende Einfluß einer Ante- und Rekurvation auf die Beurteilung von frontalen Achsabweichungen. Bei dieser Gelegenheit ist der Bewegungsumfang von Hüft-, Knie- und Sprunggelenken zu dokumentieren. Von erheblicher Bedeutung ist das Erkennen von Streckdefiziten im Knie- und oberen Sprunggelenk, eine Überstreckbarkeit im Kniegelenk und eine Spitzfußstellung.

Achsausrichtung sagittal

Die seitliche Aufsicht muß ggf. von beiden Seiten erfolgen. Sie erlaubt die Beurteilung von Ante- und Rekurvationsstellungen. Während bei physiologischer Achsausrichtung die Mittelpunkte von Hüft-, Knie- und oberem Sprunggelenk auf einer Linie angeordnet sind (Abb. 2 a), kommt es beim Genu recurvatum zu einem Abweichen des Kniegelenkes nach dorsal, beim Genu antecurvatum dementsprechend nach ventral. Diese Abweichung kann in Winkelgraden geschätzt werden. Ein Femur oder Crus ante-/recurvatum beschreibt eine Biegung des Ober- oder des Unterschenkels nach ventral bzw. dorsal (Abb. 2 b, c). Dabei sollten wiederum Hüft-, Knie- und obere Sprunggelenke in einer Linie angeordnet sein. Je nach Ausprägung der Deformität ist eine ergänzende Untersuchung der frontalen Achsausrichtung in Rücken- oder Bauchlage empfehlenswert.

Die klinische Abschätzung des Ausmaßes von frontalen und sagittalen Achsabweichungen ist am Oberschenkel, bedingt durch den Weichteilmantel, deutlich erschwert und dementsprechend ungenau.

Längendifferenzen

Beine gesamt. Die dorsale Aufsicht auf den stehenden Patienten erlaubt eine gute Beurteilung der Längenverhältnisse beider Beine im Seitenvergleich. Beide Fußsohlen müssen dabei vollen Bodenkontakt haben. Bei fixiertem Spitzfuß kann ein Höhenausgleich durch Unterfüttern beider Fersen erfolgen.

Längenunterschiede der Beine gehen immer mit einem Beckenschiefstand einher (Abb. 3 a, b). Dieser läßt sich besonders einfach am Höhenunterschied der Gesäßfalten erkennen. Eine analoge Information liefert die Betrachtung der markierten Spinae iliacae posteriores. Eine weitere Folge von Beinlängenunterschieden ist die kompensatorische Skoliose, die nach längerem Bestehen in eine fixierte Skoliose übergehen kann. Die Beurteilung einer Skoliose wird durch das Anzeichnen der Dornfortsätze von Brust- und Lendenwirbelsäule erleichtert. Eine Bestätigung der bisher gewonnenen Informationen erhält man durch Vorneigen des Patienten bei gestreckten Beinen: Neben dem Schiefstand des Beckens kommt auch derjenige des Rückens gut zur Darstellung.

Das Ausmaß der Längendifferenz wird durch die *Brettchenmethode* abgeschätzt. Brettchen unterschiedlicher Stärke werden so lange dem kürzeren Bein unterlegt, bis ein Beckengeradstand erreicht ist. Persistiert mit dem Beckengeradstand die vorbestehende Skoliose, spricht man von einer fixierten Skoliose, ansonsten von einer nicht fixierten Skoliose (Abb. 3 c, d).

Die dorsale Aufsicht im Stehen erlaubt – unter Benutzung der Brettchenmethode – eine Abschätzung von Längenunterschieden der gesamten Beine, nicht aber von Ober- und Unterschenkelpaaren. Die vergleichende Betrachtung der Kniekehlen und der

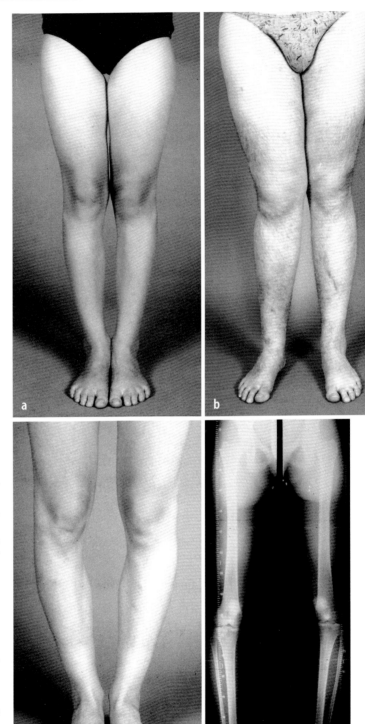

Abb. 1 a–d. Ausrichtung der Achsen in der frontalen Ebene. **a** Normale Ausrichtung in der Aufsicht von vorne. **b** X-Bein rechts bei posttraumatischer Fehlstellung suprakondylär mit Valgisierung von 6°, Verkürzung des Oberschenkels von 1,3 cm und des Unterschenkels von 0,7 cm (vorbestehend) sowie Außentorsion des rechten Oberschenkels von 30°. **c** Kongenitales O-Bein beidseits bei sog. „inwardly pointing knee" mit Innentorsion beider Oberschenkel von 47°/45° und Außentorsion beider Unterschenkel von 49°/45°. Dieses Bild ist nahezu immer mit einem beidseitigen Genu recurvatum vergesellschaftet. Die Kombination mit Coxa valga antetorta ist häufig. **d** Übersichtsradiographie zu c. Bemerkenswert ist die Stellung beider Patellae. (Alle Längen- und Winkelangaben der Abb. 1–8 beziehen sich auf intraindividuelle Unterschiede im Seitenvergleich. Grundlage sind jeweils computertomographische und übersichtsradiographische Messungen.)

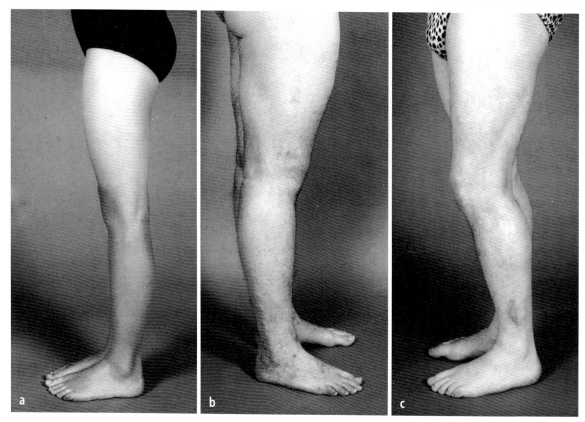

Abb. 2 a–c. Ausrichtung der Achsen in der sagittalen Ebene. **a** Normale Achsausrichtung in seitlicher Aufsicht. **b** Rekurvation rechtes Bein bei posttraumatischem Femur recurvatum von 10° (gleicher Patient wie in Abb. 1b). **c** Antekurvation linkes Bein bei posttraumatischer Fehlstellung im Tibiakopfbereich mit Valgisierung von 5°; Antekurvation von 15°, bedingt durch ein dorsales Absinken des Tibiaplateaus im Sinne einer verstärkten Retroversion sowie Innentorsion von 25°

Höhen des Kniegelenkspaltes erlaubt lediglich eine annähernde Abschätzung von Längendifferenzen pro Segment.

Oberschenkel. Der Patient sitzt auf einer Untersuchungsliege und läßt beide Unterschenkel entspannt hängen. Zwischen beiden Oberschenkeln und dem Vorderrand der Liege muß ein rechter Winkel bestehen. Die tangentiale Aufsicht auf beide Kniescheiben von oben erlaubt die Abschätzung einer Längendifferenz der Oberschenkel (Abb. 4 a, b). Analog dazu kann die Untersuchung in Rückenlage bei rechtwinkliger Beugung im Knie- und Hüftgelenk erfolgen. Hier erfolgt die Schätzung durch tangentiale Aufsicht auf die Tuberositates tibiae der horizontal gehaltenen Unterschenkel (Abb. 4 c, d). Wichtige Voraussetzung ist ein allseits rechter Winkel zwischen beiden Oberschenkeln und der Unterlage sowie eine seitengleiche Kapsel-Band-Stabilität der Kniegelenke. Eine posteriore Instabilität muß berücksichtigt werden.

Unterschenkel. Der Patient befindet sich in Bauchlage. Knie- und Sprunggelenke werden, mit Unterstützung und Kontrolle durch den Untersucher, rechtwinklig gebeugt. Auch hier müssen beide Unterschenkel allseits rechtwinklig zur Unterlage stehen (Abb. 5 a, b). Ein seitliches Abweichen geht mit Fehleinschätzungen der Längenverhältnisse einher. Die tangentiale Sicht auf beide Fersen von der Seite oder von unten erlaubt die Abschätzung einer Längendifferenz (Abb. 5 c).

Torsionsdifferenzen

Alle Untersuchungsmethoden der Torsionen von Ober- und Unterschenkel setzen stillschweigend einen seitengleichen Bewegungsumfang der benachbarten Gelenke voraus. Asymmetrische Bewegungseinschränkungen reduzieren die Aussagekraft von Torsionsbewertungen ebenso wie Kapsel-Band-Instabilitäten von Hüft-, Knie- oder Sprunggelenken.

Die klinische Untersuchung der Beingeometrie 13

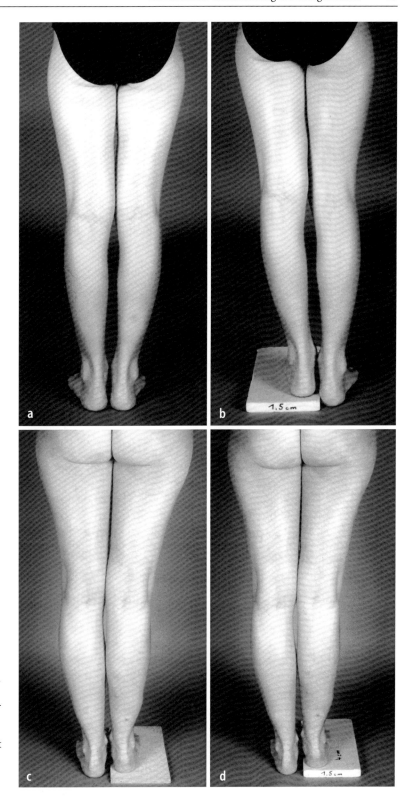

Abb. 3 a–d. Beurteilung von Beinlängendifferenzen durch dorsale Aufsicht. **a** Ausgeglichene Längenverhältnisse. **b** Veränderung der Beckenstellung nach Unterfütterung von 1,5 cm; *links:* deutliche Höhenverschiebung der Gesäßfalte. **c** Posttraumatische Verkürzung des rechten Unterschenkels von 1,2 cm nach Tibiakopffraktur. Unterkorrektur mit 0,8 cm Höhenausgleich. **d** Patientin von c: Überkorrektur mit 1,5 cm Höhenausgleich

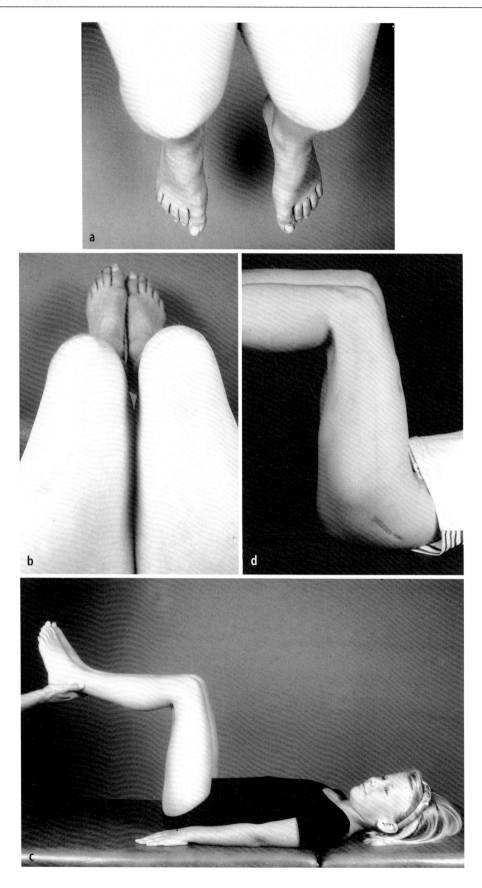

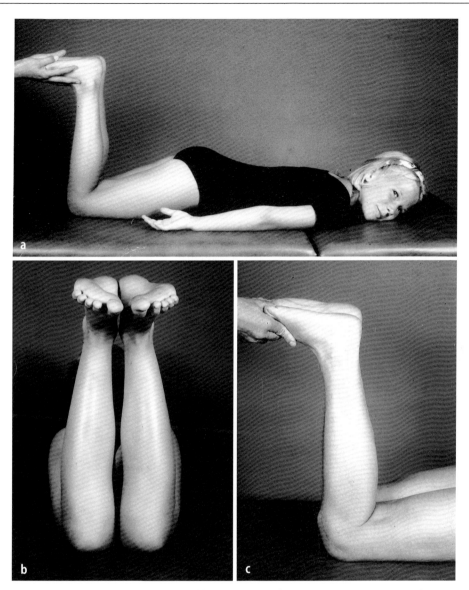

Abb. 5 a–c. Bewertung von Unterschenkellängendifferenzen beim Patienten in Bauchlage. **a** Regelrechte Längenverhältnisse. **b** Auf einen allseits rechten Winkel der Unterschenkel zur Unterlage ist zu achten. **c** Posttraumatische Verkürzung des rechten Unterschenkels um 0,9 cm

◀ **Abb. 4 a–d.** Bewertung von Oberschenkellängendifferenzen beim sitzenden Patienten durch Aufsicht auf beide Knie von oben. Diese Position erlaubt gleichzeitig die Abschätzung der spontanen Torsionseinstellung beider Unterschenkel. **a** Regelrechte Längenverhältnisse der Oberschenkel sowie seitengleiche Torsionen der Unterschenkel. **b** Posttraumatische Verkürzung des linken Oberschenkels von 2,3 cm nach diaphysären Femurfrakturen beidseits. **c** Alternative Technik zur Beurteilung der Längenverhältnisse der Oberschenkel durch seitliche Aufsicht. Regelrechte Längenverhältnisse (entsprechend **a**). **d** Verkürzung des linken Oberschenkels bei Patientin von **b**

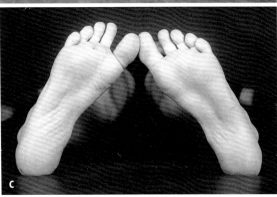
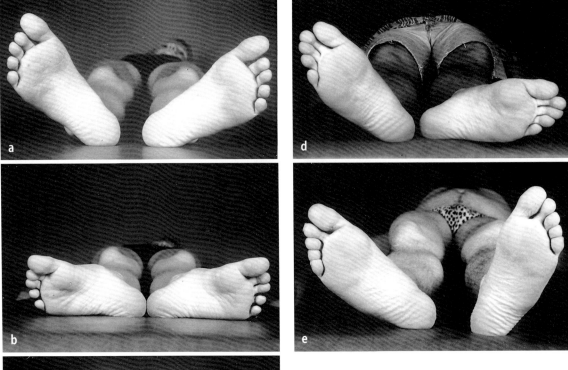

Abb. 6a–e. Orientierende Bewertung der Drehung beider Beine am liegenden Patienten. a Völlig entspannte Probandin mit nahezu seitengleichen Verhältnissen (Außendrehung links etwa um 5° größer als rechts). b, c Keine Unterschiede bei maximaler Außendrehung (b) und Innendrehung (c). d Entspannte Spontaneinstellung mit posttraumatischer Außendrehung des linken Beines nach diaphysärer Femurtrümmerfraktur mit relativer Außentorsion von 31°. e Entspannte Spontaneinstellung mit posttraumatischer Innendrehung des linken Beines nach Tibiakopffraktur mit relativer Innentorsion von 25° (Patient von Abb. 2c)

Gesamtes Bein. Die Betrachtung der Fußposition von oben oder unten erlaubt am liegenden und völlig entspannten Patienten eine groborientierende Abschätzung der Drehung beider Beine im Seitenvergleich (Abb. 6a, d, e). Durch maximale Außen- oder Innendrehung (aktiv/passiv) werden Seitenunterschiede gelegentlich deutlicher (Abb. 6b, c).

Oberschenkel. Der Patient sitzt im rechten Winkel der Oberschenkel zur Vorderkante der Untersuchungsliege. Die Knie sind aneinandergelegt. Der Untersucher nimmt beide Füße des Patienten und drückt sie mit gleichmäßigem Kraftaufwand nach außen bis zum jeweiligen Anschlag. Die im Kniegelenk rechtwinklig gebeugten Unterschenkel dienen somit als Zeiger für die Torsion der Oberschenkel (bzw. für die Rotation in den Hüftgelenken). Bei der beschriebenen Außenkreiselung der Unterschenkel erlaubt der Winkel zwischen Mittellinie und jeweiliger Unterschenkelposition Rückschlüsse auf die Innentorsion des zugehörigen Oberschenkels (Abb. 7a). Eine entsprechende Innenkreiselung des Unterschenkels beschreibt andererseits die Außentorsion der Oberschenkel. Hierbei werden die Unterschenkel überkreuzt. Aufgrund der Weichteile ist diese Untersuchungsmethode meist weniger ergiebig. Bei allen Untersuchungen im Sitzen muß eine gleichmäßige, also symmetrische Auflage von Gesäß und Oberschenkel auf der Unterlage gewährleistet sein.

Die Oberschenkeltorsion kann alternativ in Bauchlage des Patienten untersucht werden. Beide

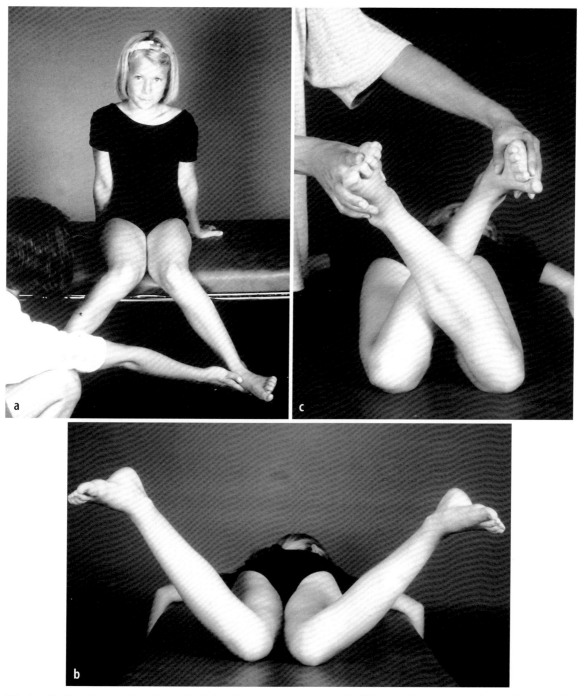

Abb. 7a–d. Abschätzung der Oberschenkeltorsionen am sitzenden Patienten. **a** Regelrechte seitengleiche Innendrehung beider Oberschenkel. **b, c** Alternative Untersuchungstechnik in Bauchlage. Regelrechte Verhältnisse der Innentorsion (**b**) und der Außentorsion (**c**) beider Oberschenkel. **d** s. S. 18

Unterschenkel sind rechtwinklig im Knie gebeugt und dienen wiederum als Zeiger für die Drehung der Oberschenkel. Der entspannte Patient läßt beide Unterschenkel bei aneinandergelegten Knien nach außen fallen, hiermit wird also eine Innentorsion (= Antetorsion) des Oberschenkels angezeigt (Abb. 7b–d). Eine Bewertung der Oberschenkelaußentorsion durch Überkreuzung der Unterschenkel ist durch den Weichteilmantel der Unterschenkel erschwert, gelegentlich auch überhaupt nicht mög-

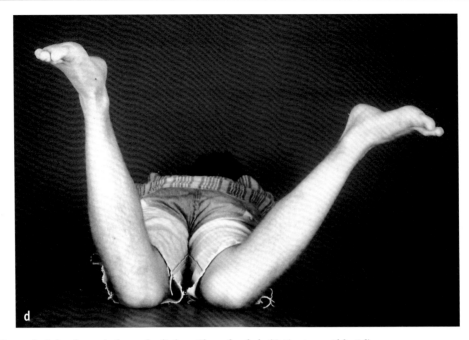

Abb. 7. d Eingeschränkte Innendrehung des linken Oberschenkels (Patient von Abb. 6 d)

lich. Immer zu beachten ist eine plane Auflage des Beckens auf der Unterlage. Diese Forderung ist bei beleibten Personen mitunter nicht zu erfüllen.

Unterschenkel. Die in den Sprunggelenken rechtwinklig gebeugten Füße dienen als Zeiger für die Drehung der Unterschenkel.

Der Patient sitzt auf der Untersuchungsliege und läßt beide Unterschenkel entspannt hängen. Zunächst erlaubt die Aufsicht von oben eine Abschätzung einer Seitendifferenz der Fußstellung und somit der Unterschenkeltorsion (Abb. 4 a, 8 f). Verbessert wird die Aussagekraft durch die maximale Außen- und Innendrehung, die der Untersucher an den rechtwinklig gebeugten Füßen vornimmt (Abb. 8 a, b).

Diese Untersuchungstechnik ist entsprechend in Bauchlage des Patienten ausführbar. Knie- und Sprunggelenke müssen dabei ebenfalls rechtwinklig gebeugt sein (Abb. 8 c–e).

Untersuchungsablauf

Durch eine Standardisierung des Untersuchungsablaufes läßt sich vermeiden, daß wichtige Informationen der Beingeometrie vergessen werden. Eine gewisse Professionalität im Vorgehen zahlt sich i. allg. nicht nur durch einen Zeitgewinn, sondern auch durch eine Sicherheit im Umgang mit den Patienten aus. Unter verschiedenen Möglichkeiten hat sich uns dabei folgendes Vorgehen bewährt.

Position des Patienten	Informationen
Stehen ⊥	Varus-/Valgusposition
	Ante-/Rekurvation
	Δ Beinlänge
	Skoliose (fixiert?)
Sitzen	Δ Oberschenkellänge
	Δ Oberschenkeltorsion
	Δ Unterschenkeltorsion

Position des Patienten	Informationen
Rückenlage	Varus-/Valgusposition
	Δ Beinlänge
	Δ Beinrotation
	Δ Oberschenkellänge
Bauchlage	Δ Unterschenkellänge
	Δ Oberschenkeltorsion
	Δ Unterschenkeltorsion

Nach der Erhebung der ausführlichen Anamnese sowie der Abklärung der Symptome erfolgt zunächst die Überprüfung des Gangbildes.

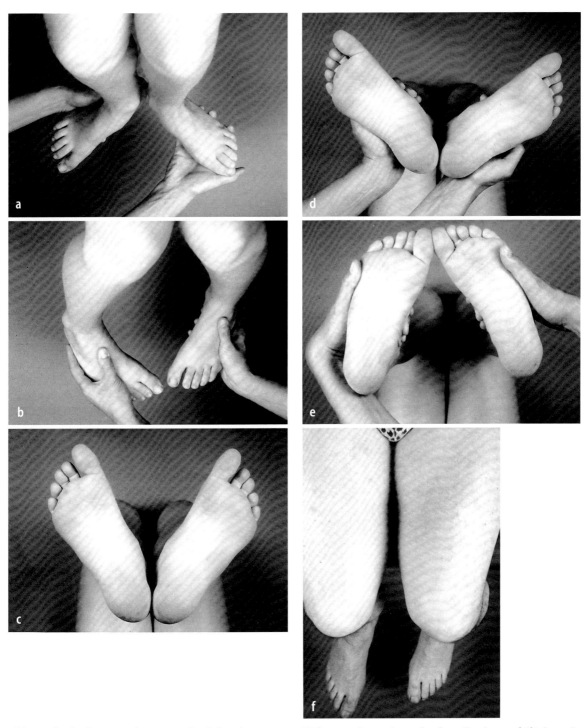

Abb. 8a–f. Abschätzung der Unterschenkeltorsionen am sitzenden Patienten durch Aufsicht von oben. **a, b** Regelrechte seitengleiche Torsionsverhältnisse in entspanntem Zustand (Abb. 4a), bei jeweils maximaler Außendrehung (**a**) und Innendrehung (**b**). **c–e** Alternative Untersuchungstechnik in Bauchlage (wie Abb. 5a) und Aufsicht auf die Füße von oben mit regelrechten Torsionsverhältnissen in entspanntem Zustand (**c**), maximaler Außendrehung (**d**) und maximaler Innendrehung (**e**). **f** Posttraumatische Innendrehung des linken Unterschenkels in entspanntem Zustand (Patient von Abb. 2c und 6e)

Am *stehenden Patienten* werden durch Aufsicht von vorne, hinten und von beiden Seiten Achsabweichungen frontal und sagittal registriert. Längendifferenzen der gesamten Beine werden mit der Brettchenmethode ermittelt. Gleichzeitig läßt sich Art und Ausmaß einer begleitenden Skoliose abschätzen.

Am sitzenden Patienten lassen sich Aussagen zu Differenzen der Oberschenkellängen und -torsionen sowie der Unterschenkeltorsionen im Seitenvergleich gewinnen.

In *Rückenlage* werden die Bewegungsumfänge von Hüft-, Knie- und Sprunggelenken beurteilt. Weiterhin wird die Kapsel-Band-Stabilität von Knie- und Sprunggelenken überprüft. Längen- und Rotationsdifferenzen der gesamten Beine lassen sich grob abschätzen. Dagegen sind genauere Aussagen zur Oberschenkellänge nach Beugung in Hüft- und Kniegelenken möglich.

In *Bauchlage* lassen sich Differenzen von Unterschenkellänge und -torsion bestimmen. Besonders wichtig ist die axiale Aufsicht von unten zur Bewertung der Oberschenkeltorsion.

Dieser vorgeschlagene Untersuchungsablauf läßt sich, den individuellen Fragestellungen angemessen, zwanglos abändern und ergänzen. Durch Belastungs- und Funktionsuntersuchungen sind gelegentlich wertvolle Zusatzinformationen zu gewinnen.

Diskussion

„Die Kenntnis der physiologischen Achsenverhältnisse an den unteren Extremitäten gehört zum propädeutischen Allgemeingut, und es soll darauf auch nicht näher eingegangen werden. Wir erinnern uns aber daran, daß Achsen immer und in jedem Falle in den 3 Ebenen bzw. im Raume stereoskopisch zu beurteilen sind, was leider und erstaunlicherweise immer wieder unterlassen wird."

Diese Feststellung von Morscher 1984 [4] bedarf bezüglich neuerer Erkenntnisse zu den physiologischen Torsionsverhältnissen der unteren Extremitäten einer Ergänzung (s. Beitrag Strecker et al., S. 75–86). Dennoch hat Morschers Aussage nichts von ihrer Aktualität eingebüßt, was die klinische Analyse der Beingeometrie anbelangt. Obgleich Mikulicz in seinen berühmten anatomischen Studien bereits 1878 [3] auf die 4 Dimensionen der Beingeometrie, einschließlich der Torsion und Rotation, hinwies, beschränken sich spätere Berichte zur klinischen Untersuchung auf deren Teilaspekte [1, 6]. Gelegentlich wurden klinische und apparative Techniken kombiniert dargestellt, ohne jedoch alle geometrischen Aspekte zu berücksichtigen [5, 9]. Eine vollständige Beschreibung einer klinischen Untersuchung aller Dimensionen der Geometrie von Ober- und Unterschenkel ist uns unbekannt.

Grundlage für eine klinische Bewertung der Beingeometrie ist die stillschweigende Annahme einer Symmetrie von Ober- und Unterschenkelpaaren, alle 5 räumlichen Dimensionen betreffend. Während eine derartige Symmetrie bezüglich der frontalen Achsausrichtung aufgrund der Untersuchungen von Mikulicz [3] unterstellt werden kann, ist dies bezüglich der sagittalen Achsausrichtung im intraindividuellen Rechts-links-Seitenvergleich bislang nicht nachgewiesen. Die Torsionen erweisen sich pro Segment als symmetrisch, allerdings mit einer Toleranz von jeweils etwa 15° pro Oberschenkel- und Unterschenkelpaar. Die entsprechenden Längentoleranzen für das gesamte Bein, für den Ober- und Unterschenkel liegen bei 1,4 cm, 1,2 cm und 1,0 cm.

Auch bei fachärztlicher Untersuchung erwies sich die klinische Analyse der Beingeometrie bezüglich der Torsions- und Längenverhältnisse als mangelhaft. Eine klinische Fehleinschätzung von über 10° wurde bei etwa 40% aller Untersuchungen zur Oberschenkeltorsion und bei etwa 12% zur Unterschenkeltorsion im Seitenvergleich festgestellt. Eine entsprechende Fehleinschätzung von über 1 cm fand sich bei 18% aller klinischen Bestimmungen der Beinlängendifferenz [2]. Als Referenz diente jeweils die computertomographische Analyse entsprechend der Ulmer Methode [8]. Damit wird unterstrichen, daß bei erheblichen Auffälligkeiten der klinisch ermittelten Beingeometrie zusätzlich bildgebende Verfahren eingesetzt werden müssen. Dies dient sowohl zur Überprüfung als auch zur Präzisierung der klinischen Untersuchungsergebnisse. Darüber hinaus liefern die apparativen bildgebenden Verfahren nicht nur Relativwerte im Links-rechts-Seitenvergleich, sondern ebenfalls die jeweiligen Absolutwerte der 5 geometrischen Dimensionen. Nur auf dieser Grundlage kann über eine Indikation zur Korrekturosteotomie entschieden werden und eine präzise Operationsplanung erfolgen. Fragestellungen bezüglich der Beinachsen sind übersichtsradiographisch durch lange Aufnahmen in jeweils 2 Ebenen unter Einschluß von Hüft- und Sprunggelenken zu beantworten. Längen- und Torsionsverhältnisse lassen sich in einem Arbeitsgang durch standardisierte CT-Untersuchungen analysieren. Möglicherweise kann künftig die Sonographie die Computertomographie ersetzen.

Sowohl die Stellung einer Indikation zur Korrekturosteotomie als auch die exakte präoperative Planung müssen einerseits sowohl die Ergebnisse der profunden klinischen Untersuchung, als auch andererseits diejenigen der ergänzenden bildgebenden Verfahren berücksichtigen. Die gründliche klinische Untersuchung bildet in jedem Fall die entscheidende Grundlage für weiterführende diagnostische und therapeutische Maßnahmen.

Zusammenfassung

Die klinische Untersuchung der Beingeometrie beschränkt sich im wesentlichen auf den intraindividuellen Seitenvergleich der gesamten Beine oder jeweils von Ober- und Unterschenkelpaaren. Hierbei wird stillschweigend eine Symmetrie der räumlichen Dimensionen im Links-rechts-Seitenvergleich unterstellt. Einfache Methoden der klinischen Bewertung der Achsverhältnisse in sagittaler und frontaler Ebene sowie der Längen und Drehungen für das gesamte Bein, als auch jeweils für Ober- und Unterschenkel werden dargestellt. Ein standardisierter Untersuchungsablauf wird vorgeschlagen. Die klinische Analyse der Beingeometrie ist die entscheidende Grundlage für eine weiterführende apparative Diagnostik, erlaubt aber alleine weder eine Indikationsstellung zur Korrekturosteotomie noch eine entsprechende Operationsplanung.

Literatur

1. Debrunner HU, Hepp WR (1994) Orthopädisches Diagnostikum. Thieme, Stuttgart New York
2. Franzreb M, Strecker W, Kinzl L (1995) Wertigkeit der klinischen Untersuchung von Torsionswinkel- und Längenverhältnissen der unteren Extremität. Akt Traumatol 25:153–156
3. Mikulicz J (1878) Ueber individuelle Formdifferenzen am Femur und an der Tibia des Menschen. Mit Berücksichtigung der Statik des Kniegelenks. In: His W, Braune W (Hrsg) Archiv f Anat u Physiol, Anat Abthl. von Veit, Leipzig, S 351–404
4. Morscher E (1984) Pathophysiologie posttraumatischer Fehlstellungen an der unteren Extremität. In: Hierholzer G, Müller KH (Hrsg) Korrekturosteotomien nach Traumen an der unteren Extremität. Springer, Berlin Heidelberg New York, S 3–8
5. Oest O (1984) Spezielle Diagnostik, Planung und Wahl der Korrekturlokalisation. In: Hierholzer G, Müller KH (Hrsg) Korrekturosteotomien nach Traumen an der unteren Extremität. Springer, Berlin Heidelberg New York, S 33–42
6. Ruwe PA, Gage JR, Ozonoff MB, de Luca PA (1992) Clinical determination of femoral anteversion. J Bone Joint Surg (Am) 74:820–830
7. Spirig B (1967) Die Diagnose der Achsenfehler der unteren Extremität. In: Müller ME (Hrsg) Posttraumatische Achsenfehlstellungen an den unteren Extremitäten. Huber, Bern Stuttgart
8. Waidelich HA, Strecker W, Schneider E (1992) Computertomographische Torsionswinkel- und Längenmessung an der unteren Extremität. RöFo 157:245–251
9. Wissing H, Buddenbrock B (1993) Rotationsfehlerbestimmung am Femur durch axiale Computertomographie im Vergleich zu klinischer und konventioneller radiologischer Bestimmung. Unfallchirurgie 19:145–157

Computertomographische Torsionswinkel- und Längenmessung an der unteren Extremität
Methodik, Normalwerte und Strahlenbelastung

H.-A. Waidelich, W. Strecker und E. Schneider*

Einleitung

Sowohl die neueren komplexen chirurgischen Korrekturverfahren wie z. B. die Kallusdistraktion nach Ilisarov [1] als auch die Standardmethoden der Umstellungsosteotomie an der unteren Extremität erfordern eine präzise präoperative Planung. Übersichtsradiographisch lassen sich Achsenfehlstellungen in der Frontal- und Sagittalebene weitgehend problemlos ermitteln. Zur Bestimmung der Torsionsverhältnisse allerdings besitzen die klinischen und konventionell-radiologischen Methoden allenfalls den Wert einer Schätzung und nicht den einer präzisen reproduzierbaren Messung. Auch die klinische Beinlängenmessung ist bei Fehlern von 1-2 cm häufig ungenau [3]. Wenige Publikationen beschäftigten sich Anfang der 80er Jahre, als die CT noch weniger verfügbar war, mit Teilaspekten der computertomographischen Torsionswinkelbestimmung an der unteren Extremität [4, 6, 12, 14]. Ein praktikables und ausreichend präzises Standardverfahren zur kombinierten Torsionswinkel- und Längenmessung des gesamten Beines existiert nicht. Bislang fehlen fundierte Angaben sowohl zur Häufigkeitsverteilung der Torsionswinkel in der erwachsenen Bevölkerung als auch zur Größenordnung der intraindividuellen Torsionsunterschiede. Da es sich meist um jüngere Patienten handelt, ist die untersuchungsspezifische Strahlenexposition insbesondere im Vergleich zu konventionellen Methoden von großem Interesse.

---

* Erschienen in Fortschr. Röntgenstr. 157,3 (1992) 245–251. Mit freundlicher Genehmigung des Georg Thieme Verlages, Stuttgart New York

Methodik

Sämtliche Untersuchungen werden an einem Computertomographen CT 9800 Quick mit Highlightdetektor der Fa. General Electric durchgeführt und ausgewertet. Um eine konstante Lagerung der Beine während der Untersuchung zu gewährleisten, wird ein eigens dafür konstruiertes Bein- bzw. Fußhaltegerät benutzt (Abb. 1 und 2), das in den Aufnahmebuchsen des Kopfhalters bzw. der Tischverlängerung des Lagerungstisches verankert wird. Besonders wichtig ist eine symmetrische, d. h. seitenkongruente Lagerung. So wird bei posttraumatischer oder schmerzbedingter Beugung eines Kniegelenkes das unverletzte Bein in entsprechender Beugung gelagert. Um die Zahl der Schichten insbesondere im strahlensensiblen Beckenbereich zu reduzieren, wird ein Beckengeradstand evtl. mit Längenausgleich durch Lagerungsmittel am kürzeren Bein angestrebt. Anhand des Scoutview (Topogramm) werden am Oberschenkel seitengleich repräsentative Schichten durch die Hüftkopfzentren, die Trochantera majora (distal der Fossa trochanterica bzw. auf der Hälfte zwischen der Spitze des Trochanter major und minor) und die Femurkondylen (ca. 2 cm proximal des Kniegelenkspaltes in Höhe ihrer maximalen dorsalen Ausdehnung) gelegt. Die Schnittebenen am Unterschenkel verlaufen durch die Tibiakondylen knapp distal der Gelenkfläche und die oberen Sprunggelenke wenig proximal der Gelenkfläche. Bei nicht adäquater Lagerungsmöglichkeit oder Beinlängendifferenz erhöht sich die Schichtzahl von 5 auf 10 bzw. von 2 auf höchstens 4 Schichten in der Beckenregion. Eine Schichtdicke von 5 mm, eine Röhrenspannung von 120 kV und ein Röhrenstrom von 70 mA bei einer Scanzeit von 2 sec erlaubt eine für die graphische Auswertung ausreichende Darstellung. Zur Minimierung des Meßfehlers erfolgte die Konstruktion der Transversalachsen und die Winkelmessung seitengetrennt am 2- bis 3fach vergrößerten Bildausschnitt.

Computertomographische Torsionswinkel- und Längenmessung an der unteren Extremität

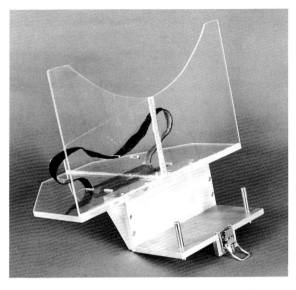

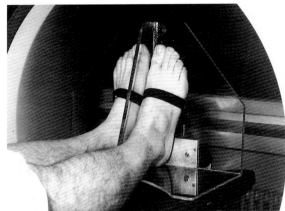

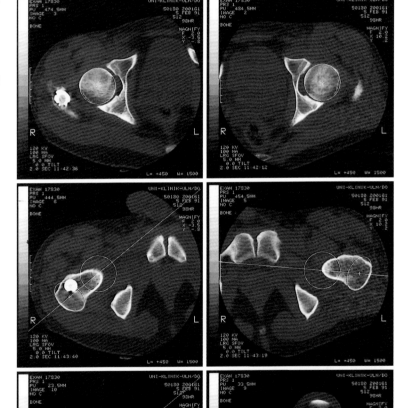

Abb. 1 (*links*). Ansicht des Beinhaltegeräts von unten mit Bolzen und Spannvorrichtung zur Verankerung am CT-Untersuchungstisch

Abb. 2 (*rechts*). Am Untersuchungstisch angebrachtes Beinhaltegerät mit Fixierung der Füße mittels durch Langlöcher geführte Klettenbänder

Abb. 3. 30jähriger Patient mit Marknagelosteosynthese nach Oberschenkelschaftfraktur rechts im mittleren Drittel: Innentorsion rechts −72°, links −15°; somit Innendrehfehler von −57° am rechten Oberschenkel

Die proximale Femurachse wird durch das Hüftkopfzentrum und den durch eine einhüllende Ellipse graphisch approximierten Flächenmittelpunkt des Trochanter major festgelegt (Abb. 3). Als distale Femur- und proximale Tibiaachse wird die jeweilige Kondylenhinterkantentangente gewählt. Der Flächenmittelpunkt der Innenknöchelbasis und je nach Form der Flächenmittel- oder Halbierungspunkt der Incisura fibularis bilden die distale Tibiaachse. Die jeweiligen Flächenmittelpunkte ergeben sich wie an den Trochanteren aus einer die knöchernen Konturen einhüllenden Ellipse, deren Zentrum sich automatisch beim Umschalten auf den Kreuzcursor ergibt (Abb. 4). Die Winkelmessung zwischen den proximalen und distalen Transversalachsen des jeweiligen Extremitätenabschnitts erfolgt mit dem standardmäßig vorhandenen Winkelmeßprogramm, wobei der Absolutwert am rechten unteren Bildrand angezeigt wird. Innentorsion und Innendrehfehler sind als Negativwinkel, Außentorsion und Außendrehfehler als Positivwinkel definiert.

Der Scoutview wird zur vergleichenden Längenmessung der jeweiligen Extremitätenabschnitte genutzt, wobei auch hier die Werte am unteren Bildrand erscheinen. Meßpunkte am Oberschenkel sind die proximale Hüftkopfkontur und die distale Femurkondylenkontur und am Unterschenkel die proximale Tibiakondylenkontur und die distale Tibiagelenkfläche (Abb. 5).

Zur Ermittlung der Strahlenexposition werden unter untersuchungsäquivalenten Bedingungen drei Meßserien mit je 14 LiF-Thermolumineszenzdosimetern am Alderson-Phantom durchgeführt. Zur Verbesserung der Meßstatistik erfolgt eine 5malige Exposition. Die kalibrierten Dosimeter (TLD 100) werden unter Abzug der Untergrundstrahlung am TLD-Meßplatz der Fa. Harshaw ausgewertet.

Patientengut

Die überwiegende Anzahl der 50 Patienten (37 männlich, 13 weiblich) im Alter zwischen 13 und 61 Jahren (mittleres Alter 31 Jahre) werden zur Ermittlung eines posttraumatischen bzw. postoperativen Drehfehlers nach Oberschenkel- oder Unterschenkelschaftfraktur untersucht. In 25 Fällen liegt eine Oberschenkel-, in 27 Fällen eine Unterschenkelfraktur vor (Überschneidungen wegen ipsisegmentalen und ipsilateralen Zweitfrakturen). Fünf Patienten kommen wegen andersgearteten orthopädischen Problemen zur Untersuchung. Zur Er-

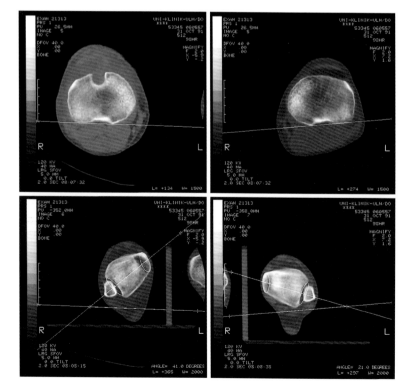

Abb. 4. 34jähriger Patient nach Marknagelosteosynthese wegen Tibiaschaftfraktur rechts im mittleren Drittel und Z. n. Metallentfernung: Außentorsion rechts 41°, links 21°; somit Außendrehfehler von 20° am rechten Unterschenkel

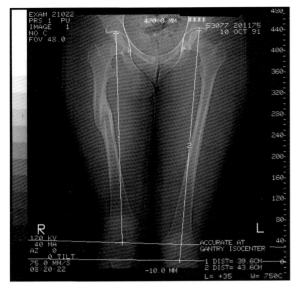
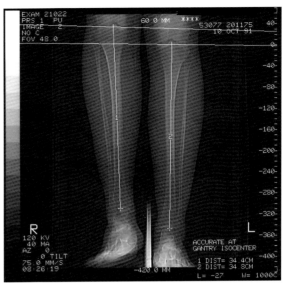

Abb. 5. 16jährige Patientin nach konservativ behandelter Oberschenkelschaftfraktur rechts: Beinverkürzung rechts um 4,5 cm weitgehend zu Lasten des rechten Oberschenkels

mittlung von Vergleichswerten werden die nicht traumatisierten Extremitätensegmente von Patienten über 18 Jahre ohne anamnestisch und röntgenmorphologisch vorbestehende orthopädische Erkrankung herangezogen. Da die Werte bei unverletztem Ober- oder Unterschenkel*paar* „nicht unabhängige" Stichproben darstellen, wird die zur Auswertung gelangende Seite mittels Zufallsgenerator ermittelt.

Ergebnisse

Der mittlere Torsionswinkel am Oberschenkel ($n = 42$) beträgt $-20,4 \pm 9,0°$ Innentorsion. Der Minimalwert liegt bei $-44,1°$, der Maximalwert bei $-1,0°$. Am Unterschenkel ($n = 42$) beträgt der mittlere Torsionswinkel $33,1 \pm 8,0°$ Außentorsion. Der Minimalwert liegt bei $16,9°$, der Maximalwert bei $64,2°$. Die Häufigkeitsverteilungen der Torsionswinkel an Femur (Abb. 6) und Tibia (Abb. 7) lassen

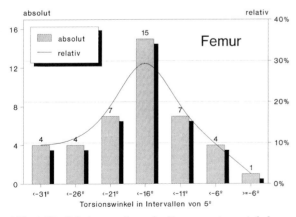
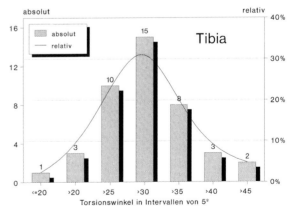

Abb. 6. Häufigkeitsverteilung der Femurtorsionswinkel von 42 Patienten mit nicht traumatisiertem Oberschenkel bzw. Oberschenkelpaar; Einteilung in Gruppen von $5°$, wobei z. B. die Gruppe „$<-16°$" alle Patienten mit Torsionswinkeln zwischen $<-16°$ und $-21°$ enthält. Extrapolierte Verteilungskurve

Abb. 7. Häufigkeitsverteilung der Tibiatorsionswinkel von 42 Patienten mit nicht traumatisiertem Unterschenkel bzw. Unterschenkelpaar; Einteilung in Gruppen von $5°$, wobei z. B. die Gruppe „$>30°$" alle Patienten mit Torsionswinkel zwischen $>30°$ und $35°$ enthält. Extrapolierte Verteilungskurve

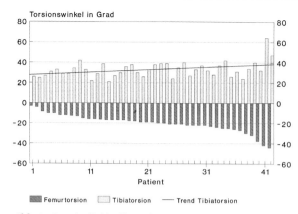

Abb. 8. Intraindividuelle Relation zwischen Femur- und Tibiatorsion von 42 Patienten, sortiert nach Größe des Femurtorsionswinkels

sich als Gauss'sche Normalverteilung mit entsprechend breiter Streuung darstellen, wobei ein signifikanter geschlechtsabhängiger Unterschied nicht nachweisbar ist. Zwischen dem intraindividuellen Torsionsgrad von Femur und Tibia besteht keine feste Relation. Eine hohe Innentorsion am Oberschenkel geht nur tendenziell und in Einzelfällen mit einer hohen Außentorsion am Unterschenkel einher (Abb. 8).

Die intraindividuelle, am unverletzten Oberschenkelpaar ermittelte Torsionswinkeldifferenz beträgt $4,3 \pm 2,3°$ (n = 19), die Maximaldifferenz erreicht $8,5°$. Die mittlere Torsionswinkeldifferenz am gesunden Unterschenkelpaar liegt bei $6,1 \pm 4,5°$ (n = 19), die Maximaldifferenz beträgt $14,7°$. Nach dem Testverfahren von David et al. [17] sind auch die Torsionswinkeldifferenzen an Femur und Tibia normalverteilt. Entsprechend liegen 95% der Werte (Mittelwert + doppelte Standardabweichung) für die Torsionswinkeldifferenz am Oberschenkel bei $8,9°$ und am Unterschenkel bei $15,1°$, so daß erst Torsionswinkeldifferenzen von über $9°$ am Oberschenkel und von mehr als $15°$ am Unterschenkel anhand des bisher vorliegenden Vergleichskollektivs als pathologisch einzustufen sind.

Zur Ermittlung der Meßgenauigkeit der Methode werden die Untersuchungen von 20 zufällig ausgewählten Patienten im Abstand von Wochen bis Monaten ein zweites Mal ausgewertet. Der Meßfehler sowohl für die Torsionswinkel als auch für die Torsionswinkeldifferenzen beträgt maximal $3°$. Auch bei der Zweituntersuchung von 6 Patienten nach Umstellungsosteotomie weisen die nicht korrigierten Extremitätensegmente im Vergleich zur präoperativen Untersuchung eine Abweichung des Torsionswinkels und der Torsionswinkeldifferenzen von maximal $3°$ auf; die mittlere Abweichung des Femurtorsionswinkels liegt bei $1,1°$ und des Tibiatorsionswinkels bei $0,8°$. Die Abweichungen der Beinlängendifferenzen betragen max. 4 mm.

Bei der untersuchungsäquivalenten Dosismessung am Phantom beträgt die Oberflächendosis $6,3 \pm 1,2$ mGy. Im Primärstrahl erreicht die Gonadendosis der Frau $2,5 \pm 0,3$ mGy. Die Ovarialregion wird jedoch nur gelegentlich beim Scoutview und selten bei der Schicht durch den Hüftkopf direkt exponiert, so daß der Streustrahlenanteil eine Gonadendosis von nur $0,5 \pm 0,05$ mGy verursacht. Die Testes liegen ausschließlich beim Scoutview im Primärstrahl, was zu einer Dosis von $0,7 \pm 0,1$ mGy führt. Die Verwendung einer Hodenkapsel aus Bleigummi senkt die Gonadenbelastung beim Mann auf $0,1 \pm 0,06$ mGy.

Diskussion

Nach operativer oder konservativer Frakturbehandlung lassen sich die Achsenverhältnisse mittels Aufnahme in zwei Ebenen weitgehend exakt vermessen. Nur Ganzbeinaufnahmen beider Extremitäten ergeben bei seitendifferenten Gelenkprojektionen Verdachtsmomente auf einen Drehfehler. Zur Messung des Antetorsionswinkels am Oberschenkel wird seit 1955 die Methode nach Rippstein [18] angewandt: Anhand zweier Aufnahmen des Beckens, a.p. mit hängenden Unterschenkeln und a.p. mit $90°$-Hüft- und -Kniegelenkbeugung und $20°$-Hüftgelenkabduktion, wird der Torsionswinkel des Oberschenkels mit Hilfe einer Umrechnungstabelle bzw. einer trigonometrischen Berechnung ermittelt. Obwohl mathematisch exakt, besteht eine erhebliche Fehlerbreite durch die Lagerung bei den Aufnahmen [7], die sich zwangsläufig am intra- und interindividuell unterschiedlich ausgebildeten Weichteilmantel orientieren muß. Die klinische Untersuchung bedient sich des jeweiligen distalen Extremitätensegmentes als Zeiger für die Torsionsachse, wobei auch hier der Weichteilmantel, die nicht abschätzbare Motilität in Hüft-, Knie- und Sprunggelenk und schmerzbedingte Bewegungseinschränkungen wesentliche Fehlerquellen darstellen. Für die Torsionsbestimmung am Unterschenkel existieren unseres Wissens keine ausreichend praktikablen und reproduzierbaren projektionsradiographischen Methoden.

1980 werden erstmals Methoden zur computertomographischen Bestimmung der Femur- und

Tibiatorsion veröffentlicht [4, 6, 14]. Jend et al. [12, 13] befassen sich sowohl am Femur als auch an der Tibia eingehend mit der exakten Festlegung der jeweiligen Transversalachsen. Am proximalen Femur empfehlen die Autoren zur Darstellung der Kopf-Hals-Achse eine Einzelschicht, die den Hals in zwei gleich große Hälften teilt und den Femurkopf im Anschnitt erfaßt. Die Achse wird durch den Mittelpunkt des Kopfanschnittes und den Halbierungspunkt eines distalen Halsdurchmessers definiert. Bei einer Coxa valga allerdings reicht nach unserer Erfahrung eine Einzelschicht zur Definition der proximalen Femurachse nicht aus. Um eine ausreichende Präzision der Transversalachsen trotz kleiner Querschnittsverhältnisse an den Gelenkenden der langen Röhrenknochen zu erzielen, ist eine möglichst große Distanz, d. h. ein langer Zeiger zwischen den Achsenschnittpunkten, zu fordern. Am weitesten distanziert und am besten reproduzierbar erweisen sich in unserer Arbeit das Kopfzentrum und das mittels einhüllender Ellipse approximierte Zentrum des Trochanter major knapp distal der Fossa trochanterica zur Festlegung der proximalen Oberschenkelachse. Bei Beugung im Hüft- bzw. Kniegelenk mißt man unter diesen Bedingungen einen falsch zu kleinen Antetorsionswinkel, der je nach transversalem und axialem Abstand der Meßpunkte in der Größenordnung der Hüftbeugung liegt. Auf die Bedeutung bzw. Egalisierung dieses Fehlers wird weiter unten eingegangen.

Die Transversalachse am distalen Unterschenkel bestimmen Jend et al. [14] aus dem Halbierungspunkt der Incisura fibularis und dem Mittelpunkt der distalen Tibia. Da diese Punkte bei ohnehin schon geringem Querschnitt sehr nahe beieinander liegen, bevorzugen wir bei gleicher Schichthöhe als zweiten Bezugspunkt den mittels einhüllender Ellipse approximierten Flächenmittelpunkt der Innenknöchelbasis. In Übereinstimmung mit anderen Autoren [4, 8, 13] definieren wir in Kniegelenkniveau die entsprechende Kondylenhinterkantentangente als distale Femur- bzw. proximale Tibiaachse.

Um die in dieser Studie ermittelte hohe Präzision zu erzielen, wählen wir zur Festlegung der Achsenschnittpunkte einen 2- bis 3fach vergrößerten Bildausschnitt und bedienen uns der standardmäßig vorhandenen graphischen und meßtechnischen Hilfsmittel an der Auswertekonsole des CT. Die Bilddokumentation muß, für den behandelnden Chirurgen nachvollziehbar, die verwendeten Schnittbilder mit entsprechender Achsenkonstruktion und zugehörigen Meßwerten enthalten. Da die Meßergebnisse außerdem in höchstem Maße von einer absoluten Immobilisierung der unteren Extremitäten während der Untersuchung abhängig sind, verwenden wir, wie Elgeti et al. [4], ein eigens dafür konstruiertes Bein- bzw. Fußhaltegerät, das fest am CT-Untersuchungstisch verankert wird.

Die interindividuell sehr große Streuung der absoluten Torsionswinkel erschwert deren Interpretation und relativiert ihre klinische Bedeutung. Ein Zusammenhang zwischen dem Ausmaß der Innentorsion am Oberschenkel und der Außentorsion am Unterschenkel läßt sich nur tendenziell und in Einzelfällen herstellen. In Normalstellung des Fußes weisen dann die Patellae mit steigenden Torsionswinkeln zunehmend nach innen.

Den wichtigsten objektiven Parameter zur Beurteilung posttraumatischer bzw. postoperativer Drehfehler stellt die intraindividuelle Torsionswinkeldifferenz dar, die im Gegensatz zum absoluten Torsionswinkel eine wesentlich geringere physiologische Schwankungsbreite aufweist. Um korrekte Vergleichswerte am Oberschenkel zu erhalten, ist insbesondere bei mechanisch oder schmerzbedingter Knie- bzw. Hüftbeugung eine seitengleiche Lagerung der Extremitäten aus methodischen Gründen (s. o.) obligat und meist auch problemlos zu verwirklichen.

Da sich die Querschnitte an den Gelenkenden von Femur und Tibia in Längsrichtung schnell ändern, ist vor allem bei Beinlängendifferenzen eine präzise und standardisierte Schichtplanung notwendig, um seitenkongruente Schnittbilder zu erhalten. Bei nicht isoplan liegenden medialen und lateralen Achsenreferenzpunkten wie bei Deformitäten im Knie- oder Sprunggelenk sind zwei Schichten zur Konstruktion einer validen Transversalachse notwendig, so daß z. B. bei Valgusfehlstellung des Tibiaplateaus je eine Schicht durch den Condylus lateralis und medialis notwendig ist, um die Kondylenhinterkantentangente korrekt zu konstruieren.

Anhand unseres Vergleichskollektivs sind Torsionswinkeldifferenzen am Femur bis 9° und an der Tibia bis 15° noch tolerabel, unabhängig davon, ob ein Innen- oder Außendrehfehler vorliegt. Zur Planung und Durchführung einer Umstellungsosteotomie liefert die computertomographisch ermittelte Torsionswinkeldifferenz dem Chirurgen eine exakte Korrekturgröße. Ob bei meßtechnisch pathologischen Torsionsverhältnissen eine Umstellungsosteotomie indiziert ist und ob ein Innendrehfehler eher korrigiert werden muß als ein Außendrehfehler [20], ist in erster Linie vom klinischen

Befund und den Beschwerden des Patienten abhängig, deren Ursachen einerseits in der muskulären Imbalance der kompensatorisch überlasteten Rotatorenmuskulatur des Hüftgelenkes und andererseits in der Fehlbelastung der beteiligten Gelenke zu suchen sind.

Außer zur Untersuchungsplanung nutzen wir das digitale Übersichtsbild zur Längenmessung der Extremitätensegmente. Wie beim Torsionswinkel sind die absoluten Meßwerte von untergeordneter Bedeutung. Unter Voraussetzung einer seitenkongruenten Lagerung lassen sich mit minimalem Aufwand exakte und reproduzierbare Längendifferenzen an der Auswertekonsole ermitteln und dokumentieren. Bei Fehlen korrekturbedürftiger Beinachsenabweichungen kann dann auf eine zusätzliche radiologische Beinvermessung mittels langer Aufnahmen verzichtet werden. Meßfehler entstehen bei der Teleradiographie durch die Strahlendivergenz mit Folge der projektionsbedingten Beinverlängerung und bei der Orthoradiographie durch Zentrierungsfehler der Einzelaufnahmen und Bewegung des Patienten [10]. Auch bei der computertomographischen Längenmessung entstehen bei nicht isozentrischem Verlauf der Beinachsen z. B. bei einseitiger schmerzbedingter Kniebeugung Projektionsfehler. Zur Ermittlung korrekter Längendifferenzen ist daher eine seitengleiche Lagerung z. B. durch Unterpolstern des anderen Kniegelenks unverzichtbar.

Da unsere Methode lediglich Einzelschichten erfordert, ist eine Dosisabschätzung mittels Angaben aus der Literatur [5, 15] nur mit erheblichen Einschränkungen möglich. In Anbetracht der meist jungen Patienten erscheint uns eine genaue Kenntnis der Strahlenbelastung notwendig. Die unter oben genannten Expositionsbedingungen am Alderson-Phantom mit LiF-TL-Dosimetern gemessene Oberflächendosis unter Einbeziehung von Scoutview und Einzelschicht beträgt 6,3 ± 1,2 mGy. Unter vergleichbaren technischen Bedingungen liegt die Oberflächendosis bei lückenlos durchgeführter Abdomen-CT mit 16 ± 4 mGy [5] um den Faktor 2,5 höher. Bei der konventionellen Beckenübersicht erreicht die mittlere Oberflächendosis 10–20 mGy [19]. So ermitteln Buch et al. [2] bei Messungen mit TL-Dosimetern am Patienten bei der konventionellen Beckenaufnahme eine mittlere Oberflächendosis von 25 mGy. Unter Verwendung einer hochverstärkenden Film-Folien-Kombination erreicht die Dosis je nach Objektdicke 1,0–9,8 mGy [16]. Liegen die Ovarien während der Torsionswinkel-CT sowohl beim Scoutview als auch bei der Einzelschicht im Primärstrahlenbündel, mißt man eine mit der Beckenübersichtsaufnahme vergleichbare Gonadendosis von 2,5 mGy [9]. Meist werden die Ovarien bei der Torsionswinkel-CT jedoch nur durch Streustrahlung mit im Mittel 0,5 mGy exponiert. Die Gonadenbelastung beim Mann geht ausschließlich zu Lasten des Scoutview und beträgt etwa 0,7 mGy bei der Torsionswinkel-CT, während sie bei der Beckenübersicht ca. 9 mGy [9] erreicht. Eine weitere Senkung der Gonadenbelastung auf 0,1 mGy erzielen wir durch Anlegen einer Hodenkapsel aus Bleigummi. Berücksichtigt man, daß zur Antetorsionswinkelmessung nach Rippstein grundsätzlich zwei Beckenaufnahmen erforderlich sind [7], liegt die Strahlenexposition der computertomographischen Methode erheblich niedriger.

Zusammenfassend stellt die kombinierte computertomographische Torsionswinkel- und Längenmessung der unteren Extremität für den Orthopäden und Traumatologen einen wesentlichen Bestandteil zur Abklärung der Indikation und Planung einer Korrekturosteotomie dar. Unter Voraussetzung einer stabilen und seitengleichen Lagerung der Beine, einer standardisierten Schichtführung mit Gewinnung seitenkongruenter Querschnitte und der computergestützten graphischen Auswertung am vergrößerten Objektausschnitt sind bei geringer Strahlenbelastung des Patienten exakte und reproduzierbare Maße zur Torsions- und Längenkorrektur an der unteren Extremität verfügbar.

Zusammenfassung

Komplexe Korrekturosteotomien an der unteren Extremität erfordern eine präzise präoperative Planung. An 50 Patienten (37 männlich, 13 weiblich) mit einem mittleren Alter von 31 Jahren (13–61 Jahren) wird nach osteosynthetisch und konservativ versorgter Ober- und/oder Unterschenkelfraktur computertomographisch unter Nutzung graphischer Hilfsmittel des GE CT 9800 Quick eine präzise und reproduzierbare Bestimmung des Torsionswinkels von Femur und Tibia durchgeführt. Die digitale Übersicht dient nicht nur der standardisierten Planung der Schichtlokalisationen, sondern auch der Beinlängenmessung. Die unverletzten Extremitätensegmente der über 18jährigen Patienten weisen am Oberschenkel eine Innentorsion von $-20,4 \pm 9,0°$ und am Unterschenkel eine Außentorsion von $33,1 \pm 8,0°$ auf. Der klinisch wichtigste Parameter ist die intraindividuelle Torsionswinkeldifferenz. Diese beträgt im Normalkollektiv am

Femur 4,3 ± 2,3° und an der Tibia 6,1 ± 4,5°. Daher sind erst Torsionswinkeldifferenzen über 9° am Femur und über 15° an der Tibia als pathologisch anzusehen. Die untersuchungsäquivalente Strahlenexposition wird mittels LiF-Thermolumineszenzdosimetern am Alderson-Phantom ermittelt. Bei einer Hauteinfalldosis von 6,3 ± 1,2 mGy beträgt die Gonadendosis bei der Frau 2,5 ± 0,3 mGy und beim Mann 0,7 ± 0,1 mGy.

Danksagung. Mein besonderer Dank gilt Frau M. Baling und Frau A. Muth für die engagierte organisatorische Unterstützung und die Durchführung der CT-Untersuchungen. Für die Herstellung des Beinhaltegeräts danke ich Herrn Hoffmann aus der Abteilung für Strahlentherapie.

Literatur

1. Bianchi A, Maiocchi A, Aronson A (1991) Operative principles of Ilisarov. Fracture treatment – non-union – osteomyelitis – lengthening – deformity correction. Medi Surgical Video, Milano
2. Buch J, Duftschmid KE (1980) Strahlenbelastung des Arztes und des Patienten in der Unfallchirurgie. In: Messerschmidt O, Olbert F (Hrsg) Nichtionisierende Strahlung: Anwendung, Wirkungen, Schutzmaßnahmen. Strahlenschutz in Forschung und Praxis, Bd XX. Thieme, Stuttgart New York, S 84–92
3. Debrunner, AM (1985) Orthopädie. Huber, Bern Stuttgart, S 455–462
4. Elgeti H, Grote R, Giebel G (1980) Bestimmung der Tibiatorsion mit der axialen Computertomographie. Unfallheilkunde 83:14–19
5. Fearon T, Vucich J (1985) Pediatric patient exposures from CT examination: GE CT/T 9800 Scanner. Amer J Roentgenol 144:805–809
6. Grote R, Elgeti H, Saure D (1980) Bestimmung des Antetorsionswinkels am Femur mit der axialen Computertomographie. Röntgen-Bl 33:31–42
7. Grunert S, Brück R, Rosemeyer B (1986) Die röntgenologische Bestimmung des reellen CCD- und AT-Winkels nach Rippstein und Müller, Teil 1. Radiologe 26:293–304
8. Hernandez RJ, Tachdjian MO, Poznanski AK, Dias LS (1981) CT-determination of femoral torsion. Amer J Roentgenol 137:97–101
9. IRCP (1977) Empfehlungen der Internationalen Strahlenschutzkommission, Nr 26
10. Jäger M, Wirth CJ (1986) Praxis der Orthopädie. Thieme, Stuttgart New York, S 1056–1065
11. Jakob RP, Härtel M, Stüssi E (1980) Tibial torsion calculated by computerised tomography and compared to other methods of measurement. J Bone Joint Surg (Br) 63:238–242
12. Jend H-H (1986) Die computertomographische Antetorsionswinkelbestimmung. Fortschr Röntgenstr 144:447–452
13. Jend H-H, Heller M, Dallek M, Schöttle H (1981) Measurement of tibial torsion by computer tomography. Acta Radiol Diagn 22:271–276
14. Jend H-H, Heller M, Schöntag H, Schöttle H (1980) Eine computertomographische Methode zur Bestimmung der Tibiatorsion. Fortschr Röntgenstr 133:22–25
15. Kramer R, Veit R, Drexler G (1980) Körperdosis-Konversionsfaktoren für computertomographische Untersuchungen. In: Messerschmidt O, Olbert F (Hrsg) Nichtionisierende Strahlung: Anwendung, Wirkungen, Schutzmaßnahmen. Strahlenschutz in Forschung und Praxis, Bd XX. Thieme, Stuttgart New York, S 178–188
16. Meiler J (1987) Die Strahlenbelastung des Patienten bei Röntgenaufnahmen. Röntgenpraxis 40:57–64
17. Ramm B, Hofmann G (1987) Biomathematik. Enke, Stuttgart, S 158–159
18. Rippstein J (1955) Zur Bestimmung der Antetorsion des Schenkelhalses mittels zweier Röntgenaufnahmen. Z Orthop 86:345–360
19. UNSCEAR, United Nations Scientific Commitee on the Effects of Atomic Radiation (1977) Sources and effects of ionizing radiation. United Nations, New York
20. Wissing H, Spira G (1986) Die Bestimmung von Rotationsfehlern am Femur durch computertomographische Bestimmung des Antetorsionswinkels des Schenkelhalses. Unfallchirurgie 12:1–11

Grenzen der Torsionswinkelmessung und Längenbestimmung mit der Computertomographie
Ursachen, Erkennung und Möglichkeiten zur Vermeidung von Meßfehlern

T. Pfeifer, W. Strecker, A. Wöhrle, H.-R. Mahlo, M. Wikström, U. Leibing, P. Lutz, U. Heiss und H. Zeitler

Einleitung

Die Computertomographie (CT) hat sich als wertvolles radiologisches Verfahren zur Bestimmung der Torsionswinkel an Femur und Tibia erwiesen [1, 3, 4, 6–10, 13, 14]. Insbesondere im Vergleich mit den konventionellen, übersichtsradiographischen Verfahren besitzt die Computertomographie eindeutige Vorteile. Hierzu zählt zum einen die Verringerung der Strahlenbelastung [13]. Zum anderen ist die Messung des Antetorsions-(AT-)Winkels auch gegenüber dem Verfahren nach Rippstein [11], bei dem der AT-Winkel anhand zweier standardisierter Übersichtsaufnahmen und Ausmessen des projektorischen Centrum-Collum-Diaphysen-(CCD-)Winkels über Tabellen ermittelt werden muß [1, 3, 4, 7, 8, 13, 14], erheblich vereinfacht. Ferner besteht die Option, die durch das Verfahren erhaltenen Schnittbilder aufgrund ihrer digitalen Eigenschaften nachträglich zu bearbeiten. Hierzu gehört insbesondere die Möglichkeit, Distanzen und Winkel sowie Dichtewerte direkt zu bestimmen. Trotz der Vorteile, welche die Computertomographie bei der Torsionswinkelbestimmung besitzt, ist das Verfahren jedoch nicht frei von Fehlerquellen, die in der Routineanwendung der verschiedenen computertomographischen Meßmethoden in Erscheinung treten können [5, 6]. Die Suche nach einem einfach und schnell durchführbaren Verfahren, das zugleich auch reproduzierbare Ergebnisse liefert, ist bisher noch nicht abgeschlossen. Eine hohe Reproduzierbarkeit ist Grundvoraussetzung für die Validität jeder Methode, erhält jedoch für die Indikationsstellung und die Kontrolle der Operationsergebnisse nach Korrekturosteotomie besonderes Gewicht. Für keines der bisher publizierten Verfahren ist bewiesen worden, daß alle diese Anforderungen erfüllt werden. Vielmehr existieren Einflußgrößen, die zu einer signifikanten Fehlbestimmung führen können, und daher auch die Reproduzierbarkeit des jeweiligen Verfahrens in Frage stellen.

Die nachfolgende Arbeit untersucht, inwieweit die Reproduzierbarkeit der computertomographischen AT-Winkelbestimmung durch Verwendung eines standardisierten Untersuchungsprotokolles gesteigert werden kann und diskutiert Fehlerquellen, ihre Erkennung und Möglichkeiten ihrer Eliminierung.

Material und Methodik

Sämtliche Untersuchungen, d. h. sowohl die Untersuchungen am Patienten als auch die Messungen am Präparat, wurden auf einem CT 9800 Quick Highlight, General Electric, Milwaukee U.S.A. durchgeführt.

Zum einen wurde die Abhängigkeit des femoralen AT-Winkels von der Schnitthöhe am Schenkelhals exemplarisch untersucht. Hierzu wurden insgesamt 22 Transversalschnittbilder durch den Schenkelhals eines Leichenfemur mit einem Tischvorschub von jeweils 2 mm zwischen den einzelnen Schnitten aufgenommen. An diesen Schnittbildern erfolgte die Bestimmung des AT-Winkels nach 2 verschiedenen Methoden:

Der Winkel zwischen der Horizontallinie und
1. der Winkelhalbierenden des im Querschnittsbild erkennbaren Schenkelhalsanschnittes und
2. derjenigen Gerade, die das Zentrum des Femurkopfes einerseits und den Flächenmittelpunkt einer den Trochanter major einhüllenden Ellipse andererseits verbindet, wurden bestimmt.

Das zuletzt durchgeführte Verfahren entspricht dem von Waidelich et al. [13] beschriebenen Vorgehen.

Zum anderen wurden im Rahmen einer prospektiven Studie an insgesamt 97 Erwachsenen die Längen- und Torsionen von Femur und Tibia vor und nach Durchführung einer Umstellungsosteotomie ermittelt. Die Untersuchung erstreckte sich über einen Zeitraum von 3 Jahren. Insgesamt waren 7 verschiedene Radiologen an der Auswertung der CT-Messungen beteiligt. Die Torsionswinkel wurden mittels dem Verfahren von Waidelich et al. [13], das als einziges der bislang veröffentlichten Verfahren reproduzierbare Bezugsorte sowie feste Aufnahmeparameter (Schichtdicke, FOV, Röhrenspannung und -strom etc.) für die Messungen definiert, bestimmt. Um Bewegungsartefakte während und zwischen den Aufnahmen zu minimieren, wurde ein Beinhalteinstrument verwendet. Die ermittelten Werte der femoralen und tibialen Torsion und Länge wurden dann analysiert, um die Präzision und Reproduzierbarkeit des Verfahrens zu evaluieren.

Nachdem zunächst präoperativ eine Torsionswinkelbestimmung erfolgt war, wurde im Rahmen der notwendigen postoperativen Kontrolluntersuchung erneut die Beingeometrie bestimmt und somit am gleichen Patienten die Torsionswinkel- und Längendifferenz nicht operierter Extremitätensegmente sowie deren absolute und relative Häufigkeit analysiert. Der Vergleich der hierdurch erhaltenen prä- und postoperativ bestimmten intraindividuellen Seitendifferenz läßt die sicherste Aussage über die Meßgenauigkeit und Reproduzierbarkeit des Verfahrens zu.

Da 7 verschiedene Radiologen an der Auswertung der CT-Messungen beteiligt waren, konnte eine Analyse der Untersucherabhängigkeit der gegenüber subjektiven Einflüssen besonders empfindlichen femoralen Torsionswinkelbestimmung erfolgen. Diese Analyse schloß auch die erneute Beurteilung der für die Messungen definierten Bezugspunkte in den jeweiligen Transversalschnittbildern ein.

Ergebnisse

Ergebnisse der AT-Winkelmessungen am Präparat

Es wurden insgesamt 22 Transversalschnitte durch ein Leichenfemur angefertigt, wobei der Schichtabstand zwischen den Schnitten 2 mm betrug. Die sich hieraus ergebenden Transversalschnittbilder sind in ihrer Gesamtheit in Abb. 1 dargestellt. Es ist erkennbar, daß sich die Kontur des Femurhalses in Abhängigkeit von der Schnitthöhe ändert. So resultiert nach kaudal hin eine zunehmende Verkürzung des Schenkelhalses, so daß seine Achse immer schlechter bestimmbar wird. Hingegen kann selbst auf den weit kaudalen Schnitten der Trochanter major noch immer demarkiert werden. Es läßt sich jetzt einerseits die Femurhalsachse entsprechend dem Verfahren von Waidelich et al. in jedem Transversalschnittbild konstruieren und die Winkel, die diese Achsen mit der Horizontalen bilden, lassen sich bestimmen. Andererseits können auch die Winkel zwischen den scheinbaren Femurhalsachsen und der Horizontalen bestimmt werden. Trägt man jetzt diese Winkel als Funktion der Schnitthöhe durch das Femur auf, erhält man den in Abb. 2 erkennbaren Zusammenhang. Für beide Methoden besteht eine Abhängigkeit des Torsionswinkels von der Schnitthöhe durch den Schenkelhals. Bei der Betrachtung des Winkels zwischen der Femurhalshalbierenden und der Horizontalen (Abb. 2, ■–■) fällt eine Änderung des Vorzeichens auf, was bezogen auf die Stellung des Schenkelhalses einer Umkehrung seiner Drehrichtung entspricht. Somit besteht in den sehr kranialen Schnitten eine Retrotorsion, in den eher kaudalen Schnitten eine Antetorsion. Die Spannweite der Meßwerte beträgt insgesamt 16°. Das Meßverfahren nach Waidelich (Abb. 2, ▲–▲) liefert im Gegensatz dazu ausschließlich Meßwerte eines Vorzeichens, d. h. der Femurhals weist durchgehend eine Antetorsion gegenüber der Horizontalen auf. Die Spannweite der Meßwerte zwischen kranialstem und kaudalstem Transversalschnitt durch den Femurhals beträgt bei der Verwendung dieses Verfahrens lediglich 6°.

Ergebnisse der klinischen Studie

Analyse der Reproduzierbarkeit des Meßverfahrens. Die Reproduzierbarkeit des Verfahrens wurde anhand von Zweituntersuchungen im Rahmen der postoperativen Verlaufskontrollen ermittelt. Hierzu wurde die Seitendifferenz der Torsionswinkel bzw. Längen anläßlich jeder Untersuchung ermittelt und das Ergebnis der ersten mit dem Ergebnis der zweiten Messung verglichen. Diese Differenzen sind in Abb. 3 und 4 für Femur und Tibia zusammengefaßt. Es wird deutlich, daß in annähernd 50% aller Fälle kein unterschiedliches Meßergebnis bei der Torsionswinkelbestimmung an Femur bzw. Tibia erhalten wurde und die maximale Abweichung am Femur lediglich 4°, an der Tibia 7° betrug. Ferner wurde die Femurlänge bei ca. 50% aller Kontrollmessungen identisch bestimmt mit einer maximalen Abweichung von 8 mm. An der Tibia war der Grad der Übereinstimmung mit 37% etwas niedriger, dafür betrug die maximale Abweichung nur

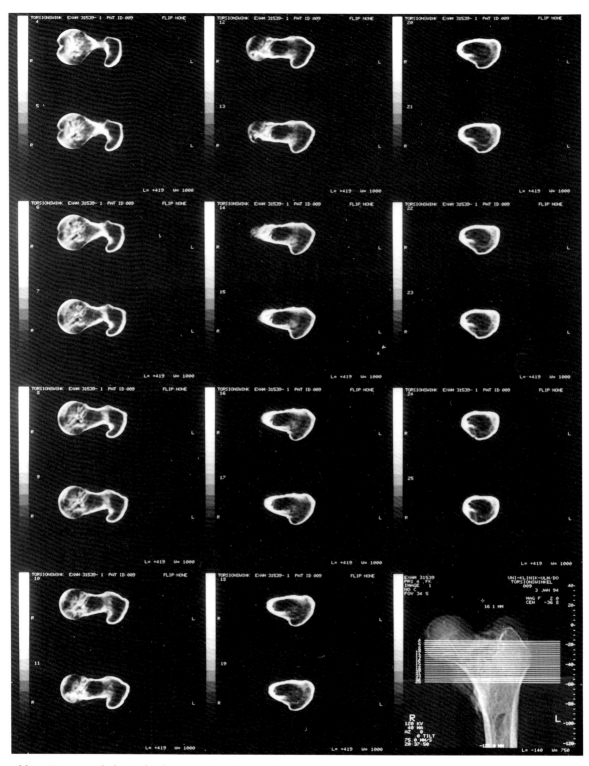

Abb. 1. Transversalschnitt durch ein Leichenfemur mit 2 mm Tischvorschub. Nach kaudal hin wird der Femurhals zunehmend verkürzt und seine Achse immer schwieriger bestimmbar

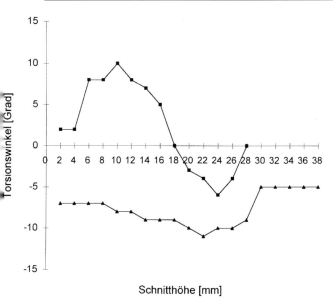

Abb. 2. Graphische Darstellung des Winkels zwischen der Horizontalen und der mit 2 verschiedenen Verfahren ermittelten Femurhalsachse. Weitere Erläuterungen s. Text

Abb. 3. Graphische Darstellung der intraindividuellen Torsionswinkel- und Längendifferenzen am Femur und deren Abweichungen zwischen Untersuchung 1 und 2
▼

7 mm. Die Mittelwerte und Standardabweichungen der Meßwerte betrugen $1,2 \pm 1,3°$ bzw. $2,1 \pm 2,7$ mm am Femur und $1,7 \pm 2,2°$ bzw. $1,6 \pm 1,8$ mm an der Tibia.

Untersucherabhängigkeit der femoralen Torsionswinkelbestimmung. Schlecht an die Knochenkonturen angepaßte Ellipsen oder Tangenten wurden als Ursache von Fehlbestimmungen der Torsionswinkel extrem selten beobachtet. Da sich der Flächenschwerpunkt der Ellipsen innerhalb eines vertretbaren Rahmens der Ellipsenform und -lage zunächst nur wenig ändert und dem Untersucher insbesondere an Femurkopf und Trochanter major wenig Ermessensspielraum hinsichtlich der Anpassung der Ellipse an die Knochenkonturen bleibt, weisen diese Bezugspunkte bei Kontrolluntersuchungen eine hohe Reproduzierbarkeit auf.

So ließ sich im Rahmen der Kontrolluntersuchungen von 245 Femora keine signifikante Abhängigkeit der erhaltenen Meßwerte sowohl innerhalb eines Untersuchers als auch zwischen den verschiedenen Untersuchern ermitteln. Es wurden lineare Korrelationskoeffizienten von $r = 0,9$ sowohl für die von demselben Untersucher als auch für die zwischen den Untersuchern ermittelten Meßwerte ermittelt, die maximale Abweichung bei Folgeuntersuchungen betrug $9°$.

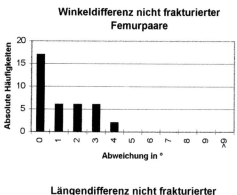

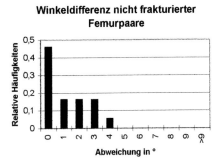

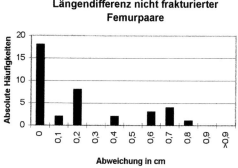

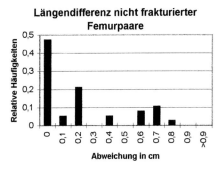

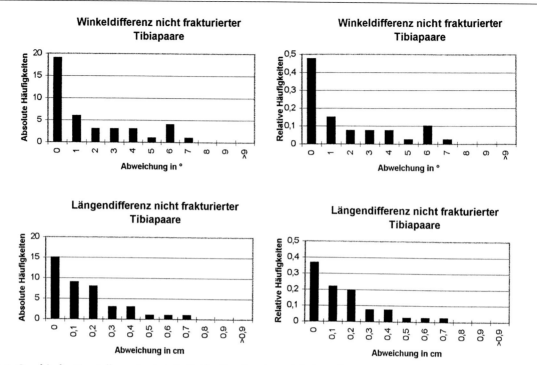

Abb. 4. Graphische Darstellung der intraindividuellen Torsionswinkel- und Längendifferenzen an der Tibia und deren Abweichungen zwischen Untersuchung 1 und 2

Diskussion

Gerätebedingte Fehlbestimmungen

Für die Wahl der Untersuchungsparameter, insbesondere die Röhrenspannung und den Röhrenstrom, aber auch die Bildmatrix und den Bildausschnitt gilt, daß eine bestmögliche Bildgebung bei minimaler Strahlenexposition erreicht werden muß. Moderne CT-Einheiten erlauben die Selektion geeigneter Aufnahmeparameter sowie die Entwicklung standardisierter und reproduzierbarer Untersuchungsprotokolle. Durch mikroprozessorgesteuerte Kontrolle des Tischvorschubes wird die Patientenpositionierung innerhalb der Gantry im Millimeterbereich erreicht [2]. Als Konsequenz ergibt sich, daß die technische Ausstattung und Eigenschaften der CT-Einheit nicht als limitierender Faktor der Untersuchung zum Tragen kommt. Beachtenswert sind jedoch die der Computertomographie als Methode inhärenten Abbildungseigenschaften, wobei vor allem der sogenannte Partial- oder Teilvolumeneffekt Erwähnung verdient. Dieses Phänomen tritt in Erscheinung, wenn eine Struktur nicht genau senkrecht durch die Schnittebene verläuft. Solche schräg verlaufenden Grenzflächen führen zur Bildung von Halbschatten und Dichtemischwerten.

Lagerungsbedingte Fehlbestimmungen

Eine weitere Ursache von Fehlbestimmungen der Antetorsionswinkel, die die Reproduzierbarkeit der Methode limitieren, sind unterschiedliche Lagerungen desselben Patienten im Rahmen von Verlaufsuntersuchungen [1, 5, 13, 14]. Dieser Fehler läßt sich mit Lagerungshilfen minimieren, beispielsweise durch Beinhalteapparate, die identische Lagerungen des Patienten bei wiederholten Untersuchungen ermöglichen. Auch willkürliche oder unwillkürliche Bewegungen des Patienten können durch eine gute Fixation der Extremitäten an solchen Hilfsmittel gemindert werden [13]. Bei der Klassifikation der Bewegungsartefakte sind prinzipiell zwei Arten von Artefakten zu unterscheiden. Eine Art von Bewegungsartefakten sind diejenigen, die während der Einzelbildaufnahme auftreten und zur Bewegungsunschärfe führen. Diese Artefakte werden in der Regel leicht erkannt. Schwieriger zu erkennen sind jedoch Artefakte, die zwischen den Einzelbildaufnahmen auftreten und sich nicht als Bewegungsunschärfe auf dem Transversalschnittbild manifestieren. Wenn Bewegungsartefakte auftreten, machen sie eine erneute Aufnahme erforderlich. Im übrigen dürften die Hauptursachen für Patientenbewegungen eine unbequeme oder, vor allem bei traumatisierten Patienten, eine nicht schmerzfreie Lagerung während der Untersuchung darstellen. In der Regel werden sich Bewegungsartefakte aus diesen Gründen beseitigen lassen, im einfachsten Fall durch eine geeignete Polsterung der Extremität, durch eine eingehende Aufklärung des Patienten oder aber durch die Gabe von Analgetika. Im Rahmen der durchgeführten Studie konnten wir keine bewegungsbedingten Fehlmessungen beobachten, da die Verwendung eines Beinhaltegerätes sowohl die Fixation der unteren Extremitäten als auch eine bequeme, symmetrische Lagerung bei Verwendung geeigneter Lagerungshilfen gewährleistete. Schwieriger ist die Untersuchung von Kindern, da diese häufig besonders unruhig sind. Hier hilft in der Regel die Anwesenheit der Mutter, gegebenenfalls kann auch der Einsatz von Sedativa in Erwägung gezogen werden.

Problematischer ist die Lagerung anläßlich der Untersuchung von Patienten mit posttraumatischen Veränderungen der gesamten Beingeometrie. Bei solchen Patienten ist in der Regel eine symmetrische Lagerung der Extremitäten nicht zu erreichen, so daß eine Zunahme der Zahl der anzufertigenden Transversalaufnahmen unumgänglich ist, was zu einer höheren Strahlenexposition führt [13]. Falls Kontrakturen vorliegen, zumeist Beugekontrakturen im Hüft- oder Kniegelenk, muß darüber hinaus die nicht betroffene und daher besser lagerungsbewegliche Extremität symmetrisch im Vergleich zur erkrankten Seite positioniert werden.

Fehlmessungen durch Schwächungseigenschaften der Gewebe

Während die computertomographische Torsionswinkelbestimmung beim Erwachsenen prinzipiell kaum Schwierigkeiten bereitet, erweisen sich bei der Torsionswinkelbestimmung bei Kindern zwei Umstände als erschwerend, nämlich zum einen deren relativ kurzer Schenkelhals und zum anderen die schlechte Abgrenzbarkeit der zum Teil noch kartilaginären Epiphysen des Femurkopfes, der Trochanteren sowie der Femur- und Tibiakondylen. Aufgrund seiner im Vergleich zum umgebenden Weichteilmantel quasi identischen Absorptionseigenschaften läßt sich der Knorpel häufig kaum von den umgebenden Weichteilstrukturen differenzieren, so daß die Bestimmung der Schenkelhalsachsen erheblich erschwert wird. Gleiches gilt auch für das Anlegen der Tangenten an die Femurkondylen und den Tibiakopf sowie das talokrurale Gelenk. Auch metallisches Osteosynthesematerial im Scangebiet führt zur Entstehung erheblicher, als Hochkontrastartefakte bezeichneter streifen- oder sternförmiger Linien im Transversalschnittbild. Hierdurch kann eine Obskurierung von Knochenkonturen, die als Referenzorte für die Torsionswinkelmessung dienen, hervorgerufen werden (Abb. 5). Alle genannten Ursachen führen in letzter Konsequenz dazu, daß der Ermessensspielraum für den Untersucher bei der Auswertung der Torsionswinkel zunimmt, wodurch die Präzision und Reproduzierbarkeit der Methode eingeschränkt werden.

Methodisch bedingte Fehlmessungen

Während alle bislang erwähnten Fehlerquellen nur wenig beeinflußbar sind – so kann beispielsweise weder die Genauigkeit des Tischtransportes noch das Attenuationsverhalten der Gewebe vom Untersucher beeinflußt werden –, sollen nachfolgend Fehlerquellen diskutiert werden, die zu signifikanten Fehlern führen, jedoch durch eine optimierte Untersuchungsmethodik verhindert bzw. minimiert werden können.

Den höchsten Stellenwert als Voraussetzung für eine reproduzierbare Bestimmung der Beingeometrie nimmt die Definition der Bezugspunkte für die Messung ein [5]. Dies läßt sich besonders plastisch an dem eindrucksvollen Beispiel der Selektion der Schnitthöhe für das Transversalschnittbild an dem in koronarer Schnittführung erstellten Übersichtsradiogramm illustrieren. Dieser Prozeß wird auch als eine der wichtigsten Ursachen von Fehlmessungen der femoralen Torsionswinkel angesehen [5, 6]. Dies ergibt sich aus dem Zusammenhang zwischen der räumlichen Anordnung des Schenkelhalses einerseits, sowie der Schnittführung bei der axialen Computertomographie andererseits. Die axiale Computertomographie erfaßt Strukturen ausschließlich in einer transversalen Körperebene. Da der Femurhals jedoch die Transversalebene in einem bestimmten, von Individuum zu Individuum jeweils unterschiedlichen Winkel kreuzt, stellt er sich in Abhängigkeit von der Schnitthöhe in immer wechselnder Art dar. Hierbei ist zu beachten, daß der Winkel, den der Schenkelhals mit der Transversalachse bildet, eine Funktion zweier Winkel ist, nämlich des CCD-Winkels zum einen und des Antetorsionswinkels zum anderen. Die Änderung der Kontur des Femurhalses in Abhängigkeit von der Schnitthöhe ist aus Abb. 1 zu ersehen. Aus der nach kaudal hin zunehmenden Verkürzung des Schenkelhalsquerschnittes resultiert eine schnitt-

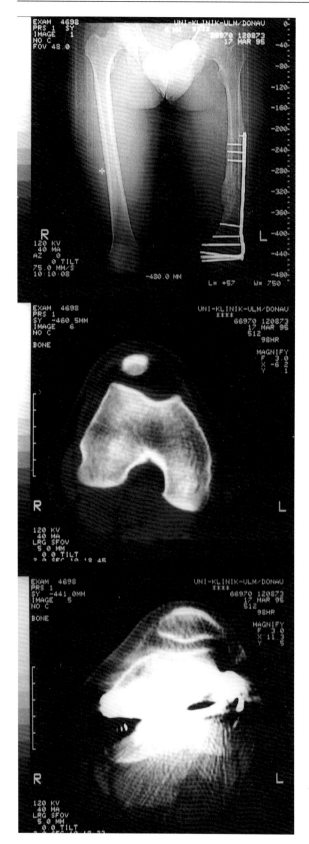

Abb. 5. Zustand nach osteosynthetischer Versorgung einer Femurschaftfraktur links mittels Kondylenplatte (*oben*). Im Transversalschnittbild durch die Femurkondyle links sind ausgeprägte streifenförmige Metallartefakte erkennbar, die die Abgrenzung der Knochenkontur erschweren (*unten*). Zum Vergleich: Transversalschnitt durch die rechte Femurkondyle mit guter Demarkierung der Knochenkontur (*Mitte*)
◀

höhenabhängige, schwerer zu definierende Bestimmbarkeit seiner Achse. Dies hat für die praktische Anwendung der AT-Winkelbestimmung am Femur zwei Konsequenzen. Zum einen sollte die Festlegung der Femurhalsachse durch zwei möglichst weit auseinander liegende Fixpunkte erfolgen, da dies die einfachste und genaueste Konstruktion einer Geraden erlaubt. Zum zweiten ist es erforderlich, die Position, in der das axiale Schnittbild angefertigt wird, möglichst genau zu definieren. Nur hierdurch lassen sich bei Kontrolluntersuchungen identische Transversalschnittbilder zur Bestimmung der Bezugsachsen erhalten.

Die hinsichtlich der Femurhalsachse beschriebenen Zusammenhänge zwischen Schnitthöhe und gemessenem Winkel gelten prinzipiell auch für sämtliche andere Meßorte. An der Femurkondyle beispielsweise wird mit den gängigen CT-Verfahren einheitlich die Kondylenhinterkantentangente als Bezugslinie herangezogen. Da sich jedoch die Form der Kondylen von kranial nach kaudal ändert, unterliegt auch das erhaltene Transversalschnittbild entsprechenden Änderungen und somit auch der Winkel zwischen der Kondylenhinterkantentangente und der Horizontalen. Hieraus wird ersichtlich, daß die Wahl der Schnitthöhe an jedem der Meßorte, bevorzugt jedoch am Femurhals, durch den Untersucher zu relevanten Fehlern bei Verlaufsuntersuchungen führen kann, falls die Transversalschnitte zu weit ober- oder unterhalb der definierten Referenzlinien angefertigt werden. Die Bestimmung des Torsionswinkels erfolgt bei allen computertomographischen Verfahren durch Definition bestimmter Achsen, zwischen denen die Winkelmessung durchgeführt wird, wobei die Definition dieser Achsen bei verschiedenen Methoden durchaus unterschiedlich sein kann. Allen Verfahren ist aber gemeinsam, daß die Bestimmung der Achsen in den angefertigten Transversalschnittbildern durch den Untersucher erfolgt. Jedes Verfahren läßt dem Untersucher einen gewissen Ermessensspielraum für die Positionierung der Achsen oder der entsprechenden Meßpunkte, dessen Größe in Abhängigkeit von der Methode differiert.

Je größer dieser Ermessensspielraum ist, desto weniger genau und reproduzierbar wird die einzelne Meßmethode werden. Es ist demnach erforderlich, nicht allein die Schnitthöhe der Transversalschnitte sondern auch die Positionen der Bezugspunkte in ihnen genau zu definieren, um den Einfluß des Untersuchers auf das Meßergebnis möglichst klein zu halten. Letztendlich kann ein solches Verfahren auch zu einer Zunahme der Reproduzierbarkeit bei Beteiligung verschiedener Untersucher führen.

Das von Waidelich et al. 1992 inaugurierte Meßverfahren, dessen Reproduzierbarkeit im Rahmen dieser Studie analysiert, demonstriert und diskutiert wurde, konnte durch diverse Vorteile gegenüber anderen Meßverfahren überzeugen. Zunächst grenzt die rigide Definition der Lokalisation der Transversalschnittbilder diese Fehlerquelle deutlich ein. Zum zweiten zeigte die Untersuchung am Präparat, daß das Verfahren gegenüber Schwankungen der Lage der Transversalschnitte sehr unempfindlich ist. Die aus beiden Beobachtungen abzuleitende Annahme einer hohen Reproduzierbarkeit und Untersucherunabhängigkeit wurde schließlich an einem Patientenkollektiv von mehr als 250 Patienten bewiesen.

Relevanz der computertomographischen Torsionswinkelmessung für die Indikation zur Korrekturosteotomie

Optimierte computertomographische Methoden zur Torsionswinkelmessung und Längenbestimmung definieren in sehr engen Grenzen sowohl die Lokalisation des Transversalschnittes sowie die Bezugspunkte innerhalb eines Transversalschnittbildes als auch die Bezugspunkte zur Längenbestimmung. Ziel dieses Vorgehens ist in erster Linie die Minimierung des Einflusses des Untersuchers. In den meisten Fällen ist das Ausmaß der Fehlbestimmung der Torsionswinkel eine Funktion der Abweichung der Schnitthöhe oder Achse von der jeweiligen Referenzlinie. Unter der Voraussetzung, daß diese Abweichung jedoch in gleichem Ausmaß an beiden Extremitäten erfolgt, wird sie bei der seitenvergleichenden Auswertung der Torsionswinkel und Längen größtenteils kompensiert werden können, sofern annähernd symmetrische Verhältnisse zwischen beiden Seiten des Patienten vorausgesetzt werden können.

Es ist daher eine entscheidende Erkenntnis, daß die intraindividuelle Seitendifferenz ein wesentlich zuverlässigeres Kriterium zur Stellung der Operationsindikation darstellt als der Absolutwert der Ante- bzw. Retrotorsion des erkrankten Extremitätensegmentes.

Dies läßt sich mit der wesentlich niedrigeren Streuung der intraindividuellen Torsionswinkel- und Längendifferenzen begründen, weshalb man die Torsionswinkel und Längen der unverletzten Seite als Referenzen für die verletzte Seite verwenden kann. Dies gilt in analoger Weise für die Kontrolle der Torsionswinkel nach Korrektur einer Fehlstellung.

Bewertung der computertomographischen Torsionswinkel- und Längenbestimmung

Insgesamt handelt es sich bei den computertomographischen Verfahren zur Torsionswinkel- und Längenbestimmung um diagnostisch wertvolle Methoden, deren Präzision und Reproduzierbarkeit unter Berücksichtigung der möglichen Fehlerquellen in der Hand erfahrener Radiologen als hoch zu bewerten ist. Dennoch unterliegen die einzelnen Verfahren zum Teil erheblichen Fehlerquellen. Die von uns verwendete und geprüfte Methode nach Waidelich et al. verdient besondere Beachtung unter diesen Verfahren, da sie bei niedriger Strahlenexposition eine hohe Reproduzierbarkeit der Meßergebnisse gestattet.

Modernere Entwicklungen in der Computertomographie, insbesondere der Einsatz der Spiral-Computertomographie, die die Akquisition eines Volumendatensatzes erlaubt, ermöglichen zwar die anschließende 3D-Rekonstruktion ebenso wie weitere Bildnachbearbeitungsprozesse, jedoch wird dieser Vorteil mit einem erheblichen Anstieg der Strahlenexposition erkauft.

Der Vollständigkeit halber muß auch auf die Anwendung weiterer bildgebender Verfahren, wie die deutlich teurere Magnetresonanztomographie [12] und die Sonographie [1], hingewiesen werden, deren Stellenwert in anderen Beiträgen dieses Buches untersucht werden wird.

Zusammenfassung

Die Computertomographie erlaubt eine wenig strahlenbelastende, einfache Bestimmung der Torsionswinkel und Längen an der unteren Extremität. Ihre Reproduzierbarkeit wurde bislang jedoch durch verschiedenartige, methodisch oder konzeptionell bedingte Fehlermöglichkeiten eingeschränkt.

Durch Anwendung einer standardisierten Untersuchungsmethode kann die Reproduzierbarkeit des Verfahrens deutlich verbessert werden. Das im Rahmen der folgenden Studie untersuchte Verfahren zeigte ein hohes Maß an Reproduzierbarkeit der Ergebnisse sowie eine vollständige Unempfindlichkeit gegenüber einer Beeinflussung der Meßergebnisse durch den Untersucher. Insbesondere der seitenvergleichenden, intraindividuellen Bestimmung der Beingeometrie kommt bei der Indikationsstellung zur Korrekturosteotomie ein wesentlich höherer Stellenwert zu als der Bestimmung der individuell stärker schwankenden Absolutwerte der Torsion an Femur und Tibia.

Literatur

1. Butler-Manuel PA, Guy RL, Heatley FW (1992) Measurement of tibial torsion – a new technique applicable to ultrasound and computed tomography. Br J Radiol 65:119-126
2. Cann CE (1988) Quantitative CT for determination of bone mineral density: A review. Radiology 166:509-522
3. Grote R, Elgeti H, Saure D (1980) Bestimmung des Antetorsionswinkels mit der axialen Computertomographie. Röntgenblätter 33:31-42
4. Hernandez RJ, Tachdijan MO, Poznanski AK, Dias LS (1981) CT determination of femoral torsion. AJR 137:97-101
5. Hoiseth A, Reikeras O, Fonstelien E (1988) Aspects of femoral neck anteversion. Theoretical considerations and experimental results. Acta Radiol 29:689-694
6. Hoiseth A, Reikeras O, Fonstelien E (1989) Evaluation of three methods for measurement of femoral neck anteversion. Acta Radiol 30:69-73
7. Jakob RP, Haertel M, Stüssi E (1980) Tibial torsion calculated by computerised tomography and compared to other methods of measurement. J Bone Joint Surg [Br] 62/2:238-242
8. Jend HH (1986) Die computertomographische Antetorsionswinkelbestimmung. Fortschr Röntgenstr 144:447-452
9. Mesgarzadeh M, Revesz G, Bonakdapour A (1987) Femoral neck torsional angle measurement by computed tomography. J Comput Assist Tomogr 11:799-803
10. Murphy SB, Simon SR, Kijewski PK, Wilkinson RH, Griscom NT (1987) Femoral anteversion. J Bone Joint Surg [Am] 69:1169-1176
11. Rippstein J (1955) Zur Bestimmung der Antetorsion des Schenkelhalses mittels zweier Röntgenaufnahmen. Z Orthop 86:345-360
12. Tomczak R, Günther K, Pfeifer T, Häberle HJ, Rieber A, Friedrich JM, Brambs H-J (1995) Messung des femoralen Torsionswinkels von Kindern durch Magnetresonanztomographie im Vergleich mit CT und Ultraschall. Fortschr Röntgenstr 162/3:41-45
13. Waidelich HA, Strecker W, Schneider E (1992) Computertomographische Torsionswinkel- und Längenmessung an der unteren Extremität. Fortschr Röntgenstr 157:245-251
14. Wissing H, Spira G (1986) Die Bestimmung von Rotationsfehlern am Femur durch computertomographische Bestimmung des Antetorsionswinkels des Schenkelhalses. Unfallchirurgie 12:1-11

Die sonographische Torsionswinkel- und Längenbestimmung der unteren Extremität

P. Keppler, W. Strecker, K. Anselment und L. Kinzl

Einleitung

Der kindliche Einwärtsgang ist einer der häufigsten Gründe für eine orthopädisch-traumatologische Untersuchung. Ursachen hierfür sind erhöhte Antetorsionswinkel des Femurs sowie Torsionswinkelabweichungen im Bereich des Unterschenkelschaftes [8]. Torsionsfehler und Längendifferenzen sind eine häufige Komplikation nach Ober- und Unterschenkelschaftfrakturen [5]. Durch Stimulation oder Hemmung der Wachstumsfugen während der Knochenbruchheilung kommt es nicht selten zu Beinlängenalterationen [21]. Der Grad der Spontankorrektur von posttraumatischen Torsionswinkel- und Längendifferenzen im Kindes- und Jugendalter wird in der Literatur widersprüchlich diskutiert, letztendlich besteht hier noch keine Klarheit [10].

Bei der klinischen Untersuchung können nur extreme Fehlstellungen diagnostiziert werden, weshalb diese Untersuchung nur zur groben Orientierung dienen kann [9, 23]. Bisherige zur Verfügung stehende Verfahren mit Hinblick auf die größte Genauigkeit und Reproduzierbarkeit sind die optimierten computertomographischen Meßmethoden zur Ermittlung von Torsionen und Längen der unteren Extremität [19]. Diese sind jedoch bewegungsempfindlich und mit dem Nachteil der Strahlenbelastung behaftet. Erstmals wurde die sonographische Torsionswinkelbestimmung des Femurs von Moulton u. Upadhyay 1982 und die sonographische Längenmessung von Holst u. Thomas 1988 beschrieben [11, 17]. Alle bisher publizierten sonographischen Methoden zur Torsionswinkelbestimmung an Ober- und Unterschenkel sind lagerungsabhängig und empfindlich gegen Bewegungen während der Messungen. Die Reproduzierbarkeit und Genauigkeit der Meßergebnisse ist in der Literatur nicht unumstritten [3, 15].

In der vorliegenden Arbeit wird ein neues dreidimensionales sonographisches Meßverfahren vorgestellt, mit welchem Torsionen und Längen von Ober- und Unterschenkel bestimmt werden können. Die Messung erfolgt unabhängig von der Patientenlagerung und ist unempfindlich gegenüber Bewegungen zwischen den einzelnen Messungen.

Material und Methoden

Im Zeitraum von 2/94 bis 8/94 wurden bei 45 Kindern die Längen und Torsionen von Ober- und Unterschenkel computertomographisch und sonographisch bestimmt. Darüber hinaus wurden die intraindividuellen Längen- und Torsionswinkeldifferenzen im paarweisen Rechts-links-Seitenvergleich ermittelt. Für das Alter der 35 Jungen und 10 Mädchen betrug der Median 8 Jahre (Spanne 2–17 Jahre). Im Median wurde die Nachuntersuchung 30 Monate (Spanne 3–88 Monate) nach einer diaphysären Ober- oder Unterschenkelschaftfraktur durchgeführt. Der maximale zeitliche Abstand zwischen der computertomographischen und sonographischen Messung betrug 2 Wochen. Als CT-Verfahren kam die Methode von Waidelich et al. zur Anwendung [22]. Die sonographische Untersuchung wurde unabhängig von 2 Untersuchern ohne Kenntnis der computertomographischen Befunde durchgeführt. Zur Bestimmung der Reproduzierbarkeit der Messungen wurde bei 20 Kindern zusätzlich innerhalb von 2 Wochen von beiden Untersuchern eine weitere sonographische Messung vorgenommen. Ausschlußkriterien zur Studienteilnahme waren Hüftgelenkbeschwerden sowie manifeste Instabilitäten im Bereich der Knie- und Sprunggelenke.

Die sonographische Bestimmung der Torsionen und Längen von Ober- und Unterschenkel erfolgte mit einem Ultraschallgerät der Firma Siemens (Sonoline SL), gekoppelt an ein dreidimensionales Ultraschallmeßsystem der Firma ZEBRIS (CMS 50/4). Die Bestimmung der räumlichen Position des

5-MHZ-Linearschallkopfes und der dazugehörigen Ultraschallbilder wird durch Ultraschallsensoren am Schallkopf ermöglicht. Das lokale Koordinatensystem, in dem die Schallkopfposition gemessen wird, spannt sich durch 3 weitere Ultraschallsensoren auf, welche mit einem Klettband an der Tibiavorderkante befestigt sind (Abb. 1).

Um definierte knöcherne Konturen an Hüft-, Knie- und Sprunggelenk sonographisch darstellen zu können, muß der Patient auf einer Spezialliege in Rückenlage gelagert werden (Abb. 1). Zur Bestimmung der Torsionswinkel des Femurs wird am proximalen Femur der Schallkopf von ventral dem Schenkelhals aufgesetzt und so lange nach kranial verschoben, bis der Hüftkopf und Trochanter major voll zur Darstellung kommen (Abb. 2). Am distalen Femur werden die Femurkondylen von dorsal im Querschnitt sonographisch abgebildet (Abb. 3). Zur Längenmessung des Femurs wird proximal der ventrale Azetabulumrand medial der Spina iliaca anterior inferior, wie von Krettek beschrieben, dargestellt (Abb. 4) [13]. Als distaler Meßpunkt auf Kniegelenkhöhe wurde die Eminentia intercondylaris gewählt. Man nähert sich diesem Bezugspunkt im Querschnitt, nachdem zunächst das Tibiaplateau von dorsal dargestellt wird, bis sich die Eminentia intercondylaris als echoreiche schrägverlaufende Struktur abbildet (Abb. 5). Die Eminentia intercondylaris ist gleichzeitig der proximale Meßpunkt für die Längenmessung des Unterschenkels. Die Hinterkantentangente der proximalen Tibia (Abb. 6) und die ventrale Gelenkfläche des Talus dienen zur Bestimmung des Torsionswinkels des Unterschenkels (Abb. 7). Zuletzt wird die Mitte des ventralen oberen Sprunggelenkspaltes in Längsrichtung sonographisch dargestellt, die distale Tibiakante wird als distaler Meßpunkt für die Längenmessung des Unterschenkels verwendet (Abb. 8). Simultan mit dem Bildausdruck werden die Koordinaten zur Bestimmung der dreidimensionalen Schallkopfposition abgespeichert.

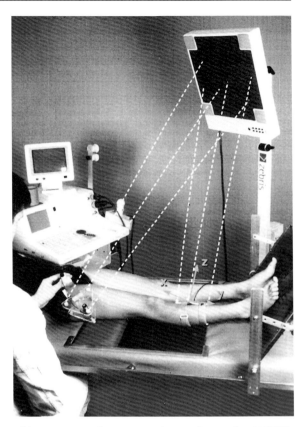

Abb. 1. Patientenlagerung und Anordnung des ZEBRIS-Meßsystems während der sonographischen Torsionswinkel- und Beinlängenmessung (x-y-z-Achse)

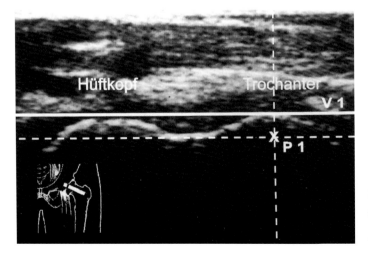

Abb. 2. Darstellung des Hüftkopfes und des Trochanter major von ventral. *P1* Meßpunkt zur Definition der Oberschenkelebene. *V1* Vektor zur Bestimmung der Torsionswinkel des Femurs

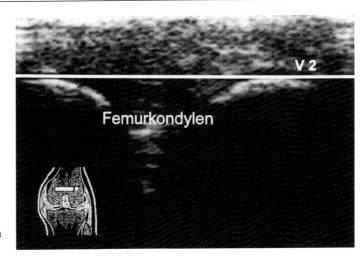

Abb. 3. Seitengleiche Darstellung der Femurkondylen von dorsal. *V2* Vektor zur Definition der Oberschenkelebene

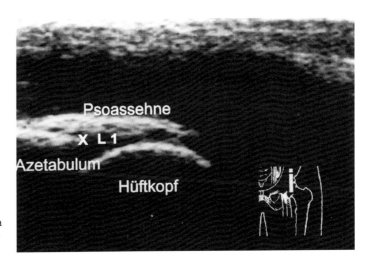

Abb. 4. Hüftkopf mit Darstellung des ventralen Azetabulumrandes medial der Spina iliaca anterior inferior. *L1* Proximaler Längenmeßpunkt

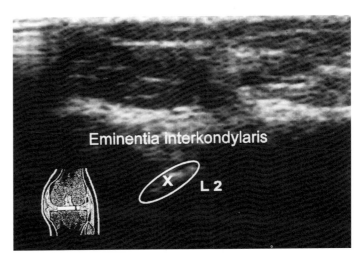

Abb. 5. Die Eminentia intercondylaris von dorsal stellt sich als schrägverlaufende echoreiche Linie dar. *L2* Längenmeßpunkt und Punkt zur Definition der Referenzebenen

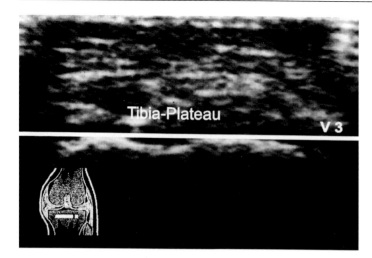

Abb. 6. Hinterkante des Tibiaplateaus nahe der Gelenkfläche. *V3* Vektor zur Definition der Unterschenkelebene

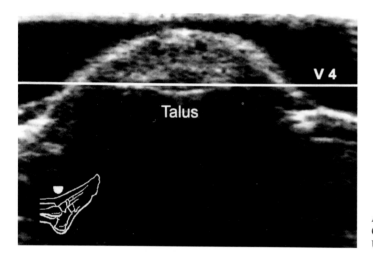

Abb. 7. Knöcherne Kontur des Talus in Querrichtung von ventral. *V4* Vektor zur Unterschenkeltorsion

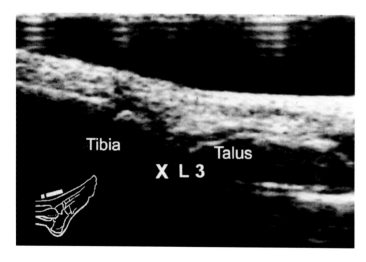

Abb. 8. Darstellung des oberen Sprunggelenkspaltes von ventral. *L3* Meßpunkt zur Längenmessung und Definition der Referenzebene am Unterschenkel

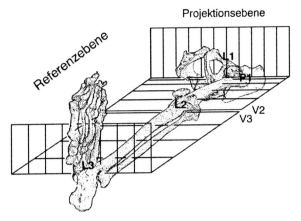

Abb. 9. Definition der Referenz- und Projektionsebenen sowie der Ober- und Unterschenkellänge und gesamten Beinlänge (*L1–3* Längenmeßpunkte; *V2, V3* Vektoren zur Referenzebenendefinition)

Durch die sonographisch dargestellten knöchernen Konturen werden die Referenz- und Projektionsebenen definiert. Die Referenzebene des Oberschenkels verläuft durch die Basis des Trochanter major (P1), die Eminentia intercondylaris (L2) und parallel zum Vektor (V2) am Hinterrand der Femurkondylen. Am Unterschenkel ist die Referenzebene durch die Eminentia intercondylaris (L2), den Mittelpunkt des ventralen oberen Sprunggelenkes (L3) und durch einen Vektor parallel zur Hinterkante des Tibiaplateaus (V3) definiert. Diese Ebenen liegen beim stehenden Patienten mit guter Genauigkeit in der Frontalebene. Die korrespondierenden Projektionsebenen stehen senkrecht auf der Femur- und Tibiaschaftachse, welche durch die Punkte P1 und L2 bzw. L2 und L3 verlaufen (Abb. 9).

Nach der sonographischen Untersuchung müssen die Bilder manuell mit einer Schablone ausgemessen und die Koordinaten und Winkel der Punkte und Vektoren in eine Datenbank eingegeben werden. Mit einer hierfür entwickelten Software wurden aus den Bildkoordinaten und den Positionskoordinaten des Ultraschallkopfes folgende Längen und Winkel berechnet: die Ober- und Unterschenkellänge, die Beinlänge sowie die Torsionswinkel von Ober- und Unterschenkel in der Projektionsebene. In Übereinstimmung mit der Ulmer CT-Methode [22] wurden die Antetorsionswinkel mit minus, die Retrotorsionswinkel mit plus bezeichnet. Eine Verkürzung des kranken Beines gegenüber dem gesunden Bein wurde mit minus, eine Verlängerung mit plus dokumentiert.

Die statistische Auswertung der sonographischen und computertomographischen Daten wurde mit dem Programm WinStat V 3.1 durchgeführt. Signifikanzprüfungen zwischen 2 Gruppen erfolgten mit dem Wilcoxon-Vorzeichen-Rangsummentest, für mehrere Gruppen wurde der Friedman-Test zur Varianzanalyse verwendet. Des weiteren wurde die Rangkorrelation nach Spearman und die einfache Regressionsanalyse benutzt. Als Nullhypothese wurde formuliert, daß kein signifikanter Unterschied zwischen den Meßmethoden besteht. Die Irrtumswahrscheinlichkeit wird mit $\alpha = 0{,}01$ festgelegt.

Ergebnisse

Die Mittelwerte der 90 Torsionswinkelbestimmungen des Oberschenkels betrugen für die CT-Messung $-26{,}2 \pm 10{,}9°$ ($\bar{x} \pm s$) und für die sonographische Messung $-24{,}9 \pm 11{,}8°$. Der Vergleich der Torsionswinkeldifferenzen zwischen den Meßverfahren zeigte eine mittlere Abweichung der beiden Methoden von $-0{,}7 \pm 3{,}2°$. In 89% der Fälle lagen die Differenzen unter 5° Abweichung. Die Unterschenkeltorsionswinkel betrugen im Mittel für die CT-Messung $34{,}8 \pm 8{,}3°$ und für die Ultraschallbestimmung $22{,}2 \pm 8{,}1°$. Die mittlere Abweichung der Torsionswinkeldifferenzen lag am Unterschenkel bei $-0{,}9 \pm 5{,}3°$, bei 58% der Messung war die Abweichung kleiner als 5° (Tabelle 1).

Der Korrelationskoeffizient der beiden Meßmethoden betrug für die Oberschenkeltorsionswinkel-

Tabelle 1. Abweichungen der sonographischen Torsionswinkel- und Längendifferenzen von den computertomographischen Torsionswinkel- und Längendifferenzen (n = 45)

Messung	Durchschnittliche Abweichung	Standardabweichung	Abweichung P_{50}	Abweichung P_{95}	Maximale Abweichung
Torsion Femur	−0,7°	3,2°	1,9°	7°	8,4°
Torsion Tibia	−0,9°	5,3°	3,7°	11°	14°
Länge Femur	1 mm	3 mm	2 mm	7 mm	8 mm
Länge Tibia	−1 mm	4 mm	3 mm	9 mm	10 mm
Beinlänge	0,1 mm	3 mm	2 mm	7 mm	8 mm

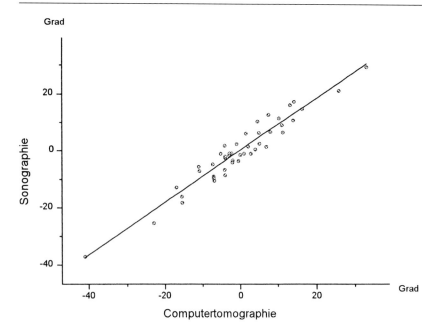

Abb. 10. Korrelation zwischen sonographischen und computertomographischen Torsionswinkeldifferenzen des Oberschenkels (n = 45, r = 0,97). Die Gleichung der Regressionsgeraden lautet y = 0,91x + 0,16

differenzen r = 0,97 (Abb. 10), für die Unterschenkeltorsionswinkeldifferenzen r = 0,80.

Bei der Längenbestimmung der Oberschenkel wurden als Mittelwerte 40,9 ± 5,8 cm mit der CT-Methode und 40,0 ± 5,2 cm mit der Ultraschallmethode gemessen. Bei der Bestimmung der Längendifferenzen beider Oberschenkel wichen die Meßmethoden im Mittel um 0,1 ± 0,3 cm voneinander ab. In 80% der Messungen war die Abweichung der beiden Meßmethoden kleiner als 0,5 cm. Am Unterschenkel betrugen die Mittelwerte der computertomographisch bestimmten Längen 32,9 ± 4,8 cm und der sonographisch gemessenen Längen 33,0 ± 4,7 cm. Bei der Längendifferenzbestimmung wies die Ultraschallmethode gegenüber der CT-Methode eine mittlere Abweichung von −0,1 ± 0,4 cm auf, bei 75% der Messungen lag die Differenz unter 0,5 cm. Bei den Gesamtbeinlängen kamen als Mittelwerte der computertomographischen und sonographischen Messungen 73,7 ± 10,9 cm bzw. 73,1 ± 10,2 cm heraus. Die mittlere Abweichung bei der Beinlängendifferenzbestimmung war zwischen den beiden Messungen 0,01 ± 0,3 cm. 85% der Messungen lagen innerhalb einer maximalen Differenz von 0,5 cm (Tabelle 1).

Die Korrelationskoeffizienten betragen für die Oberschenkellängendifferenzen r = 0,87, für die Unterschenkellängendifferenzen r = 0,80 sowie für die Beinlängendifferenzen r = 0,94 (Abb. 11).

Beim Vergleich der Torsionswinkelbestimmung des Oberschenkels zwischen Untersucher 1 und Untersucher 2 fand sich eine mittlere Abweichung der Werte von −0,1 ± 2,5°. Der größte gemessene Unterschied betrug 6,2°. In 95% der Fälle war die Abweichung geringer als 5°. Die Unterschenkeltorsionen zeigten im Mittel eine Abweichung von −0,9 ± 2,3° zwischen Untersucher 1 und Untersucher 2. Die maximale Differenz betrug 7°. Bei 95% der Messungen lagen die Abweichungen unter 5° (Abb. 12).

Die Oberschenkellängenmessung ergab zwischen Untersucher 1 und Untersucher 2 eine mittlere Abweichung der Werte von −0,07 ± 0,3 cm. Als größter Fehler wurde eine Differenz von 0,8 cm gemessen. 85% der Längendifferenzen waren kleiner als 0,5 cm. Die Werte der Unterschenkellängenmessung ergaben eine mittlere Abweichung zwischen Untersucher 1 und Untersucher 2 von 0,02 ± 0,3 cm. Am Unterschenkel betrug die maximale Abweichung zwischen den Untersuchern 0,8 cm, bei einer Verteilung von 90% aller Differenzen unter 0,5 cm. Für die Beinlänge lag die mittlere Abweichung zwischen Untersucher 1 und Untersucher 2 bei 0,02 ± 0,2 cm. Die maximale Abweichung betrug 0,5 cm, bei 95% der Messungen war die Abweichung kleiner als 0,4 cm (Abb. 13).

Die mittlere Torsionswinkelabweichung des Femurs zwischen der ersten und zweiten Untersuchung desselben Untersuchers betrug für Untersucher 1: −0,8 ± 2,7°, für Untersucher 2: −1,2 ± 2,1°. Die größte Differenz lag für Untersucher 1 bei 7,2°, für Untersucher 2 bei 5,1°. Am Unterschenkel wurden die mittleren Torsionsabweichungen der 2 Untersuchungen mit 1,1 ± 2,1° bei Untersucher 1

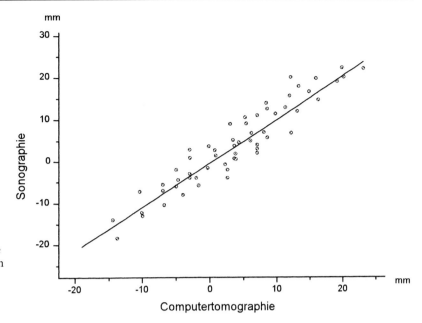

Abb. 11. Korrelation zwischen sonographischen und computertomographischen Beinlängendifferenzen (n = 45, r = 0,94). Die Gleichung der Regressionsgeraden lautet y = 1,05x − 0,51

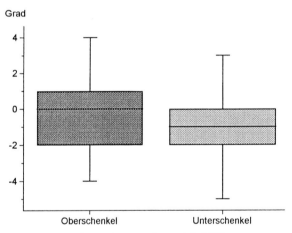

Abb. 12. Verteilung der Torsionswinkeldifferenzen von Ober- und Unterschenkel zwischen 2 Untersuchern (n = 90, p = 0,11)

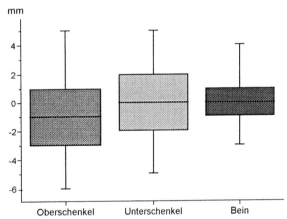

Abb. 13. Verteilung der Oberschenkel-, Unterschenkel- und Beinlängendifferenzen zwischen 2 Untersuchern (n = 90, p = 0,13)

und mit 0,9 ± 2,8° bei Untersucher 2 bestimmt. Die maximale Abweichung betrug für Untersucher 1 5°, für Untersucher 2 6,5° (Abb. 14).

Am Oberschenkel betrugen die mittleren Abweichungen der Längen zwischen den 2 Untersuchungen für die Untersucher −0,07 cm bzw. −0,05 cm. Die Standardabweichung lag bei je 0,3 cm. Der größte Fehler war für Untersucher 1 0,5 cm, für Untersucher 2 0,6 cm. Im Mittel wichen die Längenbestimmungen am Unterschenkel zwischen 2 Untersuchungen für Untersucher 1 und Untersucher 2 um 0,02 cm bzw. −0,01 cm ab. Die Standardabweichung betrug je 0,3 cm. Die maximale Abweichung lag für Untersucher 1 bei 0,5 cm, für Untersucher 2 bei 0,7 cm. Bei den Bestimmungen der Beinlängen lagen die mittleren Abweichungen zwischen Untersuchung 1 und 2 bei 0,05 cm, mit einer Standardabweichung von je 0,2 cm. Die größte Differenz betrug bei Untersucher 1 und Untersucher 2 je 0,5 cm (Abb. 15).

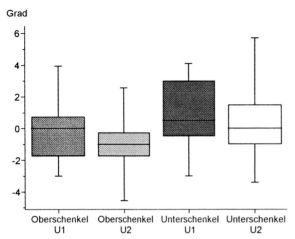

Abb. 14. Verteilung der Torsionswinkeldifferenzen von Ober- und Unterschenkel bei Wiederholungsuntersuchungen (*U1, U2* Untersucher 1 und 2) (n = 40, p = 0,35)

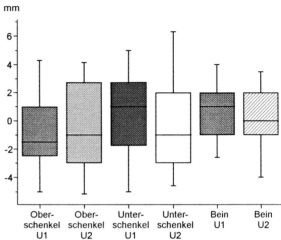

Abb. 15. Verteilung der Oberschenkel-, Unterschenkel- und Beinlängendifferenzen bei Wiederholungsuntersuchungen (*U1, U2* Untersucher 1 und 2) (n = 40, p = 0,26)

Diskussion

Mit dem hier vorgestellten dreidimensionalen sonographischen Meßsystem können erstmals in einem Untersuchungsgang Längen und Torsionen von Ober- und Unterschenkel sonographisch bestimmt werden.

Die Lage der Referenz- und Projektionsebenen wird an sonographisch leicht auffindbaren und klar definierten knöchernen Konturen festgelegt. Die dreidimensionale Geometrie des Knochens wird somit unabhängig von der Patientenlagerung voll berücksichtigt. Über ein lokales Koordinatensystem, welches von 3 Sensoren an der Tibiavorderkante aufgespannt wird, werden Bewegungen während der Messung registriert und automatisch korrigiert. Die Ergebnisse der Studie sind mit den computertomographischen Ergebnissen vergleichbar. Da die Ultraschallmethode mit keinerlei Strahlenbelastung verbunden ist, ist sie für Screeninguntersuchungen sowie posttraumatische Kontrolluntersuchungen besonders geeignet.

Ein Vergleich zwischen computertomographischer und sonographischer Torsionswinkelmessung des Oberschenkels wurde bisher nur von wenigen Autoren publiziert [1–3, 15, 16]. Die durchschnittlichen Abweichungen zwischen den sonographisch und computertomographisch ermittelten Torsionswinkeln des Femurs betragen zwischen 4,1–9,0°. Beim direkten Vergleich der Torsionswinkelmessungen werden bei diesen Autoren projizierte und nicht projizierte Winkel miteinander verglichen. Zusätzlich werden bei den verschiedenen computertomographischen Methoden die Achsen zur Torsionswinkelmessung an unterschiedlichen knöchernen Konturen definiert, was bei einem direkten Vergleich der Winkel berücksichtigt werden muß [1, 22]. Im Gegensatz dazu werden in der eigenen klinischen Studie mit beiden Methoden projizierte Torsionswinkel gemessen. Bei beiden Meßverfahren werden zur Bestimmung des Torsionswinkels des Femurs die knöchernen Konturen von Femurkopf und Trochanter major als proximale Referenzlinie verwendet, wodurch sich die geringe mittlere Abweichung von 1,3° erklärt.

Klinisch bedeutsam sind die intraindividuellen Torsionswinkeldifferenzen im Rechts-links-Seitenvergleich, weniger die Absolutwerte. Hierbei zeigte sich in der vorliegenden Studie eine hohe Korrelation zwischen den sonographischen und computertomographischen Bestimmungen.

Butler-Manuel et al. führten 1992 die bisher einzige vergleichende Studie zwischen sonographischer und computertomographischer Bestimmung der tibialen Torsion durch. Sie publizierten eine mittlere Abweichung zwischen den Methoden bei 21 Patienten von 1,6° [6]. Die durchschnittlich größere Abweichung von 12,6° in der eigenen Studie kommt dadurch zustande, daß die distale Knochenachse unterschiedlich definiert wird. Bei Butler-Manuel wird an Erwachsenen die dorsale Kontur der distalen Tibia zur Torsionswinkelbestimmung sonographisch dargestellt. Wie eigene Untersuchungen gezeigt haben, können jedoch die dorsalen oder ventralen knöchernen Konturen der distalen Tibia mit dem Real-time-Sonographieverfahren nicht ausreichend reproduzierbar dargestellt werden. Als gut reproduzierbar hat sich die ventrale Kontur des Talus zur Torsionswinkelbestimmung des Unterschenkels erwiesen. Es wird folglich sonographisch die tibiofibulare Torsion bestimmt. Wie am Oberschenkel sind klinisch v. a. die Torsionswinkeldifferenzen im Rechts-links-Seitenvergleich bedeutsam. Die Korrelation zwischen der sonographischen und computertomographischen Meßmethode fiel am Unterschenkel etwas geringer als am Oberschenkel aus. Vor allem bei Kindern bilden sich die distalen Konturen der Tibia aufgrund noch unvollständiger Mineralisierung radiologisch unscharf ab. Der Querschnitt der distalen Tibia ist ohnehin sehr gering und je nach Wahl der Bezugspunkte können Schwierigkeiten beim reproduzierbaren Auffinden der Punkte entstehen. Je näher die Bezugspunkte zur Bestimmung der distalen Referenzlinie beieinander liegen, desto größer wird die Fehlerbreite [22]. Dieses können Gründe dafür sein, daß bei der computertomographischen Torsionswinkelbestimmung der tibialen Torsion die Genauigkeit und Reproduzierbarkeit des Verfahrens nur mit ±9° (±2s) in der Literatur beschrieben wird [14]. Die Korrelation zwischen Sonographie und Computertomographie fällt somit erwartungsgemäß für die Unterschenkeltorsionswinkeldifferenzen etwas niedriger aus als für die Oberschenkeltorsionswinkeldifferenzen.

Ein wichtiges Kriterium für die klinische Anwendung ist die Untersucherabhängigkeit und Reproduzierbarkeit der sonographischen Torsionswinkelmessungen. In Übereinstimmung mit der Literatur fanden wir bei der Darstellung der Konturen von Hüftkopf und Trochanter major zur Torsionswinkelmessung des Femurs eine hohe Reproduzierbarkeit heraus [1, 4]. Die Darstellung des Talus zur Torsionswinkelmessung des Unterschenkels erwies sich ebenfalls als gut reproduzierbar. Die Abweichungen bei den Intraobserver-Untersuchungen lagen mit einer maximalen Standardabweichung von 2,7° deutlich unter den bislang publizierten Werten [16, 18].

Bei den Längenmessungen wird die Genauigkeit in der Literatur für die computerisierten Verfahren mit einer Fehlerwahrscheinlichkeit von +/− 2–3 mm beschrieben [7]. In der eigenen Studie wird die „Ulmer Methode" zur computertomographischen Torsionswinkel- und Längenbestimmung als Referenzmessung für die neu entwickelte Ultraschallmethode eingesetzt [22]. Der Vergleich der Methoden zeigte eine gute Übereinstimmung der sonographisch und computertomographisch ermittelten Längen. Analog zu den Torsionen sind nicht die Einzelwerte, sondern die intraindividuellen Längendifferenzen die wichtigsten objektiven Parameter zur posttraumatischen oder postoperativen Beurteilung einer Längenabweichung. Hierbei zeigte sich im Methodenvergleich in 85% eine Abweichung von weniger als 0,5 cm. Die bestimmten Längendifferenzen wiesen eine hohe Korrelation zwischen den Methoden auf.

Eine sonographische Meßmethode zur Beinlängenbestimmung, welche sich an der Genauigkeit der CT-Verfahren orientiert, ist in der Literatur bisher nicht beschrieben worden. Den publizierten Verfahren gemeinsam ist die Notwendigkeit einer sperrigen und unhandlichen Meßschiene [11, 12, 20]. Eine von Krettek als sehr genau beschriebene Meßmethode verwendet einen elektronischen Seilzugwegaufnehmer zur Bestimmung der Längen. Das Verfahren scheint bei der Untersuchung von operativ versorgten Korrekturen von Beinlängenunterschieden, z. B. mit dem Ringfixateur, durch die Behinderung des Zugfadens nicht anwendbar zu sein. Außerdem verwendet der Autor lediglich Längenmeßpunkte an Hüft- und Kniegelenk, d. h. es werden die Strecken dieser Bezugspunkte zur Fußhalteplatte gemessen. Eine Fußdeformität oder Längenveränderung im Kalkaneus- und Talusbereich verfälscht die Messung [13]. Eine hohe Reproduzierbarkeit und Untersucherunabhängigkeit muß auch bei der sonographischen Längenmessung gefordert werden. In Übereinstimmung mit den Angaben in der Literatur erhalten wir eine zuverlässige Reproduzierbarkeit der Bezugspunkte an Hüft- und oberem Sprunggelenk [11, 12]. Auch der Meßpunkt der Eminentia intercondylaris konnte untersucherunabhängig und gut reproduzierbar sonographisch dargestellt werden. Die eigenen Ergebnisse der Inter- und Intraobserver-Analyse zeigen für die Ober- und Unterschenkellängenmessung sowie für die Beinlängenbestimmung mit einer maximalen Standardabweichung von 3 mm eine bessere Übereinstimmung der Werte, als bisher in der Literatur beschrieben wurde [12].

Bei dem vorgestellten sonographischen Verfahren zur Torsionswinkel- und Längenmessung beeinflussen die Patientenlagerung und Bewegungen des Patienten zwischen den einzelnen Messungen die Untersuchungsergebnisse nicht. Erstmals können Torsionswinkel und Längen in einem einzigen Untersuchungsgang erfaßt werden. Das System ist einfach zu bedienen und kann nach kurzer Einarbeitungsphase vom sonographisch erfahrenen Untersucher beherrscht werden. Ablesefehler bei der manuellen Auswertung der sonographischen Bilder und die Ungenauigkeit der räumlichen Lagebestimmung bei verdecktem Ultraschallsensor sind potentielle Fehlerquellen des vorgestellten Systems.

Anwendungsmöglichkeiten der sonographischen Torsionswinkel- und Längenbestimmung der unteren Extremität sind Screeninguntersuchungen zur Ermittlung von idiopathischen und posttraumatischen Fehlstellungen bei Kindern, Verlaufskontrollen während der Therapie, z. B. im Rahmen einer Kallusdistraktion, und die Überprüfung von Spontankorrekturen nach Fehlstellung. Die exakte Messung der Torsionen und Längen von Ober- und Unterschenkel ist obligatorische Voraussetzung für die Indikationsstellung und Planung von Korrekturosteotomien. Mit der vorgestellten Methode können Torsionswinkel- und Längenbestimmungen der unteren Extremität zuverlässig und reproduzierbar durchgeführt werden. Die Beingeometrie wird dabei dreidimensional und ohne Strahlenexposition erfaßt.

Zusammenfassung

Der kindliche Einwärtsgang ist einer der häufigsten Gründe für eine orthopädisch-traumatologische Untersuchung. Ursachen hierfür können idiopathische oder posttraumatische Torsionswinkelabweichungen im Bereich des Ober- oder Unterschenkels sein. Vor allem nach Schaftfrakturen sind Beinlängenalterationen im Kindesalter keine Seltenheit. Die derzeit genauesten Meßverfahren zur Bestimmung der Torsionswinkel und Längen der unteren Extremität sind computerisierte radiologische Methoden mit einer Fehlerwahrscheinlichkeit von +/− 2−3 mm bei der Längenmessung und +/− 3,5° bei der Torsionswinkelbestimmung. Die Computertomographie hat jedoch den Nachteil der Strahlenexposition. Unter Anwendung der Real-time-Sonographie in Verbindung mit einem dreidimensionalen räumlichen Ultraschallmeßsystem wurde ein sonographisches Verfahren zur Torsionswinkel- und Längenmessung entwickelt. Bei 45 Kindern wurden die Längen und Torsionen von Ober- und Unterschenkel computertomographisch und sonographisch bestimmt. Die Ergebnisse der Studie wurden mit den CT-Ergebnissen der „Ulmer Methode" verglichen. Die Werte der untersuchten Torsionswinkeldifferenzen lagen am Oberschenkel in 89% der Fälle innerhalb einer Abweichung von 5° zwischen den Methoden, am Unterschenkel war die Abweichung in 58% der Messungen kleiner als 5°. Bei der Längendifferenzbestimmung konnte am Oberschenkel eine Übereinstimmung der Messungen in 80% unter einer Abweichung von 0,5 cm festgestellt werden, am Unterschenkel lag bei 75% der Fälle die Differenz unter 0,5 cm, bei der Beinlängendifferenz war die Abweichung der Methoden in 85% der Messungen kleiner als 0,5 cm. Der mittlere Unterschied zwischen den Ultraschallmessungen von 2 Untersuchern war für die Torsionswinkelbestimmung des Femurs $-0,1 \pm 2,5°$ ($\bar{x}$ +/− s). Bei der Beinlängenmessung betrug die mittlere Abweichung zwischen Untersucher 1 und Untersucher 2 $0,01 \pm 0,2$ cm. Für die Intraobserver-Variation ergaben die gemessenen Werte eine noch etwas höhere Übereinstimmung. Das vorgestellte sonographische Meßverfahren bietet eine zuverlässige und reproduzierbare Möglichkeit zur Torsionswinkel- und Längenbestimmung der unteren Extremität in der Orthopädie und Traumatologie. Die Ergebnisse sind mit den Ergebnissen der Computertomographie vergleichbar.

Literatur

1. Aamodt A, Terjesen T, Eine J, Kvistad KA (1995) Femoral anteversion measured by ultrasound and CT: a comparative study. Skeletal Radiol 24:105−109
2. Baratelli M, Cabitza P, Parrini L (1985) Ultrasonografia e TC nella determinazione dell'angolo di antiversione femorale. Studio comparativo sperimentale e clinico. Radiol Med Torino 71:413−416
3. Berman L, Mitchell R, Katz D (1987) Ultrasound assessment of femoral anteversion. A comparison with computerised tomography. J Bone Joint Surg [Br] 69:268−270
4. Braten M, Terjesen T, Rossvoll I (1992) Femoral anteversion in normal adults. Ultrasound measurements in 50 men and 50 women. Acta Orthop Scand 63:29−32
5. Braten M, Terjesen T, Rossvoll I (1993) Torsional deformity after intramedullary nailing of femoral shaft fractures. Measurement of anteversion angles in 110 patients. J Bone Joint Surg [Br] 75:799−803
6. Butler-Manuel PA, Guy RL, Heatley FW (1992) Measurement of tibial torsion − a new technique applicable to ultrasound and computed tomography. Br J Radiol 65:119−126
7. Carey PJ, Alburger PD, Betz RR, Clancy M, Steel HH (1992) Both-bone forearm fractures in children. Orthopedics 15:1015−1019
8. Dietz FR (1994) Intoeing − fact, fiction and opinion. Am Fam Physician 50:1249−1259
9. Franzreb M, Strecker W, Kinzl L (1995) Wertigkeit der klinischen Untersuchung von Torsionswinkel- und

Längenverhältnissen der unteren Extremität. Akt Traumatol 25:153–156
10. Hehl G, Kiefer H, Bauer G, Volck C (1993) Posttraumatische Beinlängendifferenzen nach konservativer und operativer Therapie kindlicher Oberschenkelschaftfrakturen. Unfallchirurg 96:651–655
11. Holst A, Thomas W (1988) Die Beinlängen- und Beinlängendifferenzmessung mit der Methode der Real-Time-Sonographie. Sportverletz Sportschaden 2:55–60
12. Konermann W, Mailander W, Gruber G, Hettfleisch J, Bettin D, Klein D, Guth V (1995) Die sonographische Beinlängen- und Beinlängendifferenzmessung. Z Orthop Ihre Grenzgeb 133:442–452
13. Krettek C, Henzler D, Hoffmann R, Tscherne H (1994) Ein neues Verfahren zur Bestimmung von Beinlängen und Beinlängendifferenzen mit Hilfe der Sonographie. I. Entwicklung und experimentelle Untersuchungen. Unfallchirurg 97:98–106
14. Laasonen EM, Jokio P, Lindholm TS (1984) Tibial Torsion Measured by Computed Tomography. Acta Radiol 25:325–329
15. Lausten GS, Jorgensen F, Boesen J (1989) Measurement of anteversion of the femoral neck. Ultrasound and computerised tomography compared. J Bone Joint Surg [Br] 71:237–239
16. Miller F, Merlo M, Liang Y, Kupcha P, Jamison J, Harcke HT (1993) Femoral version and neck shaft angle. J Pediatr Orthop 13:382–388
17. Moulton A, Upadhyay SS (1982) A direct method of measuring femoral anteversion using ultrasound. J Bone Joint Surg [Br] 64:469–472
18. Phillips HO, Greene WB, Guilford WB, Mittelstaedt CA, Gaisie G, Vincent LM, Durell C (1985) Measurement of femoral torsion: comparison of standard roentgenographic techniques with ultrasound. J Pediatr Orthop 5:546–549
19. Strecker W, Franzreb M, Pfeiffer T, Pokar S, Wikstrom M, Kinzl L (1994) Computertomographische Torsionswinkelbestimmung der unteren Extremitäten. Unfallchirurg 97:609–613
20. Terjesen T, Benum P, Rossvoll I, Svenningsen S, Floystad Isern AE, Nordbo T (1991) Leg-length discrepancy measured by ultrasonography. Acta Orthop Scand 62:121–124
21. von Laer L, Kaelin L, Girard T (1996) Spätresultate nach Schaftfrakturen im Bereich der unteren Extremitäten im Wachstumsalter. Z Unfallchir Versicherungsmed 82:209–215
22. Waidelich HA, Strecker W, Schneider E (1992) Computertomographische Torsionswinkel- und Längenmessung an der unteren Extremität. Methodik, Normalwerte und Strahlenbelastung. Fortschr Röntgenstr 157,3:245–251
23. Wissing H, Buddenbrock B (1993) Rotationsfehlerbestimmung am Femur durch axiale Computertomographie im Vergleich zu klinischer und konventioneller radiologischer Bestimmung. Unfallchirurgie 19:145–157

Möglichkeiten der magnetresonanztomographischen Messung des femoralen Torsionswinkels

R. Tomczak, K. P. Günther, T. Pfeifer, R. Sokiranski, A. Rieber, N. Rilinger, W. Strecker, J. M. Friedrich und H. J. Brambs

Einleitung

Nach Traumen oder im Rahmen der Skelettentwicklung kann es zu Fehlstellungen der unteren Extremität kommen. Mit konventionellen Übersichtsradiographien können problemlos Achsenfehlstellungen in der Koronar- und Sagittalebene erkannt werden, schwieriger ist die Erkennung von Torsionsfehlstellungen. Geeignete konventionelle radiologische oder klinische Methoden zur Messung von Torsionsfehlern fehlen. Mikulicz beschrieb 1878 erstmals die Messung des Antetorsionswinkels, wobei er Leichenfemora untersuchte. Mehrere projektionsradiographische Verfahren wurden seitdem vorgestellt, das bekannteste und bis heute benutzte Verfahren ist das Verfahren nach Rippstein [5].

Von mehreren Autoren wird die Computertomographie (CT) als Instrument der Antetorsionsmessung propagiert und modifiziert [1, 2, 9]. Die CT-Messung hat dank ihrer guten Reproduzierbarkeit weite Verbreitung gefunden. Sowohl die Übersichtsradiographie wie auch die CT basieren auf der Anwendung von Röntgenstrahlung.

Ruwe [6] konnte eine gute Korrelation zwischen klinischen und intraoperativen Messungen zeigen, allerdings können Adhäsionen und Narben zu Fehlmessungen führen.

Viele Arbeitsgruppen versuchten den Antetorsionswinkel mittels Ultraschall (US) zu bestimmen [4, 7]. Die Zuverlässigkeit der Methode ist jedoch noch nicht validiert, da kontroverse Resultate im Vergleich mit der CT [3] publiziert wurden.

Um die Möglichkeit einer Messung des femoralen Antetorsionswinkels durch Magnetresonanztomographie (MRT) zu evaluieren, wurde eine prospektive Studie durchgeführt.

Material und Methodik

Von Juli 1993 bis März 1994 wurden 37 Antetorsionswinkel bei 19 Kindern (7 weiblich, 12 männlich) zwischen 3,5 und 17,5 Jahren (mittleres Alter: 11 Jahre) untersucht. In einem Fall konnte die kontralaterale Hüfte bei liegendem Metallimplantat nicht suffizient untersucht werden. 17 Kinder wurden präoperativ vor Umstellungsosteotomien untersucht. 2 Patienten (M. Perthes, Osteomyelitis) wurden nur mit CT und US untersucht.

In einer weiteren Untersuchung wurden von Juli 1993 bis März 1994 54 Antetorsionswinkel bei 27 Erwachsenen untersucht.

CT-Untersuchung

Alle Patienten wurden einer computertomographischen Vermessung des Torsionswinkels (GE 9800 Quick) unterzogen. Die Patienten wurden standardisiert in einem Fußhaltegerät [9] gelagert. Zur Minimierung der Schichtanzahl wurden die Patienten im Beckengeradstand gelagert, was die Zahl der im sensiblen Beckenbereich erforderlichen Schichten reduziert. Nach Durchführung eines Übersichtstopogramms wurden vergleichbare Schichten durch die Hüftköpfe, den Trochanter major und die Femurkondylen gelegt. Nach Durchführung eines Übersichtstopogramms für die Unterschenkelregion wurden Schichten durch den Tibiakopf und das Pilon tibiale gelegt. Nach dem von Waidelich [9] beschriebenen Verfahren wurde die proximale Achse des Femurtorsionswinkels durch das Zentrum des Hüftkopfes und den approximierten Flächenmittelpunkt des Trochanter major gelegt. Die distale Achse ergab sich aus der Tangente, die an die dorsale Begrenzung der Femurkondylen gelegt wurde.

Ultraschalluntersuchung

Alle Kinder wurden einer sonographischen Untersuchung nach der Methode von Terjesen et al. [7] unterzogen. Die Messungen wurden mit einem Sonoline 400 (Fa. Siemens) mit 5 MHz Linearschallkopf durchgeführt. Die Patienten wurden in Rükkenlage mit hängenden Unterschenkeln untersucht. Nach Einstellung des Schenkelhalses und des Trochanter major wurde nach paralleler Kippung des Transducers der Winkel mit einem angebrachten Clinometer bestimmt.

MR-Untersuchung

In einem zweiten Untersuchungsgang wurden alle Patienten kernspintomographisch nach einem neuen Untersuchungsverfahren [8] in einem Siemens 1.5 T Magnetom untersucht. Die Patienten wurden standardisiert in Rückenlage gelagert. Als Basismessung diente ein koronarer Localiser (TR 200, TE 15, 6 Schichten, Schichtdicke 10 mm) der Becken- und Oberschenkelregion (Abb. 1). Davon ausgehend wurden von axial nach sagittal gekippte Schichten beidseits durch den Schenkelhals gelegt. Die zur Winkelbestimmung nötige zweite Achse wurde durch axiale Schichtung im Bereich der Femurkondylen erzielt. Für die Auswertung wurde eine Tangente an die Femurkondylen angelegt (Abb. 2), anschließend der Winkel zur Horizontalen α errechnet. Durch Anlage einer Geraden an den Schenkelhals und Vermessung des Winkels zur Horizontalen konnte der Winkel β errechnet werden (Abb. 3). Aus der Summe von α und β errechnete sich der Torsionswinkel des Femurs.

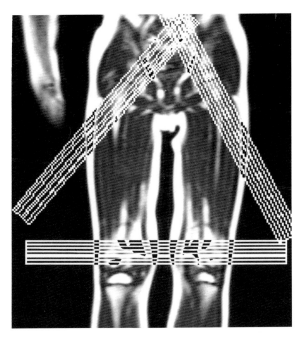

Abb. 1. Planung einer MRT-Messung des Antetorsionswinkels an einem koronaren Bild, transversaler Schichtstapel im Bereich der Femurkondylen, beidseits von transversal nach sagittal gekippte Schichtstapel zur Darstellung des Schenkelhalses

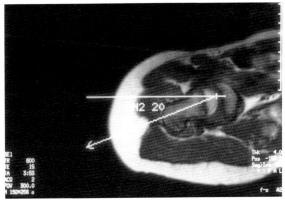

Abb. 3. MRT: Anlage einer Halbierenden in den Verlauf des Schenkelhalses und Berechnung des Winkels zur Horizontalen

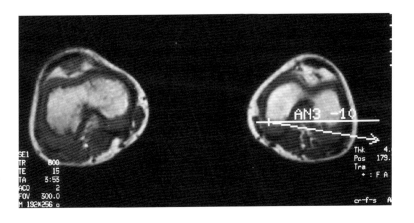

Abb. 2. MRT: Anlage einer Kondylenhinterkantentangente und Berechnung des Winkels zur Horizontalen

Statistik

Um die Inter- und Intraobservervariabilität zu bestimmen, wurden MRT- und CT-Winkelbestimmungen unabhängig von 2 Untersuchern gemessen und nach 4 Wochen erneut von einem der beiden Untersucher gemessen. Die Ultraschalluntersuchungen (nur Kinder) wurden von 2 Untersuchern ohne Kenntnis der anderen Ergebnisse durchgeführt und nach 4 Wochen wiederholt. Die statistische Auswertung wurde mit SPSS PC (SPSS INC., USA) durchgeführt. Der Pearson-Korrelationskoeffizient wurde zur Bestimmung der Größe der linearen Korrelation berechnet. Ein Pearson-Koeffizient von 1 zeigt eine Übereinstimmung aller Untersucher, ein Koeffizient von 0 keine Korrelation an.

Ergebnisse

Kindergruppe. Die MRT-Ergebnisse der Antetorsionswinkelbestimmung (Mittelwert 1. Untersucher 23,2° +/− 12,8°; Maximalmessungen 0°/65°) zeigten gegenüber der CT-Messung (34° +/− 13,7°; Maximalmessungen 5°/82°) deutlich höhere Absolutwerte. Die Ultraschalluntersuchung (25,6 +/− 8°; Maximalwerte 10°/40°) lag ebenfalls über den CT-Meßwerten. Der Pearson-Korrelationskoeffizient zwischen MRT und CT (r = 0,77) und MRT und US (r = 0,81) lag über der Korrelation zwischen CT und US (r = 0,60).

Die Intra- und Interobservervariabilität waren in der MRT (r = 0,97 und 0,99) und der CT (r = 0,97 und r = 0,96) niedrig. Die Korrelation zwischen den Ergebnissen der Ultraschalluntersuchung der Untersucher war geringfügig kleiner (r = 0,88), die Differenz zwischen Auswertungen der Messung bei 2 Untersuchungen zeigte eine Korrelation von r = 0,88.

Ein Vergleich der Differenzwinkel zwischen rechter und linker Extremität zeigte identische mittlere Differenzen in der MRT (1°) und CT (1°), eine maximale Außentorsionsdifferenz von 40° (MRT) und 38° (CT) sowie eine minimale Innentorsionsdifferenz von 15° (MRT) und 18° (CT). Die Korrelation der Differenzwerte beträgt r = 0,87.

Erwachsenengruppe. Die Differenz der Antetorsionswinkelmessung zwischen den Extremitäten betrug median sowohl in der CT und MRT 1°. Der maximal in der MRT gemessene Winkel betrug 40° gegenüber 38° im CT, der minimal gemessene Winkel betrug im MRT −15°, im CT −18°. Der median rechts gemessene Winkel betrug im MRT −9°, im CT −19°, auf der linken Seite wurden median im MRT −13°, im CT −22° gemessen. Der Pearson-Korrelationskoeffizient für die Winkeldifferenzen betrug r = 0,87.

Diskussion

Ein pathologischer Antetorsionswinkel wird als ein wesentlicher Faktor in der Entstehung von Hüftgelenkerkrankungen angeschuldigt. Obwohl keine Definition des Anteversionswinkels generell akzeptiert ist, wird er normalerweise als Torsion des proximalen gegenüber dem distalen Femur bezeichnet. Wie Terjesen [7] gezeigt hat, werden mit den einzelnen Meßverfahren unterschiedliche Winkel gemessen. Man kann den sog. „echten" AV-Winkel (parallele Gerade zum Schenkelhals) von dem Winkel, der als Verbindung der Mittelpunkte von Kopf und Trochanter major gemessen wird, unterscheiden.

Die konventionelle Messung des Antetorsionswinkels erfordert ein gutes Verständnis für die Meßmethodik. Es existieren viele auf radiographischen Projektionen basierende Methoden zur Bestimmung des Antetorsionswinkels. Die bekannteste wurde von Rippstein [5] 1958 vorgestellt. Fehlmessungen werden insbesondere durch fehlerhafte Lagerung des Patienten, der Röntgenkassette oder durch fehlerhafte Auswertung beschrieben. Die Strahlendosen der konventionellen Untersuchungen sind höher als die Dosen entsprechender CT-Untersuchungen [9]. Insbesondere bei der Untersuchung von Kindern erscheint eine strahlenarme oder strahlenfreie Methode wünschenswert.

Ruwe [6] zeigte eine gute Korrelation zwischen seiner klinischen Meßmethode und intraoperativ gemessenen Winkeln.

Viele Arbeitsgruppen versuchen, die Antetorsion mit einer Ultraschalluntersuchung zu bestimmen [4, 7]. Diese Methode zeigt gute Resultate ohne den Nachteil ionisierender Strahlung, allerdings eine nur geringe Korrelation mit computertomographischen Messungen. In unserer Untersuchung benutzten wir die Methode, die von Terjesen [7] beschrieben wurde. Bei dieser Methode wird der Transducer in die Ebene des Schenkelhalses gekippt. Dies kann bei schlanken Patienten durchaus Schwierigkeiten durch mangelnden Hautkontakt verursachen. Bei Techniken, die den Ultraschallkopf nicht neigen, ist es schwierig, Winkel über 40° abzubilden. Die im

Ultraschall gemessenen Winkel basieren auf der Abbildung der Oberfläche von Hüftkopf, Schenkelhals und Trochanter major. Sie können nicht direkt mit radiographisch vermessenen Winkeln verglichen werden. Terjesen et al. [7] schlossen aus ihrer Untersuchung, daß eine Subtraktion von 8,5° eine rechnerische Annäherung an den echten AT-Winkel ermöglicht. Für Kinder fordert Terjesen eine Korrektur um 5°. In unserer Untersuchung stellten wir eine Differenz von 2,4° (Mittelwert) zwischen den Ultraschallmessungen (Mittelwert 25,6°) und den MR-Messungen (Mittelwert 23,2°) fest. Die MRT-Untersuchung erlaubt u. E. eine stärkere Annäherung an den echten AT-Winkel im Vergleich zu US und CT. Die akzeptable Intra- und Interobservervariabilität rechtfertigt den Einsatz der Ultraschallmethode als Screening bei Kindern und Heranwachsenden. Vor operativen Interventionen sollte jedoch eine CT- oder MRT-Untersuchung durchgeführt werden. Beide Verfahren haben den Vorteil, daß sie dem Operateur nachvollziehbares Bildmaterial liefern und eine geringere Fehlerquote aufweisen. Seit erstmals 1978 eine Technik zur computertomographischen Messung vorgestellt wurde, haben mehrere Autoren [1, 2, 8] die Technik zu optimieren versucht. Wir haben die Methode nach Waidelich [9] benutzt, da weitere Erfahrungen gezeigt haben, daß sie eine hohe klinische Akzeptanz besitzt. Während die Anteversion durch Verwendung eines einzelnen Meßpunktes in einer transversalen Schicht des Schenkelhalses unterschätzt werden kann, verbesserte Waidelich die Technik durch graphische Annäherung an die Schenkelhalstangente mittels Mittelpunktsbestimmung aus Hüftkopf und Trochanter major. Der AT-Winkel wird bei diesem Verfahren u. E. zu groß bestimmt, da der Mittelpunkt des Trochanter major in den meisten Fällen posterior der eigentlichen Schenkelhalstangente liegt. Die CT-Messung mißt nicht den echten AT-Winkel. Unsere Untersuchung zeigte dementsprechend deutliche höhere Winkel für die CT (Mittelwert 34°) gegenüber der MRT (Mittelwert 23,2°) und dem US (Mittelwert 25,6°). Das CT-Verfahren läßt sich ausgezeichnet reproduzieren, was wir durch die geringe Inter- ($r = 0,99$) und Intraobservervariabilität ($r = 0,96$) beweisen konnten.

Die CT zeigt bei der Untersuchung von Kindern Nachteile. Kinder haben einen relativ kurzen Schenkelhals und zeigen je nach Alter nur partielle Ossifikationen. Die Unterscheidung zwischen Knorpel und Weichteilen kann in der CT schwierig sein und zu ungenauen Messungen führen. Insbesondere bei Kindern ist die unvermeidbare Strahlenbelastung der CT ein Nachteil. Waidelich [9] konnte eine Oberflächendosis von 6,3 mGy und eine Gonadendosis von 2,5 mGy (weiblich) und 0,7 mGy (männlich) nachweisen.

Die MRT bietet sich zur Messung des AT-Winkels aus mehreren Gründen [8] an. Sie ermöglicht die Abbildung von knorpeligen Strukturen und damit die exaktere Vermessung von kindlichen Antetorsionswinkeln. Sie ist damit für kindliche Untersuchungen der CT überlegen und ist wegen der fehlenden Strahlenbelastung von Vorteil. Im Gegensatz zur CT, die an transversale Schichtungen gebunden ist, braucht die MRT keine graphischen Hilfskonstruktionen entsprechend der Technik von Waidelich. Die Möglichkeit der multiplanaren Schichtung erlaubt die Planung eines exakt in der Schenkelhalsachse liegenden Schichtstapels. Die so gemessenen Werte liegen näher am anatomischen Winkel als die CT-Werte, der Schenkelhals kann in einer Ebene abgebildet werden. Die Planung dieser Schichten erfolgt an einem koronaren Bild. Entsprechend den Empfehlungen von Waidelich verwendeten auch wir die Kondylentangente als Basislinie zur Winkelberechnung. Die graphische Plazierung einer Geraden exakt parallel zum Schenkelhals ist gerätebedingt notwendig. Die von uns durchgeführten Inter- ($r = 0,97$) und Intraobservervariabilität ($r = 0,97$) zeigten die sehr gute Reproduzierbarkeit der Messungen auch durch mehrere Untersucher. Die Ergebnisse entsprechen denen der CT und sind besser als die Ergebnisse der US-Untersuchungen. Die MR-Untersuchung dauert ca. 20 min und ist damit nicht sehr zeitaufwendig. Die von uns für diese Untersuchung noch verwendeten T1-Spinechosequenzen wurden zwischenzeitlich durch Gradientenechosequenzen ersetzt, was den Zeitbedarf nochmals senkte. Lediglich bei 2 Kindern

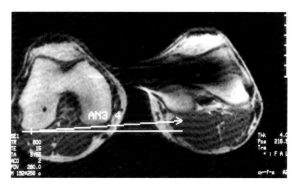

Abb. 4. Typisches Metallartefakt nach Marknagelung des Oberschenkels links; Auswertung nicht valide möglich

war eine milde Sedierung notwendig. Der von uns ermittelte Mittelwert von 23,2° zeigt, daß die MRT dem korrigierten Ultraschallwert und somit dem echten AT-Winkel am nächsten kommt. Ein Nachteil der MRT ist die ausgeprägte Artefaktanfälligkeit (Abb. 4) bei Einbringung von chirurgischen Implantaten. Sollen Patienten prä- und direkt postoperativ gemessen werden, erscheint eine CT-Untersuchung sinnvoller. Eine direkte postoperative Kontrolle ist jedoch nur in Einzelfällen erforderlich.

Schlußfolgerungen

Die vorgestellte MRT-AT-Messung ist die überlegene Methode zur Untersuchung von Kindern. Sie nähert sich dem echten AT-Winkel von allen Meßmethoden am meisten an. Sie braucht keine ionisierende Strahlung und hat eine hohe Reproduzierbarkeit und Validität. Nachteilig sind hohe Kosten und starke Artefakte bei eingebrachten Metallimplantaten. Die CT bleibt in Anbetracht der immensen Erfahrungen, des niedrigeren Preises und der weiten Verbreitung weiterhin die Routinemethode. Chirurgisch wichtig ist in erster Linie die Winkeldifferenz zwischen beiden Extremitäten, ein Wert, der von MRT und CT praktisch identisch erbracht wird. Die Ultraschallmessung ist stark untersucherabhängig und derzeit bei geringen Kosten zum Screening geeignet.

Zusammenfassung

Die Antetorsion des Schenkelhalses von 19 Kindern (37 Hüften) wurde mit einem MRT-Verfahren vor einer Umstellungsosteotomie, bei 25 Erwachsenen postoperativ nach Umstellungsosteotomien oder Osteosynthesen nach Trauma gemessen. Die Meßergebnisse wurden mit CT- und Ultraschallmessungen verglichen. Alle Untersuchungen wurden unabhängig von 2 Untersuchern ausgewertet. Es konnte eine hohe Korrelation (Pearson-Korrelationskoeffizient) zwischen MRT/CT ($r = 0,77$) und MRT/US ($r = 0,81$) festgestellt werden. Der Mittelwert für die gemessenen AT-Winkel lag bei der CT (34°, +5/+82°) und beim Ultraschall (25,6° + 10/ + 40°) deutlich höher als bei der MRT (23,2°, 0/65°), was aus den verwendeten unterschiedlichen Meßtechniken erklärt werden kann. Die Intra- und Interobservervariabilität war für die MRT ($r = 0,97$ und $r = 0,97$) und CT ($r = 0,99$ und $r = 0,96$) hoch, etwas geringer für die Ultraschalluntersuchung ($r = 0,88$ und $r = 0,88$). Für die Winkeldifferenzen sahen wir eine Korrelation von $r = 0,87$ zwischen linkem und rechtem Antetorsionswinkel, median betrug die Differenz 1° für CT und MRT. Der median gemessene Winkel auf der linken Seite war −13° (MRT), −22° (CT). Auf der rechten Seite betrug der mediane Winkel −9° (MRT) und −19° (CT).

Die MRT ist eine neue strahlenfreie Methode zur Messung des femoralen Antetorsionswinkels. Sie erlaubt reproduzierbare Resultate.

Die magnetresonanztomographische Messung der femoralen Antetorsion wird bei Kindern vor Umstellungsosteotomien empfohlen.

Literatur

1. Grote R, Elgeti H, Saure D (1980) Bestimmung des Antetorsionswinkels am Femur mit der axialen Computertomographie. Röntgenblätter 33:31–42
2. Hernandez RJ, Tachdijan MO, Poznanski AK, Dias LS (1981) CT-determination of the femoral antetorsion. Am J Roentgenol 137:97–101
3. Lausten GS, Jorgensen F, Boesen J (1989) Measurement of the antetorsion of the femoral neck. J Bone Joint Surg [Br] 71:237–239
4. Moulton A, Upadhyay SS (1982) A direct method of measuring femoral antetorsion using ultrasound. J Bone Joint Surg [Br] 64:469
5. Rippstein J (1958) Zur Bestimmung der Antetorsion des Schenkelhalses mittels zweier Röntgenaufnahmen. Z Orthop 86:345–360
6. Ruwe PA, Gage JR, Ozonoff MB, DeLuca PA (1992) Clinical determination of femoral anteversion. J Bone Joint Surg [Am] 74:820–830
7. Terjesen T, Anda S, Ronningen H (1993) Ultrasound examination for measurement of femoral anteversion in children. Sceletal Radiol 22:33–36
8. Tomczak R, Günther K, Pfeifer T, Häberle HJ, Rieber A, Danz B, Rilinger N, Friedrich JM, Brambs HJ (1995) [The measurement of the femoral torsion angle in children by NMR tomography compared to CT and ultrasound] Messung des femoralen Torsionswinkels von Kindern durch Magnetresonanztomographie im Vergleich mit CT und Ultraschall. Röfo 162/3:224–228
9. Waidelich HA, Strecker W, Schneider E (1992) Computertomographische Torsionswinkel und -längenmessung an der unteren Extremität. Fortschr Röntgenstr 157:245–251

Projektionsfehler bei der computertomographischen Torsionswinkel- und Längenbestimmung an der unteren Extremität

P. Keppler, W. Strecker, D. Liebscher und L. Kinzl

Einleitung

Bei den meisten computertomographischen Methoden zur Bestimmung der Länge und Torsion der unteren Extremität stellt der Untersuchungstisch die Referenzebene dar. Dadurch sind die gemessenen Torsionswinkel und Längen abhängig von der Lage des Knochens. Bei der klinischen Planung von Korrekturosteotomien sind in erster Linie die Seitendifferenzen, weniger die Absolutwerte von Bedeutung [9]. Bedingt durch die Antekurvation, den CCD-Winkel, die Antetorsion sowie durch die Lage des Hüftgelenkzentrums, das nicht in der Referenzebene liegt, kommt es bei asymmetrischen Achsen-, Längen- und Torsionswinkelverhältnissen zu unterschiedlichen Projektionsfehlern, die sich im Seitenvergleich nicht zwangsläufig ausgleichen müssen (Abb. 1). Die Schaftachse der Tibia verläuft bei physiologischen Achsenverhältnissen annähernd parallel zur Referenzebene, so daß selbst bei großen Torsionswinkelabweichungen Projektionsfehler vernachlässigt werden können.

Über die intraindividuellen Projektionsfehler bei der computertomographischen Torsionswinkel- und Längenbestimmung im Bereich des Oberschenkels wurde bisher in der Literatur noch nicht berichtet. Die Kenntnis dieser Projektionsfehler ist jedoch wichtig für die Planung und Durchführung von Korrekturosteotomien.

Das Ziel der Arbeit ist die Bestimmung des Projektionsfehlers bei der computertomographischen Torsionswinkel- und Längenbestimmung nach der „Ulmer Methode" [12]. Hierfür wurden an anatomischen Präparaten Eckdaten gewonnen und mit einer Koordinatentransformation die Projektionsfehler berechnet.

Material und Methoden

Als Grundlage für die Berechnung des Projektionsfehlers der computertomographischen Torsionswinkel- und Längenmessung dienten anatomische Messungen an 25 präparierten Femorapaaren.

Bei diesen wurden jeweils die Absolutwerte und die intraindividuellen Differenzen der Antetorsionswinkel, der CCD-Winkel, der Schaft- und Schenkelhalslängen, der Gesamtlängen sowie die Relationen von Schenkelhals und Schaft bestimmt (Tabelle 1 und 2). Femorapaare mit einer Hüft- oder Kniegelenkarthrose > II. Grades oder mit Hinweisen auf eine ehemalige Fraktur wurden bei der Auswertung nicht berücksichtigt.

Alle Winkel und Längen wurden zu einer definierten Referenzebene [(x, y)-Ebene] in Anlehnung an die Arbeit von Billing et al. [1] gemessen. Diese verläuft durch das Femurschaftzentrum auf Höhe des Trochanter minor, durch den Oberrand der Fossa intercondylaris und parallel zum Femurkondylenvektor, welcher tangential zum medialen und lateralen Femurkondylus verläuft (Abb. 2).

Die Schenkelhalsachse verläuft durch das Hüftkopfzentrum und durch das räumliche Zentrum des Schenkelhalses. Ihre Länge wird vom Hüftkopfzentrum bis zum Schnittpunkt der projizierten Schenkelhalsachse auf die Schaftachse in der Referenzebene gemessen. Die Länge von diesem Schnittpunkt bis zum Schnittpunkt der Schaftachse mit der Kondylenebene [(x, z)-Ebene] ist die Schaftlänge. Der Winkel zwischen Femurschaftachse und der senkrecht zur (x, y)-Ebene projizierten Schenkelhalsachse ist der CCD-Winkel. Als anatomische Antetorsion wird der Winkel zwischen Schenkelhalsachse und Referenzebene definiert. Die Innentorsion wurde mit einem negativen, die Außentorsion mit einem positiven Vorzeichen versehen.

Alle Messungen wurden mit Metallmaßstab oder Goniometer manuell durchgeführt. Jede Messung

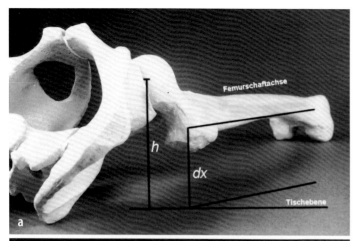

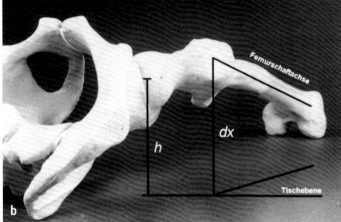

Abb. 1 a, b. Lageänderung der Oberschenkelschaftachse bei der Innen- (**a**) und Außentorsion (**b**) unter Verwendung der Tischebene als Referenzebene (*dx* Abstand geometrischer Mittelpunkt des Trochanter major zur Referenzebene, *h* Abstand Hüftkopfzentrum zur Tischebene)

Tabelle 1. Physiologische Längen, Antetorsion und CCD-Winkel, ermittelt aus 50 Leichenfemora

	Mittelwert	95% Vertrauen	Median	Minimum	Maximum	Maximale Abweichung
Anatomische Torsion	−13,5°	±3,9°	−13,2°	−0,0°	−35,0°	35,0°
CCD-Winkel	128°	±4,0°	127,7°	112°	149°	37°
Gesamtlänge	430 mm	±9 mm	428 mm	353 mm	493 mm	140 mm
Schenkelhals/Schaftlänge	0,16	0,005	0,15	0,12	0,19	0,07

Tabelle 2. Physiologische intraindividuelle Längen-, Torsionswinkel- und CCD-Winkeldifferenz, ermittelt aus 25 Leichenfemorapaaren

	Median	Mittelwert	Minimum	Maximum	Maximale Abweichung
Anatomische Torsion	5,0°	5,0°	1°	12°	11°
CCD-Winkel	4,4°	4,0°	0°	13°	13°
Gesamtlänge	3 mm	2 mm	0 mm	13 mm	13 mm
Schenkelhals/Schaftlänge	0,016	0,008	0,001	0,029	0,028

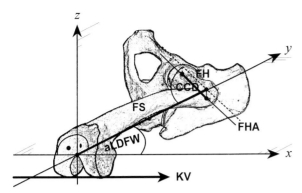

Abb. 2. Definition der anatomischen Referenz- (*x-y*-Ebene) und Kondylenebene (*x-z*-Ebene) am Oberschenkel. Die Femurschaftachse (*y*) und die Femurhalsachse (*FHA*) schneiden sich räumlich nicht. Der CCD-Winkel ergibt sich aus der Parallelverschiebung von FHA (- - -) senkrecht zur *x-y*-Ebene. Der Winkel aLDFW liegt in einer Größenordnung von 81° (79°–83°) (*FS* Femurschaftlänge, *FH* Femurhalslänge, *FHA* Femurhalsachse, *KV* Kondylenvektor, *aLDFW* anatomischer lateraler distaler Femurwinkel)

stantem Abstand zwischen Hüftkopfzentrum und Referenzebene (Strecke *h*) (Abb. 1). Diese für den Projektionsfehler verantwortliche Änderung wurde durch eine Koordinatentransformation berücksichtigt. Diese Koordinatentransformation wird im Anhang erläutert.

Zur Berechnung der Strecke *dx* wurde eine computertomographisch ermittelte mittlere Innentorsion von 23,5° nach der Studie von Strecker et al. [9] angenommen. Alle Berechnungen erfolgten an einem fiktiven Knochenmodell, welches den Mittelwerten der anatomischen Studie entspricht.

Die Auswertung und die Darstellung der Graphiken wurde mit der Statistiksoftware WinSTAT Version 3.0 sowie mit der Präsentationssoftware Harvard Graphics Version 3.0 erstellt.

Ergebnisse

Die Differenz zwischen anatomischem Antetorsionswinkel und computertomographisch ermitteltem projiziertem Torsionswinkel des Femurs ist abhängig vom Torsions- und CCD-Winkel. Die jeweiligen maximalen Abweichungen betragen zwischen 1,8° und 23° in Abhängigkeit von der Größe des CCD-Winkels mit 112°–149°. Bei physiologischem Antetorsionswinkel von 13,5° sind Differenzen zwischen 2° und 15,1° möglich. Die physiologische intraindividuelle Abweichung der Femurhals-Femurschaft-Relation beeinflußt diese Differenz mit einer maximalen Abweichung von 1° (Abb. 3).

wurde 3mal wiederholt und das arithmetische Mittel für die weiteren Berechnungen verwendet.

Die Tischebene stellt bei der computertomographischen Bestimmung der Länge und Torsion die Referenzebene dar. Die Lage der Oberschenkelschaftachse zur Tischebene verändert sich in Abhängigkeit vom CCD-Winkel und Antetorsionswinkel. Dabei kommt es zu einer Änderung des Abstandes zwischen dem computertomographisch ermittelten Flächenmittelpunkt des Trochanter major und der Referenzebene (Strecke *dx*) bei kon-

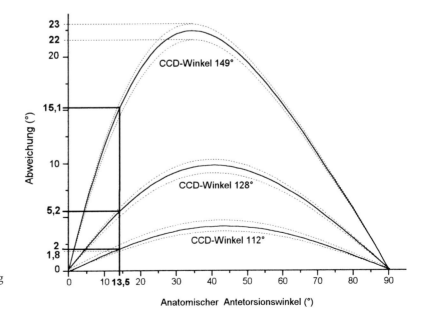

Abb. 3. Differenz zwischen anatomischem Antetorsionswinkel und projiziertem Antetorsions(*AT*-)-winkel in Abhängigkeit vom CCD- und Torsionswinkel (· · · intraindividuelle maximale Abweichung der Femurhals-Femurschaft-Relation)

Der Projektionsfehler, d. h. die Differenz zwischen computertomographisch ermitteltem projiziertem AT-Winkel und berechnetem AT-Winkel in der Projektionsebene, nimmt mit zunehmendem AT-Winkel ab. Der theoretisch maximale Projektionsfehler beträgt 38° bei einem CCD-Winkel von 130° und einem AT-Winkel von 0°. Bis zu einer klinisch relevanten Höhe dx von 150 mm beträgt der maximale Fehler 17° (Abb. 4).

Ein zunehmender CCD-Winkel von 112°–149° geht bei konstantem projiziertem AT-Winkel von 18,4° in der Projektionsebene in Abhängigkeit von der Höhe mit einem theoretischen Fehler von 3,6°–40,4° einher. Ein maximaler Projektionsfehler von 24,5° wird bei einem CCD-Winkel von 149° bei einem klinisch relevanten Abstand dx von bis zu 150 mm berechnet (Abb. 5).

Unter Berücksichtigung der physiologischen intraindividuellen CCD-Winkeldifferenzen beträgt der mittlere Projektionsfehler bei einem computertomographisch gemessenen Antetorsionswinkel nach der Methode von Waidelich et al. [12] 6,5° mit einer Schwankungsbreite von 5,4°–7,9° (Abb. 6). Bedingt durch die Definition der computertomographischen Referenzebene werden alle Torsionswinkel zu groß bestimmt.

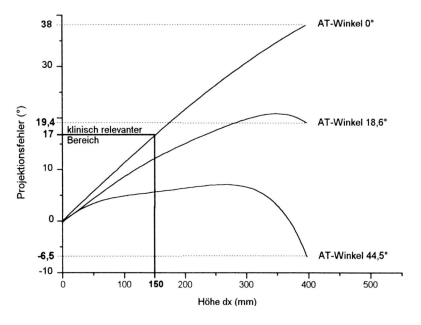

Abb. 4. Projektionsfehler in Abhängigkeit vom projizierten AT-Winkel und der Höhe dx (CCD-Winkel 128°)

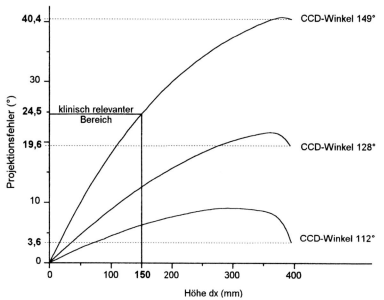

Abb. 5. Projektionsfehler in Abhängigkeit vom CCD-Winkel und der Höhe dx (projizierter AT-Winkel 18,4°)

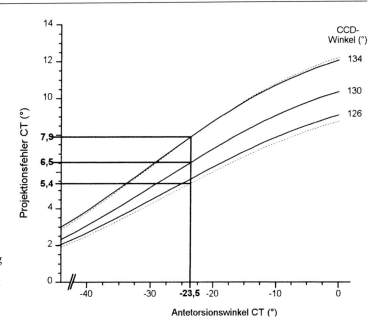

Abb. 6. Mittlerer Projektionsfehler bei der computertomographischen Torsionswinkelbestimmung unter Berücksichtigung der mittleren intraindividuellen Seitendifferenzen (· · · intraindividuelle mittlere Abweichung der Femurhals-Femurschaft-Relation)

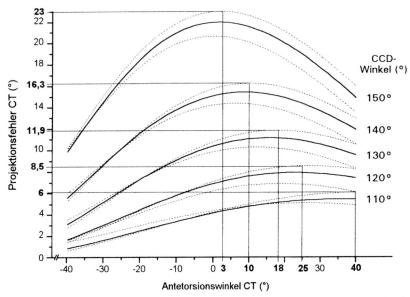

Abb. 7. Maximale Projektionsfehler bei der computertomographischen Antetorsionswinkelbestimmung in Abhängigkeit vom CCD- und Torsionswinkel unter Berücksichtigung der maximalen intraindividuellen Seitendifferenzen (· · · intraindividuelle maximale Abweichung der Femurhals-Femurschaft-Relation)

Maximal wirken sich Projektionsfehler bei Außentorsionsfehlstellungen und großen CCD-Winkeln aus. Eine Änderung der Femurhals-Femurschaft-Relation wirkt sich in diesem Bereich nur gering aus und verursacht im ungünstigsten Fall einen maximalen Fehler von 1,3° (Abb. 7).

Unter Verwendung der am anatomischen Präparat gewonnenen Mittelwerte von Antetorsion, CCD-Winkel, Femurlänge und Femurhals-Femurschaft-Relation können die mittleren Projektionsfehler in Abhängigkeit vom projizierten stumpfen Winkel γ zwischen Körperlängsachse und anatomischer Schenkelhalsachse sowie dem computertomographisch gemessenen Torsionswinkel wie in Abb. 8 abgeleitet werden. Das Minuszeichen bezeichnet dabei die Innentorsion und ist nicht im mathematischen Sinne aufzufassen.

Da die anatomischen Meßpunkte bei der computertomographischen Bestimmung der Oberschenkellänge nicht in der Referenzebene liegen,

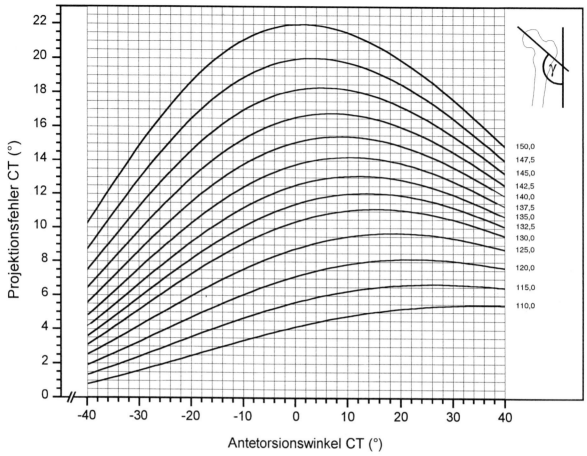

Abb. 8. Darstellung des mittleren Projektionsfehlers in Abhängigkeit vom in die Frontalebene projizierten stumpfen Winkels γ zwischen Körperlängsachse und Schenkelhals sowie dem computertomographisch bestimmten Torsionswinkel. Das *Minuszeichen* bezeichnet die Innentorsion (Antetorsion) und darf nicht im mathematischen Sinne berücksichtigt werden

wird die Länge bei einer mittleren Gesamtlänge von 430 mm und einer Höhe *dx* von 76 mm um 6 mm zu kurz bestimmt. Unter Berücksichtigung der maximalen intraindividuellen Längendifferenz von 13 mm kann ein intraindividueller Projektionsfehler bei der computertomographischen Oberschenkellängenmessung von ca. 1 mm berechnet werden.

Diskussion

Alle computertomographischen Methoden zur Bestimmung der Oberschenkellänge und Oberschenkeltorsion, bei welchen die dreidimensionale Geometrie des Femurs nicht berücksichtigt wird, gehen zwangsläufig mit einem Projektionsfehler einher. Liegen symmetrische Achsen- und Torsionswinkelverhältnisse vor, so heben sich diese Fehler im Seitenvergleich auf. Unter Berücksichtigung der physiologischen Schwankungsbreite des CCD- und Antetorsionswinkels beträgt die maximale Genauigkeit bei der Bestimmung der Seitendifferenzen ±1,3°. Dabei gilt folgender Zusammenhang: Je größer der Torsionswinkel und je kleiner der CCD-Winkel, desto geringer ist der Projektionsfehler. Da v. a. bei posttraumatischen Fehlstellungen erhebliche Achsen- und Torsionswinkeldifferenzen im Seitenvergleich auftreten können, müssen vor Korrekturosteotomien die Projektionsfehler berücksichtigt werden.

Bei der Erstellung der Diagramme wurde bei allen Berechnungen eine mittlere Oberschenkellänge und ein mittlerer Abstand zwischen computertomographisch ermitteltem Flächenmittelpunkt des Trochanter major und der Tischebene verwendet. Die berechneten Projektionsfehler sind deshalb für kleine oder adipöse Patienten nur eingeschränkt gültig.

Um Projektionsfehler verschiedener computertomographischer Meßmethoden beurteilen zu können, ist eine genaue Definition des Antetorsionswinkels unumgänglich. Bei dem computertomographisch bestimmten Antetorsionswinkel handelt es sich um einen projizierten Torsionswinkel. Er setzt sich aus dem CCD- und dem anatomischen Antetorsionswinkel zusammen und liegt per definitionem in der Projektionsebene, welche senkrecht auf der Femurschaftachse steht. Dieser Winkel wird häufig in der Literatur als der reelle Antetorsionswinkel bezeichnet [2]. Der projizierte Antetorsionswinkel ist v. a. bei der Planung von Korrekturosteotomien bei kongenitalen oder posttraumatischen Torsionswinkeldifferenzen von Bedeutung, da er am ehesten mit dem Korrekturwinkel übereinstimmt. Der reelle Antetorsionswinkel entspricht dem Winkel zwischen der reellen und der in die Referenzebene projizierten Schenkelhalsachse [5]. Dieser Winkel wird z. B. bei der sonographischen Torsionswinkelmessung bestimmt [7, 10]. Ein direkter Vergleich dieser beiden Meßmethoden muß deshalb in Frage gestellt werden, wenn der sonographische Torsionswinkel nicht in einen projizierten Torsionswinkel umgerechnet wird.

Nur wenn die Projektionsebene bei der computertomographischen Bestimmung der Antetorsion genau senkrecht auf der Femurschaftachse steht, treten keine Projektionsfehler auf. Dies setzt jedoch eine Koordinatentransformation voraus und wird nur bei wenigen Publikationen durchgeführt [3, 13]. Bei den meisten publizierten Arbeiten über die computertomographische Antetorsionswinkelbestimmung und bei den neueren kernspintomographischen Verfahren wird die unterschiedliche Lage der Femurschaftachse zur Referenzebene, welche die Tischebene darstellt, nicht berücksichtigt [4, 11, 12]. Daraus ergeben sich unterschiedliche Projektionsfehler im Seitenvergleich, welche sich teilweise kompensieren, aber auch addieren können. Eine Verbesserung der Meßgenauigkeit könnte bei Torsionswinkeldifferenzen im Bereich des Oberschenkels durch eine entspannte Lagerung des Patienten ohne seitengleiche Ausrichtung der Unterschenkel erreicht werden.

Da der Abstand der Femurkondylen zur Tischebene kleiner ist als der Abstand des geometrischen Zentrums des Trochanter major, werden alle Torsionswinkel zu groß bestimmt. Klinisch wichtig sind aber v. a. die intraindividuellen Seitendifferenzen [9]. Bei annähernd physiologischen Achsenverhältnissen liegt der durchschnittliche Fehler bei der computertomographischen Antetorsionswinkelbestimmung im Seitenvergleich bei ±1,3°.

Zu diesem Fehler, der die Genauigkeit der intraindividuellen Torsionswinkelmessung ausdrückt, addiert sich der Fehler, welcher durch die nicht identische Lage der gewählten Schnittebenen zustande kommt. Über die Reproduzierbarkeit der computertomographischen Torsionswinkel und Längenbestimmung wird in der Literatur nur vereinzelt berichtet. Murphy et al. [6] publizierten eine Reproduzierbarkeit der Antetorsionswinkelmessung an Leichenfemora von ±1°. Waidelich et al. [12] geben bei 6 Patienten eine maximale Abweichung von 3° und eine mittlere Abweichung von 1,1° an. Somit kann die Genauigkeit der intraindividuellen Torsionswinkelbestimmung bei Patienten mit physiologischen Achsen- und Torsionswinkelverhältnissen nicht unter ±2,4° liegen.

Die Projektionsfehler können bei nicht symmetrischen Torsions- und CCD-Winkelverhältnissen, wie sie bei kongenitalen oder posttraumatischen Fehlstellungen vorgefunden werden, erheblich zunehmen. Besonders beachtet werden muß dieser Effekt bei Außentorsionsfehlern sowie bei Valgusfehlstellungen im mittleren und proximalen Femurschaftbereich.

Wie die Torsionswinkelbestimmung ist auch die computertomographische Längenbestimmung im Bereich des Oberschenkels einem Projektionsfehler unterworfen. Dieser liegt in der Größenordnung von ca. 1 mm und kann deshalb vernachlässigt werden.

Im Bereich der Tibia wirken sich Projektionsfehler bei der Torsionswinkel- und Längenmessung wegen der fast parallelen Lage der Tibiaschaftachse zum Untersuchungstisch kaum aus und sind für die Praxis unbedeutend.

Die computertomographische Torsionswinkel- und Längenbestimmung der unteren Extremität wird heute als „Gold Standard" betrachtet. Die Genauigkeit bei physiologischen Achsen- und Torsionswinkelverhältnissen im Bereich des Oberschenkels liegt in einer Größenordnung von ±2–3°. Bei nicht annähernd symmetrischen Achsen- oder Torsionswinkelverhältnissen können die Projektionsfehler erheblich von dieser Genauigkeit abweichen und müssen deshalb vor Korrektureingriffen berücksichtigt werden. Eine Abschätzung des Projektionsfehlers mit Hilfe von Diagrammen ist möglich. Zur genaueren Bestimmung ist ein radiologisches oder sonographisches Verfahren notwendig, welches die Referenz- und Projektionsebenen an knöchernen Konturen definiert und

Zusammenfassung

Bei posttraumatischen oder kongenitalen Fehlstellungen im Bereich der unteren Extremität treten bei der computertomographischen Torsionswinkel- und Längenbestimmung unterschiedliche Projektionsfehler auf. Diese wirken sich v. a. im Bereich des Oberschenkels aus. Zur Gewinnung von Eckdaten wurden an 25 Leichenfemorapaaren genau definierte Längen und Winkel sowie deren intraindividuelle Differenzen bestimmt. Mit diesen Daten wurde ein fiktives Knochenmodell erstellt und mit Hilfe einer Koordinatentransformation wurden die möglichen Projektionsfehler berechnet. Bei physiologischen Achsen- und Torsionswinkelverhältnissen liegt die Genauigkeit der computertomographischen Antetorsionswinkelbestimmung bei ± 2–$3°$. Bei Fehlstellungen können die Projektionsfehler erheblich von dieser Genauigkeit abweichen und müssen deshalb bei der Planung vor Korrektureingriffen berücksichtigt werden. Dabei gilt folgender Zusammenhang: Je größer der Torsionswinkel und je kleiner der CCD-Winkel, desto geringer ist der Projektionsfehler. Zur einfachen Abschätzung des Projektionsfehlers bei der Oberschenkeltorsion wurde ein Diagramm erstellt. Die absolute Oberschenkellänge wird bei der computertomographischen Messung im Mittel um 6 mm zu kurz bestimmt. Die klinisch wichtigeren intraindividuellen Differenzen werden jedoch durch diesen Projektionsfehler um weniger als 1 mm beeinflußt. Im Bereich des Unterschenkels können Projektionsfehler bei der Längen- und Torsionswinkelbestimmung vernachlässigt werden. Zur genaueren Bestimmung der Länge und Torsion des Oberschenkels ist ein radiologisches oder sonographisches Verfahren notwendig, welches die Referenz- und Projektionsebenen an knöchernen Konturen definiert und dadurch die dreidimensionale Geometrie des Femurs voll berücksichtigt.

Anhang: Mathematische Herleitung

Wir betrachten ein dreidimensionales kartesisches Koordinatensystem mit Ursprung im Zentrum des Trochanter major. Hierbei sei die (x, y)-Ebene parallel zur Tischebene, so daß bei der Computertomographie die Längen und Winkel auf die (x, y)-Ebene und die (y, z)-Ebene projiziert werden.

In Abb. 9 steht die Oberschenkelschaftachse senkrecht auf der (y, z)-Ebene. Eine Anhebung des Trochanterzentrums um die Strecke dx wird mathematisch durch eine Drehung des Femurs um die y-Achse um einen Winkel γ modelliert (Abb. 10).

Es gelten folgende Beziehungen [8]:

$$\begin{cases} x = x_0 \cos\gamma - z_0 \sin\gamma, \\ y = y_0, \\ z = x_0 \sin\gamma + z_0 \cos\gamma. \end{cases} \quad (1)$$

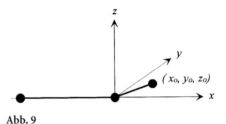

Abb. 9

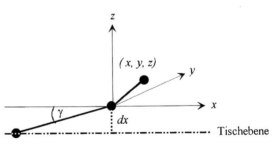

Abb. 10

Es sei nun a_0 (a) die Projektion des CCD-Winkels auf die (x, y)-Ebene im „liegenden" („angehobenen") Fall. Entsprechend ist a_0 (a) die projizierte Schenkelhalsachse, b_0 (b) die Oberschenkelschaftachse (b ist projiziert) und c_0 (c) die Gesamtlänge des Femurs.

Die Abb. 11 (bzw. Abb. 12) zeigt die Projektion von Abb. 9 (bzw. Abb. 10) auf die (x, y)-Ebene; Abb. 13 (bzw. Abb. 14) auf die (y, z)-Ebene.

Für die projizierten CCD-Winkel a_0, a (s. Abb. 11 und 12) und die projizierten Antetorsionswinkel β_0, β (s. Abb. 13 und 14) gilt:

$$\tan\alpha_0 = -\frac{y_0}{x_0}; \quad \tan\alpha = -\frac{y}{x}; \qquad (2)$$

$$\tan\beta_0 = -\frac{z_0}{y_0}; \quad \tan\beta = -\frac{z}{y}. \qquad (3)$$

Für den Drehwinkel γ (Abb. 10) gilt:

$$\sin\gamma = \frac{dx}{b_0}; \quad \cos\gamma = \sqrt{1 - \left(\frac{dx}{b_0}\right)^2}. \qquad (4)$$

Wir erhalten aus Gl. (1)–(4):

$$\begin{aligned}\beta &= \arctan\frac{z}{y}, \\ &= \arctan\frac{x_0 \sin\gamma + z_0 \cos\gamma}{y_0}, \\ &= \arctan\left[-\frac{1}{\tan\alpha_0}\sin\gamma + \tan\beta_0 \cos\gamma\right].\end{aligned}$$

Es gilt also:

$$\beta = \arctan\left[-\frac{dx}{b_0 \tan\alpha_0} + \sqrt{1 - \left(\frac{dx}{b_0}\right)^2}\tan\beta_0\right]. \qquad (5)$$

Analog leitet man die umgekehrte Formel

$$\beta_0 = \arctan\left[-\frac{dx}{b_0 \tan\alpha} + \sqrt{1 - \left(\frac{dx}{b_0}\right)^2}\tan\beta\right] \qquad (6)$$

her.

Die schwer zugängliche Größe dx kann man wie folgt aus der Höhe h des Hüftkopfzentrums über der Tischebene und der absoluten Länge $\bar{a} = \sqrt{x^2 + y^2 + z^2}$ der Schenkelhalsachse bestimmen. Aus $dx = h - z$ sowie Gl. (2) und Gl. (3) erhält man:

$$dx = h - \bar{a}\frac{\tan\beta}{\sqrt{1 + \tan^2\beta + \frac{1}{\tan^2\alpha}}}. \qquad (7)$$

Literatur

1. Billing L (1954) Roentgen Examination of the Proximal Femur End in Children and Adolescents. A Standardized Technique Also Suitable for Determination of the Collum-, Anteversion-, and Epiphyseal Angles. A Study of Slipped Epiphysis and Coxa Plana. Acta Radiol 110 (Suppl)
2. Eckmann A (1993) Radiologische Untersuchungsverfahren. In: Thelen M, Ritter G, Bücheler E (Hrsg) Radiologische Diagnostik und Verletzungen von Knochen und Gelenken. Thieme, Stuttgart New York, S 69
3. Grote R, Elgeti D, Saure D (1980) Bestimmung des Antetorsionswinkels am Femur mit der axialen Computertomographie. Röntgen-Bl 33:31–42
4. Jend HH (1986) Die computertomographische Antetorsionswinkelbestimmung. Voraussetzungen und Möglichkeiten. Röfo 144:447–452
5. König G (1972) Eine praktische Methode zur röntgenologischen Bestimmung des Antetorsions- und Kollumdiaphysenwinkels. Z Orthop 110:76–82
6. Murphy SB, Simon SR, Kijewski PK, Wilkinson RH, Griscom NT (1987) Femoral anteversion. J Bone Joint Surg (Br) 69:1169–1176
7. Pasciak M, Stoll TM, Hefti F (1994) Zastosowanie ultrasonografii do pomiaru przodoskrecenia kosci udowej i torsji piszczeli u dzieci. Chir Narzadow Ruchu Ortop Pol 59:279–283
8. Sieber H, Huber L, Borbe H (1975) Analytische Geometrie der Ebene. In: Sieber H (Hrsg) Mathematische Tafeln. Klett, Stuttgart, S 8

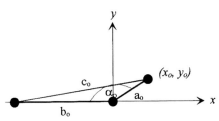

Abb. 11

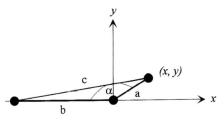

Abb. 12

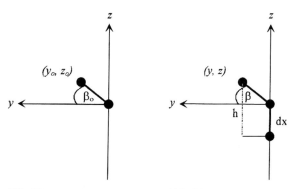

Abb. 13   Abb. 14

9. Strecker W, Franzreb M, Pfeifer T, Pokar S, Wikstrom M, Kinzl L (1994) Computertomographische Torsionswinkelbestimmung der unteren Extremitäten. Unfallchirurg 97:609–613
10. Terjesen T, Svenningsen S (1995) Idiopatisk okt femuranteversjon. Tidsskr Nor Laegeforen 115:2381–2385
11. Tomczak R, Günther K, Pfeifer T et al. (1995) Messung des femoralen Torsionswinkels von Kindern durch Magnetresonanztomographie im Vergleich mit CT und Ultraschall. Röfo 162:224–228
12. Waidelich HA, Strecker W, Schneider E (1992) Computertomographische Torsionswinkel- und Längenmessung an der unteren Extremität. Methodik, Normalwerte und Strahlenbelastung. Röfo 157:245–251
13. Wissing H, Buddenbrock B (1993) Rotationsfehlerbestimmung am Femur durch axiale Computertomographie im Vergleich zu klinischer und konventioneller radiologischer Bestimmung. Unfallchirurgie 19:145–157

Torsions- und Längenmessungen an den unteren Extremitäten

L. von Laer

Messungen sind Mittel zum Zweck. Dies gilt auch für Torsions- und Längenmessungen am wachsenden Skelett. Sie dienen der klinischen Verlaufsbeobachtung, mit deren Hilfe Indikationen gestellt und in therapeutische Konsequenzen umgesetzt werden können. Nicht jedoch der mehr oder weniger exakte Meßwert soll behandelt werden, sondern der jeweilige Patient. Daher müssen wir uns einerseits die vorhandenen Meßmethoden kritisch vor Augen führen, andererseits müssen wir uns bewußt machen, welche therapeutischen Konsequenzen gezogen werden können und welchen Stellenwert hierbei die Meßwerte haben.

Für die **Torsionsmessungen** stehen uns verschiedene Methoden zur Verfügung, angefangen vom halbaxialen Röntgen von Femur und Tibia über das axiale CT, die axiale Ultraschalluntersuchung und die klinische Beurteilung der Torsionsverhältnisse an Femur und Tibia. Die halbaxiale Röntgenkontrolle der Femurantetorsion wurde erstmalig von Schultz [43] propagiert, anschließend von Dunn und Rippstein [7, 41] weiterentwickelt. Diese Methode ist jedoch mit einer erheblichen Strahlenbelastung verbunden (100 mR). Zudem wird ein lagerungs- und meßabhängiger Meßfehler von gut 10° angegeben [8, 19, 25, 29, 38, 40, 42]. Daher wurden in den letzten Jahren gehäuft axiale CT verwendet [2, 20, 25, 45, 51]. Hier besteht ebenfalls das Problem einer Strahlenbelastung (nach Waidelich et al. zwischen 2,5 bis 7,5 mGy), zugleich müssen vergleichbare Schnittebenen gefunden werden, was je nach Klinik nicht immer der Fall ist, so daß vergleichende Angaben nicht immer möglich sind. Der Meßfehler wird hier lediglich mit 1–2° angegeben, vergleichbare Untersuchungstechniken und vergleichbare Schnittführung vorausgesetzt. Um die Strahlenbelastung zu vermeiden, wurden in den letzten Jahren Ultraschalltechniken entwickelt, um sowohl die Torsionsverhältnisse der Tibia als auch die des Femurs erfassen zu können [9, 12, 26, 48, 49]. Hier wird in der Literatur ein Meßfehler von 2° angegeben, was jedoch angesichts der teils aufwendigen Lagerungstechniken erstaunt, da diese einen weitaus größeren Meßfehler in sich bergen können als der eigentliche, im Ultraschallbild angegebene Meßfehler. Angesichts dieses apparativen Aufwandes ergibt sich die Frage, ob nicht, wie von Ruwe et al. schon festgestellt [42], die klinische Torsionsmessung am Schenkelhals nicht den gleichen Zweck erfüllt, mit einem Meßfehler, der zwischen 5–10° liegt. Dies wird von anderen Autoren – zumindest zur präoperativen Planung und zur Indikationsstellung – abgelehnt [13].

Die **Längenmessungen** wurden viele Jahre mit *direkten* radiologischen Messungen, den Maßaufnahmen, vorgenommen, die einen außerordentlich geringen Meßfehler von lediglich 2–3 mm aufweisen [1, 24]. Wegen der Strahlenbelastung wurde diese Methode inzwischen durch – ebenfalls direkte – Ultraschallmessungen abgelöst, die ebenfalls lediglich einen Meßfehler von 1–2 mm aufweisen [21, 27, 31]. Dem gegenüber steht die klinisch direkte Messung, entweder separiert von Ober- und Unterschenkel oder der Gesamtlänge. Diese Messung birgt eine erhebliche Meßfehlerbreite in sich, bis zu 2–3 cm. Für *indirekte, funktionelle* radiologische und klinische Messungen (mit Unterlage unterschiedlich dicker Brettchen) wird eine Meßfehlerbreite von 5 mm angegeben [16, 13, 50 u. a.]. Im Gegensatz zu den direkten Messungen kann jedoch bei den indirekten Messungen gleichzeitig eine Aussage über die Wirbelsäulenstatik gemacht werden.

Um wissenschaftlich exaktere vergleichbare Werte zu eruieren, wurden **Kombinationsmessungen** propagiert, die erstmalig von Anderson et al. 1990 als sog. Questoruntersuchungen propagiert wurden [3]. Hier werden gleichzeitig – radiologisch – Längen- und Torsionssituation der unteren Extremitäten erfaßt, mit einem Meßfehler von etwa 2° bzw. 2 mm, der sich jedoch auf 7° bzw. 4 mm kumulieren kann. Die Strahlenbelastung beträgt dabei 1,2 mGy.

Zweck und eigentliches Ziel der Messungen nun bestimmen, wie genau sie zu sein haben und wie reproduzierbar sie sind. Welche klinischen Konsequenzen werden daraus gezogen? Einerseits dienen diese Messungen zur Erfassung statischer oder auch funktioneller Störungen des Beckens und der Wirbelsäule. Sie dienen zu klinischen und klinischwissenschaftlichen Verlaufskontrollen. In bestimmten Fällen sollen und können therapeutische Konsequenzen daraus gezogen werden.

Priorität kommt zweifelsohne den klinischen *Verlaufskontrollen* sowie den daraus zu ziehenden Konsequenzen zu. Ob sich z. B. eine idiopathisch vermehrte Antetorsion der Hüften im weiteren Verlauf des Wachstums zurückbildet oder nicht, kann schon alleine anhand der aus der Antetorsion resultierenden Funktion, nämlich der Innen-Außenrotationsfähigkeit der Hüften als auch an der klinischen Meßbarkeit der Antetorsion beurteilt werden. Wird die *Indikation* zur Operation gestellt, wenn im Alter von 12 Jahren eine Antetorsion über 35 oder 40° persistiert, so wird in der Literatur die Forderung erhoben – vor Durchführung der *Therapie* –, diese Antetorsion radiologisch zu dokumentieren, angeblich mit einer wesentlich geringeren Meßfehlerbreite, nämlich 2–3° im Falle des CT und 10° im Falle des Dunn, um daraus die Operationsindikation zu bestätigen. Intraoperativ jedoch müßte konsequenterweise die exakte Messung umgesetzt werden. Dies ist jedoch nicht der Fall, sondern es werden intraoperativ – wenigstens zur Zeit noch – mit und ohne hingehaltene Winkelschablonen – approximative klinische Schätzungen mit einer Meßfehlerbreite um 10° vorgenommen. Die definitive Beurteilung des Ausmaßes der operativen Rücknahme der Antetorsion wird letztendlich an der Funktion der Hüften bezüglich der Rotation kontrolliert, d. h. wiederum mit einer Meßfehlerbreite von rund 10° [5, 6, 10, 11, 18, 28, 34, 35, 36].

Ähnlich stellt sich das Problem der Beinlängenmessung dar. Eine klinische Konsequenz kann aus direkten Messungen, und seien sie noch so genau, nicht gezogen werden, da das Erfolgsorgan, die Wirbelsäule oder evtl. die Hüftstatik, im Liegen im Rahmen der direkten Messungen nicht beurteilt werden kann. Nur im Rahmen der funktionellen Messungen mit der Brettchenmethode kann – mit einer Meßfehlerbreite von etwa 5 mm – die Statik der Wirbelsäule und des Beckens klinisch erfaßt und auch gleichzeitig die therapeutische Konsequenz aus der Messung gezogen werden. Das Ausmaß eines Beinlängenausgleiches bzw. einer Beinverlängerung zur Korrektur der Wirbelsäulenstatik kann nur auf diese Weise klinisch beurteilt werden [4, 14, 15–17, 22, 23, 30, 32, 33, 37, 39, 47, 50, 52].

Im Rahmen einer Verlängerungsosteotomie gibt es 2 Möglichkeiten:

1. Es handelt sich um einen jungen Patienten im eigentlichen Wachstumsalter: Ist es hier zu einer zunehmenden Verkürzung eines Skelettabschnittes im Bereich der unteren Extremitäten gekommen, so wird im Alter unterhalb des 10. Lebensjahres eine Überkorrektur im Rahmen der Verlängerungsosteotomie geplant werden. Diese Überkorrektur muß jedoch klinisch zumutbar sein und wird sich lediglich auf wenige Zentimeter beschränken, um dem Patienten eine Verlängerungsprothese oder dergleichen Hilfsmittel zu ersparen.

2. Es handelt sich um einen Patienten kurz vor oder bei Wachstumsabschluß: Dann wird üblicherweise ein exakter Beinlängenausgleich – entsprechend der Statik der Wirbelsäule – geplant, wobei jedoch ein Restfehler von etwa 1 cm einkalkuliert werden muß. Das heißt, auch hier finden wir eine deutliche Diskrepanz zwischen der Genauigkeit zwischen der direkten apparativen Messung und der klinisch leistbaren Konsequenz.

Das heißt, wir kommen zum Schluß, daß Meßmethode und therapeutische Konsequenz nicht korrelieren. Die Genauigkeit der Meßmethode ist in die Durchführung der Therapie nicht mit gleicher Genauigkeit zu übertragen. Auf die Endergebnisse scheint diese Diskrepanz keinen Einfluß zu haben.

Dies hat seinen Grund: Bei der Ursache von Beschwerden handelt es sich praktisch immer um funktionelle Störungen, die nicht nur, aber oft durch statische Störungen ausgelöst werden können. Derartige funktionelle Probleme, z. B. im Bereich der Wirbelsäule oder der Hüfte oder auch des Unterschenkels im Rahmen von Torsionsvarianten, könnten eigentlich nur durch funktionelle Meßmethoden in ihrer ganzen Komplexität erfaßt werden. Statische Messungen hingegen, die wir bislang als Grundlage unseres Handelns durchführen, können immer nur Teilaspekte aufzeichnen; selbst wenn wir versuchen – wie bei der Questoruntersuchung –, mehrere dieser statischen Aspekte miteinander dreidimensional zu korrelieren.

Die Indikation zur Therapie der Beschwerden resultiert aus den Verlaufskontrollen, nämlich wenn es im Verlauf des Wachstums zur Verschlechterung der Situation kommt oder wenn eine grenzwertige Situation persistiert. An therapeutischen Möglichkeiten verbleiben konservative und operative Veränderungen der Längen- und Torsionsstatik sowie konservative und operative Maßnahmen und Veränderungen an Muskeln, Sehnen und Aponeurosen.

Die konservative Therapie der Längendifferenzen im Bereich der unteren Extremitäten kann nur passager größere Differenzen über 2 cm behandeln. Längerfristig werden zum Ausgleich größerer Differenzen stets operative Maßnahmen herangezogen werden.

Bei der Therapie von Längendifferenzen richtet sich sowohl die Indikationsstellung aus dem Verlauf als auch die Durchführung der therapeutischen Konsequenzen nach funktionellen Aspekten. Dementsprechend haben sämtliche direkten Messungen keinerlei klinische Bedeutung. Sie dienen ausschließlich der wissenschaftlichen Dokumentation. Dazu benötigen wir sie aber auch tatsächlich: exakte und reproduzierbare Meßtechniken.

Dies gilt in gleicher Weise für Torsionsvarianten und deren Messung. Die Indikationsstellung zur operativen Behandlung basiert stets auf klinisch-funktionellen Beurteilungen mit einer entsprechenden Meßfehlerbreite, ebenso wie die intraoperative Korrektur und die postoperative Beurteilung des Behandlungsergebnisses.

Um klinische Forschung zu betreiben, benötigen wir aus wissenschaftlichen Gründen reproduzierbare direkte Meßmethoden. Wenn wir mehr über das klinische Längen- und Torsionswachstum von Femur und Tibia wissen wollen, müssen wir Longitudinalstudien durchführen. Es scheint mir unzumutbar für den Patienten zu sein, derartige Untersuchungen mit strahlen- oder auch apparatebelastenden Methoden, wie CT, MRI, Questor etc. durchzuführen. Dafür steht uns heute – als Mittel der Wahl – der Ultraschall sowohl für die isolierte Torsionsmessung, als auch für die isolierte Längenmessung zur Verfügung.

Im klinischen Alltag dienen die Messungen der Torsionen und der Längenverhältnisse an den unteren Extremitäten der Verlaufskontrolle und der Indikationsstellung zur jeweiligen konservativen oder operativen Therapie. In den meisten Fällen genügt hierfür eine photographische Dokumentation. Dies gilt – solange wir nicht computergeführt operieren – i. allg. auch für eine präoperative Dokumentation. Die Behauptung, daß wegen einer durch Haftpflichtprozesse geprägten „forensischen" Medizin auch exaktere Meßmethoden herangezogen werden müssen, halte ich für irrelevant. Der Haftpflichtprozeß kommt nicht wegen einer mehr oder weniger großen Meßfehlerbreite einer Meßmethode zustande, sondern wegen einer schlechten psychologischen Führung, wegen einer unzulänglichen Information des Patienten und wegen miserabler Indikationsstellungen.

Wenn wir funktionelle Störungen analysieren wollen, müssen wir auch funktionelle Meßmethoden und Messungen heranziehen. Davon sind wir zur Zeit noch weit entfernt. Es ist zu hoffen, daß wir für die Zukunft funktionelle Meßmethoden entwickeln, die klinisch und wissenschaftlich gleichermaßen anwendbar sind und mit deren Hilfe die komplexen klinischen Probleme besser erfaßt und in therapeutische Konsequenzen umgesetzt werden können. Vielleicht kann uns dabei doch eines Tages das Ganglabor weiterhelfen.

Literatur

1. Aaron A, Weinstein D, Thickman D, Eilert R (1992) Comparison of orthoroentgenography and computed tomography in the measurement of limb-length discrepancy. J Bone Joint Surg [Am] 74:897
2. Allegri F, Carugno C, Ravasini R, Bordin M, Turra S, Gigante C (1989) Difetti torsionali dell'arto inferiore: valutazione dell'attendibilita dei risultati ottenibili con TC. Radiol Med (Torino) 77:182
3. Anderson D, Koch HG, Baumann JU, Brunner R (1990) Three-dimensional lower limb bony alignment model from precision radiographs. Spine 1395:855
4. Blackstone BG, Coleman SS (1984) Treatment of lower limb length inequality. Surg Annu 16:259
5. Cohen-Sobel E, Levitz StJ (1991) Torsional development of the lower extremity implications für I-toe and out-toe treatment. J Am Ped Med Assoc 81:344
6. Dias LS, Jasty JJ, Collins R (1984) Rotational deformities of the lower limb in myelomeningocele. Evaluation and treatment. J Bone Joint Surg [Am] 66(2):215
7. Dunn DM (1952) Anteversion of the neck of the femur A method of measurement. J Bone J Joint Surg (Br) 34:181
8. Duvauferrier R, Blanc G, Fouche M, Catier P (1980) Une méthode radiologique de mesure de la torsion du squelette jambier. Confrontation anatomique et tomodensitométrique. Ann Radiol (Paris) 23(7):605
9. Elke R, Ebneter A, Dick W, Fliegel C, Morscher E (1991) Die sonographische Messung der Schenkelhalsantetorsion. Z Orthop 129:156
10. Forriol Campos F, Pascual Maiques JA (1990) The development of tibiofibular torsion. Surg Radiol Anat 12(2):109
11. Forriol F, Pascual JA, Gomez L (1991) Entwicklung der Torsionswinkel der Tibia-Fibula-Einheit in verschiedenen Altersgruppen. Z Orthop 129(1):62
12. Fournet-Fayard J, Kohler R, Michel CR, Gormand E, Barral F (1986) Mesure de l'anteversion fémorale de l'enfant par échographie. Chir Pediatr 27(2):79
13. Franzreb M, Strecker W, Kinzl L (1995) Wertigkeit der klinischen Untersuchung von Torsionswinkel- und Längenverhältnissen der unteren Extremitäten. Akt Traumatol 25:153

14. Froh RK, Yong-Hing J, Cassidy D, Houston CS (1988) The relationship between leg length discrepancy and lumbar facet orientation. Spine 13:327
15. Gofton JP (1985) Persistent low back pain and leg length disparity. J Rheumatol 12:747
16. Grill F, Chochole M, Schultz A (1990) Beckenschiefstand und Beinlängendifferenz. Orthopäde 19:244
17. Guichet JM, Spivak JM, Trouilloud P, Grammont PM (1991) Lower limb-length discrepancy. An epidemiologic study. Clin Orthop Nov 272:235
18. Guzzanti V, Di Lazzaro A, Toniolo RM (1990) Le alterazioni della torsione degli arti inferiori in eta pediatrica. Arch Putti Chir Organi Mov 38(1):69
19. Henriksson L (1980) Measurement of femoral neck anteversion and inclination a radiographic study in children. Acta Orthop Scand Suppl 186
20. Hernandez RJ, Tachdjian MO, Poznanski AK, Dias LS (1981) CT determination of femoral torsion. AJR 137(1):97
21. Holst A, Thomas W (1988) Die Beinlängen- und Beinlängendifferenzmessung mit der Methode der Real-Time-Sonographie. Sportverl Sportschaden 2:55
22. Hood RW, Riseborough EJ (1981) Lengthening of the lower extremity by the Wagner method. A review of the Boston Children's Hospital Experience. J Bone Joint Surg [Am] 63(7):1122
23. Hope PG, Crawfurd EJ, Catterall A (1994) Bone growth following lengthening for congenital shortening of the lower limb. J Pediatr Orthop 14(3):339
24. Horsfield D, Jones SN (1986) Assessment of inequality in length of the lower limb. Radiography 52:223
25. Jakob RP, Haertel M, Stüssi E (1980) Tibial torsion calculated by computerised tomography and compared to other methods of measurement. J Bone Joint Surg (Br) 62:238
26. Joseph B, Carver RA, Bell MJ et al. (1987) Measurement of tibial torsion by ultrasound. J Pediatr Orthop 7:317
27. Junk S, Terjesen T, Rossvoll I, Braten M (1992) Leg length inequality measured by ultrasound and clinical methods. Eur J Radiol 14:185
28. Khermosh O, Wientroub S, Serrated WM (1995) Osteotomy: a new technique for simultaneous correction of angular and torsional deformity of the lower limb in children. J Pediatr Orthop B 4(2):204
29. Kling TF Jr, Hensinger RN (1983) Angular and torsional deformities of the lower limbs in children. Clin Orthop 176:136
30. Korzinek K, Barbarossa V (1993) Lengthening and spatial correction of limbs. Injury 24: Suppl 2:62
31. Krettek C, Henzler D, Hoffmann R, Tscherne H (1994) Ein neues Verfahren zur Bestimmung von Beinlängen und Beinlängendifferenzen mit Hilfe der Sonographie. Unfallchirurg 97:98
32. Lampe HI, Swierstra BA, Diepstraten AF (1992) Timing of physiodesis in limb length inequality. The Straight Line Graph applied in 30 patients. Acta Orthop Scand 63(6):672
33. McCaw St, Bates BT (1991) Biomechanical implications of mild leg length inaequality. Br J Sports Med (Br) 25:10
34. McNicol D, Leong JC, Hsu LC (1983) Supramalleolar derotation osteotomy for lateral tibial torsion and associated equinovarus deformity of the foot. J Bone Joint Surg [Br] 65(2):166
35. Norlin R, Tkaczuk H (1992) One session surgery on the lower limb in children with cerebral palsy. A five year follow-up. Int Orthop 16(3):291
36. Pfeil J (1994) Unilaterale Fixateurmontage. Planung und Fallbeispiele. Thieme, Stuttgart New York
37. Pfeil J, Niethard FU (1990) Unterschenkelverlängerungen mit dem Ilisarov-System. Orthopäde 19:263
38. Phillips HO, Greene WB, Guilford WB, Mittelstaedt CA, Gaisie G, Vincent LM, Durell C (1985) Measurement of femoral torsion: comparison of standard roentgenographic techniques with ultrasound. J Pediatr Orthop 5(5):546
39. Pouliquen JC (1993) Traitement actuel des inégalites de longueur des membres inferieures chez l'enfant et l'adolescent. Ann Pediatr (Paris) 40(4):253
40. Reikeras O, Hoiseth A (1989) Torsion of the leg determined by computed tomography. Acta Orthop Scand 60:330
41. Rippstein J (1955) Zur Bestimmung der Antetorsion des Schenkelhalses mittels Röntgenaufnahmen. Z Orthop 86:345
42. Ruwe PA, Gage JR, Ozonoff MB, DeLuca PA (1992) Clinical determination of femoral anteversion. J Bone Joint Surg (Am) 74:820
43. Schultz J (1924) Die Darstellung des Torsionswinkels vom Femur mit Hilfe von Röntgenstrahlen. Z Orthop Chir 44:325
44. Staheli LT (1989) Torsion – Treatment Indications. Clinic Orth Relat Res 247:61
45. Strecker W, Franzreb M, Pfeiffer T, Pokar S, Wikström M, Kinzl L (1994) Computertomographische Torsionswinkelbestimmung der unteren Extremitäten. Unfallchirurg 97:609
46. Tomczak R, Günther K, Pfeifer T et al. (1995) Messung des femoralen Torsionswinkels von Kindern durch Magnetresonanztomographie im Vergleich mit CT und Ultraschall. Fortschr Röntgenstr 162(3):224
47. Uhlig R (1992) Orthopädischer Beinlängenausgleich. Orthopäde 21:184
48. Upadhyay SS, Burwell RG, Moulton A, Small PG, Wallace WA (1990) Femoral anteversion in healthy children. Application of a new method using ultrasound. J Anat 169:49
49. Upadhyay SS, O'Neil T, Burwell RG, Moulton A (1987) A new method using ultrasound for measuring femoral anteversion (torsion): technique and reliability. Br J Radiol 60(714):519
50. Wagner H (1990) Beckenschiefstand und Beinlängenkorrektur. Orthopäde 19:273
51. Waidelich HA, Strecker W, Schneider E (1992) Computertomographische Torsionswinkel- und Längenmessung an der unteren Extremität. Methodik, Normalwerte und Strahlenbelastung. Fortschr Röntgenstr 157(3):245
52. Yadav SS (1993) Double oblique diaphyseal osteotomy. A new technique for lengthening deformed and short lower limbs. J Bone Joint Surg (Br) 75(6):96

Analyse der Beingeometrie:

Normalwerte

Die physiologischen Achsenverhältnisse der unteren Extremität

U. C. Liener, W. Strecker, G. Suger und L. Kinzl

Einleitung

Die Achsenverhältnisse von Ober- und Unterschenkel werden durch deren räumliche Ausrichtung in der Frontal- und Sagittalebene festgelegt. Longitudinale Achsdeviationen, d. h. Translationen, kommen physiologischerweise nicht vor und sind deshalb nicht Gegenstand der folgenden Betrachtungen.

Eine Analyse der Achsausrichtung der unteren Extremität bewertet nicht nur die mechanischen und anatomischen Achsen beider Beine als ganzes, sowie beider Ober- und Unterschenkel untereinander, sondern auch deren geometrische Beziehung zu den angrenzenden Gelenken.

Grundlage jeder Korrektur einer knöchernen Fehlstellung ist das Verständnis der normalen Achsenverhältnisse der unteren Extremität. Ist nur eine Extremität deformiert, wird die kontralaterale Seite als Referenz herangezogen. Hierbei werden stillschweigend symmetrische Achsenverhältnisse der Gegenseite unterstellt. Bei beiderseitigen Fehlstellungen muß auf Normwerte eines Bevölkerungsquerschnitts zurückgegriffen werden. Die im folgenden angeführten Richtwerte zeigen nur geringfügige Streuungen. Darüber hinaus bestehen altersabhängige Abweichungen. Ganzbeinaufnahmen, unter Belastung, sind eine wichtige Grundlage für die Analyse der Beingeometrie. Zur Ermittlung der Achsenverhältnisse und -winkel in der Frontalebene muß der Zentralstrahl des Röntgengerätes auf das Kniegelenk zentriert sein. Dies wird durch frontales Ausrichten der Patellae bei voller Streckung der Unterschenkel erreicht [1, 5]. Diese Position entspricht einer Außenrotation des Fußes von etwa 8°.

Die Projektion in der Sagittalebene sollte möglichst exakt rechtwinklig zu der Frontalebene erfolgen. Zur Anfertigung von derartigen Standardprojektionen haben sich Haltegeräte mit Fixationsmöglichkeiten für den stehenden Patienten bewährt, die über eine als Drehscheibe dienende Grundplatte jede Winkeleinstellung erlauben.

Anatomische und mechanische Längsachsen des Beines

An der unteren Extremität werden anatomische von mechanischen Achsen unterschieden. Die anatomischen Achsen verlaufen in der jeweiligen diaphysären Schaftmitte von Femur und Tibia. An der Tibia sind die anatomische und mechanische Längsachse einander parallel und annähernd deckungsgleich. Bis auf das Ausmaß der Retroversion des Tibiaplateaus in der Sagittalebene, besteht in der Literatur weitgehend Einigkeit über die physiologischen Achsen und Winkel der unteren Extremität.

Bereits Mikulicz [4] erkannte im letzten Jahrhundert die Bedeutung der mechanischen Beinachsen für Fehlstellungen in der Frontalebene: „Die Druckverteilung auf die Gelenke und damit die Bewegung derselben durch die Belastung sind allein abhängig von der Stellung der mechanischen Achsen und unabhängig vom Verlauf der anatomischen Achsen des Knochens."

Die mechanische Beinachse wird aus der Verbindungslinie zwischen Hüftgelenkmitte und Sprunggelenkmitte gebildet und verläuft normalerweise in der Frontalebene geringgradig medial der Kniegelenkmitte [13]. Es besteht somit zwischen der mechanischen Femurachse und der mechanischen Tibiaachse eine Varusstellung von durchschnittlich 1,2–1,3° [6, 11].

Die physiologischen Achsenverhältnisse und deren Schwankungsbreiten sind in Tabelle 1 dargelegt. Die Nomenklatur folgt den Vorschlägen von Paley et al. [13]. Hierbei wird die Lage der Winkel durch 5 Buchstaben exakt beschrieben. Der erste Buchstabe gibt Auskunft über die Art der betroffenen Achse, **a**natomisch oder **m**echanisch. Der

Tabelle 1. Physiologische Achsen- und Winkelverhältnisse des Beines mit Schwankungsbreiten

Winkel		Normwert [°]	Streuung [°]
CCD	Centrum-Collum-Diaphysenwinkel	130	124–136
aMPFW	Anatomischer medialer proximaler Femurwinkel	84	80– 89
mLPFW	Mechanischer lateraler proximaler Femurwinkel	90	85– 95
aLDFW	Anatomischer lateraler distaler Femurwinkel	81	79– 83
mLDFW	Mechanischer lateraler distaler Femurwinkel	88	85– 90
aPDFW	Anatomischer posteriorer distaler Femurwinkel	83	79– 87
mMPTW	Mechanischer medialer proximaler Tibiawinkel	87	85– 90
aPPTW	Anatomischer posteriorer proximaler Tibiawinkel		81– 86
mLDTW	Mechanischer lateraler distaler Tibiawinkel	89	86– 92
aADTW	Anatomischer anteriorer distaler Tibiawinkel	80	78– 82

zweite Buchstabe definiert die Position des Winkels zur zuvor festgelegten Achse, Medial oder Lateral bzw. Anterior oder Posterior. Der dritte Buchstabe gibt Auskunft über eine Proximale oder Distale Lage des Winkels im jeweiligen Extremitätensegment. Durch den vierten Buchstaben wird das angesprochene Segment der unteren Extremität, Femur oder Tibia, angegeben. Der fünfte Buchstabe steht für Winkel.

Das koxale Femurende

Der CCD-Winkel (Centrum-Collum-Diaphysenwinkel) beschreibt den Winkel zwischen Schenkelhalsachse und anatomischer Femurachse [12]. Dieser beträgt im Mittel 130°, wobei Schwankungsbreiten von 124–136° angegeben werden ([7, 8, 10], McKie et al., zitiert nach [13]). Im Alter läßt sich ein Rückgang des CCD-Winkel bis auf 120° beobachten [15]. Zur Beschreibung der Winkelverhältnisse am proximalen Femurende kann alternativ auch der Winkel (mLPFW) im Schnittpunkt zwischen mechanischer Femurachse und der Verbindungslinie zwischen Trochanterspitze und Hüftkopfzentrum verwendet werden [1, 13]. Dieser beträgt im Mittel 90° (85°–95°).

Das Kniegelenk

Am distalen Femurende besteht eine geringgradige Valgusstellung sowohl der anatomischen (aLDFW) als auch der mechanischen Achse (mLDFW) zur Kniebasislinie, welche durch die Verbindungslinie der distalen Konturen der Femurkondylen festgelegt ist ([1, 10], McKie et al., zitiert nach [13]). Zwischen der femoralen und der tibialen Kniebasislinie besteht ein nach medial offener Winkel von etwa 2°, welcher beim Gesunden jedoch von untergeordneter Bedeutung ist [13]. Damit sind die femorale und die tibiale Kniebasislinie nahezu parallel.

Der Schnittpunkt der tibialen Kniebasislinie mit der mechanischen Achse der Tibia beschreibt die Lage des Kniegelenks zur proximalen Tibia. Dieser Winkel (mMPTW) beträgt im Mittel 87° ([1, 2], McKie et al., zitiert nach [13]).

In der Sagittalebene, bei voller Extension im Kniegelenk, schneidet die mechanische Beinachse, welche von der Hüftgelenkmitte bis zum Zentrum des oberen Sprunggelenks verläuft, die Kniebasislinie ventral der Mitte des Kniegelenks. Dieses gestattet eine passive „Verriegelung" des Knielenks in voller Extension. Die middiaphysär gelegene anatomische Femurachse schneidet die sagittale Kondylenebene typischerweise im Übergang des anterioren zum mittleren Drittel. Der durch diesen Schnittpunkt beschriebene Winkel (aPDFW) beträgt durchschnittlich 83° (McKie et al., zitiert nach [13]). Aufgrund unscharfer anatomischer Bezugspunkte (s. Abb. 1), ist dieser Winkel häufig schwer zu bestimmen.

Uneinigkeit besteht in der Literatur über das Ausmaß der Retroversion der tibialen Gelenkfläche. Obwohl sich mehrere Arbeiten mit der Topographie des Kniegelenks beschäftigen [3, 4, 9], finden sich lediglich bei 2 Autoren Aussagen zu den kniegelenknahen Winkelverhältnissen in der Sagittalebene ([8], McKie et al., zitiert nach [13]). Von Lanz u. Wachsmuth [8] geben an der tibialen Gelenkfläche eine Retroversion von 4° an, wogegen McKie et al. (zitiert nach [13]) 9° aufgrund ihrer Messungen publizieren. Aussagen zur Größe des untersuchten Patientenkollektivs finden sich in beiden Arbeiten nicht. Im Hinblick auf die genaue Positionierung der tibialen Komponente beim endoprothetischen Er-

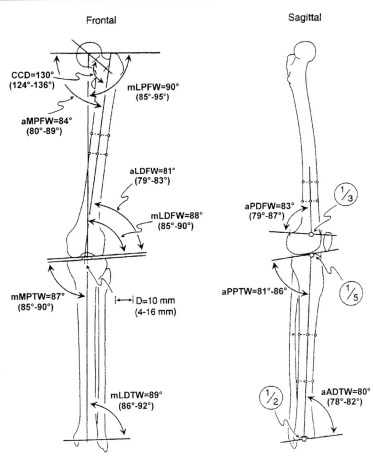

Abb. 1. Physiologische Achsenverhältnisse der unteren Extremität. (Nach geringfügiger Modifizierung und mit freundlicher Genehmigung von D. Paley und K. Tetsworth, Maryland Center for Limb Lengthening and Reconstruction, Baltimore, USA)

satz des Kniegelenks sind, die Retroversion der tibialen Gelenkfläche betreffend, präzisere Angaben wünschenswert.

Aus den dargelegten Gründen läßt sich für den aPPTW in Tabelle 1 sowie in Abb. 1 kein Normwert, sondern lediglich eine Streuung von 81°–86° angeben.

Der distale Unterschenkel

Bei physiologischer Ausrichtung der Beinachse sind anatomische und mechanische Achsen der Tibia parallel. Die Gelenkebene des oberen Sprunggelenks in der Frontalebene wird durch die proximale Taluskontur, in deren Mitte sich die Sprunggelenkmitte befindet, festgelegt. In der Frontalebene ist es jedoch häufig einfacher, die distale tibiale Gelenkfläche zu verwenden. In der Sagittalebene verwendet man die Tangente der distalen tibialen Gelenkfläche. Die anatomische Achse schneidet hierbei die Tangente der distalen tibialen Gelenkfläche in der Gelenkmitte. Am distalen Unterschenkel ergeben

sich nahezu rechtwinklige Verhältnisse mit 89° (86°–92°) für den Gelenkwinkel mLDTW des oberen Sprunggelenks in der Frontalebene ([1], McKie et al., zitiert nach [13]). In der Sagittalebene steigt die Gelenkfläche des Sprunggelenks nach ventral hin an. Der Winkel aADTW zwischen Tibiaschaft und oberem Sprunggelenk beträgt im Mittel 80° (78°–82°) (McKie et al., zitiert nach [13]).

Zusammenfassung

Grundlage jeder Korrektur von knöchernen Fehlstellungen an der unteren Extremität ist das Verständnis der normalen biomechanischen Geometrie. Eine genaue Analyse der Achsenabweichungen kann nur anhand exakt angefertigter Ganzbeinaufnahmen erfolgen. Anatomische und mechanische Achsen werden ebenso wie die Ebenen von Knie- und oberem Sprunggelenk beschrieben und dargestellt. In der Frontal- und Sagittalebene werden die daraus resultierenden Winkel von Ober- und Unterschenkel abgeleitet. Die in der Literatur hierzu vorliegenden Daten einzelner Standardwerte werden dargelegt. Bis auf die Retroversion des Tibiaplateaus finden sich in der Literatur weitgehend übereinstimmende Daten zu den Winkelverhältnissen an der unteren Extremität. Zur genauen Klärung der Geometrie der proximalen tibialen Gelenkfläche sind insbesondere im Hinblick auf den endoprothetischen Ersatz des Kniegelenks noch weitere Messungen notwendig.

Literatur

1. Chao EYS, Neluheni EVD, Hsu RWW, Paley D (1994) Biomechanics of malalignment. Orthop Clin North Am 25:379–393
2. Cooke TDV, Siu D, Fisher B (1987) The use of standardized radiographs to identify the deformities associated with osteoarthritis. In: Noble J, Galasko CSB (eds) Recent developments in orthopedic surgery. Manchester University Press, Manchester
3. Danielsson L, Hernborg J (1970) Clinical and roentgenologic study of knee joints with osteophytes. Clin Orthop 69:302–312
4. Danzig LA, Newell JD, Guerra JJR, Resnik D (1981) Osseous landmarks of the normal knee. Clin Orthop 156:201–206
5. Debrunner HU, Hepp WR (1994) Orthopädisches Diagnostikum. Thieme, Stuttgart New York
6. Hsu RWW, Himeneo S, Coventry MB, Ciao MYS (1990) Normal axial alignment of the lower extremity and load bearing distribution at the knee. Clin Orthop 255:215–227
7. Yoshioka Y, Siu D, Cooke TDV (1987) The anatomy and functional axes of the femur. J Bone Joint Surg (Am) 69:873–880
8. Lanz T v, Wachsmuth W (1972) Praktische Anatomie, 2. Aufl, Bd I/4: Bein und Statik. Springer, Berlin Heidelberg New York
9. McLeod WD, Moschi A, Andrews JR, Hughston JC (1977) Tibial plateau topography. Am J Sports Med 5:13–18
10. Miculicz J (1878) Ueber individuelle Formdifferenzen am Femur und an der Tibia des Menschen. Archiv f A u Ph, Anat Abthlg 1:351–404
11. Moreland JR, Bassett LW, Hanker GJ (1987) Radiographic analysis of the axial alignment of the lower extremity. J Bone Joint Surg (Am) 69:745–749
12. Müller ME (1957) Die hüftnahen Femurosteotomien. Thieme, Stuttgart
13. Paley D, Herzenberg J, Tetsworth K, McKie J, Bhave A (1994) Deformity planning for frontal and sagittal plane corrective osteotomies. Orthop Clin North Am 25:425–465
14. Pauwels F (1951) Über die Bedeutung der Bauprinzipien des Stütz-und Bewegungsapparates für die Beanspruchung der Röhrenknochen. Acta Anatom 12:207–227
15. Wright JG, Treble N, Feinstein AR (1991) Measurement of the lower limb alignment using long radiographs. J Bone Joint Surg (Br) 73:721–723

Längen und Torsionen der unteren Extremitäten

W. Strecker, P. Keppler, M. Franzreb, F. Gebhard, S. Keck und L. Kinzl

Vier Dimensionen charakterisieren die räumliche Geometrie von Extremitäten: die Achsausrichtung jeweils in frontaler und sagittaler Ebene, die Länge und die Torsion. Ad-latus-Dislokationen, also Translationen, sind hierbei ausgeklammert. An den unteren Extremitäten sind seit den anatomischen Studien von Mikulicz [16] die Gesetzmäßigkeiten der Achsverhältnisse festgelegt und wurden in der Folgezeit durch weitere anatomische, klinische und übersichtsradiographische Untersuchungen im wesentlichen bestätigt [14]. Ideale Achsen sind bei geradliniger Verbindung zwischen den jeweiligen Mittelpunkten von Hüftkopf, Knie- und oberem Sprunggelenk gegeben. Dies betrifft sowohl die sagittale als auch die frontale Ebene des isoliert betrachteten Beines und schließt gleichzeitig eine diesbezügliche Symmetrie der unteren Extremitäten ein. Abweichungen von diesen Idealachsen gelten als pathologisch [21].

Weniger klar definiert ist die Beingeometrie, was die jeweiligen Längen- und Torsionsverhältnisse anbelangt. Die Schwierigkeiten beginnen bereits mit der Verwendung unterschiedlicher Begriffe, die eine Drehung von Extremitäten und Extremitätenabschnitten beschreiben. Als *Torsion* definieren wir die Drehung in einem knöchernen Segment, also etwa in Femur oder Tibia. Die Torsion wird dabei jeweils durch Winkelachsen bestimmt, die in einem proximalen und distalen Abschnitt des Knochensegmentes per definitionem festgelegt werden. Diese Winkelachsen können in Abhängigkeit von der jeweiligen Meßmethode unterschiedlich sein. Dahingegen beschreibt die *Rotation* eine Drehbeweglichkeit zwischen unterschiedlichen knöchernen Segmenten und damit letztlich den Bewegungsumfang im jeweiligen zwischengeschalteten Gelenk.

Es stellt sich vorab zum einen die Frage, ob eine Symmetrie der unteren Extremitäten bezüglich der Torsions- und Längenverhältnisse unterstellt werden darf. Zum zweiten wäre zu klären, ob und inwieweit zwischen entsprechenden Extremitätenabschnitten im intraindividuellen Rechts-links-Seitenvergleich physiologische Toleranzen der Längen und Torsionen bestehen. Nur mit Verwunderung können Angaben zu indikatorischen Grenzen für Korrekturosteotomien der unteren Extremitäten bei intraindividuellen Abweichungen von Längen und Torsionen registriert werden [21]. Als Grundlage für derartige Operationsindikationen ist die Kenntnis der entsprechenden Normalwerte zu fordern. Bis dato sind jedoch die physiologischen Längen- und Torsionsverhältnisse einer gesunden erwachsenen Durchschnittsbevölkerung weder ausreichend untersucht noch definiert. Ziel unserer Untersuchung war daher die Ermittlung der Normalverteilung von Längen und Torsionen der unteren Extremitäten bei gesunden Erwachsenen.

Patienten und Methodik

Bei 355 Patienten, die folgenden Ein- und Ausschlußkriterien entsprachen, wurden im Zeitraum 1. 1. 1991 bis 31. 12. 1995 Längen- und Torsionswinkel von Femur und Tibia computertomographisch bestimmt.

Einschlußkriterien

- Patienten mit Frakturen von Ober- und/oder Unterschenkel.
- Freiwillige asymptomatische Probanden.

Ausschlußkriterien

- Alter unter 16 Jahren bei Frauen und unter 18 Jahren bei Männern.
- Posttraumatische, postinfektiöse, tumoröse oder kongenitale Veränderungen der unteren Extremitäten.

Zur Auswertung kamen neben einigen freiwilligen asymptomatischen Probanden ausschließlich erwachsene Patienten nach Frakturen von Oberschenkel und/oder Unterschenkel. Diese Patienten waren vor dem Unfallereignis beschwerdefrei. Gewertet wurden ausschließlich nicht frakturierte Extremitätenabschnitte.

Das mittlere Alter des Gesamtkollektivs betrug 33,5 Jahre (16–78 Jahre). Bei den 231 Männern lag es bei 32,3 (18–78) Jahren, bei den 124 Frauen bei 35,8 (16–73) Jahren.

Computertomographische Untersuchung

Die technischen Einzelheiten der computertomographischen Analyse der Längen- und Torsionsverhältnisse sind bei Waidelich et al. [22] ausführlich beschrieben. Angaben zur Reproduzierbarkeit der Methode finden sich bei Pfeifer et al. [18]. Daten zur Strahlenbelastung sind bei Waidelich et al. [22] zusammengefaßt. Innentorsionen werden mit negativem Vorzeichen und Außentorsionen mit positivem Vorzeichen gekennzeichnet.

Statistische Datenanalyse

Die statistische Auswertung der Daten sowie die Erstellung der Schaubilder wurde mit der Statistiksoftware WinStat V 3.1 und der Präsentationssoftware Harvard Graphics V 3.0 durchgeführt. Bei der statistischen Überprüfung der Kollektive auf signifikante Unterschiede kam der Student's t-Test für unabhängige normalverteilte Gruppen zur Anwendung. Das Signifikanzniveau wurde auf $p = 0{,}01$ festgesetzt.

Ergebnisse

Längen

Oberschenkel (OS). Die Längen wurden an insgesamt 511 gesunden Femora bestimmt. Die Längen sowohl der 246 linken als auch der 265 rechten Femora waren normalverteilt. Die obere und untere Grenze der normalen Längen wurden durch $\bar{x} \pm 2\,SD$ festgelegt. Rechts betrug der Mittelwert $\bar{x} \pm 2\,SD$ 46,36 ± 6,39 cm und links 46,28 ± 6,34 cm (Tabelle 1). Es bestand kein signifikanter Seitenunterschied der Längen ($p = 0{,}71$). Alle Femora zusammen haben damit eine mittlere Länge $\bar{x} \pm 2\,SD$ von 46,31 ± 6,37 cm. Somit bilden 39,94 und 52,68 cm jeweils die untere und obere Grenze des Normalkollektivs bei einer maximalen Streuung von 37,2–54,1 cm (Abb. 1a).

Zur Ermittlung der intraindividuellen Längendifferenzen wurden lediglich Messungen an gesunden Oberschenkelpaaren (n = 178; Abb. 1b) ausgewertet. Die statistische Verteilung der intraindividuellen Längendifferenzen erwies sich als nicht normal. Somit wurden zur Beschreibung dieses Kollektivs neben dem Median die 95. und 99. Perzentile benutzt. Der ermittelte Median betrug 0,3 cm. Die intraindividuelle Längendifferenz betrug 0,9 cm im 95. und 1,2 cm im 99. Perzentil (Tabelle 1).

Tabelle 1. Längen- und Längendifferenzen (cm) der Oberschenkel

Längen

Kollektiv	n	$\bar{x} \pm 2\,SD$	Min./Max.
Rechte Femura	265	46,36 ± 6,39	37,2/54,1
Linke Femura	246	46,28 ± 6,34	37,3/53,7
Alle Femura	511	46,31 ± 6,37	37,2/54,1

Längendifferenzen

Kollektiv	n	Median	95.	99. Perzentil
OS-Paare	178	0,3	0,9	1,2

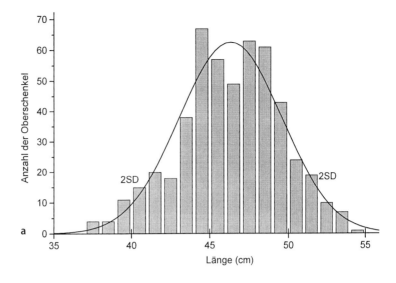

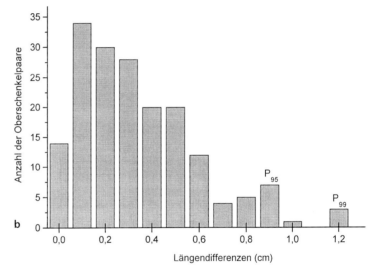

Abb. 1. a Verteilung der Längen (cm) von 511 Femora.
b Intraindividuelle Längendifferenzen (cm) bei 178 Oberschenkelpaaren. Das 95. und 99. Perzentil ist mit P_{95} und P_{99} gekennzeichnet

Unterschenkel (US). An insgesamt 513 gesunden Tibiae wurden die Längen ermittelt. Auch hier folgen die Absolutwerte einer Normalverteilung (Abb. 2a). Ebenfalls besteht kein signifikanter Seitenunterschied der Längen (p = 0,98). Somit kann für alle US-Längen ein Mittelwert $\bar{x} \pm 2\,SD$ von $36,90 \pm 5,62$ cm zusammengefaßt werden mit einer Streuung von 29,2–43,7 cm (Tabelle 2).

An 171 gesunden US-Paaren wurden die intraindividuellen Längendifferenzen ermittelt und statistisch analog zu den Längendifferenzen am OS bewertet (Abb. 2b). Der Median der Differenzen lag auch hier bei 0,3 cm, die Längenunterschiede im 95. und 99. Perzentil bei 0,8 und 1,0 cm (Tabelle 2).

Tabelle 2. Längen und Längendifferenzen (cm) der Unterschenkel

Längen

Kollektiv	n	$\bar{x} \pm 2\,SD$	Min./Max.
Rechte Tibiae	269	36,98 ± 5,62	29,2/43,3
Linke Tibiae	244	36,81 ± 5,62	29,4/43,7
Alle Tibiae	513	36,90 ± 5,62	29,2/43,7

Längendifferenzen

Kollektiv	n	Median	95.	99. Perzentil
US-Paare	171	0,3	0,8	1,0

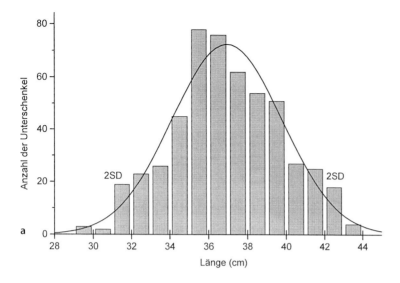

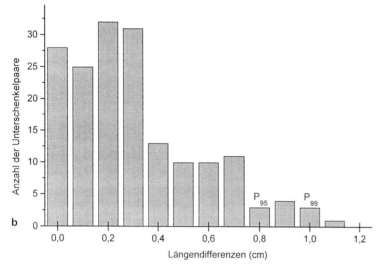

Abb. 2. a Verteilung der Längen (cm) von 513 Tibiae.
b Intraindividuelle Längendifferenzen (cm) bei 171 Unterschenkelpaaren

Bein. An insgesamt 378 gesunden Beinen erfolgte eine Längenmessung. Analog zu den Ergebnissen der Längenmessungen von OS und US folgen auch hier die Absolutwerte einer Normalverteilung (Abb. 3a). Signifikante Seitenunterschiede lagen nicht vor (p = 0,49). Für alle Beinlängen ergibt sich somit ein Mittelwert $\bar{x} \pm 2\,SD$ von $83{,}2 \pm 11{,}37$ mit einer Streuung zwischen 67,9 und 96,7 cm (Tabelle 3). Die Ermittlung der intraindividuellen Längendifferenzen von gesunden Beinpaaren war an 60 Erwachsenen möglich (Abb. 3b). Der Median der intraindividuellen Längendifferenzen lag bei 0,6 cm und das 95. Perzentil bei 1,1 cm (Tabelle 3). Das *Längenverhältnis von Femur zu Tibia* wurde jeweils einzeln an 205 rechten und 173 linken Beinen ermittelt (Abb. 3c). Die annähernde Normalverteilung erlaubte die Bestimmung des Mittelwertes $\bar{x} \pm 2\,SD$ mit $1{,}26 \pm 0{,}1$. Signifikante Seitenunterschiede lagen hierbei nicht vor (p = 0,40) (Tabelle 3).

Tabelle 3. Längen und Längendifferenzen (cm) der gesamten Beine, sowie Längenverhältnis von Femur und Tibia

Längen

Kollektiv	n	$\bar{x} \pm 2\,SD$	Min./Max.
Rechte Beine	205	83,37 ± 11,59	67,9/96,6
Linke Beine	173	82,97 ± 11,04	68,6/96,7
Alle Beine	378	83,19 ± 11,37	67,9/96,7

Längendifferenzen

Kollektiv	n	Median	95. Perzentil
Beinpaare	**60**	**0,6**	**1,1**

Längenverhältnis von Femur und Tibia

Kollektiv	n	$\bar{x} \pm 2\,SD$	Min./Max.
Rechte Beine	205	1,26 ± 0,0943	1,05/1,38
Linke Beine	173	1,26 ± 0,1049	1,02/1,37
Alle Beine	378	1,26 ± 0,099	1,02/1,38

Längen und Torsionen der unteren Extremitäten 79

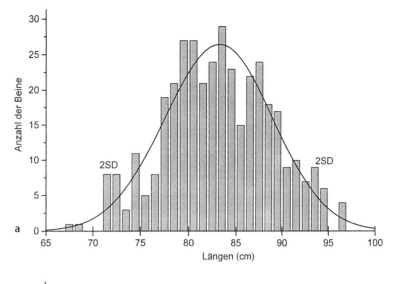

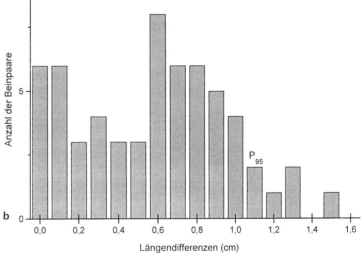

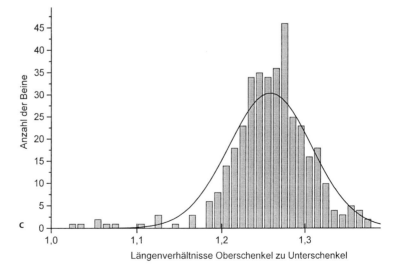

Abb. 3. a Verteilung der Längen (cm) von 378 Beinen.
b Intraindividuelle Längendifferenzen (cm) bei 60 Beinpaaren.
c Verteilung der Längenverhältnisse Ober-/Unterschenkel bei insgesamt 378 Beinen

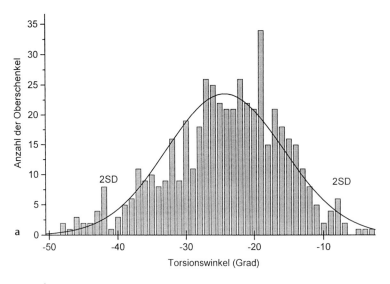

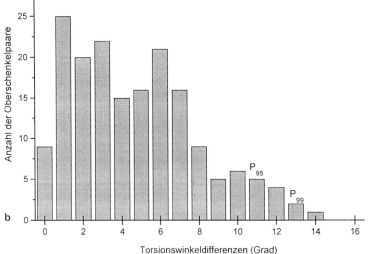

Abb. 4. a Verteilung der Torsionswinkel (°) von 505 Femora. **b** Intraindividuelle Torsionswinkeldifferenzen (°) bei 156 Oberschenkelpaaren

Torsionen

Oberschenkel. Insgesamt wurde bei 505 gesunden Femora der Torsionswinkel bestimmt (Abb. 4a). Bei bestehender Normalverteilung betrugen die Mittelwerte $\bar{x} \pm 2\,SD$ $-23{,}77 \pm 18{,}27°$ bei den 263 rechten Femora und $-24{,}46 \pm 16{,}30°$ bei den 242 linken Femora. Damit bestand kein signifikanter Seitenunterschied der Torsionswinkel ($p = 0{,}37$). Als Grenzen für das Normalkollektiv ergeben sich somit $-6{,}73°$ und $-41{,}47°$ (Tabelle 4) sowie eine Streuung von $-1°$ bis $-48°$.

An insgesamt 146 gesunden Oberschenkelpaaren wurden die Torsionswinkeldifferenzen im Seitenvergleich bestimmt (Abb. 4b). Die statistische Verteilung erwies sich hierbei als nicht normal, so daß zur Beschreibung dieses Kollektivs neben dem Median die 95. und 99. Perzentile herangezogen wurden. Der ermittelte Median der Differenzen betrug 4° und die jeweiligen Torsionswinkeldifferenzen 11° im 95. Perzentil und 13° im 99. Perzentil (Tabelle 4).

Tabelle 4. Torsionswinkel und Torsionswinkeldifferenzen [°] der Oberschenkel

Torsionswinkel

Kollektiv	n	$\bar{x} \pm 2\,SD$	Min./Max.
Rechte Femura	263	$-23{,}77 \pm 18{,}27$	$-47/-1$
Linke Femura	242	$-24{,}46 \pm 16{,}30$	$-48/-2$
Alle Femura	505	$-24{,}10 \pm 17{,}37$	$-48/-1$

Torsionswinkeldifferenzen

Kollektiv	n	Median	95.	99. Perzentil
OS-Paare	176	4	11	13

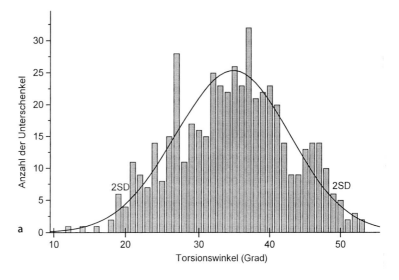

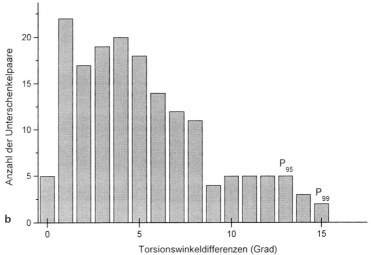

Abb. 5. a Verteilung der Torsionswinkel (°) von 504 Tibiae.
b Intraindividuelle Torsionswinkeldifferenzen (°) bei 176 Unterschenkelpaaren

Unterschenkel. An 264 rechten und 240 linken Tibiae wurden die Torsionswinkel ermittelt. Bei jeweils annähernder Normalverteilung (Abb. 5a) zeigte sich hier jedoch bezüglich der Mittelwerte ein Seitenunterschied der Außentorsionen, und zwar von 36,46° rechts gegenüber 33,07° links (Tabelle 5). Dieser Seitenunterschied ist signifikant (p < 0,001). Der Mittelwert $\bar{x} \pm 2$ SD aller 504 Tibiae betrug 34,85 ± 15,85°. Die Grenzen für das Normalkollektiv sind somit auf 19,0° und 50,9° festgelegt. Die Streuung lag bei +12° bis +53°.

An insgesamt 167 gesunden Unterschenkelpaaren wurden intraindividuelle Torsionswinkeldifferenzen ermittelt (Tabelle 5). Analog zum OS lag auch hier keine Normalverteilung vor. Der Median betrug 4,9°, das 95. Perzentil 13° und das 99. Perzentil 14,3° (Abb. 5b).

Tabelle 5. Torsionswinkel und Torsionswinkeldifferenzen [°] der Unterschenkel

Torsionswinkel

Kollektiv	n	$\bar{x} \pm 2$ SD	Min./Max.
Rechte Tibiae	264	+36,46 ± 15,67	+19/+53
Linke Tibiae	240	+33,07 ± 15,40	+12/+52
Alle Tibiae	504	+34,85 ± 15,85	+12/+53

Torsionswinkeldifferenzen

Kollektiv	n	Median	95.	99. Perzentil
US-Paare	167	4,9	13	14,3

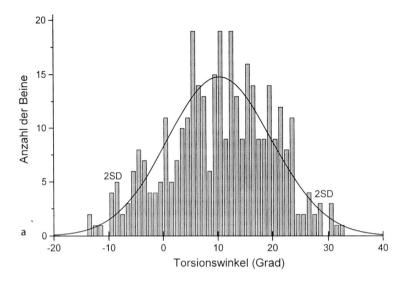

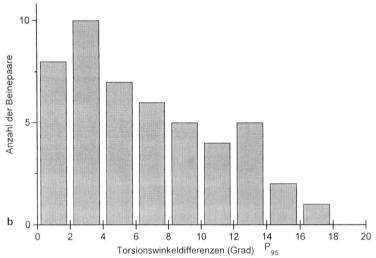

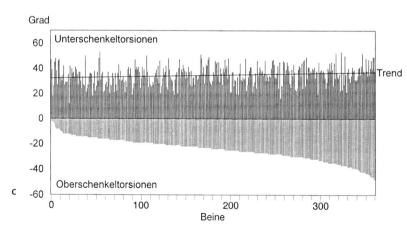

Abb. 6. a Verteilung der Torsionswinkel (°) von 352 Beinen.
b Intraindividuelle Torsionswinkeldifferenzen (°) bei 48 Beinpaaren.
c Verhältnis der intraindividuellen Torsionswinkel von Ober- zu Unterschenkel bei 362 Beinen

Bein. Die Torsionswinkel gesunder Beine wurden 192mal rechts und 160mal links bestimmt. Analog zum Unterschenkel fand sich ein signifikanter Seitenunterschied (p < 0,001) der Mittelwerte der Torsionswinkel, und zwar von 11,79 ± 18,82° rechts und von 7,46 ± 18,16° links. Wurden vereinfachend die Mittelwerte der Torsionswinkel aller linken und rechten Beine zusammengenommen, betrug bei annähernder Normalverteilung (Abb. 6a) der Mittelwerte $\bar{x} \pm 2\,SD$ 9,82 ± 18,97°. Die Grenzen der Beintorsionen des Normalkollektivs liegen somit bei −1,55° und +21,39°, die Streuung zwischen −14° und +32° (Tabelle 6).

Die Torsionswinkeldifferenzen von 48 Beinpaaren im intraindividuellen Rechts-links-Seitenvergleich waren nicht normal verteilt (Abb. 6b). Der Median der Differenzen lag hier bei 5° und das 95. Perzentil bei 13,6° (Tabelle 6).

Das Verhältnis der jeweiligen intraindividuellen Torsionen von OS zu US zeigte keine Korrelation (p = 0,21). Graphisch läßt sich bestenfalls ein tendenzielles Verhalten zwischen den Innentorsionen der OS und den Außentorsionen der US am jeweiligen Bein aufzeigen (Abb. 6c).

Tabelle 6. Torsionswinkel und Torsionswinkeldifferenzen [°] der gesamten Beine

Torsionswinkel

Kollektiv	n	$\bar{x} \pm 2\,SD$	Min./Max.
Rechte Beine	192	+11,79 ± 18,77	−14/+32
Linke Beine	160	+ 7,46 ± 18,10	−14/+30
Alle Beine	352	+ 9,82 ± 18,97	−14/+32

Torsionswinkeldifferenzen

Kollektiv	n	Median	95. Perzentil
Beinpaare	48	5	13,6

Diskussion

Eine Bewertung von Längen- und Torsionsverhältnissen von Extremitäten und Extremitätenabschnitten setzt eine valide und reproduzierbare Meßmethode voraus. Leider werden in zahlreichen Literaturstellen die jeweiligen Untersuchungsmethoden nicht näher bezeichnet. Insbesondere ältere Angaben zu Torsionsabweichungen beruhen vermutlich in erster Linie auf klinischen Untersuchungstechniken. Die klinische Torsionswinkelbestimmung weist aber, v. a. am Oberschenkel, eine große Fehlerbreite auf. Sie ist daher weder für die Indikationsstellung noch für eine Operationsplanung von Korrekturosteotomien ausreichend [8]. Unsere Längen- und Torsionswinkelbestimmungen erfolgten computertomographisch nach der Ulmer Methode, erstmals 1992 von Waidelich et al. [22] beschrieben. Die technische Durchführung der Messung ist klar definiert und standardisiert. Dies erklärt die gute Reproduzierbarkeit und Zuverlässigkeit der Methode, wie sich durch Mehrfachmessungen an gleichen Patienten, auch durch verschiedene Untersucher, nachweisen ließ [18]. Die computertomographische Meßmethode ist daher derzeit als Gold-Standard in der Längen- und Torsionswinkelbestimmung der unteren Extremitäten zu betrachten. Alle konkurrierenden Verfahren, wie Sonographie und Magnetresonanztomographie, aber auch die klinische Untersuchung, müssen daran ausgerichtet werden.

Die physiologische Ausrichtung der Beinachsen ist, sowohl in der Frontal- als auch in der Sagittalebene, durch die geradlinige Verbindung der Mittelpunkte von Hüft-, Knie- und oberem Sprunggelenk festgelegt [14]. Damit ist auch eine intraindividuelle Symmetrie der Beinachsen im Rechts-links-Seitenvergleich zu unterstellen. Eine derartige Symmetrie liegt im wesentlichen auch bezüglich der Längen- und Torsionswinkelverhältnisse vor. Diese intraindividuelle Symmetrie gilt sowohl für Ober- und Unterschenkelpaare, als auch für gesamte Beinpaare. Dennoch bestehen in der gesunden mitteleuropäischen erwachsenen Bevölkerung erhebliche Abweichungen von diesem „Ideal".

Jede statistische Grenzziehung zwischen einem physiologischen und pathologischen Bereich ist letztlich willkürlich. Trotzdem erscheint bei fehlender Normalverteilung die Verwendung des 99. Perzentils als sinnvoll. Dabei wird unterstellt, daß bei wenigstens 99% der gesunden, asymptomatischen Bevölkerung die Längen und Torsionen von Ober- und Unterschenkel als normal betrachtet werden können. Diese physiologischen Streuungen, hier durch das 99. Perzentil festgelegt, werden als Längen- und Torsionstoleranzen bezeichnet.

Die Mittelwerte der Längen aller rechten und aller linken OS sind nahezu gleich. Ebensowenig zeigen die Mittelwerte der Längen von rechten und linken US signifikante Unterschiede. Im intraindividuellen Rechts-links-Seitenvergleich von gesunden OS-, US- und Beinpaaren werden Längentoleranzen (99. Perzentil) von 1,2 cm, 1,0 cm und 1,4 cm ermittelt. Die Kenntnis dieser Längentoleranzen erscheint künftig für die Beurteilung einer posttraumatischen Beingeometrie bedeutsam. Ebenfalls wichtig sind diese Daten für Indikationsstellung und Planung entsprechender Korrekturosteotomien. Das Längenverhältnis zwischen OS und US liegt bei 378 Beinen im Mittel bei 1,26 mit einem tolerablen Bereich von 1,16 bis 1,36 ($\bar{x} \pm 2$ SD). Unser Ergebnis ist in guter Übereinstimmung mit demjenigen von Mikulicz [16], der 1878 anhand seiner berühmten anatomischen Studien an 60 unteren Extremitäten auf ein Längenverhältnis von 1,24 kam, letztlich also ungefähr einer Proportion von 5:4 entsprechend. Dieses Längenverhältnis ist Grundlage für Längenkorrekturen der unteren Extremitäten.

Torsionswinkel werden im jeweiligen Extremitätensegment durch eine möglichst genaue Definition der proximalen und distalen Winkelachsen festgelegt. Diese Winkelachsen können sich bei verschiedenen Meßmethoden wesentlich unterscheiden. Eine direkte Vergleichbarkeit absoluter Torsionswinkel ist dann nicht mehr möglich. Insbesondere die Winkelachsen im Bereich von Schenkelhals und oberem Sprunggelenk sind selbst bei den verschiedenen beschriebenen computertomographischen Meßmethoden nicht immer identisch [9–13, 23]. Röntgenologische, sonographische und magnetresonanztomographische Alternativmethoden bedienen sich darüber hinaus weiterer Bezugsachsen, womit ein direkter Methodenvergleich zusätzlich erschwert wird. Das Problem der differierenden Winkelachsen für die Bestimmung der segmentalen Torsionen tritt allerdings für die Bewertung intraindividueller Torsionswinkeldifferenzen weitgehend in den Hintergrund. Darüber hinaus ist für den einzelnen Patienten nicht die Torsionsabweichung vom idealen Absolutwert des Bevölkerungsdurchschnitts von vorrangiger Bedeutung. Für ihn zählt in erster Linie die relative Abweichung in bezug auf seine gesunde Gegenseite. Die „idealen" Absolutwerte der Torsionen interessieren lediglich bei bilateralen Verletzungen oder bei erheblichen kongenitalen Abweichungen, wie etwa bei der Kombination von Coxa valga antetorta und dem sog. „inwardly pointing knee" [6].

Die Innentorsion des OS korreliert am gleichen Bein nicht mit der Außentorsion des US. Lediglich tendenziell wird eine Abweichung der OS-Torsion nach innen oder außen durch eine entgegengesetzt gerichtete US-Torsion kompensiert. Damit bestätigen sich an einem großen Kollektiv die früheren Ergebnisse unserer Arbeitsgruppe [20, 22]. Während die Mittelwerte der Torsionen aller rechten und aller linken OS nur wenig differieren, bestehen zwischen den Torsionen der US signifikante ($p < 0,01$) Seitenunterschiede. Die rechten US zeigen im Mittelwert eine um 3,39° größere Außentorsion als die linken US. Diese Beobachtung steht im Einklang mit der Mehrzahl bisher veröffentlichter Arbeiten [3, 4, 5, 7, 20]. Lediglich 2 Autoren konnten keinen Seitenunterschied feststellen [11, 15]. Eine befriedigende Interpretation dieses Unterschieds erfolgte bislang nicht. Ein Bezug zu Rechts- und Linkshändigkeit wurde unseres Wissens nicht untersucht. Analog zur Seitendifferenz der Unterschenkeltorsionen fanden sich unterschiedliche Mittelwerte der Beintorsionen von 11,8° rechts gegenüber 7,5° links.

In Übereinstimmung mit Braten et al. [1] lassen sich aus unseren Ergebnissen intraindividuelle Torsionstoleranzen in einer Größenordnung von 15° ableiten. Diese Richtgröße gilt sowohl für den OS, den US und als auch für das gesamte Bein. Vergleichbare Untersuchungen (Übersicht in [1]) erfolgten radiologisch und sonographisch an z. T. wesentlich kleineren Kollektiven. Zur Validität der Meßmethodik werden in der Literatur keine verläßlichen Angaben gemacht. Weiterhin fällt auf, daß die Torsionswinkeldifferenzen statistisch als Mittelwert mit den entsprechenden Standardabweichungen ($\bar{x} \pm 2$ SD) charakterisiert wurden. Bei fehlender Normalverteilung ist dies jedoch nicht zulässig. Daher bietet sich die Verwendung von Perzentilen an.

Streuungen der intraindividuellen Torsionswinkeldifferenzen bis zu 15° [1, 2] am OS erscheinen daher tolerabel und stimmen mit unseren Untersuchungsergebnissen überein. Im Gegensatz hierzu ist die von Moulton et al. [17] angegebene Streuung von 6° wohl auf die geringe Anzahl der untersuchten Probanden, insgesamt 21, zurückzuführen und daher kaum aussagekräftig. Zuverlässige Literaturangaben zu intraindividuellen Torsionswinkeldifferenzen des US fehlen bislang.

Auf der Grundlage der ermittelten Längen- und Torsionstoleranzen sind die indikatorischen Grenzen für Korrekturosteotomien nach kongenitalen und posttraumatischen Längen- und Torsionsabweichungen neu zu bewerten. Erst bei entsprechender Überschreitung dieser physiologischen Toleranzen erscheint ggf. eine operative Korrekturbedürftigkeit erwägenswert. Die Indikation zur Korrekturosteotomie muß neben einer gründlichen klinischen und bildgebenden Analyse der Beingeometrie eine Vielzahl individueller Kriterien berücksichtigen.

Das entscheidende Kriterium für eine Indikation zur Torsionskorrektur ist weder der Absolutwert des

Torsionswinkels des betroffenen Beinsegmentes, noch allein die intraindividuelle Torsionsabweichung im Seitenvergleich, sondern in erster Linie die Unfähigkeit zum rotatorischen 0-Durchgang gemäß der Neutral-0-Methode. Zur Bewertung der OS-Torsion und gleichzeitig des Rotationsumfanges des Hüftgelenkes dient hierbei der im Kniegelenk rechtwinklig gebeugte US als Zeiger. Das Ausmaß der US-Torsion und gleichzeitig der Rotation im Kniegelenk wird durch den im oberen Sprunggelenk rechtwinklig gebeugten Fuß angezeigt. Ein segmentaler Torsionsfehler, der einen rotatorischen 0-Durchgang verhindert, ist aufgrund der endständigen Zwangsposition immer mit Beschwerden in den angrenzenden Gelenken verbunden und begründet daher eine operative Torsionskorrektur.

Die möglichst genaue Kenntnis der Absolutwerte von Längen und Torsionswinkeln ist allerdings für jede Planung und Durchführung von Korrekturosteotomien der unteren Extremitäten zu fordern.

Neben der Einschätzung der allgemeinen und lokalen Operabilität ist der Pathogenese jeder Fehlstellung Rechnung zu tragen. Während kongenitale Deformitäten über eine funktionelle Anpassung der Gliederkette im Laufe der Zeit häufig gut kompensiert werden können, ist dies bei posttraumatischen Fehlstellungen des Erwachsenen nur in geringerem Umfang möglich [19]. Die indikatorische Grenze zur Verlängerungsosteotomie dürfte bei kongenitalen Verkürzungen von Ober- oder Unterschenkel daher bei etwa 3 cm Längendifferenz anzusiedeln sein. Nach posttraumatischen Verkürzungen der unteren Extremitäten beim Erwachsenen ist u. E. die Indikation zur Verlängerungsosteotomie jedoch bereits ab einem Beinlängenunterschied von 1,5–2,0 cm zu diskutieren. Die Indikation zur operativen Korrektur sollte insbesondere bei jüngeren Patienten nicht zu eng gestellt werden. Bei mehrdimensionalen Abweichungen werden die jeweilig gültigen Indikationsgrenzen von eindimensionalen Fehlstellungen i. allg. großzügiger interpretiert. Selbstverständlich ist vor jedem operativen Längenausgleich die Frage einer fixierten Skoliose zu beantworten. Im Zweifelsfall empfiehlt sich vor operativen Maßnahmen ein probatorischer konservativer Längenausgleich für einen Zeitraum von mehreren Wochen oder Monaten.

Zusammenfassung

Grundlage für Indikationsstellung, Planung und Durchführung von Korrekturosteotomien ist die Kenntnis der normalen anatomischen Verhältnisse. Ziel unserer Untersuchung war daher die Ermittlung von Längen und Torsionen der unteren Extremitäten bei gesunden Erwachsenen sowie der jeweiligen Streubreiten im Rechts-links-Seitenvergleich. Diese intraindividuellen Streubreiten werden als Längen- und Torsionstoleranzen bezeichnet.

Bei 355 Patienten ohne posttraumatische, postinfektiöse, tumoröse oder kongenitale Veränderungen der unteren Extremitäten wurden computertomographisch nach der Ulmer Methode (Waidelich et al. 1992) Längen und Torsionen von Oberschenkel und Unterschenkel ermittelt.

Die Längen der 511 OS betrugen 46,3 ± 6,4 cm, der 514 US 36,9 ± 5,6 cm und der 378 Beine 83,2 ± 11,4 cm ($\bar{x} \pm 2$ SD).

Das Längenverhältnis von Femur zu Tibia lag bei 1,26 ± 0,1. Die intraindividuellen Längentoleranzen (99. Perzentil) im Rechts-links-Seitenvergleich wurden mit 1,2 cm für den OS (178 Paare) und mit 1,0 cm für den US (171 Paare) ermittelt.

Analog hierzu betrugen die Torsionen von 505 OS −24,1 ± 17,4°, von 504 US +34,9 ± 15,9° und von 352 Beinen +9,8 ± 11,4°. Negative Vorzeichen beschreiben hierbei Innendrehungen und positive Vorzeichen Außendrehungen. Während die Mittelwerte der Torsionswinkel rechter und linker OS seitengleich waren, wiesen die Torsionen der US mit 36,46° rechts gegenüber 33,07° links einen signifikanten Seitenunterschied auf. Ebenfalls signifikant ($p < 0{,}001$) waren die Differenzen der rechten und linken Beintorsionen mit 11,8 ± 18,8° und 7,5 ± 18,2°. Größere Innentorsionen des OS gehen tendenziell mit größeren Außentorsionen des US einher. Eine direkte Korrelation besteht jedoch nicht. Die intraindividuellen Torsionstoleranzen, wiederum jeweils auf das 99. Perzentil bezogen, lagen bei 13° am OS (146 Paare) und bei 14,3° am US (176 Paare).

Diese Ergebnisse sind von grundlegender Bedeutung für die Indikationsstellung und Planung von Korrekturosteotomien der unteren Extremitäten.

Literatur

1. Braten M, Terjesen T, Rossvoll J (1992) Femoral anteversion in adults. Acta Orthop Scand 63:29–32
2. Brouwer KJ, Molenaar JC, van Linge B (1981) Rotational deformities after femoral shaft fractures in childhood. A retrospective study 27–32 years after the accident. Acta Orthop Scand 52 (1):81–89
3. Butler-Manuel PA, Guy RL, Heatley FW (1992) Measurement of tibial torsion – a new technique applicable to ultrasound and computed tomography. Br J Radiol 65:119–126
4. Clementz BG (1989) Assessment of tibial torsion and rotational deformity with a new fluoroscopic technique. Clin Orthop 245:199–209
5. Clementz BG, Magnusson A (1989) Assessment of tibial torsion employing fluoroscopy, computed tomography and the cryosectioning technique. Acta Radiol 30:75–79
6. Cooke TDV, Price N, Fisher D, Hedden N (1990) The inwardly pointing knee – an unrecognized problem of external rotational malalignment. Clin Orthop Relat Res 260:56–60
7. Dupuis PV (1951) La torsion tibiale. Desoer & Masson, Paris
8. Franzreb M, Strecker W, Kinzl L (1995) Wertigkeit der klinischen Untersuchungen von Torsionswinkel- und Längenverhältnissen der unteren Extremität. Aktuelle Traumatol 25:153–156
9. Grote R, Elgeti H, Saure D (1980) Bestimmung des Antetorsionswinkels am Femur mit der axialen Computertomographie. Röntgenblätter 33:31–42
10. Hoiseth A, Reikeras O, Fonstelien E (1989) Evaluation of three methods for measurement of femoral neck anteversion. Acta Radiol 30:69–73
11. Jakob RP, Haertel M, Stussi M (1980) Tibial torsion calculated by computerised tomography and compared to other methods of measurement. J Bone Joint Surg (Br) 62:238–242
12. Jend HH, Heller M, Schöntag H, Schöttle H (1980) Eine computertomographische Methode zur Bestimmung der Tibiatorsion. Fortschr Röntgenstr 133:22–25
13. Jend HH (1986) Die computertomographische Antetorsionswinkelbestimmung. Fortschr Röntgenstr 144:447–452
14. Lang J, Wachsmuth W (1972) Bein und Statik. Springer, Berlin Heidelberg New York
15. Le Damany PGM (1909) La torsion du tibia normale, pathologique, expérimentale. J Anat Physiol 45:598–615
16. Mikulicz J (1878) Ueber individuelle Formdifferenzen am Femur und an der Tibia des Menschen. Archiv f A u Ph, Anat Abthlg 351–404
17. Moulton A, Upadhyay SS (1982) A direct method of measuring femoral anteversion using ultrasound. J Bone Joint Surg (Br) 64/4:469–472
18. Pfeifer T, Mahlo HR, Zeitler H, Franzreb M, Strecker W, Tomczak R (1996) Computed tomography in the determination of the geometry of the lower limb. J Comput Assist Tomogr (to be published)
19. Pfeil J, Grill F, Graf R (1996) Extremitätenverlängerung, Deformitätenkorrektur, Pseudarthrosenbehandlung. Springer, Berlin Heidelberg New York Tokyo
20. Strecker W, Franzreb M, Pfeifer T, Pokar S, Wikström M, Kinzl L (1994) Computertomographische Torsionswinkelbestimmung der unteren Extremitäten. Unfallchirurg 97:609–613
21. Tscherne H, Gotzen L (1978) Posttraumatische Fehlstellungen. In: Zenker R, Deucher F, Schink W (Hrsg) Chirurgie der Gegenwart, Bd IVa. Urban & Schwarzenberg, München, S 1–76
22. Waidelich HA, Strecker W, Schneider E (1992) Computertomographische Torsionswinkel- und Längenmessung an der unteren Extremität. Fortschr Röntgenstr 157/3:245–251
23. Wissing H, Spira G (1986) Die Bestimmung von Rotationsfehlern am Femur durch computertomographische Bestimmung des Antetorsionswinkels des Schenkelhalses. Unfallchirurgie 12:1–11

Die computertomographische Bestimmung der Beinlängen und Torsionen bei Kindern und Jugendlichen

P. Keppler, W. Strecker und L. Kinzl

Einleitung

Die Winkel des proximalen Femurs in der Frontal- und Sagittalebene sowie die Beinachsen und Längen verändern sich während des Wachstums kontinuierlich. Zahlreiche anatomische und konventionelle radiologische Untersuchungen wurden zur Bestimmung der altersabhängigen Normalwerte durchgeführt [1, 2, 4, 7, 8, 20]. Dabei zeigen sich sehr unterschiedliche Befunde, was die Grenzziehung zwischen normalen und pathologischen Krankheitsbildern erschwert.

Diese Unterschiede beruhen in erster Linie auf der Verschiedenartigkeit der Meßmethoden und Bezugsebenen sowie der meßtechnischen Achsenkonstruktionen. Wegen der höheren Genauigkeit und der deutlich geringeren Strahlenbelastung kommen heute in erster Linie computertomographische Methoden zur Bestimmung der Beingeometrie zum Einsatz [13, 17]. Diese orientieren sich an verschiedenen knöchernen Konturen im Bereich des proximalen Femurs. Die Beurteilung von posttraumatischen Torsionswinkel- und Längendifferenzen im Bereich der unteren Extremitäten und viele orthopädische Erkrankungen im Bereich des Hüftgelenkes setzt die Kenntnis der alters- und methodenabhängigen Normalwerte voraus.

Das Ziel der Studie ist die computertomographische Bestimmung der altersabhängigen Normalwerte von Längen und Torsionen und deren Seitendifferenzen im Bereich des Unter- und Oberschenkels nach der Ulmer Methode [17].

Material und Methoden

Im Zeitraum von 7/91 bis 7/95 wurde an der chirurgischen Universitätsklinik Ulm bei 78 Kindern und Jugendlichen (56 Jungen, 22 Mädchen) mit einem medianen Alter von 9 Jahren (Spanne 2–18 Jahre) eine computertomographische Bestimmung der Längen und Torsionen der unteren Extremitäten durchgeführt (Abb. 1). Die Indikation zur CT-Untersuchung war bei 48 Patienten eine Oberschenkel- und bei 30 Patienten eine Unterschenkelschaftfraktur. Der mediane Nachuntersuchungszeitraum zwischen Unfalldatum und CT-Datum betrug 20 Monate (Spanne 3–64 Monate).

Die Längen und Torsionen der unteren Extremitäten wurde nach der CT-Methode von Waidelich et al. [17] bestimmt. Bei der Ermittlung der Normalwerte wurde bei der Auswertung nur die unverletzte Extremität bzw. das unverletzte Ober- und Unterschenkelpaar berücksichtigt. Die Außentorsion wurde mit einem positiven und die Innentorsion mit einem negativen Vorzeichen versehen.

Nicht berücksichtigt wurden in der Studie polytraumatisierte Patienten, Patienten mit einem pathologischen Gangbild, sowie Patienten mit Frakturen an beiden unteren Extremitäten oder mit passiven Bewegungseinschränkungen (>10°) im Bereich der Hüft- und Kniegelenke.

Die statistische Auswertung der Daten wurde mit dem Statistikprogramm WinStat V 3.1 durchgeführt. Die Korrelation wurde mit dem Spearman-Rangkorrelationstest bestimmt, der Vergleich zwischen 2 Gruppen erfolgte mit dem Mann-Whitney-Test. Als Signifikanzniveau wurde $p = 0,05$ festgelegt.

Ergebnisse

Im Mittel reichte die femorale Torsion in den entsprechenden Altersgruppen von $-34,2° \pm 10,3°$ ($\bar{x} \pm s$) bis $-19,3° \pm 9,5°$. Die tibiale Torsion betrug durchschnittlich $32,3° \pm 10,0°$ und die Torsion des gesamten Beines $9,7 \pm 9,7°$ (Tabelle 1). Es bestand kein signifikanter Unterschied zwischen rechts und links, weder für den Oberschenkel ($p = 0,26$) noch für den Unterschenkel ($p = 0,11$).

Patienten

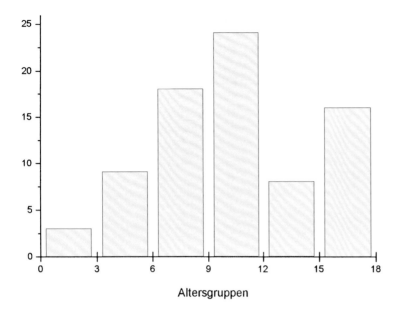

Abb. 1. Altersverteilung der 78 Kinder und Jugendlichen mit einer computertomographischen Torsionswinkel- und Längenbestimmung der unteren Extremität

Tabelle 1. Verteilung der Torsionswinkel im Bereich der unteren Extremität (n = 78)

	Mittelwert [°]	95% Vertrauen [°]	Standardabweichung [°]	Minimum [°]	Maximum [°]	Signifikanzniveau
Femur (2–3 Jahre)	−22,9	+/−9,0	8,5	−33,4	−12,0	0,047
Femur (4–6 Jahre)	−34,2	+/−5,9	10,3	−50,0	−17	0,026
Femur (9–15 Jahre)	−26,4	+/−2,1	7,1	−43,8	−12,0	0,57
Femur (16–18 Jahre)	−19,3	+/−6,8	9,5	−44,0	−9,0	0,013
Tibia (2–18 Jahre)	32,3	+/−2,3	10,0	10,0	56,0	0,29
Bein	9,7	+/−2,3	9,7	−20	32,0	–

Im vorliegenden Patientengut konnte lediglich eine schwache Korrelation zwischen Alter und Torsionswinkel für den Oberschenkel (r = −0,28) und keine Korrelation zwischen Alter und Torsionswinkel im Bereich des Unterschenkels nachgewiesen werden (r = 0,11) (Abb. 2, Abb. 4).

Es bestand ein signifikanter Unterschied zwischen den mittleren Oberschenkeltorsionen der Altersgruppen der 2- bis 3jährigen und 4- bis 6jährigen (p = 0,047), der 4- bis 6jährigen und 7- bis 15jährigen (p = 0,026) und der 7- bis 15jährigen und 16- bis 18jährigen (p = 0,013) Patienten (Abb. 3, Tabelle 1). Im Bereich des Unterschenkels konnten keine signifikanten altersabhängigen Unterschiede der Torsionswinkelmittelwerte nachgewiesen werden (p = 0,19) (Abb. 5).

Die mittlere Torsionswinkeldifferenz der Oberschenkel betrug 4,9° (95% Konfidenzintervall +/− 1,4°), das 95. Perzentil lag bei 14,0°. Analog betrug für den Unterschenkel die mittlere Differenz 5,3° (95% Konfidenzintervall +/− 1,2°), das 95. Perzentil 12,0°. Bei 28 der 30 gesunden Oberschenkelpaare und bei 44 der 48 gesunden Unterschenkelpaare war die Seitendifferenz kleiner als 10° (Abb. 6, Tabelle 2).

Im Mittel betrug die Oberschenkellänge rechts 372 mm ± 93 mm und links 375 mm ± 85 mm. Beim Unterschenkel konnte rechts durchschnittlich eine Länge von 295 mm ± 65 mm und links von 293 mm ± 64 mm gemessen werden. Ein signifikanter Längenunterschied bestand weder im Bereich der Oberschenkel (p = 0,95) noch im Bereich der Unterschenkel (p = 0,99).

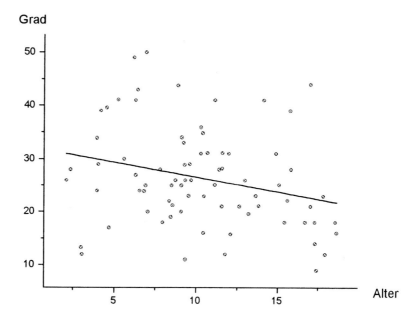

Abb. 2. Korrelation der femoralen Torsion mit dem Alter (r = −0,28). Die Formel der Regressionsgeraden lautet y = −0,56x + 32,19

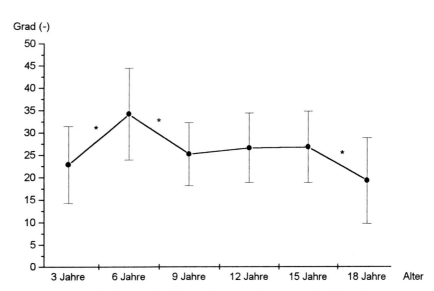

Abb. 3. Mittelwerte der femoralen Torsion mit einfacher Standardabweichung in den entsprechenden Altersgruppen. (* signifikanter Unterschied zwischen den Altersgruppen; s. Tabelle 1)

Tabelle 2. Verteilung der Torsionswinkeldifferenzen für Femur und Tibia

	Anzahl	Mittelwert [°]	95% Vertrauen [°]	Maximum [°]	25. Perzentil [°]	Median [°]	95. Perzentil [°]
Femur	30	4,9	+/−1,4	17,0	2,3	4,1	14,0
Tibia	48	5,3	+/−1,2	8,6	2	4,7	12,0

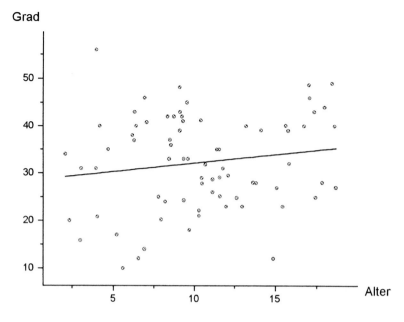

Abb. 4. Korrelation der tibialen Torsion mit dem Alter (r = 0,11). Die Formel der Regressionsgeraden lautet y = 0,36x + 28,51

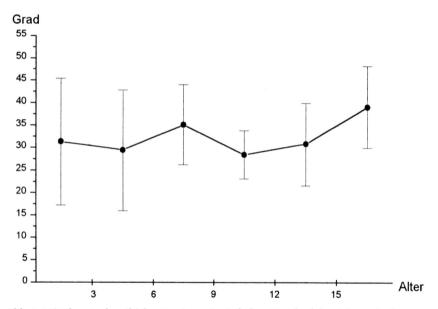

Abb. 5. Mittelwerte der tibialen Torsion mit einfacher Standardabweichung in den entsprechenden Altersgruppen. Es besteht kein signifikanter Unterschied zwischen den Altersgruppen 2–3 Jahre vs. 16–18 Jahre (p = 0,29)

Die Längendifferenz zwischen den 30 Oberschenkelpaaren betrug im Mittel 3,2 mm (95% Konfidenzintervall +/− 1,1 mm), das 95. Perzentil betrug 10 mm. Bei 23 Paaren war die Seitendifferenz kleiner als 5 mm. Entsprechend betrugen die Differenzen der 48 Unterschenkelpaare 4,5 mm (95% Konfidenzintervall ±0,6 mm), das 95. Perzentil lag bei 9 mm. Die Seitendifferenz war bei 43 Paaren kleiner als 5 mm (Abb. 7, Tabelle 3).

Der Quotient aus Ober- und Unterschenkellänge betrug im untersuchten Kollektiv 1,24 mit einem 95%-Konfidenzintervall von +/− 0,01.

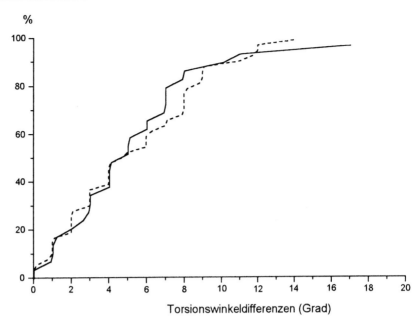

Abb. 6. Kumulative Häufigkeit der Torsionswinkeldifferenzen im Bereich des Femurs (—, n = 30) und im Bereich der Tibia (- - -, n = 48). Es besteht kein signifikanter Unterschied (p = 0,52)

Abb. 7. Verteilung der Längendifferenzen im Bereich des Femurs (—, n = 30) und im Bereich der Tibia (- - -, n = 48). Es besteht kein signifikanter Unterschied (p = 0,58)

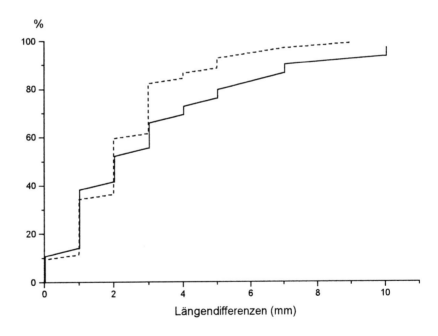

Tabelle 3. Verteilung der Längendifferenzen von Femur und Tibia

	Anzahl	Mittelwert [mm]	95% Vertrauen [mm]	Maximum [mm]	25. Perzentil [mm]	Median [mm]	95. Perzentil [mm]
Femur	30	3,2	+/−1,1	10	0,1	2	10
Tibia	48	4,5	+/−0,6	10	1	2	9

Diskussion

Die Kenntnis der alters- und methodenabhängigen Normalwerte der Längen und Torsionen der unteren Extremität ist Grundlage für die Beurteilung von pathologischen Befunden. Bei der computertomographischen Bestimmung der femoralen Torsion mit der Ulmer Methode ist im untersuchten Patientengut die Altersabhängigkeit geringer und die Standardabweichung höher, als in der Literatur bisher beschrieben wurde [2, 20]. Im Bereich des Unterschenkels besteht keine Altersabhängigkeit. Die Standardabweichung ist mit dem Oberschenkel vergleichbar. Die klinisch wichtigeren Torsionswinkel- und Beinlängendifferenzen der untersuchten Kinder und Jugendlichen unterscheiden sich nicht wesentlich von den Werten eines Erwachsenenkollektivs [13]. Eine Altersabhängigkeit kann nicht nachgewiesen werden. Der berechnete Quotient aus Femur- und Tibialänge ist etwas geringer als bei Erwachsenen und bestätigt damit die Berechnungen von Mikulicz [7].

Der Antetorsionswinkel des Femurs ist definiert als der Winkel zwischen der Schenkelhalsachse und seiner lotrechten Projektion auf die Kondylenachse [5]. Wie anatomische Studien belegen, beträgt dieser beim Neugeborenen durchschnittlich 30–40° und bildet sich dann altersabhängig im Mittel auf 12–15° zurück [6, 7].

Auch in der vorliegenden Studie bestand ein signifikanter Unterschied zwischen den Antetorsionswinkeln der jüngsten und ältesten Altersgruppen. Beim Vergleich der Absolutwerte muß der von der ursprünglichen Definition abweichende Verlauf der Schenkelhalsachse bei der computertomographischen Torsionswinkelbestimmung berücksichtigt werden. Bei der Ulmer CT-Methode verläuft diese durch das Hüftkopfzentrum und den durch eine einhüllende Ellipse graphisch approximierten Flächenmittelpunkt des Trochanter major [17]. Nach den Studien von Pearson u. Bell sind 69% der Hüftköpfe nicht auf dem Schenkelhals zentriert [10]. Dieser damit verbundene Meßfehler bei der Bestimmung der Antetorsion wird bei der verwendeten CT-Methode eliminiert. Aus biomechanischer Sicht ist es sinnvoller, zur Achsenkonstruktion Drehpunkte und Muskelinsertionszentren, wie z. B. Hüftkopfzentrum und Zentrum des Trochanter major, zu verwenden [9]. Der Betrag der computertomographisch bestimmten Antetorsion wird wegen der Dorsalverlagerung des Trochanter major bei Kindern und Erwachsenen im Vergleich zur Rippstein-Aufnahme systematisch zu groß bestimmt.

Ein weiteres wichtiges Kriterium ist die altersabhängige Entwicklung der radiologisch nachweisbaren knöchernen Konturen, welche zur Achsenkonstruktion verwendet werden. Der Knochenkern im Trochanter major kann erst ab dem 3. Lebensjahr radiologisch nachgewiesen werden [6]. Hierdurch erklärt sich die signifikante Abweichung der Mittelwerte in der Altersgruppe der 2- bis 3jährigen in der eigenen Studie. Ob eine computertomographische Bestimmung der Antetorsion mit der Ulmer Methode in dieser Altersgruppe überhaupt möglich ist, muß aufgrund dieser Ergebnisse in Frage gestellt werden. Aussagen können nur über die Torsionswinkeldifferenzen gemacht werden.

Die physiologische Detorsion der Antetorsion verläuft nicht linear, sondern in 2 Schüben [1]. Der erste Detorsionsschub findet zwischen dem 4. und 6. Lebensjahr, der zweite zwischen dem 13. und 15. Lebensjahr statt. Erstmals konnte dieses Phänomen durch eine standardisierte computertomographische Methode bestätigt werden. Diese Ergebnisse unterstreichen die Notwendigkeit, daß zur Beurteilung pathologischer Torsionswinkelabweichungen die alters- und methodenabhängigen Normalwerte bekannt sein müssen.

Die physiologische Streuung und der zufällige Fehler des Meßgerätes gehen in die Standardabweichung der Torsionswinkelbestimmung ein. Während die mittlere einfache Standardabweichung der femoralen Torsionswinkelbestimmungen im eigenen Patientengut 9,3° beträgt, wird diese in vergleichbaren publizierten Studien mit Hilfe der Rippstein-Methode zwischen 4° und 5° angegeben [2, 20]. Die Genauigkeit dieser Methode wird sehr unterschiedlich beurteilt. Während Rippstein selbst die Fehlergrenze mit 5° angibt, fanden Wissing u. Spira bei orientierenden Röntgenaufnahmen an einem Phantom eine Fehlerbreite von 20° heraus, die in erster Linie von der Lagerung des Phantoms im Beinhaltegerät, aber auch von der Einstelltechnik der Röntgenassistentin abhängig war. Selbst erfahrene MTA waren nicht in der Lage, exakt reproduzierbare Winkelbestimmungen durchzuführen [11, 19]. Wegen dieser Ungenauigkeit und der im Vergleich zur Computertomographie 25- bis 35fach höheren Gonadendosis ist die Rippstein-Methode zur Bestimmung der femoralen Antetorsion heute als obsolet zu betrachten [17]. Für die computertomographische Torsionswinkelbestimmung wird in der Literatur eine Fehlerbreite von +/− 3,5° angegeben [3, 18]. Die in der eigenen Studie höhere Standardabweichung kann deshalb auf eine höhere Streuung der Antetorsionswinkel im Kindes- und Jugendalter zurückgeführt werden.

Neben der Beurteilung von posttraumatischen Torsionswinkelabweichungen im Bereich des Unterschenkels ist die Bestimmung der tibialen Torsion bei pathologischen Gangbildern bedeutsam. Bei 30% der Kinder mit einem Einwärtsgang ist die tibiale Torsion vermindert [1]. Wie beim Femur ist bei der Tibia der Torsionswinkel abhängig von der gewählten Schnitthöhe und der Definition des Achsenverlaufes. In der Literatur werden deshalb Mittelwerte in einem gesunden Patientengut zwischen 24° und 34° angegeben [1, 12, 14].

In der vorliegenden Studie konnte keine Altersabhängigkeit der Torsionswinkel der Tibia nachgewiesen werden. Die Durchschnittswerte einschließlich der Standardabweichungen liegen in der gleichen Größenordnung wie bei vergleichbaren Erwachsenenkollektiven [13].

Die klinisch wichtigeren intraindividuellen Torsionswinkeldifferenzen sind in der vorliegenden Studie altersunabhängig. Das 95. Perzentil liegt am Oberschenkel im untersuchten Patientengut lediglich um 3° höher als bei Erwachsenen [13]. Unter Berücksichtigung des kleinen Patientengutes sollte deshalb eine intraindividuelle femorale Torsionswinkeldifferenz bei Kindern bis 15° als normal betrachtet werden. Nach von Laer kann erst von einem Drehfehler im Bereich der Oberschenkel gesprochen werden, wenn die Antetorsionswinkeldifferenz 25° überschreitet und zu Beschwerden führt [15, 16]. Diese Zahlen basieren auf einer durchschnittlichen Torsionswinkeldifferenz und deren Standardabweichung. Wie die Studie von Strecker et al. gezeigt hat, liegen bei den intraindividuellen Torsionswinkeldifferenzen von Femur und Tibia keine Normalverteilungen vor. Im Bereich des Unterschenkels stimmt das 95. Perzentil mit dem bei Erwachsenen überein, so daß hier ebenfalls ab einer Torsionswinkeldifferenz größer als 15° von einem Torsionsfehler gesprochen werden kann [13].

Die Genauigkeit der Computertomographie beträgt bei der Messung der Beinlänge +/− 2–3 mm [3, 18]. Über die Verteilung der physiologischen Beinlängendifferenzen bei Kindern und Jugendlichen können in der vorliegenden Studie keine Angaben gemacht werden, da keine gesunden Beinpaare computertomographisch vermessen wurden. In der gängigen Literatur sind bezüglich der physiologischen Längendifferenzen von Femur und Tibia keine Angaben zu finden. Aufgrund der eigenen Ergebnisse ist eine computertomographisch gemessene Differenz von 1 cm in dem entsprechenden Beinsegment noch als normal anzusehen.

Bedingt durch relativ kürzere Oberschenkel ist das Längenverhältnis zwischen Ober- und Unterschenkel bei Kindern etwas geringer als bei Erwachsenen. Es verhält sich in guter Näherung wie 5:4. Die Ergebnisse der 1878 von Mikulicz durchgeführten anatomischen Studie an 16 kindlichen Leichenfemora konnten damit bestätigt werden [7].

Die computertomographische Bestimmung der Längen und Torsionen im Bereich der unteren Extremität ist heute als Gold-Standard zu betrachten [13]. Bei Kindern und Jugendlichen konnte in der vorgestellten Studie für die Antetorsion eine geringere Alterskorrelation und eine höhere Standardabweichung als in bisher publizierten Studien nachgewiesen werden. Die computertomographisch ermittelten Ergebnisse an der Tibia sind bei Kindern und Erwachsenen gleich. Bei der Beurteilung pathologischer Torsions- und Längenabweichungen müssen die alters- und methodenabhängigen Normalwerte berücksichtigt werden.

Trotz der erheblichen Reduktion der Gonadendosis ist die computertomographische Torsionswinkel- und Längenmessung mit einer Strahlenbelastung behaftet, was Screeninguntersuchungen im Kindes- und Jugendalter ausschließt. Neue sonographische Verfahren zur Bestimmung der Beingeometrie, welche sich an der Genauigkeit der Computertomographie messen müssen, sollten deshalb in Zukunft bevorzugt werden.

Zusammenfassung

Aufgrund unterschiedlicher Projektionen und Achsenkonstruktionen sind die Längen und Torsionen der unteren Extremität abhängig von der Meßmethode. Die Normalwerte müssen neben der Altersabhängigkeit bei der Beurteilung von pathologischen Befunden bei Kindern und Jugendlichen bekannt sein. Bei 78 Kindern und Jugendlichen zwischen 2 und 18 Jahren wurde nach einer Fraktur im Oberschenkel- oder Unterschenkelschaftbereich eine computertomographische Bestimmung der Längen und Torsionen nach der Ulmer Methode durchgeführt. Die mittlere Innentorsion der gesunden Oberschenkel reduzierte sich im Laufe der Entwicklung von $-34{,}2° \pm 10{,}3°$ ($\bar{x} \pm s$) auf $-19{,}3° \pm 9{,}5°$. Es konnte lediglich eine schwache Korrelation zwischen Alter und femoraler Torsion nachgewiesen werden. Im Bereich des Unterschenkels betrug die mittlere Außentorsion $32{,}3° \pm 10{,}0°$. Die intraindividuelle Torsionswinkeldifferenz der Oberschenkel (n = 30) betrug im 95. Perzentil 14,0° ($\bar{x}$ = 4,9°); am Unterschenkel (n = 48) betrug diese 12,0° ($\bar{x}$ = 5,3°). Bezüglich der femoralen und tibialen Längen konnten durchschnittliche Differenzen im Seitenvergleich von 3,2 mm bzw. 4,5 mm festgestellt werden. Die entsprechenden 95. Perzentile lagen bei 10 mm bzw. 9 mm. Ziel der Studie war, mit einer standardisierten CT-Meßmethode die altersabhängigen Torsionswinkel und Längen und deren Differenzen zu bestimmen. Dabei zeigte sich eine deutlich größere Streubreite als in der bisher publizierten Literatur.

Literatur

1. Fabry G, Cheng LX, Molenaers G (1994) Normal and abnormal torsional development in children. Clin Orthop 22–26
2. Hamacher P (1974) Röntgenologische Normalwerte des Hüftgelenkes. Orthop Praxis 1:23–28
3. Hoiseth A, Reikeras O, Fonstelien E (1989) Evaluation of three methods for measurement of femoral neck anteversion. Acta Radiol 30:69–73
4. Kingsley PC, Olmsted KL, Arbor A (1948) A study to determine the angle of anteversion of the neck of the femur. J Bone Joint Surg (Am) 30:745–751
5. König G, Schult W (1973) Der Antetorsions- und Schenkelhalswinkel des Femur. Enke, Stuttgart
6. Lanz J, Wachsmuth W (Hrsg) (1972) Das Beinskelett, Übersicht. In: Bein und Statik, 2. Aufl. Springer, Berlin Heidelberg New York, S 25–36
7. Mikulicz J (1878) Ueber individuelle Formdifferenzen am Femur und an der Tibia des Menschen. Archiv f A u Ph, Anat Abthlg 351–404
8. Miller F, Merlo M, Liang Y, Kupcha P, Jamison J, Harcke HT (1993) Femoral version und neck shaft angle. J Pediatr Orthop 13:382–388
9. Morscher E (1961) Die mechanischen Verhältnisse des Hüftgelenkes und ihre Beziehungen zum Halsschaftwinkel und insbesondere zur Antetorsion des Schenkelhalses während der Entwicklungsjahre. Z Orthop 25:374–394
10. Pearson K, Bell J (1919) A study of the long bones of the english skeleton. In: Anonymous (ed) Drapers' Company Research Memoires. Cambridge University Press, London
11. Rippstein J (1955) Zur Bestimmung der Antetorsion des Schenkelhalses mittels zweier Röntgenaufnahmen. Z Orthop 86:345–360
12. Sayli U, Bolukbasi S, Atik OS, Gundogdu S (1994) Determination of tibial torsion by computed tomography. J Foot Ankle Surg 33:144–147
13. Strecker W, Franzreb M, Pfeiffer T, Pokar S, Wikstrom M, Kinzl L (1994) Computertomographische Torsionswinkelbestimmung der unteren Extremitäten. Unfallchirurg 97:609–613
14. Stuberg W, Temme J, Kaplan P, Clarke A, Fuchs R (1991) Measurement of tibial torsion and thigh-foot angle using goniometry and computed tomography. Clin Orthop 208–212
15. von Laer L (1977) Beinlängendifferenzen und Rotationsfehler nach Oberschenkelschaftfrakturen im Kindesalter. Arch Orthop Unfallchir 89:121–137
16. von Laer L, Kaelin L, Girard T (1989) Spätresultate nach Schaftfrakturen im Bereich der unteren Extremitäten im Wachstumsalter. Z Unfallchir Versicherungsmed 82:209–215
17. Waidelich HA, Strecker W, Schneider E (1992) Computertomographische Torsionswinkel- und Längenmessung an der unteren Extremität. Methodik, Normalwerte und Strahlenbelastung. Fortschr Röntgenstr 157/3:245–251
18. Wissing H, Buddenbrock B (1993) Rotationsfehlerbestimmung am Femur durch axiale Computertomographie im Vergleich zu klinischer und konventioneller radiologischer Bestimmung. Unfallchirurgie 19:145–157
19. Wissing H, Spira I (1988) Diagnostik und Operationsindikationen bei Drehfehler nach Femurfraktur. In: Pannike A (Hrsg) Wiederherstellungschirurgie der Spätkomplikationen und -zustände nach Frakturen. Springer, Berlin Heidelberg New York Tokyo, S 740–743
20. Zippel H (1971) Untersuchungen zur Normalentwicklung der Formelemente am Hüftgelenk im Wachstumsalter. Beitr Orthop 18:255–270

Indikation zur Korrekturosteotomie

Die Reaktion des subchondralen Knochens auf Achsenfehlstellungen des Kniegelenkes und deren Korrektur durch Osteotomien

M. Müller-Gerbl, A. Griebl, R. Putz, K. H. Täger, A. Goldmann und M. Kuhr

Einleitung

Untersuchungen der Verteilungsmuster der Röntgendichte in der subchondralen Knochenplatte an verschiedensten Gelenken zeigten, daß regelmäßige Muster existieren, die – als Ausdruck der längerfristigen Beanspruchung eines Gelenkes – mit gängigen Modellen zur Gelenkmechanik erklärt werden können. Außer altersabhängigen Unterschieden erbrachten Studien an verschiedenen Patientenkollektiven den Nachweis, daß die Dichtemuster auch pathomechanische Zustände eines Gelenkes exakt widerspiegeln.

Offen war bisher, in welchen Zeiträumen eine Umbildung dieser Muster als Anpassungsreaktion auf geänderte mechanische Bedingungen erfolgen kann.

Zur Beantwortung dieser Frage haben wir in einer prospektiven Studie begonnen, die Dichtemuster bei Patienten mit Genu varum präoperativ und 1 Jahr nach Umstellungsosteotomie zu vergleichen. Die zugrundeliegende Hypothese ist, daß die durch eine Achsenkorrektur herbeigeführte Verlagerung der Resultierenden nach zentral zu einer gleichmäßigeren Spannungsverteilung zwischen den beiden Gelenkkompartimenten und zu einer entsprechenden Lageverschiebung der Dichtemaxima führen muß.

Material und Methode

Der Untersuchung lagen CT-Datensätze der tibialen Kniegelenkflächen von 10 Normalpersonen sowie 14 Patienten (Alter 45–72 Jahre, 10 weiblich, 4 männlich) zugrunde, bei denen eine Umstellungsosteotomie bei Genu varum durchgeführt worden war. Bei den Patienten wurde der erste CT-Datensatz präoperativ erhoben, der zweite 1 Jahr nach Osteotomie.

Die Auswertung der von beiden Kollektiven erhobenen CT-Datensätze (Schichtdicke 1 mm) erfolgte mittels der CT-Osteoabsorptiometrie (CT-OAM) [2, 3]. Bei diesem Verfahren werden die Gelenkflächen und die diversen Dichtestufen als dreidimensionale Rekonstruktion getrennt aufgebaut, anschließend in ein Bildanalysesystem eingelesen und die mit Falschfarben belegten einzelnen Dichtestufen übereinander projiziert. Zur Beurteilung einer möglichen Veränderung wurden zunächst die Parameter „Lageverschiebung der präoperativen Maxima" und „Dichteänderung der Maximalzone" zugrundegelegt. Die Beschreibung der Verschiebung der Dichtemaxima erfolgte über eine definierte Unterteilung beider Gelenkflächen des Tibiaplateaus in jeweils 9 Sektoren.

Um einen direkten Vergleich zwischen dem prä- und postoperativen Status zu erhalten, sowie zur Quantifizierung der Gesamtmineralisierung wurde zuerst die Anzahl der Volumenelemente pro Dichtestufe ermittelt und anschließend ihr prozentualer Anteil an der Gesamtgelenkfläche bestimmt. Pro Tibiaplateau wurde zusätzlich der Mittelwert aus allen in die Wertung einbezogenen Hounsfield-Werten berechnet.

Ergebnisse

Bei gesunden Personen treten im Tibiaplateau zentrale Dichtemaxima jeweils medial und lateral auf, wobei medial eine etwas höhere Dichte zu finden ist als lateral. Bei Vorliegen eines Genu valgum ist die Dichte im Bereich des lateralen Tibiakondylus deutlich erhöht und in den lateralen Randbereich verschoben. Beim Genu varum dagegen sind die medialen Maxima erhöht und in den medialen Randbereich verschoben; die Mineralisierung im lateralen Tibiakondylus ist stark erniedrigt.

Die osteoabsorptiometrische Untersuchung 1 Jahr postoperativ zeigt deutliche Änderungen der Dich-

Tabelle 1. Lageverschiebungen des präoperativen medialen Dichtemaximums und Vergleich des Mineralisierungsstatus prä- und postoperativ in den 4 Ergebnisgruppen. (*Anzahl der Sternchen* Höhe der Mineralisierung auf Grundlage des Hounsfield-Mittelwertes, *Pfeile* Zu- bzw. Abnahme der Mineralisierung, *Gedankenstrich* keine Änderung)

Parameter	Gruppe 1	Gruppe 2	Gruppe 3	Gruppe 4
Verschiebung mediales Maximum	Nach zentral	–	–	Zum medialen Rand
Mineralisierung medial präoperativ	*	***	*	*
Mineralisierung medial postoperativ	↓	↓	↑	–
Mineralisierung lateral präoperativ	**	***	*	*
Mineralisierung lateral postoperativ	↑	↓	↑	–

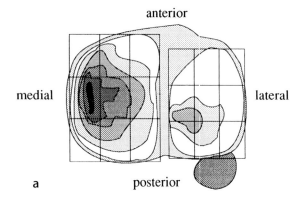

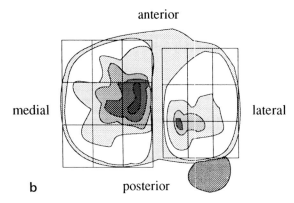

Abb. 1 a, b. Subchondrale Mineralisierungsmuster im Tibiaplateau (Ansicht von oben) bei einer 67jährigen Patientin mit Genu varum (*schwarz* Zonen höchster Dichte, *weiß* Zonen geringster Dichte). **a** Präoperatives Dichtemuster, **b** postoperatives Dichtemuster (1 Jahr nach Osteotomie)

temuster im Vergleich zur Ausgangssituation. Außer einer mehr oder minder ausgeprägten Reduzierung der Gesamtmineralisierung, lassen sich bezüglich der Parameter „Lageverschiebung" und „Dichteänderung" der Dichtemaxima 4 Gruppen unterscheiden (Tabelle 1). Bei 7 Patienten (Gruppe 1, Abb. 1) findet sich eine Verschiebung des medialen randständig gelegenen Maximums nach zentral (bei 3 um einen Sektor, bei 4 um 2 Sektoren). In einem Fall (Gruppe 4) ist die Lageverschiebung gegenläufig, es kommt zu einer weiteren Verschiebung zum medialen Rand hin. Bei 6 Patienten ist auf den ersten Blick keine Verschiebung festzustellen. In 3 Fällen läßt sich aber eine Auflösung und in 3 weiteren Fällen eine Dichteerhöhung des im Vergleich zum präoperativen Befund flächenmäßig unveränderten Maximums beobachten.

Vergleicht man den Mineralisierungsstatus getrennt für das laterale und mediale Kompartiment prä- und postoperativ, findet man in den Fällen der Gruppe 1 zusätzlich zur Lageverschiebung medial eine Abnahme der Gesamtmineralisierung, lateral aber eine Zunahme, die deutlich höher ist als in Gruppe 3 und 4. In Gruppe 3 entwickelt sich postoperativ beidseits ein wesentlich höherer Mineralisierungsgrad, es kommt aber zu keiner Verschiebung. Ein Vergleich der Ausgangsmineralisierung bei allen Patienten ergibt, daß in Gruppe 2 von vorne herein eine wesentlich höhere Gesamtmineralisierung als in den anderen Gruppen besteht.

Diskussion

Die Dichtemuster bei gesunden Probanden mit jeweils einem zentralen Maximum medial und lateral müssen als Ausdruck einer in etwa gleichmäßigen Spannungsverteilung auf beide Tibiakondylen interpretiert werden und bestätigen die Befunde von Maquet [1]. Die etwas höhere Dichte medial kommt durch eine leichte Medialverlagerung der Resultierenden zustande [1, 4], wodurch der mediale Kondylus eine etwas größere Last zu tragen hat.

Die vor allem von Maquet [1] postulierte Achsenverschiebung nach lateral bei Vorliegen eines Genu valgums führt zu einer erhöhten Spannung im lateralen Gelenkanteil, was sich in den subchondralen Mineralisierungsmustern als deutliche Verschiebung der Mineralisierungszentren nach lateral niederschlägt. Durch eine Verlagerung der Kniegelenksachse nach medial bei Patienten mit Genu varum tritt der gegenteilige Effekt auf. Die dabei provozierte stark erhöhte Spannung im Randbereich des medialen Tibiakondylus führt zur Ausbildung eines randständigen medialen Dichtemaximums, während die erniedrigte Spannung lateral eine entsprechende Reduktion der Mineralisierung im lateralen Gelenkanteil zur Folge hat. Die Patientenbeispiele demonstrieren eindrücklich, daß die Ausbildung der subchondralen Dichtemuster morphologisches Korrelat der längerfristigen Spannungsverteilung eines Gelenkes ist.

Ein Jahr nach Umstellungsosteotomie finden sich bei allen untersuchten Patienten deutliche Veränderungen des postoperativen Dichtemusters im Vergleich zur präoperativen Situation. Außer einer mehr oder weniger stark ausgeprägten Reduzierung der Gesamtmineralisierung, die ohne Zweifel auf eine postoperative Immobilisierung zurückzuführen ist, kann eine Einteilung der Befunde bezüglich der Parameter „Lageverschiebung" und „Dichteänderung" vorgenommen werden. Bei den Patienten in Gruppe 1 weisen beide Befunde (Lageverschiebung des medialen randständigen Maximums plus zunehmende Mineralisierung lateral) auf eine erfolgreiche Verschiebung der Resultierenden nach lateral hin.

Die bei Gruppe 2 vorliegende wesentlich höhere Ausgangsmineralisierung verbunden mit einer starken postoperativen Reduzierung der hohen Dichtestufen deutet darauf hin, daß der zeitliche Ablauf von Lageverschiebungen entscheidend abhängig ist von der Höhe der präoperativen Mineralisierung. Es ist anzunehmen, daß man bei diesen Patienten nach einer Untersuchung nach mehr als 1 Jahr ähnliche Verschiebungen finden müßte wie bei Gruppe 1.

Die postoperativen Befunde bei Gruppe 3 und 4 dagegen müssen aus unserer Sicht als eine Verschlechterung der mechanischen Situation angesehen werden, da sie im Gegenteil auf eine Zunahme der für das Genu varum ungünstigen Spannungsverteilung hinweisen.

Da bis jetzt erst bei 14 Patienten eine Operationskontrolle mit dieser Methode durchgeführt wurde, müssen die Schlußfolgerungen sicher mit Vorsicht betrachtet werden. Der Nachweis, daß die von uns gefundenen Ergebnisse mit der Bewertung des Operationserfolges aus klinischer Sicht korrelieren, kann im Augenblick noch nicht erbracht werden, da der Vergleich der klinischen und osteoabsorptiometrischen Befunde erst nach abgeschlossener Untersuchung von 40 Patienten erfolgen soll.

In der vorliegenden Studie konnte erstmals am Menschen die Änderung der subchondralen Dichte in Anpassung an geänderte mechanische Bedingungen gezeigt werden. Es wurde der Nachweis erbracht, daß die subchondrale Mineralisierungsverteilung tatsächlich hochsensibel auf Änderungen der mechanischen Situation reagiert, wobei wir hohen Anlaß zur Annahme haben, daß dies auf einer Änderung der lokalen Spannung basiert. Zur Beweisführung, daß die theoretischen Vorstellungen, die den Umstellungsosteotomien zugrunde liegen (bei Genu varum durch Valgisierung eine Verlagerung der Beanspruchung nach lateral und damit eine gleichmäßigere Spannungsverteilung im Tibiaplateau), zutreffend sind, muß das Ausmaß der Änderung der Mechanik aber anhand einer exakten Analyse am Einzelpatienten noch überprüft werden.

Die Beurteilung der subchondralen Mineralisierung mit der CT-OAM erlaubt eine objektive Analyse der Verläufe bei gelenkumstellenden Operationen, da im Gegensatz zum normalen a.p.-Röntgenbild, das als Summationsbild nur eine grobe Beurteilung der subchondralen Dichte zuläßt, mit dieser Methode eine exakte Lokalisation und Objektivierung der Dichteverteilung erfolgen kann. Damit steht eine in vivo einsetzbare Methode zur Verfügung, die direkte Rückschlüsse auf die aktuelle individuelle Situation eines Gelenkes ermöglicht und so eine Quantifizierung des postoperativen Verlaufes von Umstellungsosteotomien erlaubt.

Zusammenfassung

Bei 14 Patienten mit Genu varum wurden die subchondralen Mineralisierungsmuster im Tibiaplateau präoperativ und 1 Jahr nach Korrekturosteotomie verglichen. Nach Korrekturosteotomien, bei denen davon ausgegangen wird, daß die Resultierende durch eine Valgisierung mehr nach lateral verlagert wird, kam es zu entsprechenden Veränderungen der subchondralen Mineralisierungsmuster, wobei sich 4 Gruppen unterscheiden ließen. Dies wird im Gegensatz zum normalen AP-Röntgenbild, das nur eine grobe Beurteilung der Verschiebungen der subchondralen Dichte zuläßt, mit der CT-Osteoabsorptiometrie möglich, die eine sichere Quantifizierung auch geringfügiger lokaler Dichteänderungen erlaubt.

Literatur

1. Maquet GJ (1984) Biomechanics of the knee. Springer, Berlin Heidelberg New York
2. Müller-Gerbl M, Putz R, Hodapp N, Schulter E, Wimmer B (1989) Computed tomography-osteoabsorptiometry for assessing the density distribution of subchondral bone as a measure of long-term mechanical adaptation in invidual joints. Skeletal Radiol 18:507–512
3. Müller-Gerbl M, Putz R, Kenn R (1992) Demonstration of subchondral bone density patterns by three-dimensional CT osteoabsorptiometry as a noninvasive method for in vivo assessment of individual long-term stresses in joints. Bone Min Res 7:S411–418
4. Walker PS, Hajek JV (1972) The load-bearing area in the knee joint. J Biomech 5:581–589

Die Auswirkung von Torsionsfehlern der unteren Extremität

D. Kohn und J. Carls

Die Begriffe Femurtorsion, femorale Antetorsion und Antetorsionswinkel werden synonym verwendet. Die Femurtorsion ist durch den Winkel zwischen Kondylentangente und Schenkelhalsachse in einer horizontalen Ebene definiert (s. Abb. 1 a) [12]. Sie läßt sich computertomographisch exakt bestimmen. Literaturangaben über das Ausmaß der femoralen Antetorsion des Erwachsenen schwanken innerhalb eines weiten Bereiches von 12–34°. Herzberg et al. [3] haben vor kurzem an 86 Präparaten einen Mittelwert von 10,5° und eine Standardabweichung von 9,22° gemessen. Auch zwischen der rechten und der linken Hüfte desselben Individuums können erhebliche Unterschiede bestehen. Solche finden sich bei 20% der erwachsenen Normalbevölkerung in einem Ausmaß bis zu 20° [3]. Die Toleranzgrenzen für die Femurtorsion sind deshalb weit zu fassen. Erst eine persistierende Rechts-links-Antetorsionsdifferenz nach Wachstumsabschluß von mehr als 25° sollte als Torsionsfehler bezeichnet werden [6].

Unter Tibiatorsion versteht man den Winkel zwischen Kondylentangente und Sprunggelenkachse in einer horizontalen Ebene [13]. Diese Definition ist in Ermangelung konstanter anatomischer Orientierungshilfen am Tibiakopf erforderlich. Für den Unterschenkel ist die physiologische Schwankungsbreite der Torsion erheblich geringer und liegt zwischen 15° und 25° Außendrehung [10].

Der Vermeidung von Torsionsfehlern am Oberschenkel galt bei der konservativen sowie bei der operativen Frakturbehandlung stets größtes Interesse. Drehfehler am Femur kommen auch nach Epiphysiolysis capitis femoris und bei Fehlwachstum des proximalen Femurendes bei der Hüftdysplasie zustande. Die übergroße Bedeutung, die der Torsionsfehlstellung des Femur zugemessen wurde, wird heute mehr und mehr in Frage gestellt [6]. Bislang fehlt der Beweis für die Entstehung arthrotischer Veränderungen aufgrund von Torsionsfehlern des Femurs. So fanden Staheli [9] und Mitar-

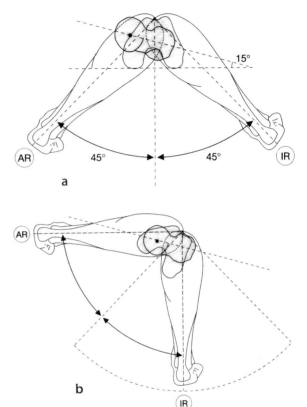

Abb. 1. a Physiologische Antetorsion des Schenkelhalses von 15°. b Posttraumatische Retrotorsionsstellung des Schenkelhalses. Der Rotationsbereich verschiebt sich hin zur Außenrotationsfehlstellung (*AR*) mit aufgehobener Innenrotation (*IR*) und vermehrter Außenrotierbarkeit

beiter 1977 normale Antetorsionswinkel bei Patienten vor Alloarthroplastik der Hüfte bei Koxarthrose. Wedge et al. [11] konnten keine unterschiedlichen Antetorsionswinkel bei Präparaten mit und ohne Koxarthrose finden, haben sich jedoch zum Vorhandensein von Gonarthrosen und Retropatellararthrosen in ihrem Untersuchungsgut leider nicht geäußert.

Die Folge eines nicht kompensierten Torsionsfehlers von Femur oder Tibia ist eine Drehfehlstellung des Fußes. Während jedoch Torsionsfehler des Femurs durch gegensinnige Rotation der Hüfte kompensiert werden können, und damit die Achsen von Kniegelenk und oberem Sprunggelenk wieder in der physiologischen Richtung stehen, gelingt dies zwischen den beiden Scharnieren Knie und oberes Sprunggelenk nicht (Abb. 2). Die seltenen Drehfehler am Unterschenkel werden vom Patienten weit schlechter toleriert als entsprechende Veränderungen am Oberschenkel [10]. Bei zu großem Torsionsfehler des Femurs kann das Hüftgelenk jedoch nicht ausreichend kompensieren und es kommt zur sichtbaren Drehfehlstellung des Fußes mit Einwärts- oder Auswärtsgang (Abb. 1 und 3).

Die Aussagen über die klinische Auswirkung von Torsionsfehlern sind unsicher oder sogar widersprüchlich. Eine Arbeit von Resch et al. [7] zeigt bei 21 von 67 Kindern 3 Jahre nach Femurschaftfraktur eine Außendrehfehlstellung des betroffenen Beines mit belastungsabhängigem Hinken. In allen Fällen waren die Antetorsionswinkeldifferenzen größer als 10°. Jäger u. Holbe [4] fanden 34 Monate nach gedeckter Marknagelung von Oberschenkelschaftbrüchen mit verbliebener Rotationsfehlstellung „mediale Meniskusbeschwerden" bei 3 von 18 erwachsenen Patienten. In der Nachfolgestudie beschrieben Jäger u. Schmidt [5] das Auftreten von „Hüftbeschwerden" und „Kniebeschwerden" bei allen Patienten mit Drehfehlstellung 11 Jahre nach dem Unfall. Diese Autoren hatten in ihrer Arbeit eine Schichtung des Krankengutes nach verschieden langen Beobachtungszeiträumen vorgenommen. Dabei zeigte sich eine Zunahme von Knie- und Hüftbeschwerden mit zunehmendem Zeitabstand zum Unfall. Sennerich et al. [8] beschrieben Oberschenkelschmerzen und asymmetrische Abnutzung des Schuhwerks bei 4 von 18 erwachsenen Patienten mit Antetorsionswinkeldifferenzen von über 10° nach osteosynthetisch versorgten Femurschaftfrakturen. Eingartner [2] wies auf die Möglichkeit einer durch die Fehlstellung verursachten Kniegelenkarthrose hin, ohne jedoch solche Arthrosen in seinem Krankengut zu beschreiben. Schließlich fanden Bettermann et al. [1] 22–25 Jahre nach kindlichen Oberschenkelfrakturen mit verbliebener Antetorsionsdifferenz von mehr als 15° zur gesunden Gegenseite nur bei 3 von 195 Patienten „Kniebeschwerden", die sie auf die Fehlstellung zurückführen.

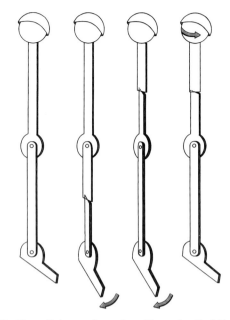

Abb. 2. Von *links* nach *rechts:* Normale Verhältnisse; Außendrehfehler der Tibia; Außendrehfehler des Femurs führt primär zur Außendrehfehlstellung des Fußes; kompensatorische Innenrotation im Hüftgelenk normalisiert die Position von Fuß und Kniegelenk

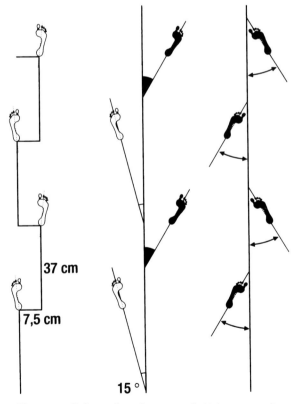

Abb. 3. Von *links* nach *rechts:* Normale Trittspur; Außenrotationsgang rechtsseitig; Innenrotationsgang beidseitig

Tabelle 1. 9 Patienten, die infolge einer posttraumatischen Fehlstellung der unteren Extremität osteotomiert und korrigiert wurden (Zeitraum 1988–1994)

Patient	Alter/Geschlecht	Lokalisation	Ausmaß	Symptomatik
H. F.	55 J./m.	Femur	30° AR	Knieschmerz medial
M. C.	31 J./w.	Femur	35° AR	Verkürzungshinken
W. F.	10 J./m.	Femur	20° AR	Verkürzungshinken
K. G.	53 J./w.	Femur	45° AR	Knieschmerz medial
S. M.	13 J./m.	Femur	30° AR	Außendrehgang
W. J.	20 J./m.	Femur	35° AR	Außendrehgang
G. D.	25 J./m.	Femur	30° AR	Außendrehgang
B. M.	37 J./m.	Tibia	10° AR	Außendrehgang
M.-C.K.	56 J./w.	Tibia	15° AR	Knieschmerz, Sprunggelenkschmerz

Eigenes Patientengut

An der Orthopädischen Klinik der Medizinischen Hochschule Hannover im Annastift gelangten vom 1. 4. 88 bis zum 1. 4. 94 neun Patienten mit Drehfehlstellungen an der unteren Extremität zur Osteotomie (Tabelle 1). Nur bei einem Teil dieser Patienten bestanden Schmerzen im Knie- oder Sprunggelenk. Die meisten beklagten sich über einen vermehrten Außendrehgang bzw. über die mit der Rotation verbundene Beinverkürzung. Arthrosen von Hüft-, Knie- oder Sprunggelenk konnten wir in unserem Krankengut nicht finden.

Diskussion

Zahlreiche Autoren haben die Folgen von Torsionsfehlern an der unteren Extremität untersucht (Tabelle 2). Der veränderte Sektor der Rotation und Drehfehlstellungen von Fuß bzw. Kniegelenk sind gesicherte Auswirkungen solcher Torsionsfehler. Nur Eingartner [2] beschreibt die Gonarthrose als Folge einer Drehfehlstellung des Femurs. Er kann seine Hypothese jedoch nicht mit klinischen Daten belegen.

Damit liegen bislang keine Beweise vor, daß Torsionsfehler des Femurs zu einer vermehrten Inzidenz von Arthrosen in Knie oder Hüfte führen. Andererseits läßt sich umgekehrt nicht belegen, daß ein solcher Zusammenhang nicht existiert. Die Zunahme der Kniebeschwerden im Zeitverlauf in der Studie von Jäger u. Holbe [4] stimmt diesbezüglich bedenklich.

Torsionsfehler der Tibia sind seltener als solche des Femurs. Während auch erhebliche Torsionsfehler des Femurs gut toleriert werden, wird der nicht kompensierbare Innen- oder Außendrehgang bereits bei geringgradigen Drehfehlstellungen des

Tabelle 2. Auswirkungen von posttraumatischen Torsionsfehlern des Femurs nach Literaturangaben

Symptome, Folgen	Autoren
Meniskopathie medial	Jäger u. Holbe 1975 [4]
Knieschmerz, Hüftschmerz	Jäger u. Schmidt 1982 [5]
Außendrehfehler, Hinken	Resch et al. 1989 [7]
Knieschmerzen	Bettermann et al. 1990 [1]
Oberschenkelschmerzen, asymmetrisches Abnutzen der Schuhe	Sennerich et al. 1992 [8]
Gonarthrose	Eingartner et al. 1994 [2]

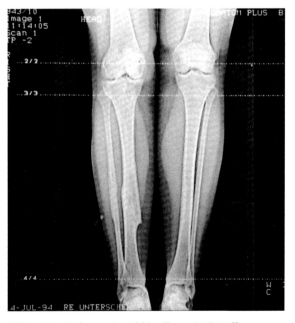

Abb. 4. In Außentorsionsfehlstellung (15° Differenz zur Gegenseite) verheilte Unterschenkelfraktur bei 56jähriger Patientin. Die Horizontalebenen zur computertomographischen Messung der Torsion sind eingezeichnet

Unterschenkels vom Betroffenen als äußerst unangenehm empfunden. Auffällig war der ausgeprägte Schmerz in Knie- und Sprunggelenk in Verbindung mit einer nur mäßiggradig ausgeprägten Drehfehlstellung des Unterschenkels bei 2 unserer Patienten (Abb. 4). Damit sprechen die wenigen uns diesbezüglich vorliegenden Daten ebenso wie die Angaben in der Literatur [10] dafür, daß bereits geringe Drehfehler am Unterschenkel schlecht toleriert werden.

Torsionsfehler der Tibia führen zu Funktionsstörungen des patellofemoralen Gelenks und zur Gonarthrose.

Zusammenfassung

Während Torsionsfehler des Femurs bis etwa 45° durch gegensinnige Hüftrotation kompensierbar sind, gibt es bei Drehfehlern der Tibia keine Kompensationsmöglichkeit in den benachbarten Scharniergelenken. Ohne eine solche entsteht ein einseitiger Außen- oder Innendrehgang, der vom Betroffenen schlecht toleriert wird. Folgearthrosen nach posttraumatischen Torsionsfehlern des Femurs ließen sich bislang nicht beweisen. Dagegen führen Innendrehfehler der Tibia zur Gonarthrose, Außendrehfehler zur Beeinträchtigung des Kniestreckapparates.

Literatur

1. Bettermann A, Kunze K, von Ackeren V (1990) Oberschenkelschaftfrakturen im Wachstumsalter – Resultate nach Wachstumsabschluß. Z Unfallchir Versicherungsmed 83:44–48
2. Eingartner C, Volkmann R, Weller S (1994) Korrektur posttraumatischer Fehlstellungen nach Femurmarknagelung. Aktuelle Traumatol 24:12–16
3. Herzberg W, Meitz R, Halata Z (1991) Die Antetorsion des Schenkelhalses. Unfallchirurg 94:168–171
4. Jäger M, Holbe R (1975) Rotationsfehlstellungen nach Oberschenkelmarknagelung und ihre Korrektur. Med Orthop Tech 95:115–117
5. Jäger M, Schmidt JM (1982) Rotationsfehlstellung nach Oberschenkelmarknagelung. Hefte Unfallheilk 158:195–198
6. Laer L von (1986) Frakturen und Luxationen im Wachstumsalter. Thieme, Stuttgart New York
7. Resch H, Oberhausner J, Waintschek P, Seyhorn P (1989) Der Rotationsfehler nach kindlicher Oberschenkelschaftfraktur. Aktuelle Traumatol 19:77–81
8. Sennerich T, Sutter P, Ritter G, Zapf S (1992) Computertomographische Kontrolle des Antetorsionswinkels nach Oberschenkelschaftfrakturen der Erwachsenen. Unfallchirurg 95:301–305
9. Staheli LT (1977) Torsion – Treatment indications. Clin Orthop 247:61–66
10. Turner MS, Smillie IS (1981) The effect of tibial torsion on the pathology of the knee. J Bone Joint Surg (Br) 63:396–398
11. Wedge JH, Munkasci I, Loback D (1989) Anteversion of the femur and idiopathic osteoarthritis of the hip. J Bone Joint Surg (Am) 71:1040–1043
12. Yoshioka Y, Derek T, Cooke DV (1987) Femoral anteversion: assessment based on femoral function axes. J Orthop Res 5:86–91
13. Yoshioka Y, Siu DW, Scudamore RA, Cooke DV (1989) Tibial anatomy and functional axes. J Orthop Res 7:132–137

Die strukturelle Adaptation des Schenkelhalses nach Imhäuser-Osteotomie

D. A. Kumm und J. Rütt

Einleitung

Bei der Epiphyseolysis capitis femoris führen wir bei Dislokationen über 30° die Stellungskorrektur mittels der 1956 von Imhäuser angegebenen intertrochantären dreidimensionalen Femurosteotomie durch [2]. Hierdurch kommt es zu einer bajonettförmigen Abwinkelung, die radiologisch in der Lauenstein-Aufnahme dargestellt werden kann. Postoperativ kommt es im Laufe der Zeit zu einem harmonischen Ausgleich des Achsenknicks, der eine funktionelle Anpassung an die statischen Verhältnisse darstellen muß.

Material

Die im Zeitraum von 1978–1989 an der Klinik und Poliklinik für Orthopädie der Universität zu Köln wegen einer Epiphyseolysis capitis femoris nach der von Imhäuser angegebenen Methode operierten Patienten wurden durchschnittlich 5,4 Jahre nach der Erstversorgung nachuntersucht. In diesem Patientengut fand sich retrospektiv bei 46 Hüftgelenken eine radiologische Verlaufsdokumentation, die in regelmäßigen Zeitabständen in exakt standardisierten a.-p.-Projektionen und Lauenstein-Aufnahmen durchgeführt wurde. Diese radiologischen Verläufe bilden die Grundlage für die nachfolgende Auswertung.

Ergebnisse

Bedingt durch die Dislokationsrichtung der Kopfkalotte, die bei der Epiphyseolysis capitis femoris am häufigsten dorsomedial gelegen ist, ist diese auf a.-p.-Röntgenaufnahmen teilweise nur schwer zu erkennen; auf den senkrecht zur Dislokationsrichtung angefertigten sog. Lauenstein-Aufnahmen in 90° Hüftbeugung und 45° Abduktion wird die Dislokation hingegen deutlich. Das Prinzip der intertrochantären dreidimensionalen Femurosteotomie nach Imhäuser besteht in der Entnahme eines Knochenkeiles mit einer der Dislokationsrichtung gegenüberliegenden Basis und gleichzeitiger Innendrehung des distalen Fragments. Hieraus resultiert eine Innendrehung, Abduktion und Beugeabwinkelung des distalen Femuranteils, wodurch es zu einer bajonettförmigen Abwinkelung kommt, die radiologisch ebenfalls in der Lauenstein-Aufnahme erkennbar ist. Die Auswertung des radiologischen Verlaufs der 46 Hüften ergab, daß in allen Fällen ein nach dem gleichen Schema ablaufender Ausgleich des Achsenknicks erfolgte, der nachfolgend anhand einiger Fallbeispiele demonstriert werden soll:

Fall 1. Bei der 12jährigen Patientin wurde eine beidseitige höhergradige Epiphysendislokation diagnostiziert (Abb. 1a und 2a). An beiden Hüften wurde deshalb eine dreidimensionale intertrochantäre Femurosteotomie durchgeführt, gleichzeitig wurde die Epiphyse mittels einer Spongiosaschraube mit kurzem Gewinde gleitfähig fixiert. Unabhängig von dem unterschiedlichen Ausmaß der Epiphysendislokation und dem Grad der dreidimensionalen Umstellung kann an beiden Hüften im radiologischen Verlauf eine Veränderung festgestellt werden, die sowohl zeitlich als auch von den Umbauvorgängen her parallel abläuft. Bereits 3 Wochen postoperativ kann radiologisch eine den Achsenknick ausfüllende zarte Ossifikation nachgewiesen werden (Abb. 1b und 2b), die im weiteren Verlauf deutlich röntgendichter wird, um schließlich 6 Jahre postoperativ eine deutliche kortikale sowie trajektoriell ausgerichtete Trabekelstruktur aufzuweisen (Abb. 1c und 2c). Die gleichzeitige Gegenüberstellung des präoperativen, des 3 Wochen nach der Umstellungsosteotomie und des 6 Jahre später angefertigten Röntgenbildes verdeutlicht den erfolgten harmonischen Ausgleich des Achsenknicks.

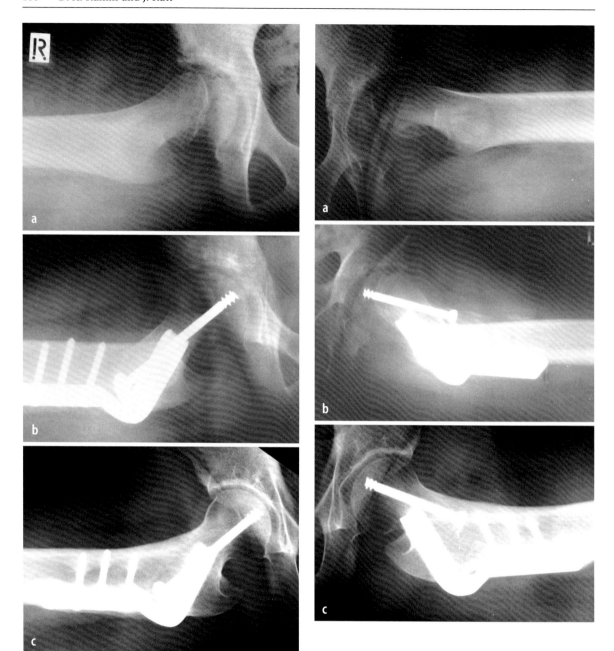

Abb. 1 a–c. 12jähriges Mädchen. **a** Höhergradige Epiphysendislokation rechts, **b** 3 Wochen nach Imhäuser-Osteotomie kann eine den Achsenknick ausfüllende zarte Ossifikation nachgewiesen werden, **c** 6 Jahre später zeigt sich eine deutliche trajektoriell ausgerichtete Trabekelstruktur im Sinne einer strukturellen Adaptation

Abb. 2 a–c. Patientin wie Abb. 1. **a** Höhergradige Epiphysendislokation links, **b** 3 Wochen postoperativ ebenso Nachweis einer Ossifikation am ventromedialen Osteotomiebereich, **c** 6 Jahre später zeigt sich ein harmonischer Ausgleich des Achsenknicks (vgl. Abb. 1 c)

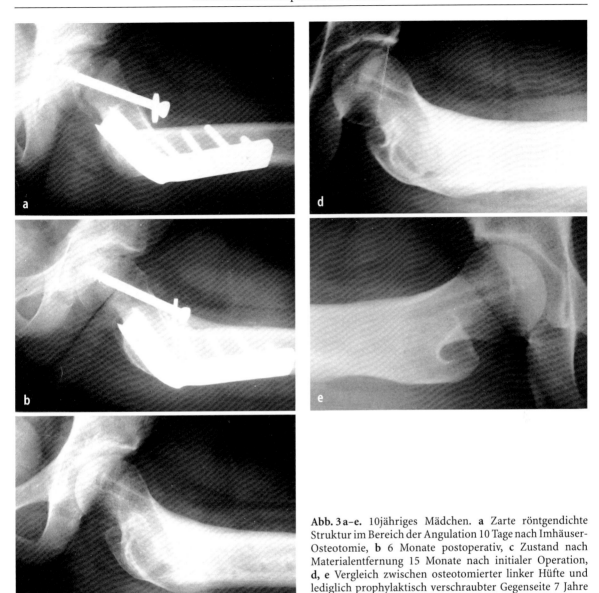

Abb. 3a–e. 10jähriges Mädchen. **a** Zarte röntgendichte Struktur im Bereich der Angulation 10 Tage nach Imhäuser-Osteotomie, **b** 6 Monate postoperativ, **c** Zustand nach Materialentfernung 15 Monate nach initialer Operation, **d, e** Vergleich zwischen osteotomierter linker Hüfte und lediglich prophylaktisch verschraubter Gegenseite 7 Jahre nach der Materialentfernung

Fall 2. Bei der 10jährigen Patientin wurde an der linken Hüfte wegen einer höhergradigen Epiphysenlösung eine intertrochantäre dreidimensionale Umstellungsosteotomie durchgeführt. Bereits 10 Tage postoperativ läßt sich im Bereich der Angulation eine glatte, zarte, röntgendichte Struktur nachweisen (Abb. 3a). 6 Monate später ist diese Struktur deutlich röntgendichter (Abb. 3b). 15 Monate nach der initialen Operation wird die Metallentfernung durchgeführt (Abb. 3c), 7 Jahre nach der Metallentfernung zeigt sich die Konsolidierung und der harmonische Umbau der Ossifikation (Abb. 3d). Der Vergleich mit der nicht dislozierten Gegenseite (Abb. 3e), die mittels gleitfähiger Schraubenfixation prophylaktisch behandelt wurde, demonstriert, daß die Krümmung im Bereich des Übergangs von Schenkelhals zu Femurschaft einen identischen Radius aufweist.

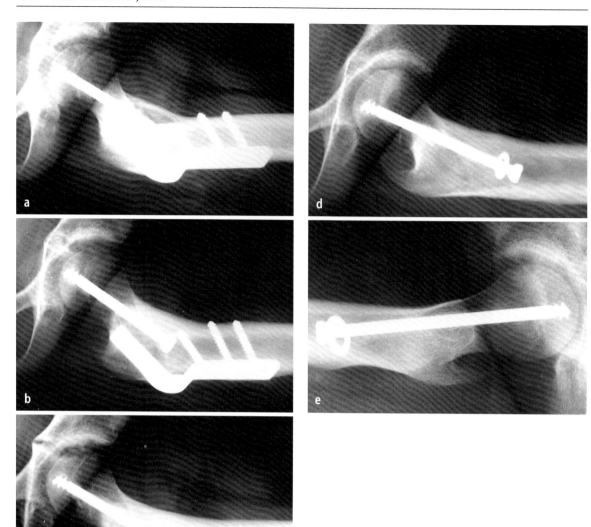

Abb. 4a-e. 11jähriges Mädchen. a 6 Wochen nach Imhäuser-Osteotomie, b 6 Monate später, c 2 Jahre nach Entfernung der Winkelplatte und Austausch gegen eine längere Spongiosaschraube, d vollständige strukturelle Adaptation 3 Jahre später, e Vergleich mit der lediglich prophylaktisch behandelten Gegenseite

Fall 3. Bei diesem Beispiel handelt es sich um ein 11jähriges Mädchen. Auf dem 6 Wochen postoperativ angefertigten Röntgenbild zeigt sich eine zarte Ossifikation, die sich segelförmig ausspannt (Abb. 4a). Ein halbes Jahr später ist ein harmonischer Angleich an den Achsenknick zu erkennen, bei gleichzeitig abnehmender Strahlentransparenz (Abb. 4b). Nach Konsolidierung der Osteotomie erfolgte die Entfernung der Winkelplatte, die Epiphysenschraube wurde gegen eine längere gewechselt, um ein weiteres Wachstum bei noch offenen Epiphysenfugen zu gewährleisten. Die Abb. 4c zeigt den Zustand 2 Jahre nach der Zweitoperation. Nach weiteren 3 Jahren läßt sich eine trajektorielle Struktur demonstrieren, eine Konturveränderung hat nicht stattgefunden (Abb. 4d). Der Vergleich mit der lediglich prophylaktisch behandelten Gegenseite zeigt auch in diesem Fall, daß der Krümmungsradius am ventromedialen Schenkelhals beiderseits identisch ist (Abb. 4e).

Diskussion

Anhand der vorgestellten Fälle, die die Beobachtung der charakteristischen Abläufe an 46 Hüften repräsentieren, läßt sich demonstrieren, daß der beschriebene Vorgang bei liegendem, unter interfragmentärer Kompression eingebrachtem Osteosynthesematerial und Ruhigstellung der Extremität in Gang kommt und durch die Entfernung des Osteosynthesematerials sowie durch Vollbelastung der Extremität keine Änderung erfährt. Die zusätzlich eingebrachte Epiphysenschraube dürfte keinen Einfluß haben.

Der sehr frühe Nachweis einer Ossifikation im Osteotomiebereich mag die Vermutung einer Ossifikation aufgrund eines Hämatoms nahelegen. Der harmonische Ausgleich im Bereich der Angulation sowie die Tatsache, daß sich eine entsprechende Formation in der Lauenstein-Aufnahme nicht im dorsalateralen Bereich sowie auf der a.-p.-Röntgenaufnahme nicht im medialen und lateralen Osteotomiebereich nachweisen läßt, kann diese These jedoch nicht unterstützen.

In der frühen postoperativen Phase zeigt sich auf der Lauenstein-Aufnahme die Ossifikation segelartig über dem ventromedialen Osteotomiebereich aufgespannt, wobei der freie Rand deutlich strahlenundurchlässiger als der zentrale Anteil ist. Im weiteren Verlauf wird das Segel zunehmend röntgendicht und von homogener Struktur, später ist der Osteotomiebereich nicht mehr abgrenzbar, eine trajektorielle Zeichnung zeigt die vollständige funktionelle Adaptation, der Krümmungsradius entspricht der gesunden Gegenseite.

In Kenntnis der Operationsmethode, bei der das ventral vom Trochanter minor gelegene Periost nach kranial und kaudal vom Femurschaft abgeschoben wird, muß gefolgert werden, daß sich nach der Osteotomie, Umstellung und Fixierung mit der Winkelplatte das Periost brückenförmig zwischen Schenkelhals und Oberschenkelschaft ausspannt. Die in der frühen postoperativen Phase nachweisbare Ossifikation muß also periostaler neu formierter Knochen sein, der sich entlang des stehengebliebenen Periostschlauches entwickelt hat [1]. Die zunehmende Verdichtung und schließlich die Strukturformierung und die trajektorielle Strukturierung muß jedoch ihrerseits den trophischen Kräften der Funktion zugeschrieben werden. Dies setzt voraus, daß die wesentliche Beanspruchung des Knochens immer die gleiche bleibt, und daß die beanspruchenden Kräfte ihren Angriffsort nicht ändern, weil nur unter diesen Voraussetzungen ein konstantes elastisches Kraftfeld einwirken kann. Dies erklärt auch, warum sich die endgültige Form des ventromedialen Schenkelhalses sehr rasch nach dem knöchern festen Durchbau des Osteotomiespaltes einstellt und diese sich auch nach der Metallentfernung nicht ändert. Ein weiterer Beweis für das Vorliegen eines funktionellen Anpassungsvorgangs wird durch die nahezu völlige Kongruenz des Krümmungsradius des ventromedialen Schenkelhalses im Vergleich mit der gesunden Gegenseite erbracht, da der Krümmungsradius auf der gesunden Seite Ausdruck eines primär funktionellen Anpassungsvorgangs – vorgegeben durch die statischen Verhältnisse am Becken und der unteren Extremität – ist.

Zusammenfassung

Bei der Epiphyseolysis capitis femoris führen wir bei höhergradigen Epiphysendislokationen (>30°) die Stellungskorrektur mittels der intertrochantären dreidimensionalen Femurosteotomie nach Imhäuser durch. Durch Entnahme eines Keiles mit lateralventraler Basis aus dem distalen Fragment und gleichzeitiger Innendrehung des distalen Fragments resultiert eine Innendrehung, Abduktion und Beugeabwinkelung des distalen Femuranteils. Hierdurch kommt es zu einer bajonettförmigen Abwinkelung, die radiologisch in der Lauenstein-Aufnahme erkennbar ist. Alle 46 Hüften, die nach Durchführung der Imhäuser-Osteotomie radiologisch mindestens 2 Jahre verfolgt wurden (Nachbeobachtungszeitraum durchschnittlich 5,4 Jahre; Minimum 2 Jahre, Maximum 12 Jahre), zeigen eine nach dem gleichen Schema ablaufende strukturelle Adaptation. Diese besteht aus dem frühen Nachweis einer Ossifikation, die durch osteoplastische Periosttransformation erklärt werden kann, und aus der anschließenden Ausbildung von Geflechtknochen mit paralleler trabekulärer Ausrichtung (Modeling), die zu einem harmonischen Verlauf des Schenkelhalses führt.

Literatur

1. Bopp HM, Chicote F (1971) Osteoplastische Periosttransformation nach „Imhäuser-Osteotomie". Z Orthop 109:923
2. Imhäuser G (1956) Zur Pathogenese und Therapie der jugendlichen Hüftkopflösung. Z Orthop 88:3

Aussagekraft der Ganganalyse bei bestehenden posttraumatischen Fehlstellungen

Th. Mittlmeier

Einleitung

Die klinische Untersuchung *statischer* Parameter wie eines Beckenschiefstands oder achsgeometrischer Abweichungen sowie einzelner einfacher Funktionen des Bewegungsapparates, wie die aktive und passive Gelenkbeweglichkeit oder Muskelkraft- und -umfangsmessungen (vgl. [6]), ergänzt durch „objektive" indirekte Informationen über spezifische anatomische Parameter (z. B. mittels Röntgen, Sonographie, CT, NMR) und neuromuskuläre Funktionen (z. B. Nadel-EMG), stellt den klassischen „statischen" Weg der Analyse einer bestehenden posttraumatischen Fehlstellung der unteren Extremität dar. Wenngleich auch einfache Funktionstests zur klinischen Untersuchung der unteren Extremität nach Trauma gehören (z. B. die Überprüfung des Einbein-, Zehen- oder Hackenstands oder der Greiffunktion der Zehen), können diese Tests nicht ohne weiteres mit komplexen Funktionen, wie dem menschlichen Gang, in Bezug gesetzt werden [2, 6, 9, 13]. Die als „objektiver" Bewertungsmaßstab beliebten Scoresysteme schaffen in der Regel keine Abhilfe, da, abgesehen von der Vielzahl der „konkurrierenden" klinischen Scoresysteme, deren Ergebnisse selten direkt untereinander vergleichbar sind, diese Verfahren stets nur einen bestimmten Ausschnitt der Gesamtfunktion, abhängig vom subjektiven Empfinden des Scorebeschreibers, welche Parameter in welcher Wertigkeit die jeweils zu untersuchende Funktion erfassen, bewerten [11, 12].

Der Brückenschlag vom Beschwerdebild eines Patienten nach Trauma zu den ursächlichen funktionellen Störungen ist oft schwer herzustellen. Dies ist im wesentlichen darauf zurückzuführen, daß die visuelle Bewegungsbetrachtung den Untersucher mit Informationen überflutet [8, 18]. Wenngleich der Mensch aufgrund seiner intellektuellen Fähigkeiten und spezieller Erfahrungen („klinischer Blick") imstande ist, wichtige und unwichtige Informationen zu differenzieren, ist es selbst für den geschulten Beobachter schwierig, durch Beobachtung das Gangbild eines hinkenden Patienten näher zu charakterisieren. Wie eine Studie unter Mitwirkung von 3 erfahrenen Ärzten und 5 Physiotherapeuten zeigte, konnte nur die zeitliche Asymmetrie, also die richtige Bezeichnung der Extremität hinkender Patienten, die länger belastet wurde, mit hinreichender Genauigkeit (80%) von der Jury angegeben werden [2]; die richtige Bezeichnung der Extremität, die mehr belastet wurde, konnte nur im Mittel von 40% korrekt bezeichnet werden (Tabelle 1). Der Schweregrad der zeitlichen oder der Belastungsasymmetrie konnte nicht zuverlässig angegeben werden [2].

Soll nun ein technisches Verfahren zur Gangbeurteilung zu einer Lösung dieser Problematik beitragen, so muß es für mindestens eine der 4 Aufgaben, die *ausschließlich* den klinischen Einsatz eines Untersuchungsverfahrens rechtfertigen, von Vorteil gegenüber der rein klinischen Beurteilung sein [4]:

- zur Diagnosesicherung;
- zur Bewertung des Schweregrades einer posttraumatischen Funktionsstörung;
- zur Selektion einer therapeutischen Option sowie
- zur Prognosebewertung.

Tabelle 1. Subjektive Gangbeobachtung versus gemessene Asymmetrie (n = 8 Untersucher, nach [2])

	Qualitativ richtig	Korrelation geschätzt/ gemessen
Zeitliche Asymmetrie	80%	r = 0,27
Belastungsasymmetrie	40%	−0,39 < r < 0,21

Das Anforderungsprofil an eine zeitgemäße Ganganalyse wird folgendermaßen ergänzt [4]:

- Die Messung darf die Funktion, die sie erfassen soll, nicht beeinträchtigen.
- Die Ergebnisse sollten Erkenntnisse liefern, die nicht von einem erfahrenen Kliniker direkt beobachtet werden können.
- Die Kosten des Verfahrens sollen adäquat sein.
- Die Ergebnisse sollen so formuliert sein, daß sie in Einklang mit einem klinischen Konzept gebracht werden können.

Noch prägnanter formuliert, müssen die Resultate eines entsprechenden Verfahrens auch in die differentialtherapeutischen Überlegungen einfließen bzw. diese entscheidend modulieren, um den klinischen Einsatz eines ganganalytischen Verfahrens zu rechtfertigen [4]. Dies war jedoch bis in jüngste Vergangenheit bei nur wenigen Anwendungen der Bewegungsanalyse der Fall [5, 9–11, 13, 16, 20].

Diese Tatsache läßt sich nicht erklären mit dem technischen Entwicklungsstand zur Erfassung einzelner Komponenten des Bewegungsablaufs der kinematischen Kette sowie der äußeren Kräfte und Momente, die an dieser Kette angreifen [4, 8]. Es ist heute möglich, mit zunehmend komplexeren Meßsystemen einzelne Parameter des Phänomens *Gang* mit stetig steigender Auflösung zu erfassen [1, 7, 8, 11, 18, 21]. Das Hauptproblem liegt zum einen darin, angesichts des fundamentalen Problems der Ganganalyse Facetten des Bewegungsmusters zu messen, ohne das „Steuerprogramm", das für die Bewegung verantwortlich ist [17], zu kennen, zum anderen aus der Menge der anfallenden Basisdaten, z. B. mit Hilfe statistischer Verfahren zur Parameterreduktion, klinisch relevante Parameter zu extrahieren [4, 5, 7, 10, 11, 21].

Der theoretische Lösungsansatz ist als solcher klar umrissen, nicht eine Vielzahl von Einzelmeßparametern zusammenhanglos als Interpretationsgrundlage zu präsentieren, sondern jene Funktionen zu erkennen und zu selektieren, die hinsichtlich des Untersuchungszwecks eine Signifikanz aufweisen (Problem des relevanten Leistungskriteriums, [5, 21]).

Es sollen deshalb im folgenden die Besonderheiten der Ganganalyse am Traumapatienten herausgearbeitet und jene Verfahren, die kinematische Gangparameter (Ortskoordinaten, Winkelverläufe und deren Veränderungen), oder kinetische Daten (z. B. Bodenreaktionskraft, dynamische Druckverteilung unter dem Fuß), sowie dynamische neuromuskuläre Parameter erfassen, insoweit dargestellt werden, als sie sich für eine Analyse posttraumatischer Fehlstellungen der unteren Extremität als wertvoll erwiesen haben oder eine Perspektive für die Zukunft erkennen lassen. Ferner soll auf theoretische Modellbildungen, die meist auf die Daten mehrerer der genannten Verfahren als Eingangsparameter zurückgreifen, Bezug genommen werden, sofern ein Potential dieser meist aufwendigen Verfahren für eine klinisch brauchbare Lösung zur Bestimmung der Muskel- und Gelenkkräfte unter dem Aspekt einer bestehenden posttraumatischen Deformität erkennbar ist.

Die Ganganalyse am Traumapatienten

Für den Patienten nach einer spezifischen Verletzung bzw. einer speziellen Therapie liegt üblicherweise keine Beurteilung des Gangmusters vor dem Trauma – anders als bei einem Patienten, bei dem sekundär-korrektive Maßnahmen geplant sind – vor. Eine Bewertung des Gangbildes kann somit nicht im Sinne des „Vorher-nachher-Vergleichs" erfolgen, sondern nur im statistischen Vergleich mit einem Kollektiv unauffälliger Probanden. Die statistischen Voraussetzungen für eine Vergleichbarkeit müssen selbstverständlich gegeben sein. Bei unilateralen Verletzungen kann auch der Vergleich mit der unverletzten kontralateralen Extremität erfolgen, wobei einer natürlichen Asymmetrie im Sinne der Chiralität bzw. einer Beeinträchtigung des Ganges der „gesunden" Seite durch die „verletzte" Extremität besondere Beachtung zu widmen ist [2, 11].

Statische Meßverfahren

Statische Untersuchungstechniken erlauben üblicherweise keinen Rückschluß auf die tatsächlichen Vorgänge unter *dynamischen* Bedingungen [9]. Dennoch stellten statische Untersuchungsverfahren wie das Podometer (der Patient steht dabei auf einer seitlich beleuchteten Glasplatte, wobei über einen schräg gestellten Spiegel die im Stand unterschiedlich belasteten Regionen der Fußsohle entsprechend unterschiedlicher Helligkeit beobachtet, photographiert, ausgemessen und verglichen werden können) oder Trittspurgeräte (in den USA als „Harris mat" bekannt) und quasistatische Verfahren (z. B. Druckaufnehmer unter Verwendung der „Fuji-Folie") v. a. historisch wichtige Techniken dar, die allenfalls qualitative Aussagen erlaubten (Zusammenfassung bei [11]). Ein Schluß auf einen zeitlichen Zusammenhang von Belastung und Druck ist nicht möglich.

Dynamische Meßverfahren

Erfassung kinetischer Parameter

Konventionelle Kraftmeßplattformen haben sich in den beiden vergangenen Jahrzehnten als einfache und zuverlässige Untersuchungsmethoden zur Bestimmung der dreidimensionalen Bodenreaktionskraft mit sehr kleinem Meßfehler ($<2\%$) und hoher Meßfrequenz (bis 1000 Hz) erwiesen. Neben den 3 Komponenten der Bodenreaktionskraft und deren zeitlichem Verlauf während der Kontaktphase des Gehzyklus läßt sich mit der genannten Technik der Kraftangriffspunkt – allerdings ohne Bezug zur tatsächlichen Fußkontaktfläche – bestimmen [7, 11]. Neben den durch die Struktur der Kontaktphase definierten und abgeleiteten Parametern (z. B. der Brems- oder Beschleunigungsimpuls) wurde eine Vielzahl weiterer, oft relativ abstrakter Parameter beschrieben [7, 11]. Es wurde mehrfach versucht, durch entsprechende mathematische Transformationen ganzer Parameterfelder Trennfunktionen zu formulieren, die für bestimmte pathologische Zustände nach definiertem Trauma (z. B. Zustand nach Schenkelhalsfraktur, Unterschenkelmarknagelung) charakteristisch sind [19]. Die Hauptursache für das Scheitern entsprechender Bemühungen ist einmal in der Fehleinschätzung der tatsächlichen Bedeutung der Bodenreaktionskraft (sie stellt ein Endresultat im Sinne eines „Integrals" oft gegenläufiger muskel- und gelenkkinetischer Vorgänge auf verschiedenen Gelenkebenen dar, deren Interpretation allein in Kenntnis des Endergebnisses a priori nicht gelingen kann), zum anderen in der fehlenden Ortsauflösung zu suchen [12]. Gut geeignet sind Kraftmeßplattformen, u. a. auch wegen der raschen Durchführbarkeit der Messung, zur Verlaufsbeobachtung, etwa nach einem korrektiven Eingriff. Hierbei genügt oft die Beobachtung eines sensitiven Meßparameters (sog. Monitorfunktion), wobei die Verringerung der Asymmetrie des entsprechenden Parameters im Seitenvergleich mit der intakten Extremität die Besserung eines präoperativ manifesten Hinkens quantifizieren hilft [7, 8, 11, 18]. In analoger Weise kann die Rückbildung grober pathobiomechanischer Phänomene nach einer Umstellungsosteotomie domumentiert werden (z. B. die Normalisierung der vermehrt nach medial gerichteten Schubkräfte nach Dwyer-Osteotomie bei pathologischer Rückfußvarusstellung und chronischer lateraler Bandinsuffizienz des OSG [15]).

In den letzten 10 Jahren sind Druckverteilungsmeßplattformen entwickelt worden [1, 11], die bislang nur die Vertikalkomponente der Bodenreaktionskraft erfassen, jedoch mit hoher lokaler (2–8 Sensoren/cm^2) und zeitlicher Auflösung (50–100 Hz) (Abb. 1). Die Meßergebnisse werden wesentlich von der Aufnehmercharakteristik determiniert. Eine akzeptable Genauigkeit (Meßfehler $<5\%$) mit ausgezeichneter Langzeitstabilität der Aufnehmerkalibrierung weisen nur kapazitive Meßsysteme auf [1, 11]. Die 3 Grundgrößen Druck, Kraft und belastete Fläche als Funktion der Zeit sowie abgeleitete Parameter (z. B. das Kraft-Zeit-Integral) können nicht nur für die aktuelle Kontaktfläche des Fußes beim Bodenkontakt des Gehzyklus, sondern für beliebige Teilregionen bestimmt werden [11]. Eine Zuordnung zu anatomischen Regionen wird somit prinzipiell möglich (Abb. 2). Ein empirischer Leistungsindex, definiert als Asymmetriemaß von 5 selektierten Parametern der intakten versus der vormals verletzten Extremität nach unilateraler Verletzung, erwies sich als geeignet, $^2/_3$ aller Gangauffälligkeiten nach Talus- oder Kalkaneusfraktur verglichen mit gesunden Probanden quantitativ zu beschreiben (multiple lineare Regressionsanalyse, $R^2 = 0{,}66$, [13]). Dichotomisierten wir die untersuchten Probanden und Patienten in Untersuchte mit und ohne Gangprobleme, so ermöglichte eine schrittweise logistische Regression und ROC-Analyse die Formulierung einer Trennfunktion anhand von 3 Parametern der dynamischen Pedographie, die untersucherunabhängig in $>82\%$ eine korrekte Zuordnung bzw. Unterscheidung der Untersuchten hinsichtlich der Gehbeschwerden erlaubten [13]. Darüber hinaus war mittels des empirischen Leistungsindexes ein objektiver Vergleich der Gehfunktion von 2 „konkurrierenden" Therapieverfahren der intraartikulären Kalkaneusfraktur, der funktionell-konservativen und der operativ-rekonstruktiven Therapie, möglich [13]. Der Vergleich mit multivariaten Scoresystemen demonstrierte, daß funktionelle Scores und die dynamische Druckverteilungsmessung unter dem Fuß beim Gehen unterschiedliche Bereiche der Funktion beschreiben, sich also nicht gegeneinander austauschen lassen [13].

Unterhalb der OSG-Ebene konnte mit Hilfe der Pedographie ein klinisch brauchbarer Zusammenhang zwischen der Pathomorphologie (z. B. anhand

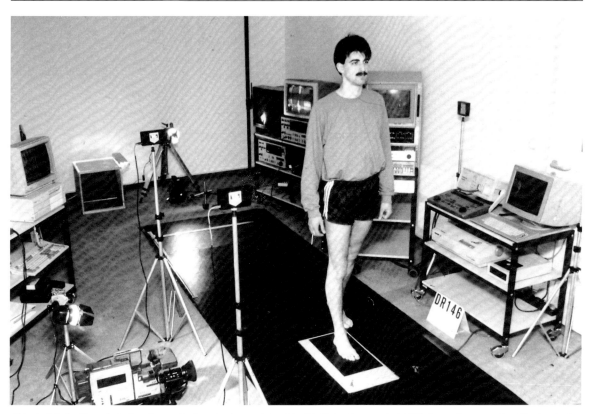

Abb. 1. Meßaufbau bei der dynamischen Pedographie. Die Meßplattform wird üblicherweise vom Laufflächenbelag verdeckt. Die Videodokumentation des Gehablaufs in 2 Ebenen ist fakultativ

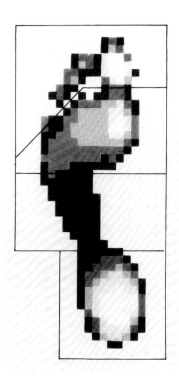

der CT) und der Abrollfunktion hergestellt werden [12, 13]. Die Wertigkeit von manifesten Fehlstellungen (z. B. der Varus- oder Valgusfehlstellung, des Höhen-, Längenverlustes oder des Ausmaßes der Verbreiterung des Rückfußes) und der Gehfunktion ließ sich somit nach objektiven Kriterien bewerten [12]. Somit können die mit Hilfe der Pedographie gewonnenen Erkenntnisse in die Operationsplanung und -taktik einfließen. In analoger Weise kann auch nach Verletzung des Talus, im Chopart- oder Lisfranc-Gelenk, bei plantarer Dislokation der Metatarsaliaköpfchen oder Fehlstellung der Zehenstrahlen, das Ausmaß der verbliebenen Gehfunktionsstörung festgestellt werden und als „Indikator" für eine operative Korrektur dienen.

◄ **Abb. 2.** Maximaldruckbild des Abrollvorgangs eines linken Fußes (üblicherweise sind die Werte des Maximaldruckes jeden Einzelsensors farbcodiert). Die Unterteilung der Kontaktfläche in regions of interest kann nach „anatomischen" Kriterien (hier: Rückfuß, Mittelfuß, Vorfuß und Zehen) oder nach einem standardisierten geometrischen Schema erfolgen (z. B. Standardlängen der Partialregionen)

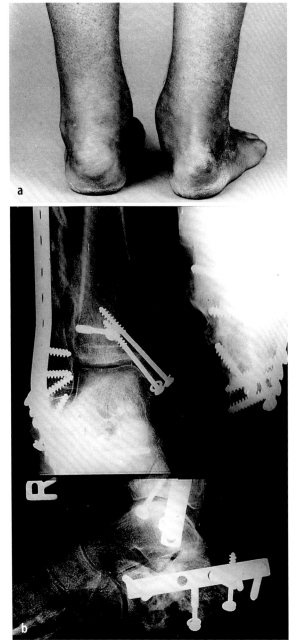

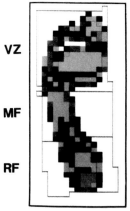 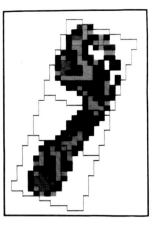

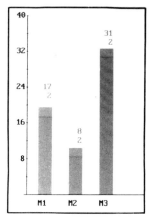 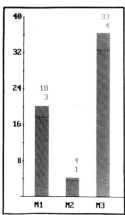

Abb. 3. c Ganguntersuchung mittels dynamischer Pedographie 12 Monate nach Trauma. Entsprechend der Fehlstellung wird der rechte Fuß auch dynamisch in Abduktionsstellung aufgesetzt. Die Quantifizierung der Partialimpulse berechnet als Kraft-Zeit-Integral (± S.D.) in den 3 Regionen des Rückfußes, des Mittelfußes und des Vorfuß-/Zehenbereichs zeigen eine symmetrische Lastverteilung beim Abrollen

Abb. 3 a–c. Pat. KP, 33 Jahre. **a** Rückfußansicht von dorsal nach beidseitiger Kalkaneustrümmerfraktur 12 Monate nach primärer offener Rekonstruktion beidseits. Die rechtsseitige Fraktur wurde verzögert (4 Wochen nach Trauma) rekonstruiert; es verblieb eine Valgusfehlstellung und Verkürzung der lateralen Fußsäule bei ungenügender Wiederherstellung der Fersenbeinlänge im Proc.-anterius Bereich. **b** Röntgenaufnahmen des Kalkaneus in 3 Ebenen 12 Monate nach Trauma

Umgekehrt kann auch die Pedographie als Funktionsmesser bei manifester statischer Fehlstellung dazu dienen, die Indikation zur operativen Korrektur zu modifizieren. Dazu mag folgendes klinisches Beispiel dienen: Nach beidseits operativ versorgter Kalkaneustrümmerfraktur bei einer polytraumatisierten Patientin verblieb rechtsseitig eine klinisch und radiologisch manifeste Rückfußvalgusfehlstellung sowie eine Verkürzung der lateralen Fußsäule bei primär ungenügendem operativem Längenausgleich im Processus-anterius-Bereich (Abb. 3 a, b). Die pedographische Untersuchung 12 Monate nach der Erstversorgung zeigte jedoch ein flüssiges, völlig symmetrisches Gangbild mit identischer Aufteilung der Partialimpulse der Bodenreaktionskraft zwischen Rück-, Mittel- und Vorfuß (Abb. 3 c). Ursächlich für die unerwartet gute Gehfunktion der subjektiv zufriedenen Patientin bei weitgehend wakkelsteifem USG dürfte hierbei die Abduktionsfehlstellung des Vorfußes sein, die den Abrollvorgang erleichtert. Von einer Korrekturosteotomie im Sinn einer Verlängerung der lateralen Fußsäule im Processus-anterius-Bereich in Kombination mit einer USG-Arthrodese (die alleinige USG-Arthrodese wäre in keinem Falle hilfreich) wurde deshalb im Rahmen der Metallentfernung Abstand genommen, insbesondere da befürchtet werden mußte, daß eine morphologische Korrektur das eingestellte funktionelle Gleichgewicht destabilisieren und ein Hinken manifest würde.

Neben der Verwendung in stationären Druckmeßplatten ist die analoge Technologie mittlerweile in Form von Einlegesohlen verfügbar: Nun kann der Patient in seiner „normalen" Laufumgebung in seinem eigenen Schuhwerk beim Abrollen (ggf. unter standardisierten Bedingungen am Laufband) untersucht und der Einfluß der Achsmechanik durch spezifische Zurichtungen am Schuh oder unter der Einlegesohle systematisiert werden.

Erfassung kinematischer Parameter und Ermittlung der Gelenkmomente mittels inverser Dynamik

Bei Fehlstellungen proximal der USG-Ebene kann eine reliable Zuordnung zwischen morphologischen Parametern und Parametern der Bodenreaktionskraft bzw. der dynamischen Druckverteilungsmessung nicht mehr sinnvoll erfolgen, da zu viele Störgrößen zwischen interessierendem Gebiet und Meßort zwischengeschaltet sind [13].

Eine Schlüsselrolle bei der Interpretation entsprechender pathologischer Gangmuster wird häufig der Kenntnis der inneren Gelenkmomente beigemessen, d. h. jener Nettobilanz von Momenten, die von den Muskelgruppen aufgebracht werden muß, um den äußeren an einem Gelenk angreifenden Momenten zu widerstehen [21]. Da die direkte Bestimmung von inneren Gelenkkräften in stark limitiertem Umfang anwendbaren invasiven und experimentellen Verfahren vorbehalten bleibt [6, 14, 21], ist das übliche Vorgehen zur indirekten Bestimmung der inneren Gelenkkräfte der Ansatz der inversen Dynamik [14, 21]: Das mechanische Modell – hier die untere Extremität – wird z. B. als Kette aus 4 Festkörpern (Fuß/Unterschenkel/Ober-

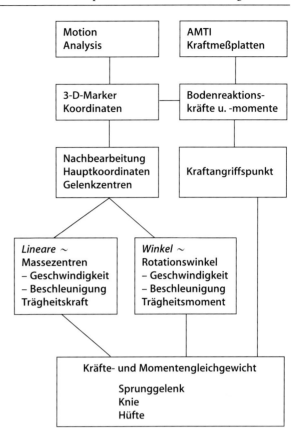

Abb. 4. Flußdiagramm zur Bestimmung der Gelenkmomente

schenkel/Becken) modelliert, die durch Scharniergelenke verbunden sind [13].

Die Gleichungen, die das mechanische Verhalten des Systems beschreiben, werden von den Gesetzen der Newtonschen Mechanik abgeleitet. Euler-Parameter werden benutzt, um die Winkelbewegung der Segmente, die Winkelgeschwindigkeit und -beschleunigung jedes Segmentes zu beschreiben [14, 21]. Die erforderlichen Parameter zur Berechnung der intersegmentären Kräfte und Momente entstammen den kinetischen und kinematischen Messungen, den Literaturangaben (Segmentmassen, Position des Segmentmassezentrums, Hauptkomponenten des Trägheitstensors) und zusätzlichen direkten Messungen anthropometrischer Parameter am Patienten (Abb. 4).

Die Erfassung kinematischer Parameter erfolgt entweder über zwei- oder dreidimensionale Goniometer, die am interessierenden Gelenk des Patienten angebracht werden [5, 10] oder mit Hilfe von Videoprozessorsystemen [7, 13], die die räumliche Anordnung von am Körper des Untersuchten fixierten reflektierenden Markern mit mehreren

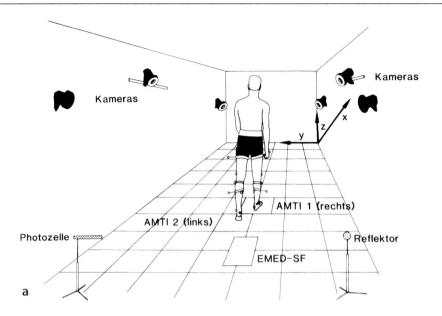

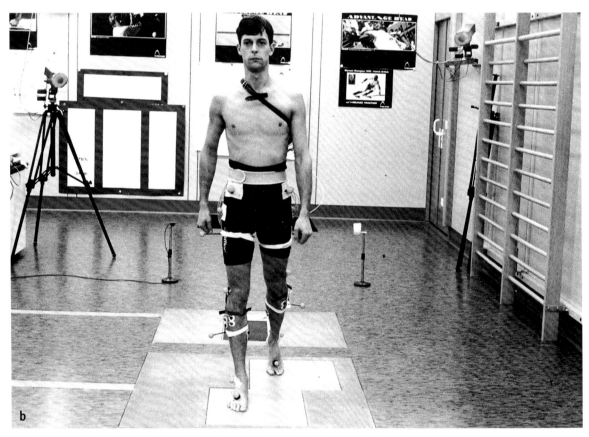

Abb. 5. a Meßaufbau (schematisch) zur kinetisch-kinematischen Untersuchung des Ganges mittels eines 6-Kamera-Videoprozessor-Systems (17 Oberflächenmarkern), 2 Kraftmeßplatten und einer Druckverteilungsmeßplattform. **b** Der Proband ist zudem mit bipolaren EMG-Oberflächenelektroden sowie einer Telemetrieeinheit instrumentiert

unterschiedlich positionierten Kameras während des Gehens erfassen (Abb. 5a, b). Bei dynamischen Gelenkwinkelmessungen während des Gehens mittels Oberflächenmarkern ist ein systematischer Meßfehler von ±3 mm, die Auflösung in den 3 Raumrichtungen von ±2 mm anzunehmen. Wesentliche Fehlerquellen können aus der Fehlbestimmung der Gelenkzentren oder der Fehlplazierung von Markern resultieren. Im Vergleich mit Meßsystemen kinetischer Parameter sind optoelektronische Systeme zur Ermittlung der Gelenkposition im Raum während des Gehens störanfällig. Die Technik ist ungleich aufwendiger, insbesondere da die Daten oftmals interaktiv nachbearbeitet werden müssen [13].

Klinische Bedeutung bei der Indikation zur Korrekturosteotomie in breiterem Umfang hat bislang v. a. die Messung des Adduktionsmoments im Kniegelenk erhalten. Im Rahmen einer prä- und postoperativen ganganalytischen Untersuchung von Patienten mit degenerativer Varusgonarthrose konnte die Höhe des Adduktionsmoments als prognostisch wichtiger Faktor ausgemacht werden [16]. Ein präoperativ niedriges Adduktionsmoment korrelierte mit guten postoperativen Resultaten; präoperativ hohe Adduktionsmomente fanden sich mit schlechten Resultaten vergesellschaftet. Ebenso war die Wahrscheinlichkeit eines Fehlstellungsrezidivs bei hohen Adduktionsmomenten ungleich höher [20]. In analoger Weise kann die Messung des Knieadduktionsmoments beim Patienten mit chronischer kombinierter Bandinstabilität des Kniegelenks die Indikation für eine primäre Umstellungsosteotomie vor einer bandplastischen Maßnahme erhärten helfen (Noyes 1993, persönliche Mitteilung). In jedem Falle kann die Erfassung der räumlichen Bewegung auf den einzelnen Gelenkebenen der unteren Extremität dazu beitragen, die primäre Gangstörung und sekundär entwickelte Kompensations- und Adaptationsmechanismen des Patienten unterscheiden zu helfen [13]. In eigenen Untersuchungen konnte nach komplexen Verletzungen des Fußes mit residualem Funktionsdefizit festgestellt werden, daß auf allen untersuchten Gelenkniveaus – USG, OSG, Knie, Hüfte, Becken – Ausgleichsbewegungen stattfinden können, die von Patient zu Patient variabel ausfallen [13]. Eine definitive Aussage über definierte Pathomechanismen ist somit nur möglich, wenn alle Gelenkebenen der unteren Extremität untersucht werden.

Komplexe mathematische Modellbildung

Von äußerlich sicht- und meßbaren Bewegungen und Kräften kann nicht direkt auf die Belastung der internen Strukturen geschlossen werden [14]. Deshalb werden in den letzten Jahren – v. a. in der Sportbiomechanik und biomechanischen Grundlagenforschung – kinematische und kinetische Parameter als Eingabe für komplexe mathematische Modelle benutzt, um spezifische innere Kräfte zu berechnen [13]. Da im Regelfall die Zahl der vorhandenen inneren Strukturen beim „Verteilungsvorgang" der inneren Kräfte auf die anatomischen Strukturen größer ist als die Zahl der vorhandenen Lösungsgleichungen, muß eine Strategie gewählt werden, durch spezifische Annahmen eine definierte Lösung zu finden: etwa durch Zusammenfassen oder „Nichtbeachtung" anatomischer Strukturen (Reduktionsansatz), durch Einbeziehung neurophysiologischer Informationen oder Treffen spezifischer Annahmen (z. B. Minimierung des Energieaufwands beim Gehen etc., sog. Additionsmodell) oder durch Diskussion möglicher Lösungen (Diskussionsansatz, [13]). Die jeweiligen Ergebnisse hängen üblicherweise stark von den getroffenen Annahmen ab; ferner gibt es bis heute nur wenige Möglichkeiten, die kalkulierten mit den tatsächlichen Belastungen zu vergleichen, da es kaum numerische Werte für die Belastung in vivo gibt.

Obwohl es gerade bei komplexen Fehlstellungen an der unteren Extremität wünschenswert wäre, etwa im Sinne einer Parameterstudie, den Einfluß unterschiedlicher Korrekturansätze oder des Ausmaßes der Korrektur auf die Gehfunktion zu überprüfen, gibt es bis heute kein klinisch brauchbares Rechenmodell, das verläßlich und mit vertretbarem Aufwand eine entsprechende Kalkulation erlaubt [13].

Dynamisches EMG

Wenngleich eine Korrelation des EMG-Signals mit den beim Gehen quantitativ wirksamen anisometrischen Kräften derzeit nicht möglich ist, so erlaubt die Bestimmung der phasischen (On-off-Aussage) und der relativen Aktivität entsprechender Muskelgruppen beim Patienten im Vergleich mit dem Aktivitätsmuster beim Gesunden Aussagen über Verschiebungen im Aktivitätsmuster und -niveau von Kennmuskeln während des Gehzyklus [3, 6, 21]. Klinische Bedeutung hat die systematische Untersuchung des dynamischen EMG-Signals bislang nur bei der Therapieplanung neuroorthopädischer Erkrankungen erfahren, z. B. bei spastischen Lähmungen [21]. Hierbei kann die Indikation zu Weichteileingriffen wie Sehnenverlängerungen und -transfers gestellt und der vermutliche Nutzen präoperativ abgeschätzt werden [7]. Des weiteren dienen die anhand des dynamischen EMG gewonnenen Informationen als Eingabeparameter für mathematische Modelle [13]. Anwendungen in der Traumatologie vor Korrekturosteotomien sind prinzipiell denkbar, jedoch bislang nicht publiziert.

Ausblick

Trotz hohem technischem Potential konnte die Bedeutung der sog. klinischen Ganganalyse für klinische Fragestellungen bislang nur als marginal eingeschätzt werden. Dennoch ist eine differenzierte Betrachtungsweise sinnvoll: Mit Hilfe der aufgezeigten einfachen und reliablen Ganganalyseverfahren (Kraftmeßplatte, dynamische Druckverteilungsmessung) können der Schweregrad einer Funktionsstörung bestimmt, sowie der objektive Vergleich der funktionellen Resultate konkurrierender Therapieverfahren zuverlässig ermöglicht werden. In naher Zukunft könnte auch mit Hilfe der genannten Verfahren ein in der Literatur dauerhaft strittiger Punkt – die Grenzindikation für eine operative Korrektur bei manifester statischer Fehlstellung an der unteren Extremität – auf eine objektive Basis gestellt werden; dies ließe sich als Überschreiten der gemessenen physiologischen Gangasymmetrie definieren. Eindeutige Aussagen zu Pathomechanismen mit Hilfe der genannten Techniken sind jedoch nur distal der OSG-Ebene möglich. Sollen bei proximalen Fehlstellungen differentialdiagnostische Überlegungen unterstützt und eine Entscheidungshilfe bei mehreren Therapieoptionen geleistet werden, sind aufwendige kinematisch-kinetische Untersuchungen unverzichtbar. In ausgewählten Anwendungsbeispielen sind dann auch Aussagen über die funktionelle Prognose möglich.

Zusammenfassung

Eine umfassende statische Analyse posttraumatischer Fehlstellungen ist Standard vor operativen Korrekturmaßnahmen, garantiert jedoch nicht eine vollständige Erfassung von nur unter dynamischen Bedingungen manifesten Störungen und somit eine optimale Wiederherstellung der Funktion.

Für die Analyse von Bewegungs- und Belastungsstörungen nach Verletzung bzw. bei residualer statischer Fehlstellung an der unteren Extremität steht grundsätzlich das gleiche Spektrum an Verfahren zur Auswahl, das sich zur Analyse des menschlichen Gangs in der Grundlagenforschung bzw. der Sportbiomechanik bewährt hat. Im klinischen Gebrauch sind einfache, rasch und zuverlässig durchführbare Techniken (Bodenreaktionskraftanalyse, Druckverteilungsmessung) von Vorteil. Hiermit können ein vorhandenes Funktionsdefizit verifiziert, quantifiziert und Aussagen zur Pathomechanik bei Fehlstellungen nahe am Meßort getroffen werden. Aufwendige kinematisch-kinetische Untersuchungen sind dann erforderlich, wenn der Untersucher bei Fehlstellungen proximal der OSG-Gelenkebene Informationen über gelenk- oder segmentspezifische Mechanismen, z. B. die primäre Funktionsstörung und sekundäre Adaptationsmechanismen, benötigt.

Literatur

1. Alexander IJ, Chao EYS, Johnson KA (1990) The assessment of dynamic foot-to-ground contact forces and plantar pressure distribution: a review of the evolution of current techniques and clinical applications. Foot Ankle 11:152–167
2. Attinger D (1987) Subjektive Gangbeobachtung im Vergleich zu gemessener Asymmetrie. Swiss Med 9:58–61
3. Basmajian JV, De Luca CJ (1985) Muscles alive. Their function revealed by electromyography, 5th edn. Williams & Wilkins, Baltimore London Sydney
4. Brand RA (1987) Can biomechanics contribute to clinical orthopaedic assessments? J Biomech 9:453–457
5. Chao EYS, Kaufman KR, Cahalan TD, Askew IJ (1988) Comparison of objective gait analysis and clinical evaluation after total hip arthroplasty. In: Fitzgerald Jr R (ed) Non-cemented total hip arthroplasty. Raven, New York, pp 323–334
6. Debrunner HU (1982) Orthopädisches Diagnostikum, 4. Aufl. Thieme, Stuttgart
7. Debrunner HU (1985) Biomechanik des Fußes. Enke, Stuttgart (Bücherei des Orthopäden, Bd 49)
8. Denoth J (1987) Analyse von Belastung und Beanspruchung des Bewegungsapparates. Swiss Med 9:35–41

9. Johnson F, Leitl S, Waugh W (1980) The distribution of load across the knee. J Bone Joint Surg (Br) 62:346–349
10. Kaufman KR, Chao EYS, Cahalan TD, Askew LJ, Bleimeyer RR (1987) Development of a functional performance index for quantitative gait analysis. In: Enderle JD (ed) Biomechanical sciences instrumentation. Instrument Society of America, Research Triangle Park, pp 49–55
11. Mittlmeier T, Morlock MM (1991) Statische und dynamische Belastungsmessungen am posttraumatischen Fuß. Orthopäde 20:22–32
12. Mittlmeier T, Morlock MM, Hertlein H, Fäßler M, Mutschler W, Bauer G (1993) Analysis of morphology and gait function following intraarticular calcaneal fracture. J Orthop Trauma 7:303–310
13. Mittlmeier T, Morlock MM, Kollmitzer J et al. (1994) Evaluation of lower limb function after trauma. A methodological approach employing 4 gait analysis techniques. Biomech Sem 8:38–50
14. Morlock MM, Nigg BM (1991) Theoretical considerations and practical results on the influence of the representation of the foot for the estimation of internal forces with models. Clin Biomech 6:3–13
15. Morscher E, Hefti F, Baumann JU (1986) Kombinierte laterale Bandplastik und Calcaneusosteotomie bei der rezidivierenden Distorsio pedis. Orthopäde 15:461–465
16. Prodromos CC, Andriacchi TP, Galante JO (1985) A relationship between gait and clinical changes following high tibial osteotomy. J Bone Joint Surg (Am) 67:1188–1194
17. Senn E (1987) Die Grenzen und Kriterien der funktionellen Gangbeurteilung. Swiss Med 9:25–30
18. Stüssi E (1987) Was heißt Ganganalyse? Swiss Med 9:8–13
19. Tibarewala DN, Ganguli S (1979) Use of a gait abnormality index for locomotion efficiency evaluation. J Biomech Engl 2:263–264
20. Wang J-W, Kuo KN, Andriacchi TP, Galante JO (1990) The influence of walking mechanics and time on the results of proximal tibial osteotomy. J Bone Joint Surg (Am) 72:905–909
21. Winter DA (1990) Biomechanics and motor control of human movement, 2nd edn. Wiley, Toronto

Operationsplanung

Analyse der Fehlstellung

J. Pfeil

Einleitung

Für die Korrektur von Fehlstellungen der Extremitäten ist die Operationsplanung von ausschlaggebender Bedeutung. Diese setzt eine subtile klinische und radiologische Untersuchung als Planungsgrundlage voraus [1-3].

Anhand von großformatigen, die gesamte Extremität abbildenden Röntgenaufnahmen unter statischer Belastung werden zeichnerisch die Fehlstellung bzw. die Fehlstellungen lokalisiert und quantifiziert. Die Korrektur um die hierbei ermittelten Drehpunkte ergibt die Ausgradung der Extremität. Hierbei werden auch Fehlstellungen im Gelenkbereich, Asymmetrien paariger Knochen, Fehlstellungen in der zweiten Ebene sowie Torsionsfehler berücksichtigt.

Die Fehlstellungsplanung ist unabhängig von der Art des zur Korrektur verwandten Fixateurs oder dem Verfahren einer internen Osteosynthese.

Die unterschiedlichen Methoden der perkutanen Osteotomien werden insbesondere zur Korrektur bei Verwendung eines externen Fixateurs gebraucht [9].

Klinische Untersuchung

Im Stehen wird die Symmetrie der Extremitäten geprüft. Hierbei werden Längendifferenzen durch Unterlage von Brettchen ausgeglichen. Bei einem fixierten Spitzfuß muß hierzu eine asymmetrische Brettchenunterlage unter Rück- und Vorfuß erfolgen. Von hinten legt der Untersucher seine Hände auf die Beckenkämme des Patienten, um den exakten Längenausgleich zu überprüfen. Das Verhältnis des Standes der Kniekehlen quantifiziert die Verteilung einer Längendifferenz auf Ober- und Unterschenkel. Drehfehler werden klinisch beim liegenden Patienten in Streckstellung des Hüft- und Kniegelenkes sowie in 90°-Beugung dieser Gelenke quantifiziert. Unterschenkeldrehfehler können zusätzlich beim sitzenden Patienten bei nach vorne gerichteten Kniescheiben durch den Vergleich des Standes der Malleolengabeln und der Füße quantifiziert werden.

Wichtig ist die Unterscheidung zwischen funktionellen und knöchernen Fehlstellungen und Verkürzungen. Gelenkkontrakturen bedingen eine Verkürzung (Beugekontraktur Kniegelenk, Adduktions- oder Flexionskontraktur Hüftgelenk) oder Verlängerung (Spitzfuß, Abduktionskontraktur Hüftgelenk) einer Extremität. Diese funktionellen Beinlängendifferenzen oder Gelenkdeformitäten müssen vorrangig durch Krankengymnastik oder Eingriffe an den Weichteilen und nicht durch knöcherne Eingriffe korrigiert werden [2, 6, 7, 12–15].

Bildgebung

Die ideale radiologische Bildgebung sollte *längen-* und *winkeltreu, großformatig* unter *statischer* Belastung, mit einer möglichst *geringen Strahlenexposition,* die Extremität abbilden. Mit Ausnahme weniger in den USA eingesetzter Geräte, die auf einer schlitzförmigen Scanbasis arbeiten, stehen derartige diagnostische Möglichkeiten derzeit nicht zur Verfügung [1]. In der konventionellen Radiologie wird von uns deshalb folgender Röntgenmodus angewandt: Der Patient wird mit dem klinisch bestimmten Längenausgleich durch Brettchenunterlage mit nach vorne gerichteten Kniescheiben vor dem Röntgenstativ positioniert. Eine *Beckenübersichtsaufnahme mit Raster* erlaubt eine millimetergenaue Quantifizierung der Differenz und zeigt die Einstellung der Hüftgelenke sowie des lumbosakralen Übergangs unter der Längenkorrektur [15].

Die *Ganzbeinaufnahmen beider Beine a.-p.* zeigen Fehlstellungen in der Frontalebene und erlauben eine differenzierte Längenbestimmung von

Ober- und Unterschenkel. Eine *Seitaufnahme* der Extremität ist notwendig, um Fehlstellungen in der zweiten Ebene zu dokumentieren. Diese radiologische Bildgebung ist zusammen mit der klinischen Untersuchung (Torsionsfehler) für die Planung der Deformitätenkorrektur ausreichend.

Alternative Verfahren sind das CT, das sich bei unverändert positioniertem Patienten durch Schnitte im Bereich des Hüftgelenks, des Kniegelenks und des Sprunggelenks insbesondere zur Quantifizierung eines knöchernen Torsionsfehlers eignet sowie in der Spiraltechnik eine flächen- und winkeltreue Abbildung liefert, die aber aufgrund der Formatbeschränkung und der fehlenden statischen Belastung nur einen eingeschränkten diagnostischen Wert besitzt. Das Gleiche gilt für sonographische Beinlängenmessungen sowie die sequentielle Darstellung von Hüft-, Knie- und Sprunggelenk. Mit diesem Verfahren ist aufgrund der abschnittsweisen Darstellung der Extremitäten keine globale Möglichkeit zur Planung von Deformitätenkorrekturen der Extremitäten gegeben [5, 8, 16].

Klinische Dokumentation

Die photographische Dokumentation sollte ebenfalls mit Brettchenunterlage von vorne, seitlich und hinten erfolgen. Ein an der Wand angebrachter Längenmaßstab ermöglicht eine Größenorientierung. Einschränkungen der Gelenkbeweglichkeit können durch Funktionsaufnahmen dokumentiert werden.

Korrekturplanung

Methodik

Die Korrekturplanung kann im einfachsten Fall direkt auf dem Röntgenbild, besser auf einer Papierumrißzeichnung des Röntgenbildes unter Zuhilfenahme von Lineal, Winkelmesser und Bleistift, ggf. Schere zur Simulation einer Achskorrektur, durchgeführt werden.

Auch großformatige Röntgenbilder können mittlerweile mittels Digitalisierungsbrett oder Videokamera digitalisiert werden. Die Korrektur kann dann am PC mittels abgewandeltem CAD-Programm ermittelt und in der Simulation auch durchgeführt werden. Dieses Vorgehen erlaubt auch in einfacher Weise, alternative Korrekturen zu simulieren, und ist insofern für die Entscheidungshilfe, insbesondere bei schwierigen Korrekturen, wertvoll [15].

Norm

Bei einseitigen Deformitäten dient die kontralaterale Extremität als Norm. Dementsprechend sollten, wie bereits ausgeführt, immer beide Extremitäten röntgenologisch abgebildet werden. Bei beidseitigen Deformitäten wird in der Planung auf eine „Normextremität" zurückgegriffen. Bei der Normextremität schneidet eine Gerade vom Hüftkopfmittelpunkt zur Mitte des Sprunggelenks das Kniegelenk exakt mittig (entspricht der klinischen Mikulicz-Linie). Die Verbindungslinie von Trochanterspitze zum Hüftkopfzentrum steht senkrecht auf dieser Linie. Diese Linie weist eine 6°-Neigung zur anatomischen Femurschaftachse auf und bildet mit dem Kniegelenk, bezogen auf das Femur, einen lateralseitigen Winkel von 87° (Abb. 1).

In vielen Fällen ist auch eine Planung mit der anatomischen Femur- und Tibiaachse möglich. Die prinzipielle Verwendung der mechanischen Achse

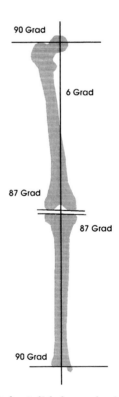

Abb. 1. Normwerte bezüglich der mechanischen Beinachse. Diese steht 90° zur Verbindungslinie Trochanterspitze – Hüftkopfzentrum, 6° zur anatomischen Femurachse. Sie schneidet das Kniegelenk in einem Winkel von 87° und steht rechtwinklig auf dem Sprunggelenk

als Referenz empfiehlt sich, da damit alle Belange der Planung verwirklicht werden und auch Translations- und Gelenkfehlstellungen mitberücksichtigt werden können.

Globale Analyse

Im a.-p.-Bild des Beines wird die Mikulicz-Linie (Verbindung Hüftkopfzentrummitte zum Sprunggelenk), eine Linie vom Hüftkopfzentrum zur Femurkondylenmitte sowie von dem Zentrum des Tibiaplateaus zur Mitte des Sprunggelenkes sowie Tangenten zu den Femurkondylen und zum Tibiaplateau, eingezeichnet.

Die Abweichung der Mikulicz-Linie zur Kniegelenkmitte charakterisiert die Gesamtdeformität. In etwa entspricht 1 cm Deviation einer Achsabweichung von 3°. Die Differenz zu 87° bezüglich des distalen Winkels zwischen der Femurlinie und der Tangente zu den Femurkondylen zeigt das Ausmaß der Femurdeformität. Die Differenz zu 87° zwischen der Tangente zum Tibiaplateau und der Unterschenkellinie zeigt die Tibiadeformität; der Winkel zwischen den Tangenten zu den Femurkondylen und dem Tibiaplateau die Fehlstellung im Gelenk selbst.

Ergibt die Grobanalyse, daß nur in einem Extremitätenabschnitt eine Fehlstellung vorliegt, kann die weitere Planung sich auf diesen Extremitätenabschnitt beschränken (Abb. 2) [2, 3].

Drehpunktermittlung und planerische Korrektur

Von proximal und distal wird die physiologische mechanische Beinachse eingezeichnet. Der Schnittpunkt dieser beiden Linien charakterisiert den Drehpunkt der Deformität. Wird in diesem Drehpunkt um den Winkel, den diese beiden Linien zueinander bilden, korrigiert, gradet die Extremität aus. Da mit diesem Verfahren auch die Translationsfehlstellung miterfaßt wird, bedarf es für diese keiner getrennten Analyse.

Dementsprechend ist die alleinige Angabe des Ausmaßes einer Winkelfehlstellung ungeeignet, um die biomechanische Auswirkung auf das Kniegelenk zu charakterisieren, da diese durch eine fast immer bestehende zusätzliche Translation verschlechtert oder verbessert werden kann. Dies erklärt auch, warum bei Umstellungsosteotomien, die aus Inkongruenzen im Bereich der Gelenke indiziert werden (Beispiel proximale Femurosteotomie), nur durch eine zusätzliche Translation eine Beeinflussung der mechanischen Achse vermieden werden kann. Dies läßt sich in einfacher Weise dadurch bestimmen, daß beispielsweise das proximale Femur um das Hüftkopfzentrum herum gedreht wird. Analoges gilt für kniegelenknahe Umstellungen oder Umstellungen im Bereich des oberen Sprunggelenks.

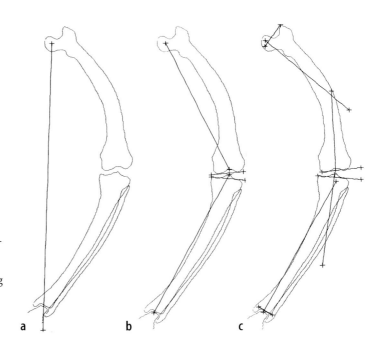

Abb. 2. a Globale Analyse anhand der Mikulicz-Linie. **b** Differenzierung der Fehlstellung am Oberschenkel, Unterschenkel und im Bereich des Kniegelenkes. Quantifizierung durch Feststellung der Abweichung vom „Normbein". **c** Festlegung der Drehpunkte und des Ausmaßes der Deformität durch Einzeichnen der physiologischen mechanischen Achsen von proximal und distal

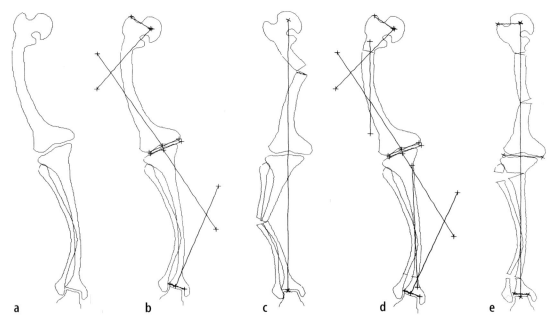

Abb. 3 a–e. Mehrfachkorrektur. **a** Langbogige Deformitäten in Femur und Tibia, **b** Planung für monofokale Korrektur im Bereich des Femurs und im Bereich der Tibia, **c** nach durchgeführter monofokaler Korrektur, **d** Planung für bifokale Korrektur im Femur und im Bereich der Tibia, **e** Zustand nach durchgeführter bifokaler Korrektur in Femur und Tibia

Mehrfachkorrekturen

Mehrfachkorrekturen sind bei 2 Entitäten notwendig. Bei langbogigen Deformitäten ist die Korrektur an einer Lokalisation zwar möglich, es verbleibt aber eine ausgeprägte S-förmige Form des Knochens. Deshalb ist die Zwei- oder Mehrfachdurchtrennung sinnvoll. Planerisch wird so vorgegangen, daß proximal und distal die physiologische mechanische Achse eingezeichnet wird. Die erste Korrektur wird planerisch frei durchgeführt. Nach der Korrektur an dieser Lokalisation erfolgt dann die davon abhängige planerische Korrektur an zweiter Lokalisation. Am Röntgenbild läßt sich das in einfacher Weise auch durch das Einzeichnen einer Geraden durch die Schaftachse ermitteln. Intersektionen dieser Linie mit der proximalen und distalen mechanischen Achse zeigen die beiden vorteilhaften Korrekturstellen (Abb. 3).

Gegenläufige Fehlstellungen

Verläuft die proximal und distal eingezeichnete physiologische Beinachse parallel zueinander, bestehen gegenläufige Fehlstellungen. Da die Fehlstellungen sich bezüglich der Gesamtstatik kom-

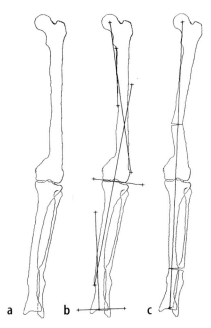

Abb. 4 a–c. Gegenläufige Fehlstellung in Femur und Tibia. Korrektur durch Femur- und Tibiaosteotomie

pensieren, muß abgewogen werden, ob eine Korrektur notwendig ist. Die Korrekturorte und das Ausmaß der Korrektur werden durch Einzeichnen einer Gerade, die sich an der anatomischen Achse orientiert, anhand der Schnittpunkte mit den Linien der physiologischen Beinachsen ermittelt (Abb. 4).

Zweidimensionale Fehlstellungen

Ist sowohl im a.-p.- als auch im Seitbild eine Fehlstellung erkennbar, sind dies keine 2 getrennten Fehlstellungen. Es erscheint dies nur auf der willkürlich a.-p. und seitlich gewählten Röntgenprojektion. Der Apex dieser Deformität läßt sich anhand eines einfachen Vektordiagramms ermitteln. Hierbei wird die im a.-p.- und Seitbild sichtbare Winkelfehlstellung rechtwinklig gegeneinander aufgetragen. Die Länge des sich daraus ergebenden Vektors entspricht der Gesamtdeformität, die Richtung der Lage desselben.

Ein Röntgenbild in der Richtung dieses Vektors würde ein gerades Extremitätensegment abbilden, ein Röntgenbild 90° hierzu hingegen die maximale Deformität zeigen. Dementsprechend muß die Korrektur in dieser Ebene um das ermittelte Ausmaß durchgeführt werden. Bei der Planung muß zwischen der rechten und linken Extremität unterschieden werden, da bezüglich Ante- und Rekurvation Varus und Valgus kontralateral gelegen sind (Abb. 5).

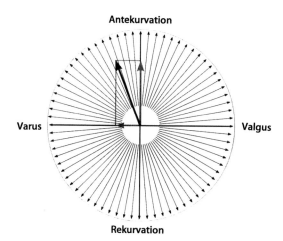

Abb. 5. Vektoranalyse am Beispiel einer Antekurvations-Varus-Deformität des linken Beines (s. auch G. Suger, S. 294–303)

Dreidimensionale Fehlstellungen

Ist die Deformität im a.-p.- und Seitbild sichtbar und besteht zusätzlich eine Torsionsfehlstellung, wird zunächst planerisch wie bei der zweidimensionalen Fehlstellung vorgegangen. Der sich hierbei ergebende Vektor, der den Apex der Fehlstellung charakterisiert, wird um das Ausmaß der Fehlstellung dann zusätzlich gedreht. Bei ausgeprägten Torsionsfehlstellungen kann eine bifokale Vorgehensweise vorteilhaft sein. Hierbei wird dann an unterschiedlicher Lokalisation die Achs- und die Torsionskorrektur durchgeführt.

Fehlstellung bei paarigen Knochen

Ein asymmetrisches Wachstum paariger Knochen führt immer zu Achsdeviation und Verkürzung. Meist ist ein bifokales Vorgehen angezeigt mit elektiver verlängernder Korrektur des verkürzten Knochens und reinem Längengewinn an einer zweiten Knochendurchtrennungsstelle. Bei noch wachsendem Skelett empfiehlt sich eine Verödung der noch aktiven Wachstumsfuge und eine entsprechende Überverlängerung, so daß zum Wachstumsabschluß gleichlange Extremitäten ohne Deformität bestehen.

Korrektur bei Hüftarthrodesen

Durch die feste Verbindung zwischen Femur und Ilium hat jede Korrektur einer Arthrodese einen direkten Einfluß auf die Beinlänge. Eine proximale Oberschenkelkorrektur im Sinne einer Valgisation von 10° bewirkt, je nach Größe des Beckens, eine Beinverlängerung von 30–40 mm. Bei Korrekturen von Arthrodesen ist die planerische Ermittlung der hierdurch bewirkten Längenänderung vorteilhaft mit einem CAD-Programm am PC durchführbar (Abb. 6).

Fehlstellungen im Kniegelenk

Durch Bandlaxizität insbesondere der Kollateralbänder kann im Kniegelenk selbst eine Fehlstellung resultieren. Dies zeigt sich durch den Winkel zwischen den Tangenten der Femurkondylen und des Tibiaplateaus.

Anstatt durch Proximalisierung oder Distalisierung der Kollateralbänder eine Bandstraffung her-

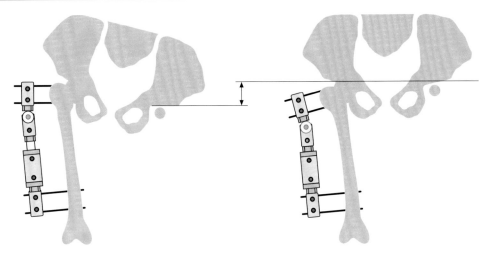

Abb. 6. Effekt einer hüftgelenknahen Umstellung auf die Beinlänge bei Hüftarthrodese

beizuführen, kann dies im Rahmen einer Fixateurbehandlung simultan erfolgen. Eine Straffung des Innenbandes wird dadurch erreicht, daß proximal eine schräg nach innen ansteigende Osteotomie durchgeführt wird. Durch den relativ distalen Ansatz des Innenbandes an der Tibia kommt es dann bei der Aufdehnung zu einer Distalisierung des Innenbandansatzes. Das Außenband kann dadurch gestrafft werden, daß bei Unterschenkelverlängerungen proximal keine Transfixation zwischen Fibula und Tibia erfolgt. Im Vergleich zur Tibia bleibt dann immer die Verlängerungsstrecke an der Fibula zurück. Der Differenzbetrag wird durch ein Tiefertreten des Fibulaköpfchenansatzes des Außenbandes ausgeglichen. Somit kommt es zur Außenbandstraffung.

Dies verdeutlicht auch, daß bei Unterschenkelverlängerungen auch proximal eine Transfixation zwischen Tibia und Fibula durchgeführt werden sollte, da die Anspannung des Außenbandes und des ebenfalls am Fibulaköpfchen ansetzenden M. biceps eine Valgusbeugekontraktur im Kniegelenk erzeugt.

Korrekturtechniken

Lokalisation des Drehpunktes

Bei Drehung um den ermittelten Winkel im Drehpunkt der Deformität wird die Extremität begradigt. Eine Ausgradung der Extremität erfolgt aber auch dann, wenn an irgendeiner Stelle der Winkelhalbierenden, zwischen der proximalen und distalen eingezeichneten physiologischen mechanischen Beinachse, die Korrektur erfolgt. Je weiter in der Konvexität der Drehpunkt gewählt wird, desto größer ist der simultane, hierbei entstehende Verlängerungseffekt. Wird ein Drehpunkt in der Konkavität gewählt, kann die Korrektur nur verkürzend, d. h. durch Wegnahme eines Knochenkeiles, erfolgen [4, 6, 8, 10, 11, 16].

Lokalisation der Knochendurchtrennung

Bei der Umstellung mit einem Fixateur externe ist ausschließlich die Wahl des Drehpunkts am Fixateur für den Korrekturerfolg maßgeblich. Der Knochen kann bezüglich einer korrekten mechanischen Achse an beliebiger Stelle hierbei durchtrennt werden. Dennoch wird eine drehpunktnahe Osteotomie i. allg. durchgeführt, da der Knochen bei drehpunktferner Durchtrennung dann, obgleich mechanisch korrekt, bezüglich der Belastungslinie eine S-förmige Krümmung aufweist. Dennoch kann die drehpunktferne Knochendurchtrennung sinnvoll sein, wenn auf Höhe des Drehpunkts ein biologisch minderwertiger Knochen (Sklerosierung, Zustand nach Bestrahlung, kleiner Knochenquerschnitt) vorliegt, wenn in der Nachbarschaft dazu biologisch günstigere Voraussetzungen bezüglich der Knochenheilung bestehen (Abb. 7).

Analyse der Fehlstellung 129

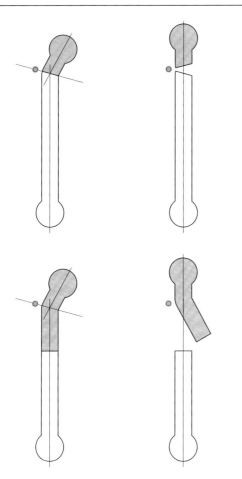

Abb. 7. Ausgradung der Beinachse bei Fixateurbehandlung mit Drehpunkt auf der Winkelhalbierenden der Deformität. Wiederherstellung der mechanischen Achse unabhängig von der Höhe der Knochendurchtrennung

Perkutane Osteotomietechniken

Im Rahmen von Fixateur-externe-Montagen insbesondere bei beabsichtigter Kallusdistraktion sind perkutane Osteotomietechniken vorteilhaft. Durch die kleinen Zugangswege ist die Beeinträchtigung durch den liegenden Fixateur gering. Die Operationszeit, die Größe der Narbenbildung und die Weichteiltraumatisierung sind bei perkutanen Osteotomietechniken ebenfalls gering.

Für die perkutane Osteotomie werden Bohrer, Standardmeißel, Fähnchenmeißel oder eine Gigli-Säge verwandt.

Perkutane Femurosteotomie

Von lateralseitig wird unter Verwendung von Gewebeschutzhülsen, wie zum Setzen einer Knochenschraube, die lateralseitige und medialseitige Kortikalis durchbohrt. Der Bohrer wird dann bis zur Markraummitte (BV-Kontrolle) zurückgezogen und maximal abgesenkt und erneut vorgebohrt, so daß die medioventralseitige Kortikalis ebenfalls durchbohrt wird. Danach wieder Zurückziehen des Bohrers zur Markraummitte, maximale Anhebung desselben und Durchbohren der mediodorsalen Kortikalis.

Mit einem 10 mm breiten Meißel, der in Längsrichtung eingeführt wird und dann am Knochen exakt auf Höhe der Vorbohrung (BV-Kontrolle) quer gedreht wird, Durchmeißeln der lateralseitigen Kortikalis. Meist tritt dann bereits die Frakturierung des Knochens ein. Ist dies nicht der Fall, kann mit einem Fähnchenmeißel die lateroventrale und laterokaudale Kortikalis ebenfalls noch durchtrennt werden [9].

Tibiadurchtrennung mit dem Meißel

Exposition der Tibia durch einen 10–15 mm langen Hautschnitt ventralseitig. Durchmeißeln der ventralen Kortikalis, dann mit einem kleinen Raspatorium Abheben des Periostes zunächst lateralseitig. Durchmeißeln der Kortikalis in diesem Bereich. Analoges Vorgehen dann medialseitig. Gelingt die manuelle Frakturierung dann noch nicht, kann von einem kleinen Zusatzschnitt, der exakt an der mediodorsalen Kante der Tibia lokalisiert ist, mit einem Raspatorium die beugeseitige Tibia subperiostal dargestellt und mit einem Fähnchenmeißel dann ebenfalls durchtrennt werden (Abb. 8).

Tibiaosteotomie mit der Gigli-Säge

Exposition der Tibia durch 2 kleine Hautschnitte ventral und dorsomedialseitig, mit einem kleinen Raspatorium und gebogenen Klemmen subperiostale Präparation. An einem gebogenen Aluminiumplättchen wird ein Faden befestigt, der dann unter Zuhilfenahme von Klemmen subperiostal herumgeführt wird. An diesen Faden wird die Gigli-Säge angeknotet und durchgezogen. Beim Betätigen der Gigli-Säge ausgiebige Spülung (Kühlung). Wichtig ist, einen Schutz der Hautränder (Gewebeschutzhülsen) zu haben, da ansonsten diese

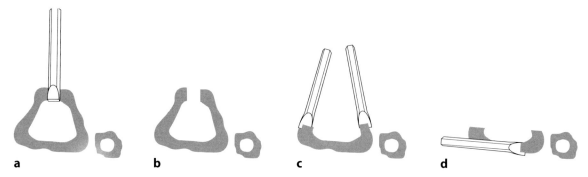

Abb. 8a–d. Schematisches Vorgehen bei der Durchmeißelung der Tibis

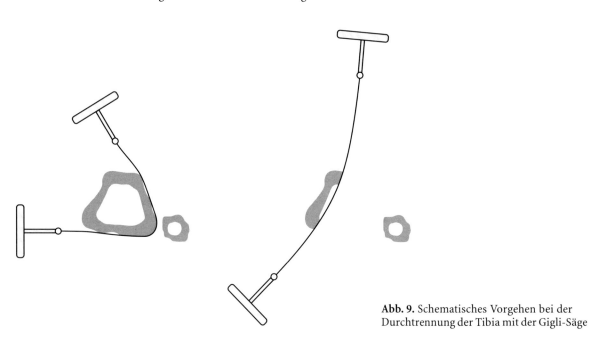

Abb. 9. Schematisches Vorgehen bei der Durchtrennung der Tibia mit der Gigli-Säge

durch die Gigli-Säge mit durchgeschnitten werden. Der Vorteil der Durchtrennung mit der Gigli-Säge ist v. a. bei Akutkorrekturen gegeben, da durch die glatte Schnittführung keine Behinderung, insbesondere bei akuten Torsionskontrakturen, besteht (Abb. 9) [9].

Domförmige Osteotomien

Wird der Knochen auf einem Kreis, dessen Zentrum auf der Winkelhalbierenden, der proximalen und distalen, physiologischen mechanischen Beinachse (Drehpunkt der Deformität) liegt, bogenförmig durchtrennt, ergibt eine Schwenkung um das Ausmaß der Deformität immer eine korrekte mechanische Korrektur. Wird das Zentrum des Kreises mehr in der Konkavität lokalisiert, entsteht ein Verkürzungseffekt, bei der Position des Drehpunktes mehr in der Konvexität entsteht hierbei ein Verlängerungseffekt, was planerisch ebenfalls berücksichtigt werden sollte. Technisch wird dies so durchgeführt, daß im Zentrum des Kreises ein dicker Kirschner-Draht oder eine Knochenschraube perkutan eingesetzt wird. Darauf wird eine Bohrlehre aufgesteckt, die in verschiedenen Abständen Bohrungen aufweist. Unter Zuhilfenahme von Gewebeschutzhülsen werden unter Verschiebung der Haut dann bogenförmig verschiedene perkutane Bohrlöcher in den Knochen gesetzt. Die Verbindung zwischen den Bohrlöchern wird (insbesondere am Rand des Knochens) mittels eines kleinen Meißels verbunden. Durch einfaches Umschwenken in der bogenförmigen Osteotomie wird ohne Knochenentnahme die Korrektur erzielt (Abb. 10) [9].

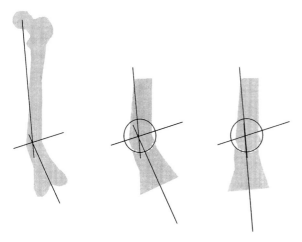

Abb. 10. Schematisches Vorgehen bei der domförmigen Osteotomie

Im Vergleich zur Technik ist die Präzision bei der Korrektur der Deformitäten der Extremitäten auch mit den vorgenannten Planungsverfahren und Techniken weitaus geringer. Gerade die Tatsache, daß die Manipulationen hierbei nicht an einem toten Stück Materie, sondern beim Menschen erfolgen, sollten Anhalt sein, stetig nach Wegen zu suchen, um die Präzision zu erhöhen.

Zusammenfassung

Die Fehlstellungsanalyse wird an großformatigen konventionellen Standröntgenbildern durchgeführt. Zur Planung wird die physiologische mechanische Beinachse verwandt. Der Schnittpunkt der von proximal und distal eingezeichneten physiologischen Beinachse lokalisiert die Fehlstellung. Die Korrektur selbst kann mittels unterschiedlicher Techniken der externen oder internen Fixation durchgeführt werden. Die für die externe Fixation wichtigen perkutanen Osteotomieverfahren werden dargestellt.

Literatur

1. Altongy JF, Harcke MT, Bowen JR (1987) Measurement of leg length inequalities by micro-dose digital radiographs. J Pediatr Orthop 7:311-316
2. Debrunner HU (1978) Orthopädisches Diagnostikum. Thieme, Stuttgart
3. Green WT, Wyatt GM, Anderson M (1946) Ortho-roentgenography as a method of measurement the bones of the lower extremity. J Bone Joint Surg 28:60-65
4. Herzenberg J, Waanders NA (1991) Calculating Rate and Duration of Distraction for Deformity Correction with the Ilisarov Technique. Orthop Clin North Am 22 (4):601-611
5. Huppertz R, Pfeil J, Kaps HP (1990) Sonographische Verlaufskontrollen von Verlängerungsosteotomien. Z Orthop 128:90-95
6. Ilisarov GA (1989) Angular deformities with shortening. In: Coombs R, Green S, Sarmiento D (eds) External Fixation and Function Bracing. Frederic, MD Aspen, pp 359-374
7. Ilisarov GA (1992) Transosseous Osteosynthesis. Springer, Berlin Heidelberg New York Tokyo
8. Paley D (1989) The principles of deformity correction by the Ilisarov technique: Technical aspects. Tech Orthop 4(1):15-29
9. Paley D, Tetsworth K (1991) Percutaneus Osteotomies. Orthop Clin North Am 22(4):613-624
10. Pauschert R, Pfeil J (1993) Achskorrigierende Verlängerungen in unilateraler Technik. Orthop Praxis 11:737-742
11. Pfeil J, Niethard FU (1990) Unterschenkelverlängerung mit dem Ilisarovsystem: Darstellung der unterschiedlichen operativen Techniken und Analyse der 1986-1990 durchgeführten Unterschenkelverlängerungen. Orthopäde 19:263-272
12. Pfeil J, Schneider E (1989) Aktueller Stand der operativen Extremitätenverlängerung. Dtsch Ärztebl 86/42A:3090-3100
13. Pfeil J (1993) Heidelberger Erfahrungen mit der Kallusdistraktion am traumatisierten Ober- und Unterschenkel. Hefte Unfallchir 232:826-828
14. Pfeil J (1994) Technik der unilateralen Kallusdistraktion an Femur und Tibia. Operat Orthop Traumatol 6:1-28
15. Pfeil J, Grill F, Graf R (1996) Extremitätenverlängerung, Deformitätenkorrektur, Pseudarthrosenbehandlung. Springer, Berlin Heidelberg New York Tokyo
16. Tetsworth K, Krome J, Paley D (1991) Lengthening and deformity correction of the upper Extremity by the Ilisarov Technique. Orthop Clin North Am 22(4):689-713

Wahl geeigneter Operationsverfahren in Abhängigkeit von Art und Lokalisation der Fehlstellung

W. Puhl und K. P. Günther

In der Literatur wird eine große Zahl herkömmlicher und neu entwickelter operativer Techniken zur Korrektur von posttraumatischen Fehlstellungen der unteren Extremität angegeben. Die einzelnen Verfahren unterscheiden sich teilweise erheblich voneinander, stellen aber hinsichtlich Differentialindikation, technischer Durchführung, Nachbehandlung und Compliance sowohl an Behandler wie auch an Patienten durchweg hohe Ansprüche, über die zu Behandlungsbeginn nicht immer Klarheit besteht.

Deshalb soll im folgenden der Versuch gemacht werden, einige Faktoren herauszuarbeiten, die die Indikationsstellung in der Behandlung von posttraumatischen Achsdeformitäten beeinflussen, sowie einen aktuellen Überblick über die derzeit zur Verfügung stehenden Operationsverfahren zu geben.

Einflußfaktoren operativer Indikationsstellung bei posttraumatischen Deformitäten

Art und Ausmaß der Fehlstellung

Zunächst ist durch eine möglichst exakte Analyse mittels klinischer und bildgebender Untersuchungsverfahren eine genaue Beurteilung der vorliegenden Deformität erforderlich: Hierbei können Fehlstellungen im Bereich der langen Röhrenknochen (Beinlängendifferenz und Achsfehler als isolierte Deformität bzw. in Kombination) von Gelenkfehlstellungen als Folgen fehlverheilter Gelenkfrakturen, weichteiliger Kontrakturen oder Bandinstabilitäten abgegrenzt werden. Posttraumatische Fehlstellungen der unteren Extremität lassen sich daher folgendermaßen klassifizieren:

1. Beinlängenunterschied
   - Verkürzungsfehlstellung
   - Verlängerungsfehlstellung
2. Uniapikale Achsfehler langer Röhrenknochen
   - Uniplanare Fehlstellung
     - Varus/Valgus
     - Antekurvation/Rekurvation
     - Translation
     - Torsion bzw. Rotation
   - Multiplanare Fehlstellung (oblique plane deformity)
3. Multiapikale Achsfehler langer Röhrenknochen
4. Fehlverheilte Gelenkfrakturen und Bandverletzungen
5. Weichteilkontrakturen
6. Kombinationsformen

Beinlängenunterschiede infolge fehlverheilter Frakturen oder einer Wachstumsfugenalteration bedingen in der Regel einen Beckenschiefstand, was langfristig zu Folgeveränderungen der Wirbelsäule führen kann. Während eine isolierte Beinlängendifferenz beim Erwachsenen bis zu etwa 1 cm nicht grundsätzlich behandlungsbedürftig ist und eine Beinverkürzung von 1–2,5 cm gut durch konservative Maßnahmen (Schuhzurichtung) ausgeglichen werden kann, sollten erst ab einer Differenz von 3 cm korrigierende Operationsverfahren in Erwägung gezogen werden.

Bei Achsfehlern langer Röhrenknochen ist eine Angabe von Toleranzbereichen, außerhalb derer eine operative Korrektur empfohlen werden kann, deutlich schwieriger. Klinische Studien, die sich mit den Auswirkungen posttraumatischer Deformitäten auf benachbarte Gelenke und die Entwicklung degenerativer Veränderungen befassen, kommen zu unterschiedlichen Empfehlungen [9]. Sie lassen zudem die Höhe des Krümmungsscheitels einer Achsabweichung meist unberücksichtigt, obwohl die Fehlbelastung des Kniegelenks auch von der Distanz zum Krümmungszentrum eines Achsfehlers abhängt. Varus- bzw. Valgusfehlstellungen des Unterschenkels führen ebenfalls zu unterschiedlicher Belastungssteigerung der jeweiligen Kniegelenkkompartimente. McKellop et al. [8] zeigten in einer experimentellen Untersuchung, daß sowohl eine Varus- und Valgusfehlstellung von 15° im mittleren Tibiadrittel wie auch eine Varusfehlstellung von 10° bzw. Valgusfehlstellung von 5° in der proximalen Tibia eine identische Druckerhöhung auf mediale bzw. laterale Kniegelenkflächen zur Folge hat. Obwohl eine Beurteilung der klinisch relevanten langfristigen Reaktion des Gelenkknorpels auf benachbarte Fehlstellungen anhand dieser Untersuchung wie auch anderer Arbeiten nicht möglich ist [16], empfehlen viele Autoren die Achskorrektur ab einer Fehlstellung von 5° in der Frontalebene und 10° in der Sagittalebene bzw. kombinierten Achsabweichungen von 5° in beiden Ebenen.

Neben den uniplanaren Fehlstellungen in jeweils einer isolierten Ebene (Frontal-, Sagittal- oder Transversalebene) erfordern die relativ häufigen multiplanaren Fehlstellungen eine besonders exakte präoperative Planung und Indikationsstellung. Da sie nicht einfach als Achsabweichung in 2 senkrecht zueinander stehenden Ebenen aufgefaßt werden können, werden sie auch als „oblique plane deformities" bezeichnet [4].

Weiterhin können „uniapikale" Achsfehler von „multiapikalen" unterschieden werden. Bei den uniapikalen Fehlstellungen langer Röhrenknochen läßt sich das Krümmungszentrum auf einer Höhe isolieren. Daneben gibt es multiapikale Fehlstellungen sowohl als unmittelbare Folge einer traumatischen Deformierung wie auch spontaner Korrekturmechanismen des wachsenden Skeletts. Diese Achsfehler weisen Krümmungszentren in unterschiedlichen Abschnitten entweder innerhalb eines Röhrenknochens oder auch in 2 Segmenten auf. Sie können im günstigsten Fall als Folge adaptiver Korrekturmechanismen einen korrekten Verlauf der mechanischen Beinachse durch die Zentren von Hüft-, Knie- und Sprunggelenk herbeiführen. Meist jedoch haben multiapikale Fehlstellungen eine Entfernung des Kniegelenkzentrums von der mechanischen Beinachse oder aber eine unphysiologische Neigung der Kniebasislinie bzw. der Sprunggelenkfläche zur Folge. Auf die Prinzipien der Indikationsstellung und präoperativen Planung dieser komplexen Deformitäten haben Paley u. Tetsworth [14] hingewiesen.

Lokalisation der Fehlstellung

Bei Achsfehlstellungen kann das Zentrum der Deformität im diaphysären, metaphysären oder auch gelenknah im epiphysären Bereich liegen, wobei als Sonderform einer epiphysären Fehlstellung die fehlverheilte Gelenkfraktur mit Achsabweichung gilt. In jedem Fall ist eine exakte Lokalisation des Krümmungsscheitels erforderlich. Dessen Lage beeinflußt sowohl Art und Ausmaß der auf Nachbargelenke einwirkenden pathologischen Kräfte als auch die Wahl adäquater Korrekturtechniken. Wenngleich Achsfehler nach Möglichkeit in Höhe des Krümmungsscheitels korrigiert werden sollten, können biologische oder biomechanische Gründe die Verlagerung der Osteotomiehöhe in benachbarte Abschnitte des betroffenen Knochens erforderlich machen: Korrekturosteotomien im Metaphysenbereich zeigen in der Regel eine schnellere Knochenheilung als diaphysäre Osteotomien (schnelle Osteogenese im epimetaphysären Bereich aufgrund spongiöser Struktur und rascher Osteoblastenaktivität). Deshalb kann einer Korrektur in diesem Bereich der Vorzug eingeräumt werden, wenn durch korrekte Operationsplanung bzw. Durchführung sowohl mechanische wie auch anatomische Achsen normalisierbar sind. Für Distraktionsverfahren gilt zudem, daß die mechanische Festigkeit neu gebildeter Knochenstrukturen im Verlängerungsbereich in bezug auf Biegekräfte vom Quadrat des Knochenquerschnitts abhängt und deshalb bei metaphysären Osteotomien mit einem im Vergleich zur Diaphyse etwa verdoppelten Durchmesser nach Konsolidation die Widerstandsfähigkeit gegen Biegebelastungen um ein mehrfaches höher ist. Diaphysäre Osteotomien sollten nur dann vorgenommen werden, wenn der Eingriff im epimetaphysären Bereich keine vergleichbar gute Korrektur erlaubt.

Auch die Korrektur von Torsionsfehlern kann aus den genannten Gründen durchaus epimetaphysär erfolgen, wobei hier der präoperativen Bestimmung von Torsionsverhältnissen mittels adäquater bildgebender Verfahren [6] eine wichtige Bedeutung zukommt.

Bei posttraumatischen Beinlängendifferenzen muß durch eine genaue präoperative Meßtechnik das Ausmaß von Verkürzung bzw. Verlängerung in den einzelnen Segmenten exakt definiert sein, um durch eine Korrekturmaßnahme die symmetrische Höhe der Kniegelenkzentren zu gewährleisten. So kann beispielsweise nicht die Verkürzung im Unterschenkelbereich durch eine Verkürzungsosteotomie des kontralateralen Oberschenkels behandelt werden, da dies zu einer Verschiebung der Kniegelenkzentren sowohl im Stand als auch im Sitzen führen würde.

Beschwerden

Bei einer Entscheidung über Notwendigkeit und Durchführung korrigierender Maßnahmen nach posttraumatischen Deformitäten kommt den vom Patienten angegebenen Beschwerden eine zentrale Bedeutung zu.

So können beispielsweise medial oder lateral betonte Kniegelenkbeschwerden auch bei bereits geringen Achsabweichungen eine korrigierende Osteotomie erforderlich machen. Nicht selten steht auch eine schmerzlose, kosmetische Beeinträchtigung im Vordergrund der Beschwerden. Dann muß besonders gründlich eine individuelle Abwägung von Nutzen und Risiken unterschiedlich aufwendiger Eingriffe zusammen mit dem Patienten erfolgen.

Sowohl die Bewegungseinschränkung eines Gelenks wie auch das Vorliegen von Bandinstabilitäten beeinflußt Auswahl und Durchführung operativer Maßnahmen. So kann beispielsweise durch die suprakondyläre oder infratuberositäre Extensionsosteotomie eine Streckhemmung des Kniegelenks und durch entsprechende Flexionsosteotomien eine Rekurvationsfehlstellung beseitigt werden. Während eine Flexion auch größeren Ausmaßes hierbei problemlos durchführbar ist, da die dorsalen Weichteile entspannt werden, führt die Korrektur einer stärkeren Antekurvationsfehlstellung bzw. Streckhemmung durch die Extensionsosteotomie zu einer vermehrten Spannung dorsaler Weichteile. Deshalb ist hier ggf. einer kontinuierlichen Korrektur mittels Distraktion gegenüber einzeitigen Osteotomien der Vorzug zu geben. Bei Bandinsuffizienz am Kniegelenk läßt sich durch die geschickte Wahl einer intraligamentären Osteotomie mit einzeitiger Spananlagerung (additive Osteotomie) oder Winkelkorrektur durch Distraktion sowohl ein Achsfehler beseitigen wie auch ligamentäre Stabilität erzielen.

Alter

Das Alter des Patienten spielt bei der Behandlungsplanung aus unterschiedlichen Gründen eine zentrale Rolle. Bei jungen Patienten kommen langfristig nachteilige Auswirkungen posttraumatischer Deformitäten oder Gelenkfehlstellungen naturgemäß stärker zum Tragen als bei älteren Patienten mit geringerer Lebenserwartung. Dabei ist jedoch im Einzelfall die zeitliche Entwicklung einer behandlungsbedürftigen Situation schwer vorhersagbar und der Einsatz kompensatorischer Mechanismen ist ebenfalls unterschiedlich.

Bei Kindern erfordert die Dynamik einer Fehlstellung gesonderte Beachtung. Durch Verletzungen von Wachstumsfugen kann es einerseits im weiteren Wachstum zu einer Zunahme des Ausmaßes posttraumatischer Deformitäten kommen. Andererseits weist das wachsende Skelett dagegen teilweise erstaunliche Korrekturmechanismen auf. Art und Ausmaß einer Korrektur von Fehlstellungen hängen vom Alter des Patienten, der Lokalisation einer Deformität (Wachstumsanteil naheliegender Fugen) sowie vom Typ der Deformität und der funktionellen sowie statischen Belastung ab [18].

Deshalb muß sowohl die Möglichkeit einer weiteren Zunahme von Achsfehlstellungen im Kindes- und Jugendalter wie auch deren spontane Korrekturmöglichkeit bei der Planung von Korrektureingriffen durch eine äußerst genaue Analyse des Verletzungstyps sowie des bisherigen Verlaufs beachtet werden. Weiterhin sollte der Behandler in der Lage sein, das zu erwartende Restwachstum der verletzten wie auch unverletzten Extremitätenabschnitte [11] sowie die endgültige Körpergröße [5] abzuschätzen. Während ein erwarteter Beinlängenunterschied unter 2 cm nach Wachstumsabschluß keine Therapie erfordert, sollte bei einem prognostizierten Unterschied zwischen 2 und 5 cm sowie ausreichender Körpergröße eine Epiphyseodese zum richtigen Zeitpunkt vorgenommen und bei einer zu erwartenden Beinverkürzung von über 5 cm die ein- oder mehrmalige Verlängerung des betroffenen Extremitätenabschnitts erwogen werden.

Sonstige Faktoren

Zu weiteren Begleitumständen, die die Behandlungsplanung beeinflussen, gehören posttraumatische Weichteilverhältnisse (schlechte Weichteildeckung bzw. Narben nach offenen Frakturen und mehrfachen Voreingriffen, Gefäß-Nervenschäden etc.) sowie von der Verletzung unabhängige Begleiterkrankungen (Osteoporose, Diabetes mellitus etc.).

Die Kenntnis beruflicher und privater Belastungsansprüche des Patienten sind sowohl für die

Prognose pathologischer Gelenkbefunde wie auch die Auswahl adäquater Behandlungsverfahren von Bedeutung. Auch die häufig damit in Zusammenhang stehende Bereitschaft zur Mitarbeit (Compliance) spielt bei der Entscheidung für oft aufwendige Korrektureingriffe mit intensiver postoperativer Rehabilitation eine wichtige Rolle.

Soziokulturelle Faktoren (unterschiedliche Akzeptanz von Deformitäten und Behinderungen in verschiedenen Gesellschaftssystemen) sowie finanzielle Rahmenbedingungen im Gesundheitswesen beeinflussen ebenfalls in unterschiedlichem Ausmaß die Auswahl therapeutischer Möglichkeiten.

Grundsätzlich sollte also einem Behandler neben der exakten Kenntnis von Art und Lokalisation einer posttraumatischen Deformität eine Reihe von weiteren Faktoren vertraut sein, die sowohl die Entwicklung als auch den damit verbundenen Leidensdruck einer Fehlstellung beeinflussen können, bevor eine wohlüberlegte Entscheidung zur Therapieplanung – basierend auf der technischen Erfahrung des Operateurs sowie einer ebenso wichtigen Einschätzung von Motivation und Kooperation des Patienten – getroffen wird.

Möglichkeiten operativer Korrekturen von posttraumatischen Fehlstellungen an der unteren Extremität

Zunächst muß darauf hingewiesen werden, daß bei weitem nicht alle posttraumatischen Fehlstellungen konservativ oder gar operativ zu behandeln sind. So bedürfen geringe Beinlängendifferenzen bis zu 1 cm bei Beschwerdefreiheit keiner Therapie. Auch Achsfehlstellungen von bis zu 5° in beliebigen Ebenen bzw. sogar 10° in der sagittalen Ebene erfordern ebenfalls keine Behandlung [9]. In Einzelfällen kann auch bei darüber hinausgehenden Fehlstellungen aufgrund von mangelnder Kooperationsbereitschaft des Patienten, zu erwartender Spontankorrektur im Wachstumsalter oder auch eingeschränkter Lebenserwartung ein Therapieverzicht (skillful neglect) angezeigt sein.

Infolge einer Fortentwicklung der Orthopädieschuhtechnik hat die klassische Korrektur einer Längendifferenz von Gliedmaßen durch Schuhzurichtung, Maßschuh und Orthese auch heute noch ihren Stellenwert. Beinlängenunterschiede bis zu 2–3 cm können mit Schuhzurichtungen kosmetisch durchaus elegant behandelt werden. Eine darüber hinausgehende Längendifferenz ist ebenfalls grundsätzlich konservativ behandelbar (orthopädische Schuhe bzw. Innenschuhe mit entsprechendem Verkürzungsausgleich). Da jedoch beispielsweise nach schuhtechnischem Ausgleich einer Oberschenkelverkürzung die Kniegelenke auf ungleicher Höhe stehen und viele, insbesondere jugendliche Patienten eine entsprechende Versorgung aus kosmetischen Gründen oft ablehnen, kann bei einer Längendifferenz von mehr als 3 cm eine operative Korrektur angeboten werden.

Die detaillierte Beschreibung eines Algorithmus spezifischer operativer Korrekturverfahren bei posttraumatischen Deformitäten ist kaum möglich, da sowohl die Vielzahl individuell unterschiedlicher Fehlstellungen als auch die erhebliche Bedeutung der genannten Einflußfaktoren auf Operationsindikationen eine Vorgabe standardisierter Kriterien erschweren. Zudem kommt den mit einzelnen Behandlungsverfahren verbundenen Vor- und Nachteilen in der individuellen, patientenbezogenen Situation eine jeweils ganz unterschiedliche Bedeutung zu. Deshalb soll im folgenden nur ein Überblick über die derzeit zur Verfügung stehenden und bewährten Verfahren gegeben werden.

Einzeitige Korrekturosteotomie

Zu den einzeitig durchführbaren operativen Korrekturen von Deformitäten gehören die Verkürzungs- und Verlängerungsosteotomien sowie Achskorrekturen langer Röhrenknochen, gelenknahe Umstellungen und monokondyläre Osteotomien.

Nach Wachstumsabschluß kann bei entsprechender Körpergröße auf Wunsch des Patienten ein *Längenausgleich* an der längeren Extremität durch eine Verkürzungsosteotomie um bis zu 5 cm erfolgen. Für eine Durchführung der Osteotomie im inter- und subtrochantären Bereich (Abb. 1a, b) spricht eine nur geringe Schwächung des M. quadriceps in seinem Ursprungsbereich sowie der in der Regel rasche knöcherne Durchbau. Eine suprakondyläre Verkürzungsosteotomie des Femurs sollte nur bei gleichzeitig erforderlichen Achskorrekturen vorgenommen werden. Inwieweit sich das „geschlossene" Verfahren einer diaphysären Verkürzung mittels Innensäge und intramedullärer Nagelung [21] langfristig durchsetzen wird, bleibt abzuwarten.

Ein technischer Vorteil offener Verkürzungsosteotomien im diaphysären bzw. metaphysären Bereich liegt in der Verwendung des gewonnenen Knochenkeiles für eine gleichzeitige Verlängerung der Gegenseite, so daß mitunter auch ein Bein-

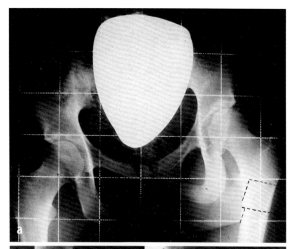

Abb. 1a, b. Linksseitige subtrochantäre Verkürzungsosteotomie (3 cm) mit Winkelplattenosteosynthese bei posttraumatischem Beckenschiefstand infolge eines vorzeitigen Verschlusses der Wachstumsfugen am distalen Femur rechts

längenausgleich von bis zu 8 cm erreicht werden kann (wegen muskulärer Spannung bzw. limitierter Distraktion von Nerven und Gefäßen ist die Verlängerung des gegenseitigen Oberschenkels dabei in der Regel auf ca. 3 cm begrenzt).

Am Unterschenkel sollte die Verkürzungsosteotomie nur bei gleichzeitig notwendiger Achskorrektur vorgenommen werden, da aus anatomischen Gründen ein wesentlich geringerer Längenausgleich als am Oberschenkel möglich ist.

Einzeitige *Verlängerungsosteotomien* am verkürzten Bein sowohl im metaphysären als auch diaphysären Bereich mit Osteosynthese und Spongiosaanlagerung haben ihren früheren Stellenwert weitgehend verloren, da die mit einer hohen Morbidität und entsprechenden Risiken behafteten Techniken zudem in ihrem Ausmaß durch die Dehnungskapazität von Weichteilen begrenzt sind. Verlängerungsosteotomien mit kontinuierlicher Distraktion haben ihren Platz eingenommen.

Dagegen besitzt die *einzeitige Korrekturosteotomie von Achsfehlstellungen* einen gesicherten Stellenwert in der Behandlung posttraumatischer Deformitäten.

Intertrochantäre, subtrochantäre [12] wie auch suprakondyläre Femurosteotomien [20] erlauben bei Achsabweichungen in Frontal- und Sagittalebene sowie Torsionsfehlern eine relativ sichere Korrektur. Hierbei ist jedoch nicht nur eine grundlegende Kenntnis der zur Verfügung stehenden Osteosyntheseverfahren erforderlich, sondern auch eine besonders exakte präoperative Planung, um die korrekte Höhe einer Osteotomie und eine evtl. daraus resultierende Fragmentverschiebung (Translation) sowie mögliche Veränderungen der mechanischen Achse vorauszuberechnen. Dies gilt in besonderem Maße für die kniegelenknahen Epi- und Metaphysen von Femur und Tibia. So erfordert beispielsweise die suprakondyläre Korrektur einer Valgusfehlstellung die Translation des Kondylenfragments mit einem geeigneten Osteosyntheseverfahren, um bei medial basierender Keilentnahme eine Projektion der Femurschaftachse auf den lateralen Femurkondylus zu vermeiden.

Die suprakondyläre Femurosteotomie stellt eine wichtige Korrekturosteotomie im Bereich des Kniegelenks dar, die sowohl zur Behandlung von Varus- und Valgusfehlstellungen wie auch eines Drehfehlers und der Beseitigung von Rekurvation bzw. Antekurvation geeignet ist (Abb. 2a, b). Wenn eine gleichzeitige Verkürzungs- oder Torsionskorrektur vorgenommen werden muß, sollte wegen drohender Insuffizienz der Quadrizepsmuskulatur und möglicher Fehlbeanspruchung des Kniegelenks keinesfalls mehr als 3,5 cm verkürzt bzw. nicht über 45° gedreht werden. Eine weichteilschonende Operationstechnik mit Erzielung übungsstabiler Osteosynthesen und adäquater Nachbehandlung stellt wegen der Nähe zum Kniegelenk eine unabdingbare Voraussetzung für den Eingriff am distalen Femur dar.

Die Korrektur von Varus- bzw. Valgusdeformitäten sowie Achsabweichungen in der Sagittalebene ist auch am Tibiakopf sehr gut möglich. Neben den klassischen Keilosteotomien oberhalb bzw. unterhalb der Tuberositas tibiae (Abb. 2a, b) wurden neuere Techniken entwickelt. Da der Krümmungsscheitel der meisten proximalen Tibiadeformitäten sehr nahe beim Gelenkspalt liegt, kann beispielsweise mittels der von Paley u. Tetsworth [13]

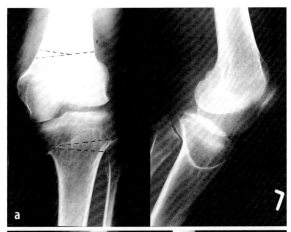

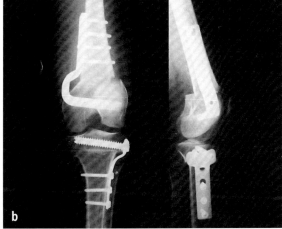

Abb. 2a, b. Suprakondyläre Varisation-Derotation mit gleichzeitig valgisierender Tibiakopfosteotomie und Plattenfixation (Titanimplantate) bei komplexer posttraumatischer Kniegelenkdeformität und Nickelallergie

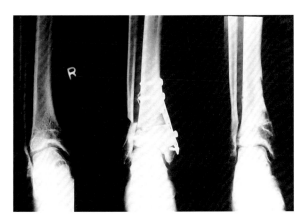

Abb. 3. Additive supramalleoläre Korrekturosteotomie unter Verwendung eines autogenen Beckenkammspans bei Varusfehlstellung und Beinverkürzung von 1,5 cm nach Sprunggelenkfraktur im Alter von 11 Jahren mit partiellem Epiphysenfugenverschluß

beschriebenen „focal dome osteotomy", deren Kreismittelpunkt im Gegensatz zu konventionellen Techniken nicht infratuberositär, sondern auf das Zentrum der Fehlstellung gelenknah projiziert ist, eine Korrektur der Fehlstellung metaphysär ohne unerwünschte Translationskomponente erfolgen.

Aufklappende Osteotomien im epiphysären oder metaphysären Bereich mit Einfügung autogener bzw. allogener Knochentransplantate (Abb. 3) können elegante Verfahren zur Achskorrektur und gleichzeitig kurzstreckigen Verlängerung sein, welche in Abhängigkeit von Lokalisation und Alter häufig nur Minimalosteosynthesen erforderlich machen [17]. Auch sind bei einer intraligamentären Durchführung gleichzeitig Bandinsuffizienzen behebbar.

Eine Sonderform der Achskorrektur stellen *monokondyläre Osteotomien* am distalen Femur bzw. der proximalen Tibia dar, die zur Korrektur von Impressionsbrüchen der Gelenkfläche dienen. Aufgrund der mit der Fraktur einhergehenden Traumatisierung der Gelenkfläche und einer daraus resultierenden schlechten Prognose kommen diese Korrekturosteotomien jedoch zunehmend selten zur Anwendung und werden besser durch gelenknahe Osteotomien mit ggf. erforderlicher Überkorrektur der mechanischen Achse (z. B. valgisierende Tibiakopfosteotomie bei Zustand nach fehlverheilter medialer Tibiakopfimpression) ersetzt.

Korrekturen von Torsionsfehlstellungen an der unteren Extremität werden im femoralen Bereich in der Regel subtrochantär vorgenommen, an der Tibia infratuberositär bzw. supramalleolär. Will man eine damit verbundene Plattenosteosynthese vermeiden, kann eine diaphysäre Torsionskorrektur unter Verwendung eines intramedullären Kraftträgers offen oder mit der bereits erwähnten „geschlossenen" Technik [21] vorgenommen werden.

Epiphyseodese

Bei noch offenen Wachstumsfugen ist ein Ausgleich von Längendifferenzen (2–5 cm) oder uniplanaren Achsabweichungen durch eine Epiphyseodese in Erwägung zu ziehen. Während die temporäre Epiphysenklammerung nach Blount u. Clark [1] zu einem vorzeitigen Fugenverschluß führen kann und deshalb schwer planbar ist, stellt die definitive Epiphyseodese in der konventionellen Technik nach Phemister [15] bzw. in der von Canale [2] angegebenen perkutanen Modifikation ein zuverlässiges

Behandlungsverfahren dar. Bei präziser Terminierung vor Wachstumsabschluß kann damit das Restwachstum einer oder mehrerer Epiphysenfugen eliminiert und ein Beinlängenausgleich herbeigeführt werden. Auch läßt sich durch die einseitig medial bzw. lateral durchgeführte Epiphyseodese eine Achskorrektur in der Frontalebene erzielen.

Eine Sonderform epiphysärer Korrekturen am wachsenden Skelett stellt die Resektion knöcherner „Banding"-Brücken zwischen Epi- und Metaphyse dar. Wenn ein Frakturverlauf durch die Fuge zu einer partiellen knöchernen Überbrückung (maximal 40% der Wachstumsfuge) mit zunehmender Achsabweichung geführt hat, kann die vorsichtige und sorgfältige Resektion mit anschließender Interposition von Fett oder anderen Substanzen einer Zunahme der Deformierung entgegenwirken.

Distraktionsverfahren

Eine zunehmende Bedeutung in der Behandlung posttraumatischer Achsfehlstellungen gewinnen die Korrekturosteotomien mit kontinuierlicher Distraktion, da sie sowohl eine präzise Korrektur der Deformität in sämtlichen Ebenen wie auch die Behandlung ausgeprägter Längendifferenzen ermöglichen. Hierbei können aus der historischen Entwicklung im wesentlichen 3 Verfahren unterschieden werden:

- Verlängerung im diaphysären Bereich durch Osteotomie, Distraktion, zweizeitige Spongiosaauffüllung der Defektstrecke und Verplattung nach Wagner [19],
- Verlängerung im diametaphysären Bereich mittels der von Ilizarov [7] und DeBastiani et al. [3] angegebenen Techniken der Distraktionsosteogenese bzw. Kallusdistraktion,
- Verlängerung der Extremität durch Epiphysenfugendistraktion (Chondrodiastase), die nur im Verlauf des Skelettwachstums vorgenommen werden kann [10].

Während die Epiphysendistraktion den Vorteil aufweist, daß Beinverlängerung und Achskorrektur mit minimalem operativem Aufwand durchführbar sind, birgt das Verfahren dennoch das Risiko eines vorzeitigen Epiphysenschlusses. Deshalb sollte sie nur kurz vor Abschluß des Längenwachstums zur Anwendung kommen.

Eine Kortikotomie und Beinverlängerung mittels Distraktionsosteogenese bzw. Kallusdistraktion kann dagegen in jedem Lebensalter vorgenommen

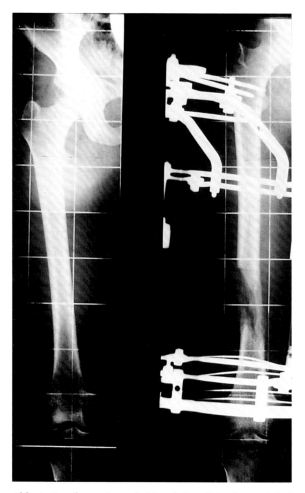

Abb. 4. Kortikotomie und Distraktion (Ringfixateur) bei posttraumatischer Oberschenkelverkürzung von 5,5 cm

werden und hat sich deshalb heute bei Verlängerungsoperationen durchgesetzt. Während auf eine Darstellung technischer Einzelheiten unterschiedlicher Verfahren verzichtet werden soll, müssen kurz die wesentlichen Prinzipien der Behandlungsplanung angedeutet werden:

Indikationen für Distraktionsverfahren sind Beinlängendifferenzen von mehr als 5 cm (Abb. 4) sowie uni- oder multiapikale Achsfehlstellungen mit und ohne Längendifferenz (Abb. 5a, b).

Empfehlungen hinsichtlich des maximal anzustrebenden Längenausgleichs bei Distraktionsverfahren werden zwar derzeit noch kontrovers diskutiert, jedoch lassen sich für das Femur 6–10 cm und für die Tibia 10–15 cm als Obergrenzen angeben. Dabei wird zunehmend auf die geringere Morbidität mehrfacher kurzstreckiger Verlängerungen im Gegensatz zur einmaligen langstreckigen Distraktionsbehandlung hingewiesen [13]. Achskorrekturen

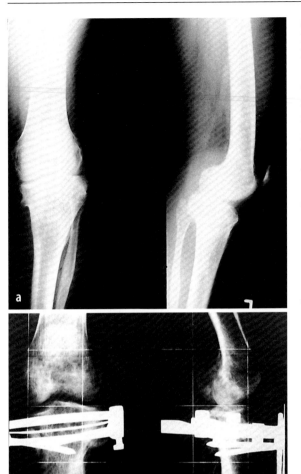

Abb. 5a, b. Korrektur einer „oblique plane deformity" der Tibiakopfepiphyse mit Beinverkürzung nach kindlicher Wachstumsfugenverletzung durch Kortikotomie und Ringfixateurdistraktion

sären Bereich erfolgt und die mechanische Festigkeit neu gebildeter Knochenstrukturen ausreichend hoch ist.

Aus der großen Zahl von zur Verfügung stehenden Instrumentarien kommen heute meist transfixierende Rahmenkonstruktionen oder monolaterale Systeme zur Anwendung. Während die Domäne monolateraler Fixateure die isolierte Verlängerung von Ober- und Unterschenkel darstellt [3], sind zur Achskorrektur – insbesondere in mehreren Ebenen – Ringfixateure aufgrund ihrer Komplexität besser geeignet [7]. Die Verwendung flexibler Fixationsdrähte hat eine verminderte Rigidität von Ringinstrumentarien im Hinblick auf axiale Belastung zur Folge, was sich auf die Osteogenese im Verlängerungsbereich positiv auswirkt. Technische Modifikationen monolateraler Fixateure erlauben jedoch mittlerweile ebenfalls eine axiale dynamische Belastung der Verlängerungszone sowie verbesserte Korrekturmöglichkeiten von Achsfehlern. Die Nachteile eines für den Patienten reduzierten Tragekomforts von Ringfixateuren sind bei monolateralen Verlängerungssystemen geringer.

Die Auswahl eines adäquaten Fixationssystems wird also nicht nur vom Typ der Deformität bestimmt, sondern von einer Reihe zusätzlicher Faktoren beeinflußt.

Sämtliche Distraktionsverfahren weisen systemunabhängig eine relativ hohe Komplikationshäufigkeit auf, die auch nach einer initialen „learning curve" noch beträchtlich bleibt. Dennoch stellen sie bei korrekter Indikation, ausreichender Erfahrung des Operateurs und hoher Motivation des Patienten heute ein elegantes Verfahren in der Behandlung posttraumatischer Deformitäten dar.

Arthrodese und Gelenkersatz

Hat eine über längere Zeit persistierende posttraumatische Achsfehlstellung langer Röhrenknochen zu fortgeschrittenen degenerativen Gelenkveränderungen geführt oder lag bereits ein Trauma mit Gelenkbeteiligung vor, so kann bei erschöpften konservativen bzw. operativ gelenkerhaltenden Therapiemaßnahmen eine Gelenkversteifung oder der Gelenkersatz notwendig werden. Die Entscheidung hierzu hängt von der Lokalisation einer Fehlstellung bzw. des betroffenen Gelenks, dem Ausmaß der Schädigung, der Lebenserwartung sowie dem beruflichen wie privaten Belastungsanspruch eines Patienten ab. Während beim Versagen gelenkerhaltender Therapiemaßnahmen am

sind sehr genau durchführbar, da die den individuellen Deformitäten zugrundeliegenden Krümmungszentren berücksichtigt werden können und durch eine gezielte Versetzung von Korrekturachsen eine Translation ermöglicht wird.

Die Kortikotomie (Meißel- oder Bohrlochosteotomie) sollte im epimetaphysären Bereich unter Schonung des Periosts vorgenommen werden, da die Osteogenese dort zuverlässiger als im diaphy-

Sprunggelenk die Arthrodese ein sicheres und bewährtes Behandlungsverfahren darstellt, wird an Knie- und Hüftgelenk infolge der verbesserten Langzeitergebnisse in der Endoprothetik nur noch jungen und beruflich überdurchschnittlichen Belastungen ausgesetzten Patienten eine Gelenkversteifung vorgeschlagen. Älteren Patienten kann dagegen in der Regel ein endoprothetischer Gelenkersatz angeboten werden. Die Entscheidung hierzu muß jedoch individuell gründlich abgewogen werden. Dabei sind die Vor- und Nachteile einer Arthodese (definitive und sichere Versorgung bei Verlust der Gelenkbeweglichkeit mit resultierender Überlastung benachbarter Gelenke) gegen diejenigen eines endoprothetischen Gelenkersatzes (Erhalt der Beweglichkeit bei Gefahr von Auslockerung und damit verbundenen mehrfachen Wechseloperationen) mit dem Patienten eingehend zu besprechen.

Zusammenfassung

Die Behandlung posttraumatischer Deformitäten verlangt ein hohes Maß an Wissen und Erfahrung in Indikationsstellung, Verfahrenswahl, technischer Durchführung und prognostischer Einschätzung. Neben Art und Lokalisation einer Fehlstellung beeinflussen weitere Faktoren (Alter, Beschwerden, Begleiterkrankungen etc.) die Entscheidung zu operativen Therapiemaßnahmen, welche in der Regel ab einer isolierten Beinlängendifferenz von 3 cm oder einer Achsabweichung von mehr als 5° in sämtlichen Ebenen angeboten werden können.

Bei einer isolierten Beinlängendifferenz von 3–5 cm steht beim Jugendlichen mit adäquater Wachstumsprognose die Epiphyseodese und beim Erwachsenen die Verkürzungsosteotomie zur Verfügung. Längendifferenzen zwischen 5 und 15 cm sollten durch Distraktionsverfahren behandelt werden. Achsfehlstellungen ohne Längendifferenz sind meist durch einzeitige Korrekturosteotomien behandelbar, während Achsfehler in Kombination mit Beinlängenunterschieden eine Domäne der Kallusdistraktion darstellen. Bei einer weitgehenden Zerstörung der betroffenen Gelenkflächen stehen Arthrodese bzw. endoprothetischer Gelenkersatz in Abhängigkeit von Alter und Belastungssituation des Patienten zur Verfügung.

Literatur

1. Blount WB, Clarke GR (1949) Control of bonegrowth by epiphyseal stapling. J Bone Joint Surg (Am) 31:464
2. Canale S (1986) Subcutaneous epiphyseodesis. J Pediatr Orthop 6:150
3. DeBastiani DG, Aldegheri R, Trivella G (1987) Limb lengthening by callus distraction. J Pediatr Orthop 7:129
4. Green SA, Gibbs P (1994) The relationship of angulation to translation in fracture deformities. J Bone Joint Surg (Am) 76/3:390
5. Greulich WW, Pyle S (1950) Radiographic atlas of skeletal development of hand and wrist. Stanford University Press, Stanford
6. Günther KP, Kessler S, Tomczak R, Pfeifer T, Puhl W (1995) Measurement of femoral anteversion by magnetic resonance imaging – evaluation of a new technique in children and adolescents. Eur J Radiol 21:47–52
7. Ilizarov GA (1989) The tension-stress effect on the genesis and growth of tissues: Part I. The influence of stability of fixation and soft tissue preservation. Clin Orthop 238:249
8. McKellop HA, Sigholm G, Redfern F, Boyle B, Sarmiento A (1991) The effect of simulated facture-angulations of the tibia on cartilage pressures in the knee joint. J Bone Joint Surg (Am) 739:1382
9. Merchant TC, Dietz FR (1989) Long term Follow-up after Fractures of the Tibial and Fibular Shafts. J Bone Joint Surg (Am) 71:599
10. Monticelli G, Spinell R, Bonucci E (1981) Distraction epiphyseolysis as a method of limb lengthening. Clin Orthop 154:261
11. Moseley CF (1977) A straight-line graph for leg-length discrepancies. J Bone Joint Surg (Am) 59:174
12. Müller ME, Allgöwer M, Schneider R, Willenegger H (1977) Manual der Osteosynthese, 2. Aufl. Springer, Berlin Heidelberg New York
13. Paley D (1994) The focal dome osteotomy. Pediatric Othopaedic International Seminar, San Francisco
14. Paley D, Tetsworth K (1992) Preoperative planning of multiapical frontal plane angular deformities of the femur and tibia. Clin Orthop 280:65
15. Phemister DB (1933) Operative arrestment of longitudinal growth in bones in the treatment of deformities. J Bone Joint Surg (Am) 15:1
16. Puhl W (1980) Morphologische Grundlagen der Belastbarkeit von Knorpelgewebe. In: Cotta et al. (Hrsg) Die Belastungstoleranzen des Bewegungsapparates. Thieme, Stuttgart
17. Scheffer MM, Peterson HA (1994) Opening wedge osteotomy for angular deformities of long bones in children. J Bone Joint Surg (Am) 76/3:325
18. von Laer L (1986) Frakturen und Luxationen im Wachstumsalter. Thieme, Stuttgart New York
19. Wagner H (1987) Operative lengthening of the femur. Clin Orthop 136:125
20. Wagner H (1977) Prinzipien der Korrekturosteotomie am Bein. Orthopäde 6:145
21. Winquist RA (1986) Closed Intramedullary Osteotomies of the Femur. Clin Orthop 212:155

Erstellung von chirurgischen Modellen mit Spiral-CT und Stereolithographie

W. A. Kalender und H. Hirschfelder

Einführung

Der Einsatz anatomischer Modelle auf der Basis von computertomographischen (CT) Bildern für die Planung und Simulation chirurgischer Eingriffe ist schon früh vorgeschlagen worden [1]. Erste Versuche wurden in den frühen 80er Jahren unternommen [10, 13]; sie basierten auf einer Serie von konventionellen Einzelschichtaufnahmen mit CT, wobei die Modelle durch Schneiden oder Fräsen erzeugt wurden. Die Qualität dieser Modelle war in den meisten Fällen begrenzt. Die Einführung der Spiral-CT, die es erlaubt, dreidimensionale Datensätze mit sehr geringem Aufwand, aber inhärent hoher dreidimensionaler Ortsauflösung zu erzeugen, und die Bereitstellung sog. „Rapid Prototyping" (RPT)-Techniken, die es erlauben, anatomische Modelle beliebiger Komplexität mit sehr hoher Ortsauflösung herzustellen, stellten eine neue Basis für diese Versuche dar. Wir berichten über unser Vorgehen zur Erstellung anatomischer Modelle und über die vorläufigen klinischen Ergebnisse. Diese Versuche wurden teilweise durch die Europäische Union als BRITE-EURAM Projekt PHIDIAS[1] (laser PHotopolymerisation models based on medical Imaging: a Development Improving the Accuracy of Surgery) gefördert. In Übereinstimmung mit anderen Gruppen (z. B. [2, 3, 8, 9]) haben wir die Stereolithographie als das zur Zeit vielversprechendste RPT-Verfahren gewählt.

3D-Bildgebung mit Spiral-CT

Die CT ist nunmehr seit 20 Jahren als radiologisches Verfahren etabliert. Sie wurde anfangs vorrangig zur Weichgewebedarstellung am Hirn eingesetzt, bald aber auch für Skelettdarstellungen herangezogen. Zur Untersuchung kompletter Skelettabschnitte und eventueller Darstellung in 3 Dimensionen mußte jeweils eine Serie von Einzelschichten erstellt werden. Dies war zeitintensiv, und die damit verbundene Gefahr, daß der Patient sich während der Untersuchung bewegte, führte häufig zu Problemen. Die Spiral-CT, ein Verfahren, das 1989 erstmals präsentiert wurde [5, 14], ermöglicht Volumenaufnahmen mit einer Gesamtscanzeit von typischerweise nur 20–60 s. Es ist inzwischen weltweit als die Methode der Wahl für viele CT-Anwendungen akzeptiert. Gerade auch orthopädische Fragestellungen, die hohe Ortsauflösung in allen 3 Dimensionen erfordern, können mit Spiral-CT verbessert durchgeführt werden.

Das Prinzip der Spiral-CT ist in Abb. 1 dargestellt. Es basiert darauf, daß moderne CT-Scanner eine kontinuierliche Datenerfassung über viele Rotationen erlauben; d. h. Röhre und Detektor rotieren kontinuierlich um den Patienten und die notwendige elektrische Energie wird über Schleifpunktkontakte zurückgeführt. Wird der Patient während der Aufnahme kontinuierlich durch das Meßfeld gefahren, folgt der Fokus der Röntgenröhre relativ zum Patienten einer spiral- bzw. helixförmigen Bahn (die Begriffe Spiral-CT und Helical-CT werden dem englischen Sprachgebrauch entsprechend als Synonyme gebraucht). Während die prinzipielle Idee spontan sehr positive Resonanz fand, bestanden bezüglich der erreichbaren Bildqualität über einige Zeit Zweifel. Inzwischen konnte aber durch Entwicklung geeigneter Bildrekonstruktionsalgorithmen (Errechnung planarer Datensätze zur Bildrekonstruktion aus dem Volumendatensatz), physikalische Untersuchungen zur Bildquali-

---
[1] Partner im Projekt PHIDIAS sind die Interdisciplinary Research Unit for Radiology Imaging, Universität Leuven (Belgien), Siemens Medizinische Technik (Deutschland), Materialise N.V. (Belgien) und Zeneca Specialities (Großbritannien).

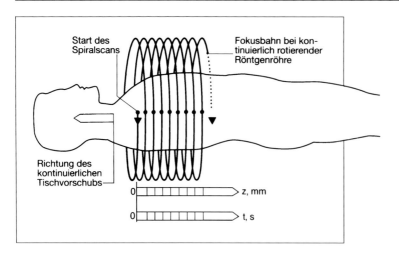

Abb. 1. Aufnahmeprinzip bei Spiral-CT. Der Patient wird kontinuierlich durch das Meßfeld gefahren, während Röhre und Detektor kontinuierlich rotieren und Meßdaten erfassen [5]

tät und umfangreiche klinische Studien nachgewiesen werden, daß die Spiral-CT gegenüber der konventionellen CT keine wesentlichen Nachteile aufweist [6, 11]. Darüber hinaus wurde gezeigt, daß die Spiral-CT bezüglich der 3D-Ortsauflösung prinzipielle und praktische Vorteile aufweist [7].

Die Ortsauflösung in der Schicht (x/y-Ebene) mit typischerweise ca. 0,5 mm ist der Auflösung senkrecht zur Schicht (z-Achse) immer überlegen, da hier Schichtdicken von 1–10 mm zur Anwendung kommen und die Auflösung bestimmen. Für die Herstellung anatomiegetreuer Modelle mit hoher dreidimensionaler Ortsauflösung ist es deswegen vorrangig notwendig, die Auflösung senkrecht zur Scanebene zu verbessern. Genau hier bietet die Spiral-CT Vorteile, da sie in z-Richtung nicht diskret eine Aufnahme pro Schichtdicke durchführt, sondern das Volumen kontinuierlich abtastet [7]. Damit ist es möglich, viele überlappende Bilder zu rekonstruieren, typischerweise 2–4 Bilder pro Schichtdicke, wodurch Stufungen und Interpolationsfehler vermieden werden (Abb. 2).

Die Computertomographie hat mit Einführung der Spiral-CT eine entscheidende Weiterentwicklung erfahren. Komplette Untersuchungen können routinegerecht in kürzester Zeit durchgeführt werden, was insbesondere bei Traumafällen, bei unko-

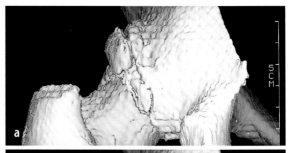

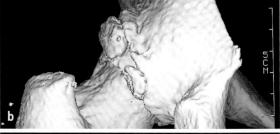

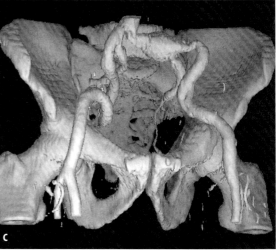

▶

Abb. 2 a–c. Mit kurzen Aufnahmezeiten von 20–60 s für komplette Organe oder Körperabschnitte erlaubt die Spiral-CT eine verbesserte und lückenlose Bildgebung auch bei atembeweglichen Organen und bei Gefäßen. **a, b** Vergleich von konventioneller Technik (**a** 3 mm sequentiell, ca. 5 min) mit Spiraltechnik (**b** 3 mm kontinuierlich, 32 s). Linke Hüfte mit Pfannenrandosteophyten (dorsale Ansicht). **c** Aneurysma der A. iliaca CTA-MIP (Aufnahmezeit: 32 s)

operativen und bei pädiatrischen Fällen Vorteile bietet. Die diagnostische Sicherheit, insbesondere bei der Suche nach Läsionen in Lunge und Leber, wurde erhöht. Die Gefäßdiagnostik wurde durch die Spiral-CT-Angiographie entscheidend verbessert, da während der kurzen Aufnahmezeit eine ausreichende Kontrastmittelkonzentration sogar bei reduzierter Gesamtmenge applizierten Kontrastmittels erreicht wird (Abb. 2 c).

Erstellen anatomischer Modelle mit Stereolithographie

Die Stereolithographie stellt ein sog. Schichtherstellungsverfahren (Layer Manufacturing Technique – LMT) dar, eine Prozedur, mit der beliebig komplexe dreidimensionale Modelle, die als digitale Daten zur Verfügung gestellt werden, hergestellt werden können. Dies erfolgt Schicht für Schicht durch Laserpolymerisation eines flüssigen Harzes ohne den Einsatz irgendwelcher mechanischer Werkzeuge [4].

Schichtherstellungsverfahren dieser Art wurden in den 80er Jahren entwickelt, um technische Modelle, die mit Computerunterstützung (Computer Aided Design – CAD) erzeugt wurden, schnell als Prototypen herstellen zu können. Für diese Verfahren wird daher allgemein der Ausdruck „Rapid Prototyping" (RPT) benutzt. Ein besonders wichtiges Anwendungsgebiet stellt die Automobilindustrie dar, wo komplexe technische Teile, die z. T. exzessive Maschinen- und Verarbeitungszeiten erfordern würden, innerhalb von Stunden als Kunststoffmodell bereitgestellt werden können. Auf dem Gebiet dieser Technologien vollzieht sich auch weiterhin eine sehr rasche Entwicklung, wobei alternative Technologien, z. B. Lasersintering, hinzukommen und die Anwendungsbreite vergrößern werden. Dieser Beitrag wird sich auf die Beschreibung der Stereolithographie (SL) beschränken, die Technik also, die wir bei unseren eigenen Arbeiten eingesetzt haben. Das grundlegende Konzept und Überlegungen zur Herstellung von anatomischen Modellen lassen sich aber auf die alternativen Techniken in völlig analoger Weise übertragen.

Das Grundprinzip für die Modellerstellung mit Stereolithographie ist in Abb. 3 dargestellt. Der Strahl eines UV-Lasers wird mit einem x/y-Spiegelsystem über die Fläche des flüssigen Epoxydharzes gelenkt. Der Laser wird an den Punkten angeschaltet, die Teile des zu bauenden dreidimensionalen Modells darstellen; an Stellen, die keine Information erhalten, bleibt er abgeschaltet. Dieser Belichtungsprozeß ist also durchaus vergleichbar mit dem Beschreiben eines Papierblattes in einem Standardlaserdrucker. Abhängig von den Eigenschaften des gewählten Harzsystems und der Leistung des Lasers können Schichten von ungefähr 0,1–0,4 mm Dicke ausgehärtet (photopolymerisiert) werden. Sobald eine Schicht fertig „geschrieben" ist, wird die Plattform, auf der das begonnene Modell steht, um exakt eine Schichtdicke abgesenkt, und die nächste Schicht kann erstellt werden. Dieser Prozeß wird Schicht um Schicht wiederholt, bis das Modell fertig ist. Dieser schichtweise Aufbau ermöglicht dementsprechend eine Auflösung von 0,1–0,4 mm in z-Richtung und von typischerweise 0,1 mm ×

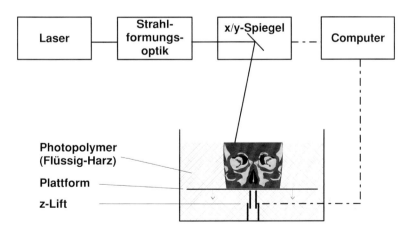

Abb. 3. Stereolithographie. Eine 0,1–0,3 mm dicke Schicht an der Oberfläche eines mit flüssigem Harz gefüllten Gefäßes wird durch einen Laser abgetastet und an den Stellen, die die gewünschte anatomische Information beinhalten, durch UV-Laserlicht ausgehärtet. Durch Absenken des begonnenen Modells um jeweils eine Schichtdicke und „Schreiben" der nächsten Schicht wird das Modell sukzessive aufgebaut

0,1 mm in der Schichtebene. Somit kann die SL die Information, die von CT oder MR angeboten wird, ohne signifikante Verunschärfung oder Informationsverluste reproduzieren.

Der Einsatz der Stereolithographie oder anderer alternativer Schichtaufbautechniken zur Herstellung medizinischer Modelle kann aus 2 offensichtlichen Gründen als naheliegend angesehen werden: 1. Die Daten liegen in digitaler Form vor. Trotzdem waren einige Aufgaben zu lösen, bevor es zum Einsatz kommen konnte; einige Probleme bleiben auch weiterhin offen. 2. Die Daten zu den anatomischen Modellen wurden auch Schicht für Schicht mit den Schichtbildgebungsverfahren CT und MR aufgenommen und liegen damit in der richtigen Orientierung vor. Der Transfer der Daten von einem Scanner oder einer medizinischen Workstation an ein Stereolithographiegerät ist z. Z. immer noch schwierig. Inzwischen wurden aber Übergabeformate spezifiziert[2]. Maßnahmen zur Qualitätssicherung, die insbesondere die geometrische Genauigkeit sicherstellen sollen, müssen noch festgelegt werden. Die Erfahrung im klinischen Einsatz ist noch sehr begrenzt, mit dem vermehrten Einsatz werden weitere technische Probleme identifiziert, sicher aber auch gelöst werden.

Klinische Anwendungen

In der Literatur findet sich bereits eine Anzahl von Veröffentlichungen mit Fallbeispielen und Machbarkeitsstudien zur Anwendung von Stereolithographie oder anderen Schichtherstellungsverfahren in der Medizin (z. B. [2, 3, 8, 9]). Umfangreiche klinische Studien und Validierungen sind aber noch nicht verfügbar. Während das Potential offensichtlich ist und oft diskutiert wurde, ist die praktische Erfahrung noch sehr begrenzt. Anwendungen wurden für viele chirurgische Eingriffe vorgeschlagen, bei denen eine komplexe Skelettanatomie vorliegt, z. B. für Schädelplastiken, Kraniosynostose, Traumen des maxillofazialen Bereichs, orthodontische und paradontische Fälle, Wirbelsäulentraumen, Beckenfrakturen, Dysplasien, kongenitale und erworbene Malformationen von Fuß oder Hand (Abb. 4 und 5). Es wird erwartet und es wurde

---

[2] Innerhalb der EU-geförderten Projekte wurde ein CLI (Contour layer interface)-Format definiert. Unterlagen hierzu können vom Autor angefordert oder im World Wide Web über Internet unter http://www.cranfield.ac.uk abgerufen werden.

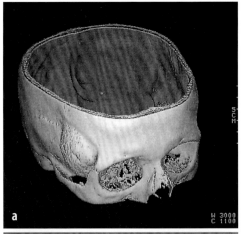

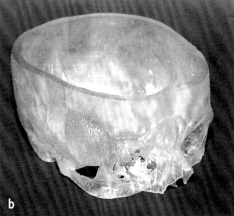

Abb. 4a, b. Untersuchung zur Planung des chirurgischen Eingriffs bei einer Patientin mit Schläfenbeinosteom. a 3D-Darstellung auf der Basis eines Spiralscans von 32 s, b stereolithographisches Modell

bereits in Einzelfällen gezeigt, daß die Zeit, die für komplizierte chirurgische Eingriffe benötigt wird, durch die Planung und Simulation an Hand von anatomischen Modellen deutlich reduziert und daß die Qualität durch die Möglichkeit dieser Vorbereitungsschritte erhöht werden kann.

Vor einem breiten klinischen Einsatz dieser Methoden fordern Kliniker und Chirurgen aber v. a. noch Verbesserungen ganz praktischer Art: Sie erwarten, daß Modelle routinemäßig innerhalb von Stunden verfügbar werden bei gleichzeitig reduzierten Kosten. Die derzeitige technische Entwicklung läßt dieses Ziel nicht unmöglich erscheinen. Konkrete Planungen lassen erwarten, daß Modelle innerhalb von 24 h nach der CT-Untersuchung zur Verfügung stehen. Die Kostensituation sollte sich ebenfalls verbessern, da neue kleinere Stereolithographiegeräte angekündigt wurden, mit denen die im Vergleich mit technischen Modellen kleineren

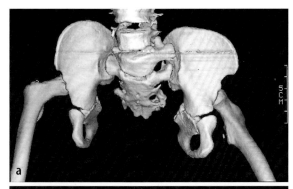

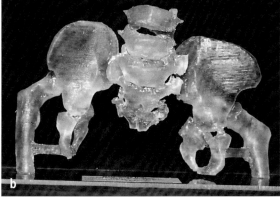

Abb. 5 a, b. Bei einer Patientin mit Spaltbecken war die 3D-Darstellung (**a**) auf der Basis eines Spiralscans von 40 s äußerst hilfreich bei der Analyse des Problems. Das stereolithographische Modell gab bei der operativen Planung die entscheidende Hilfe (**b**)

medizinischen Modelle günstiger hergestellt werden können. Die Autoren erwarten, daß ein routinemäßiger Einsatz anatomischer Modelle bei insgesamt verbesserter Qualität und bei reduzierten Kosten in 1–2 Jahren möglich sein wird.

Literatur

1. Aberti C (1980) Three-dimensional CT and structure models. Br J Radiol 53:261–262
2. Brennan P, Stucki H, Ghezal A, Stucki P, Fuchs W (1992) Three-dimensional printing from Somatom Plus CT data. In: Felix R, Langer M (eds) Advances in CT II. Springer, Berlin Heidelberg New York Tokyo, pp 207–210
3. Fleiter T et al. (1994) Preoperative planning and follow-up with spiral CT and stereolithographic models in craniofacial surgery. In: Pokieser H, Lechner G (eds) Advances in CT III. Springer, Berlin Heidelberg New York Tokyo, pp 149–156
4. Jacobs P (1992) Rapid Prototyping & Manufacturing. Fundamentals of Stereolithography. Dearborn, Society of Manufacturing Engineers
5. Kalender WA, Seissler W, Klotz E, Vock P (1990) Spiral volumetric CT with single-breath-hold technique, continuous transport, and continuous scanner rotation. Radiology 176:181–183
6. Kalender W, Polacin A (1991) Physical performance characteristics of spiral CT scanning. Med Phys 18:910–915
7. Kalender W, Polacin A, Suess C (1994) A comparison of conventional and spiral CT with regard to contrast and spatial resolution: An experimental study on the detection of spherical lesions. J Comp Assist Tomogr 18:167–176
8. Klein HM, Schneider W, Nawrath J, Gernot T, Voy ED, Krasny R (1992) Stereolithographische Modellfertigung auf der Basis dreidimensional rekonstruierter CT-Schnittbildfolgen. Fortschr Röntgenstr 156:5
9. Kreiborg S, Dahl E (1993) Cranial base and face in mandibulofacial dysostosis. Am J Med Gen 47:753–760
10. Mankovich N (1985) The use of computerized tomographic (CT) scans for display and prostheses construction. SPIE Proc 535
11. Polacin A, Kalender WA, Marchal G (1992) Evaluation of section sensitivity profiles and image noise in spiral CT. Radiology 185:29–35
12. Smet M (1996) Three-Dimensional Skeletal Visualisation with Spiral Computed Tomography. Dissertation, Universität Leuven
13. Vannier MW, March JL, Gado MH et al. (1983) Clinical applications of three dimensional surface reconstruction from CT scans: Experience with 250 patient studies. Electromedica 51:122–131
14. Vock P, Soucek M, Daepp M, Kalender WA (1990) Lung: spiral volumetric CT with single-breath-hold technique. Radiology 176:864–867

Posttraumatische Fehlstellungen
im Wachstumsalter

Posttraumatische Deformierungen und Deformitäten (an den unteren Extremitäten) im Wachstumsalter

L. von Laer

Posttraumatische Deformierungen und Deformitäten können passagere, persistierende oder zunehmende Störungen der Funktion und der Kosmetik mit mehr oder weniger ausgeprägten aktuellen Beschwerden bedeuten. Sie können aber auch Präarthrosen ohne aktuelle Beschwerden darstellen.

Grundsätzlich sind 3 Arten voneinander zu unterscheiden:

1. Verkürzungen und Verlängerungen ohne Achsabweichungen,
2. Verkürzungen und Verlängerungen mit Achsabweichungen,
3. komplexe artikuläre Deformitäten.

Die häufigste Ursache für derartige Deformitäten und Deformierungen sind belassene bzw. übersehene Achsabweichungen, die im weiteren Wachstum nicht oder nur andeutungsweise „spontan korrigiert" werden. Als weitere Ursache derartiger Deformitäten kommen Wachstumsstörungen, v. a. die des vorzeitigen partiellen oder vollständigen Verschlusses, aber auch die der partiellen Stimulation, in Frage. Ein geringer Anteil ist auf komplexe Wachstumsstörungen kombiniert mit einem adaptierenden Wachstum zurückzuführen, deren Ursache wir nicht kennen [2, 3, 9, 11].

Für die folgenden Ausführungen seien die Ausdrücke Deformierung und Deformität kurz definiert [10]:

Unter **Deformierungen** sind passagere Achsabweichungen zu verstehen. Sie stellen natürlich keine präarthrotische Deformität dar, da sie für die nächstliegenden bzw. betroffenen Gelenke keine dauerhafte Fehlbelastung bedeuten und nie Ursache für eine Früharthrose sein werden.

Unter **Deformitäten** sind bleibende Achsabweichungen der Dia- und Metaphyse sowie Verformungen der Gelenke zu verstehen, die sich im Verlauf des weiteren Wachstums nicht mehr „spontan" zurückbilden oder sich sogar verschlechtern. Sie stellen im eigentlichen Sinne präarthrotische Deformitäten dar, da bzw. wenn sie für die nächstliegenden bzw. betroffenen Gelenke eine dauerhafte Fehlbelastung bedeuten.

Belassene Achsabweichungen

Ein Problem stellen belassene Achsabweichungen der Seit-zu-Seit-Verschiebungen, der Verkürzungen, der Achsenknicke und der Torsionsfehler dar. Grundsätzlich können am wachsenden Skelett sämtliche Achsabweichungen im Verlauf des weiteren Wachstums wieder spontan korrigiert werden [1, 4, 8, 10, 11, 14]. „Spontan" korrigierbare Achsabweichungen stellen damit nur *Deformierungen* dar. Es ist eine Frage der *Zumutbarkeit*, ob Deformierungen belassen werden dürfen, denn auch wenn „Spontankorrekturen" garantiert sind, so ist deren Dauer nicht immer kurz und die kosmetisch oder funktionell vorhandene Störung – auch wenn sie passager ist – nicht immer zumutbar. Dies muß daher mit Patient und Eltern eingehend besprochen werden. Derartige „Spontankorrekturen" finden jedoch nicht an allen Orten und nicht im Rahmen sämtlicher belassener Achsabweichungen statt. Wenn die Achsabweichungen nicht „spontan" korrigiert werden und sie funktionell nicht kompensiert werden können, handelt es sich um *Deformitäten*. Das Belassen von derartigen Deformitäten ist nicht zumutbar.

Die „Spontankorrekturen" sind an erster Stelle limitiert durch das Alter des Patienten bei Unfall. Je jünger, desto besser die Korrekturen; je älter, desto schlechter. Des weiteren wird die Korrektur limitiert durch die Richtung der Achsabweichung, aber auch durch das Ausmaß derselben. Liegt die Achsabweichung entgegen der determinierten Bewegungsebene eines Gelenks, so erfolgt keine Korrektur. Ist die Achsabweichung im Ausmaß zu gering, um einen funktionellen Reiz an Epiphysenfugen, an

Periost und Endost abzugeben, so erfolgt ebenfalls keine Korrektur mehr. Einen weiteren limitierenden Faktor stellt der Wachstumsanteil einer Fuge und damit deren Lebensdauer dar. Hochprozentig wachsende Fugen leben länger als niedrigprozentig wachsende. Die Korrekturpotenz um hochprozentig wachsende Fugen ist deutlich größer als um niedrigwachsende.

Die Seit-zu-Seit-Verschiebung hat außer am proximalen Radiusende grundsätzlich bis ins Jugendlichenalter hinein eine ausgezeichnete „Spontankorrekturpotenz". Eine gute „Spontankorrektur" ergibt sich ebenfalls für Achsenknicke in allen Ebenen im Bereich des proximalen Oberarms, im Bereich des proximalen Radiusendes bis zum 9./10. Lebensjahr, im Bereich des distalen Vorderarmes bis zum 10./12. Lebensjahr und im Bereich des diaphysären Vorderarmschafts bis etwa zum 5. Lebensjahr. Grundsätzlich werden Achsabweichungen in der Hauptbewegungsebene des Körpers, in der Sagittalebene, besser korrigiert als in der Frontalebene, der Varus wird grundsätzlich besser korrigiert als der Valgus. Eine schlechte „Spontankorrekturprognose" haben Achsabweichungen in der Frontalebene am distalen Humerus, der Valgus am Humerus, am Femur und an der proximalen Tibia. Torsionsfehler, die funktionell gut durch die umliegenden Gelenke kompensiert werden, wie am Oberarm und am Oberschenkel, haben eine gute „spontane" Korrekturprognose im Gegensatz zu Torsionsfehlern, die funktionell nicht kompensiert werden, wie am Unterschenkel, an den Finger- und Zehenphalangen, an den Metatarsalia und an den Metakarpalia.

Als iatrogen provozierte Deformitäten sind damit sämtliche belassenen Achsabweichungen zu bezeichnen, von denen bekannt ist, daß sie eine schlechte oder gar keine „Spontankorrektur" aufweisen. Eine weitere Form der iatrogen provozierten Deformitäten wird meist durch operative Behandlungen ausgelöst, wie z. B. durch falsche Repositionstechniken, z. B. offen fehlreponierte und -retinierte Condylus-radialis-Frakturen. Iatrogen provozierte Deformitäten können ebenfalls durch falsche Osteosynthesetechniken, z. B. im Bereich des proximalen Radiusendes, wie auch durch falsches Osteosynthesematerial, ebenfalls bevorzugt am proximalen Radiusende, ausgelöst werden. Auch die Nachbehandlung kann zu iatrogen provozierten Deformitäten führen. Auch hier sei das proximale Radiusende angeführt, das besonders auf Traumatisierungen im Rahmen zu früh durchgeführter physiotherapeutischer Nachbehandlungen außerordentlich negativ reagiert.

Wachstumsstörungen „bekannter" Ursache

Bei den **Wachstumsstörungen** müssen wir grundsätzlich zwischen stimulativen und hemmenden Wachstumsstörungen unterscheiden [2, 8, 11]. Beide können sowohl eine oder mehrere Fugen in ihrer gesamten Ausdehnung als auch nur Teile einer Fuge betreffen. Die Folgen der *stimulativen Wachstumsstörung gesamter Fugen* sind nur an den unteren Extremitäten von klinischer Bedeutung wegen etwaiger Längendifferenzen, die Einfluß auf die Statik der Wirbelsäule und der Hüften haben können. Stimulative Wachstumsstörungen sind grundsätzlich nach allen Frakturen im Wachstumsalter zu erwarten. Deren klinische Folgen sind unterschiedlich und abhängig vom Alter des Patienten und von vorbestehenden idiopathischen Beinlängendifferenzen, die wir in einem Ausmaß zwischen 5 und 30 mm in 25% aller Individuen antreffen. Durch die stimulative Wachstumsstörung kann es zu einer Verstärkung vorbestehender idiopathischer Differenzen, aber auch zum Verschwinden derselben kommen. Unterhalb des 10. Lebensjahrs haben wir es v. a. mit Verlängerungen als Folge der stimulativen Wachstumsstörung zu tun, jenseits des 10. Lebensjahrs vermehrt mit Verkürzungen. Grundsätzlich aber sind die klinischen Folgen derartiger stimulativer Wachstumsstörungen auch abhängig von der individuellen Wirbelsäulenstatik, da es eine ganze Anzahl von Individuen gibt, die paradoxe Wirbelsäulensituationen aufweisen und Längendifferenzen benötigen, um ihre Wirbelsäule im Lot halten zu können. Therapeutisch beeinflußbar sind derartige stimulative Wachstumsstörungen nicht, auch durch die immer wieder propagierte prophylaktische Verkürzung mit „overriding" kann die spätere Verlängerung nicht verhindert werden. Nur indirekt können bessere Voraussetzungen geschaffen werden dadurch, daß im Rahmen von Frakturen und deren Heilung kein Remodelling belassen wird, daß keine Spätrepositionen, keine Nachrepositionen und keine Therapiewechsel durchgeführt werden, da jede sekundäre Manipulation an einem Fixationskallus die Folgen der stimulativen Wachstumsstörung erheblich steigert. Zusammenfassend können wir also sagen, daß die stimulativen Wachstumsstörungen und deren Folgen nur indirekt durch eine definitive Primärtherapie beeinflußt werden können.

Die *partielle Stimulation* mit konsekutivem Fehlwachstum ist außerordentlich selten und praktisch nur nach den Frakturen des Condylus radialis humeri und den proximalen metaphysären Biegungsbrüchen der Tibia anzutreffen. Die Dauer dieser Wachstumsstörung und damit die Dauer des Fehlwachstums ist abhängig von der Konsolidationszeit der Fraktur: Das Fehlwachstum sistiert mit definitiver Konsolidation der Fraktur.

Im Bereich der proximalen Tibia kommt es nach allen Biegungsbrüchen, die in einem primären Valgus stehen, zum zunehmenden Valgusfehlwachstum, das bis zur Konsolidation der Fraktur etwa 1 Jahr lang andauert. Beeinflußbar ist diese Wachstumsstörung ebenfalls nicht direkt, lediglich deren Folgen können dadurch vermindert werden, daß die primäre Fehlstellung strikt beseitigt wird. Das dann noch zustandekommende Fehlwachstum beträgt selten mehr als 5° Differenz zur Gegenseite, so daß es weder klinisch noch funktionell stört. Problematisch ist die sekundäre Korrektur eines einseitigen Genu valgum nach diesen Frakturen, da in etwa der Hälfte der Fälle ein Rezidiv zu erwarten ist, dessen Ursache uns unbekannt ist.

Zusammenfassend kann gesagt werden, daß die stimulativen Wachstumsstörungen obligatorisch sind, daß deren Folgen, wenn sie eine oder mehrere Fugen gesamthaft umfassen, nur an den unteren Extremitäten bedingt eine Rolle spielen und daß die partielle Stimulation mit konsekutivem Fehlwachstum eine Seltenheit darstellt und nur selten klinische Konsequenzen nach sich zieht. Die Dauer der stimulativen Wachstumsstörung ist stets begrenzt. Eine primäre Beeinflußbarkeit durch die primäre Therapie ist nur bedingt möglich durch definitive therapeutische Primärmaßnahmen.

Die *hemmenden Wachstumsstörungen* können ebenfalls eine Fuge gesamthaft oder nur Teile einer Fuge betreffen. Sie sind eine Domäne der unteren Extremitäten und in etwa zu 35% nach Epiphysenfugenverletzungen, d. h. nach Epiphysenlösungen ebenso wie nach Epiphysenfrakturen, zu erwarten. Sie können nach undislozierten Epiphysenlösungen ebenso auftreten wie nach dislozierten Epiphysenlösungen oder Epiphysenfrakturen. Nach undislozierten Epiphysenfrakturen sind sie eine Seltenheit. Abhängig sind derartige Wachstumsstörungen selbstverständlich vom Alter des Patienten beim Unfall sowie vom individuellen Alter der Fuge selbst, d. h. von deren Wachstumsanteil. Ein gewichtiger Faktor, der die Prognose prägt, sind das Ausmaß des primären Traumas und die dadurch zustandekommenden Gefäßläsionen. Ebenso bedeutungsvoll kann das Ausmaß des iatrogenen therapeutischen Traumas sein. Auch hier haben wir im Prinzip keine direkte Beeinflußbarkeit der Wachstumsstörungen und deren Folgen. Wir können im Rahmen von dislozierten Epiphysenfrakturen die Verkleinerung einer potentiellen epimetaphysären Ausheilungsbrücke erreichen, indem wir das Gelenk anatomisch rekonstruieren und dabei die Fuge soweit wie möglich schonen. Nicht vergessen werden darf, daß es nach spontanen und iatrogenen Brückensprengungen sowie nach Brückenresektionen zum prä- bzw. perpubertären Spätrezidiv einer Brücke kommen kann. Dieses ist ebenso schicksalhaft wie die primäre Brückenbildung auch, und deren tatsächliche Ursache ist ebenso unbekannt wie bei einer primären Brückenentstehung [12].

Zusammenfassend handelt es sich bei den hemmenden Wachstumsstörungen um seltene Wachstumsstörungen im Bereich der unteren Extremitäten, deren Dauer jedoch im Gegensatz zu den stimulativen Wachstumsstörungen bis Wachstumsabschluß anhält und die deswegen u. U. noch während des Wachstums korrigiert werden müssen [3, 5–7, 9, 10, 13, 14].

Wachstumsreaktionen „unbekannter" Ursache

Eine letzte Möglichkeit der Entstehung einer präarthrotischen Deformität stellen komplexe Deformitäten dar, deren Ursache unbekannt ist. Oft finden wir sie am Ellbogen. Meist handelt es sich dann um eine Kombination von zentralem vorzeitigem Verschluß der distalen Humerusfuge kombiniert mit radialem und ulnarem Mehrwachstum. Im Rahmen einer daraus resultierenden Dysplasie des Capitulum humeri kann es dann zusätzlich zur Hyperreaktion des Radiusköpfchens mit zunehmender Deformierung und Luxation kommen. Eine andere Möglichkeit besteht darin, daß ein Gelenkanteil auf eine persistierende Achsabweichung reagiert und sich an die pathologische Gegebenheit adaptiert. Auch hier sei der Ellbogen nochmals als Beispiel genannt. Hier kann es zur Adaptation der Ulna an ein Fehlwachstum des Humerus kommen [9]. Eine spätere Korrektur dieser Adaptation ist praktisch nicht mehr möglich. Ähnliches kann man am oberen Sprunggelenk, z. B. nach der Ausbildung von posttraumatischen Zapfenepiphysen, beobachten: Auch hier kann sich der Talus derart in eine Deformität der distalen Tibiaepiphyse einwachsen, daß eine spätere Korrektur nicht mehr möglich ist [12].

Zusammenfassung

Wenn wir die Ursache und primäre Vermeidbarkeit sämtlicher Deformitäten im Wachstumsalter zusammenfassen, so kommen wir zum Schluß, daß ca. 80–90% der posttraumatischen Deformitäten im Sinne einer Präarthrose primär vermeidbar wären, da sie auf belassenen, „spontan" nicht korrigierbaren Achsabweichungen beruhen. Nur in etwa 10–20% liegen Deformitäten als Folge primär unbeeinflußbarer Wachstumsstörungen vor. Sie sind z. Z. noch als schicksalhaft anzusehen. Deren Folgen müssen durch regelmäßige Nachkontrollen klinisch erfaßt werden, um sie zum optimalen Zeitpunkt sekundär korrigieren zu können. Der optimale Zeitpunkt zur Korrektur posttraumatischer Deformitäten ist an erster Stelle abhängig vom Ausmaß der funktionellen oder kosmetischen Beschwerden des Patienten. Das weitere wichtige Argument ist die beginnende Adaptation der betroffenen epiphysären oder metaphysären Anteile des Gelenkpartners oder der nahegelegenen Fugen. Hat erst einmal ein adaptierendes Wachstum stattgefunden, so muß eine Korrektur mehrere Komponenten erfassen, sofern sie überhaupt noch durchführbar ist. Es gilt daher Korrekturen dann vorzunehmen, wenn mit der Korrektur einer einzigen Komponente das Problem gelöst werden kann.

Literatur

1. Gast D, Niethart FU, Cotta H (1991) Fehlverheilte kindliche Frakturen im Kniegelenkbereich. Orthopäde 20:360
2. Hefti F, von Laer L, Morscher E (1991) Prinzipien der Pathogenese posttraumatischer Achsenfehler im Wachstumsalter. Orthopäde 20:324
3. Marti R, Besselaar PP, Raaymakers E (1991) Fehlstellungen nach Verletzungen der distalen Tibia und Fibulaepiphysen. Orthopäde 20:367
4. Marti R, Besselaar PP (1991) Fehlverheilte kindliche Ober- und Unterschenkelschaftbrüche. Orthopäde 20:353
5. Pfeil J (1994) Unilaterale Fixateurmontage, Planung und Fallbeispiele. Thieme, Stuttgart New York
6. Pfeil J, Niethard FU (1990) Unterschenkelverlängerungen mit dem Ilisarov-System. Orthopäde 19:263
7. Pouliquen JC (1993) Traitement actuel des inégalités de longueur des membres inférieurs chez l'enfant et l'adolescent. Ann Pédiatr (Paris) 40(4):253
8. von Laer L (1996) Frakturen und Luxationen im Wachstumsalter, 3. Aufl. Thieme, Stuttgart New York
9. von Laer L, Brunner R, Lampert C (1991) Fehlverheilte suprakondyläre und kondyläre Humerusfrakturen. Orthopäde 20:331
10. von Laer LR, Stoll TM (1993) „Spontane" oder orthopädische Korrekturen nach Frakturen im Wachstumsalter? Karger, Basel (Basler Beiträge zur Chirurgie 5:51)
11. von Laer LR (1983) Skelett-Traumata im Wachstumsalter. Springer, Berlin Heidelberg New York (Hefte zur Unfallheilkunde 166)
12. von Laer L (1994) Spontanverläufe nach Frakturen im Wachstumsalter. Orthopäde 23:211
13. Wagner H (1990) Beckenschiefstand und Beinlängenkorrektur. Orthopäde 19:273
14. Willert HG, Pieper HG (Hrsg) (1990) Korrektureingriffe am wachsenden Skelett. Springer, Berlin Heidelberg New York Tokyo

Spontane Korrekturen nach fehlverheilten kindlichen Frakturen der unteren Extremität

K. H. Müller

Grundlagen und Fragestellung

Grundsätzlich müssen wir trennen: Erstens eine unter Achsendeformierung abgeheilte oder abheilende kindliche Fraktur als allgemeines Problem der Frakturbehandlung oder als bewußte Inkaufnahme einer Achsenabweichung in Kenntnis spontaner Korrekturmechanismen am wachsenden Skelett [8, 10, 16, 20]. Als zweites kommt es – als Besonderheit der Fraktur des wachsenden Skeletts – zu einer Reaktion der Fugen auf die Fraktur mit posttraumatischer Wachstumsstörung als pathophysiologische Traumafolge der Fraktur [18, 26, 27]. Die Lokalisation der kindlichen Fraktur – ob metaphysär oder epiphysär – ist für die Stimulation der Fugen zunächst prinzipiell nicht relevant. Beides – fehlverheilte kindliche Fraktur und Wachstumsantwort der Fugen auf die Fraktur – beeinflussen in gegenseitiger Wechselwirkung die kindliche Frakturheilung. Insofern erfährt *jede Fraktur am kindlichen Skelett* ein Mehr oder Minder epiphysärer Durchblutung oder durch weitere – bislang unbewiesene Thesen – durch hormonelle und immunologische [38] stimulative Faktoren eine Wachstumsstörung: Ob diese Wachstumsstörung als eine „objektivierbare Fehlheilung" klinisch relevant ist, bleibt im Einzelfall kritisch zu würdigen. Von vornherein ist aber festzuhalten, daß fehlverheilende kindliche Frakturen – wenn überhaupt – nur sehr bedingt mit Fehlbehandlungen im forensischen Sinn zu tun haben [24].

Die Faktoren, die das Wachstum regulieren, beeinflussen Traumafolgen am wachsenden Skelett in *unterschiedlicher Weise:* als teilweise oder gänzliche Restitution – *oder* als Verstärkung unfallbedingter Achsenfehler. Dem *günstigen* Aspekt des Wachstums, spontan primäre Deformitäten in allen Raumebenen im weiteren Wachstumsablauf zu korrigieren, steht der *Nachteil* des ossären Wachsens gegenüber. Wachstum *und* Fraktur sind ein Nachteil, weil die Reaktion der Fuge auf Frakturen ihrerseits mit Wachstumsstörungen und sekundären Deformitäten antwortet [18, 35, 43]. Es ist also zu klären, ob in der weiteren Prognose des Wachstums eine verbleibende oder belassene Fehlstellung sich ausgleicht und/oder ob im weiteren Verlauf Wachstumsstörungen zu erwarten sind und welche Prognose wir abgeben können. Dies würde in einer sehr optimistischen Konsequenz die Aussage einbeziehen, Achsenfehler dort belassen zu dürfen, wo wir relativ sicher sein können, daß Korrekturmechanismen sie im weiteren Verlauf spontan regulieren [2, 19, 25, 31].

Das Therapiekonzept könnte lapidar lauten: Behandle die kindliche Fraktur konservativ in approximaler Stellung; die Natur wird es richten, der Bruch wird sich „auswachsen".

Erst in den verdienstvollen Arbeiten von v. Laer [16–20] und größeren kontrollierten Studien [28, 30, 32] der letzten Jahre finden sich aufgreifbare Antworten auf die Frage nach einer Systematisierung und Graduierung der Steuermechanismen, v. a. unter Berücksichtigung der topographischen Variationen der Wachstumspotenz der Fugen an den langen Röhrenknochen und ihrer Interferenzen auf die fehlverheilte kindliche Fraktur.

Mechanismus der spontanen Korrektur der wachsenden Diaphyse

Allgemeine Vorbemerkungen

Prinzipiell beseitigt das weitere Wachstum verbliebene Achsenfehler bis zu einem gewissen Ausmaß in jeder räumlichen Ebene spontan durch epiphysäres und diaphysäres Remodelling. Es ist aber weitgehend außerstande, stimulative oder hemmende Wachstumsstörungen am kindlichen Skelett, die sekundäre Deformierungen auslösen, ebenso zu regulieren. Die Mechanismen zur spontanen Korrektur traumatischer Fehlstellungen betreffen zunächst fast ausschließlich Schaftfrakturen [1, 2, 10, 13, 21, 25, 37, 42].

Allgemein läßt sich sagen, daß die Art der Spontankorrektur zwar im wesentlichen von der epiphysären und periostal wirkenden Steuerungskaskade abhängt, daß aber folgende gewichtige Faktoren Einfluß nehmen:

Alter des Patienten: Je jünger der Patient, um so sicherer erfolgt die spontane Korrektur.

Wachstumsalter der nächstliegenden Fuge: Je näher die Verletzung an einer hochprozentig wachsenden Fuge liegt, um so konsequenter und schneller erfolgt die Korrektur und um so größere Achsenfehler werden spontan korrigiert.

Verschlußzeit der Fuge: Fugen mit hoher Wachstumspotenz wachsen schneller und schließen (in der Regel) später, so daß sich Fehlheilungen in ihrer Nähe bis zum 12. Lebensjahr korrigieren. Bei niedrigprozentig wachsenden Fugen ist eine Regulierung nur bis zum 10. Lebensjahr gewährleistet.

Art der Fehlstellung: Achsendeformitäten größerer Dimensionen erfordern längere Korrekturzeiten und fördern stimulatives Wachstum.

Funktion des nächstliegenden Gelenkes: Die Bewegungsachse eines Gelenkes determiniert insofern, als Korrekturen in der Funktionsachse des Gelenkes – also bei Scharniergelenken in der Sagittalebene – konsequenter erfolgen als spontane Korrekturen senkrecht zur Bewegungsebene.

Geschlecht: Mädchen zeigen einen früheren Wachstumsschluß.

Seit-zu-Seit-Verschiebung

Nach dem Roux-Gesetz korrigieren sich Achsabweichungen in Seit-zu-Seit-Verschiebung sowie in der Frontal- und Sagittalebene zuverlässig über den Reiz funktioneller Anpassungen mit periostalem Anbau auf der Seite der Konkavität und periostalem Abbau auf der Konvexseite. Parallel zu diesem lokalen Korrekturablauf an der Diaphyse kommt es zu einem anteiligen Aufrichten in der Frontal- und Sagittalebene durch ungleichmäßiges Wachstum der Epiphyse. Den exzentrisch einwirkenden Druckvektor beantwortet die Fuge mit ungleichem Längenwachstum, bis die Druckspannung den Mittelpunkt der Fuge wieder lotrecht trifft. In allen Schaftanteilen des Ober- und Unterschenkels verläuft nach den Gesetzen der funktionellen Belastung die Korrektur der Seit-zu-Seit-Verschiebung gezielt und ohne Altersbegrenzung zuverlässig.

Achsenfehler an der Frontal- und Sagittalebene

Achsendeformitäten im Valgus- bzw. Varussinn und bei Ante- und Rekurvation erfolgen wieder über die Korrektur des periostalen und endostalen Systems und die zunehmende Achsenzentrierung des benachbarten Gelenks. Die ungleich belastete Wachstumsfuge stellt sich durch *vermehrtes* Längenwachstum auf der *belasteten* Seite und durch *vermindertes* Wachstum auf der *weniger belasteten* Seite der Fehlstellung ein. Günstig für derartige spontane Korrekturen sind nahegelegene potente Fugen und ein niedriges Unfallalter [19]. Von großer Bedeutung sind die aktivierenden Funktionsreize der Muskulatur sowie die dynamisch korrigierende Beanspruchung und die Funktionsgrade bzw. die Funktionsachsen der Gelenke. Fehlstellungen, die durch das angrenzende Gelenk funktionell aufgrund der gegebenen Bewegungsachse nicht kompensierend funktionell beantwortet werden, weisen allgemein eine schlechtere Korrekturprognose auf. Dies bedeutet an der unteren Extremität im einzelnen:

Am proximalen Femur sind derartige Korrekturen in der Frontal- und Sagittalebene nur eingeschränkt möglich [5, 39]. Wegen des geringeren Wachstumspotentials der proximalen Fuge im Vergleich zur distalen bleibt diese Korrektur altersabhängig. Spontane Korrekturen bis 30° werden vollständig vor dem 10. Lebensjahr erwartet. Später sind im Wachstumsabschluß lediglich Reduzierungen der Fehler festzustellen. Alle Autoren sind sich einig, daß sich am Femur bei den Sagittalfehlern die Korrektur der Rekurvation vollständig einstellt, während die Regulierung der Antekurvatur bei 10–15° limitiert ist [5, 8, 10, 11, 14, 19, 40]. Die spontane Valguskorrektur erfolgt langsamer als der entsprechende Varusfehler. Das Korrekturvermögen des distalen Oberschenkels ist wegen der potenten distalen Wachstumsfuge sehr gut.

Am Unterschenkel ist die spontane Korrektur für Varusfehler wesentlich größer als für Valgusfehler. Bei einem Alter unter 10 Jahren kann von einem Ausgleich für einen Varusknick von 25°, für einen Valgusknick von 10° als kompensierbar ausgegangen werden. Die Achsenfehler in der Sagittalebene weisen, da sie in der Ebene der Scharnierbewegung liegen, eine gute Korrekturbereitschaft auf. Allerdings verläuft die spontane Korrektur umgekehrt wie am Oberschenkel: Antekurvationen werden gut ausgeglichen, Retrokurvationen schlechter [2, 19, 25, 34, 36].

Drehfehler

Die heftige wissenschaftliche Diskussion um die spontane Korrekturpotenz bei Drehfehlern am Oberschenkel ist aufgrund der Arbeiten von v. Laer [20], Brouwer [4], Oberhammer [28] und anderen Autoren offenbar entschieden [32]. Früher sahen v. a. Weber [43] und mit ihm nahezu alle Autoren dieser Zeitspanne die unbedingte primäre Einhaltung der Drehachse als Voraussetzung, um eine Präarthrose im Hüft- und/oder Kniegelenk zu vermeiden [10, 11, 14, 21]. Heute geht man davon aus, daß im Rahmen der physiologischen Detorsion, die in 2 Hauptschüben um das 6. Lebensjahr und vor dem Wachstumsende abläuft, Torsionsfehler am wachsenden Femurschaft in einem langsamen Prozeß ausgeglichen werden.

Der *Außen*drehfehler des Oberschenkels geht mit einer *verminderten* Antetorsion seines Schenkelhalses, der *Innen*drehfehler mit einer *vermehrten* Antetorsion seines Schenkelhalses einher. Für die Korrektur werden veränderte Scherkräfte mit damit auslösenden Belastungsänderungen auf die Hüftfugen angenommen. So wird der *Außendrehfehler* durch physiologische Detorsion der *unbetroffenen Hüfte* behoben, der *Innendrehfehler* durch vermehrte Detorsion der *betroffenen Hüfte* korrigiert. Oberhammer sieht darüber hinaus als Korrekturfaktor auch separate direkte Detorsionsvorgänge am Schaft [28]. Andere Autoren bestätigen insgesamt den Ausgleich von Deformationen am Oberschenkel in der Drehebene nach diaphysären Frakturen, bleiben aber vorsichtiger, indem verbliebene geringe „meßtechnische" Fehler als klinisch ohne Belang bewertet werden [6, 20, 30].

Die spontane Korrekturfähigkeit von Torsionsfehlern am Femur geben mehrere Autoren mit bis zu 25° an [4, 20, 22, 28, 32]. Für die endgültige Abschätzung sollte auf jeden Fall der zweite Detorsionsschub abgewartet werden. Die spontane Korrektur am Femur ist von der Richtung des Drehfehlers abhängig, vom Alter des Patienten und der Frakturdislokation. Außentorsionsfehler, unter 10jährige Kinder und Schaftfrakturen im mittleren und unteren Drittel zeigten signifikant bessere spontane Korrekturen [5]. Im Umkehrschluß wird man bei Kindern, die älter als 10 Jahre sind, bei proximalen Femurfrakturen der exakten, d. h. stabilen Primärreposition den Vorzug geben.

Im Prinzip wird kindlichen Unterschenkelbrüchen ebenfalls durch funktionelle Beanspruchung eine spontane Korrektur eines Drehfehlers zugemessen. Die Mehrzahl der Autoren mit klinischen Analysen bezweifelt die spontane Korrektur, da ein Torsionsfehler der Unterschenkel funktionell nicht konsequent kompensiert wird [2, 20, 25, 29]. Auch im Hinblick auf die bessere klinische Überprüfbarkeit sollte die Torsion nach Unterschenkelfraktur primär gut eingerichtet werden.

Wachstumsstörung durch Verlängerung oder Verkürzung

Die frakturinduzierte Durchblutungsstimulation der Fuge fördert in Abhängigkeit vom Reifezustand der pathophysiologischen Vorgänge das Längenwachstum an allen betroffenen Skelettanteilen. Relevant ist dieses Längenwachstum jedoch nur für die unteren Gliedmaße, und hier v. a. für den Oberschenkel.

Die totale stimulative Wachstumsführung führt je nach Wachstumsphase für die Dauer der Mehrdurchblutung durch Remodelling zu einer Verlängerung der betroffenen Gliedmaßenabschnitte. Diese vollständige Stimulation mit vermehrtem Längenwachstum ist die häufigste posttraumatische Wachstumsstörung [3, 6, 9, 12, 17, 33, 35, 42]. Sie läßt sich weder spontan noch gezielt korrigieren. Indirekt ist der stimulierende frakturindizierte Wachstumsschub aber über die Reduzierung des Remodellings günstig zu beeinflussen. Verlängerungsfehler könnten spontan nur dann ungezielt ausgeglichen werden – eher eine theoretische Überlegung –, wenn sich präpubertär die Fugen der verletzten Seite vorzeitig schließen und durch ein normales Wachstum der Gegenseite eingeholt und ausgeglichen werden. Für den Oberschenkel werden – mit deutlichen Schwankungsbreiten – durchschnittlich Verlängerungen bis zu 2 cm, für den Unterschenkel bis zu 1 cm angegeben.

Unabhängig von der jeweiligen therapeutischen Maßnahme bei der Behandlung des kindlichen Oberschenkelbruches haben wir anhand einer Literaturzusammenstellung bei 346 Kindern mit Oberschenkelschaftfrakturen eine durchschnittliche Längenvermehrung von 1,1 cm ausgerechnet. Die Schwankungsbreite liegt zwischen 4,5 und 0 cm bei den stimulativen Verlängerungen. Am besten schneidet bei dieser Literaturanalyse die direkte Reposition ohne offene Repositionsmanöver, ohne

Schädigung des Periostes unter exakter anatomiegerechter Achseneinstellung ab [3, 5–7, 17, 20, 25]. Die über viele Jahre propagierte Empfehlung, Oberschenkelschaftfrakturen mit einer Seit-zu-Seit-Verschiebung von 1–2 cm ausheilen zu lassen, um eine Verlängerung zu vermeiden, brachte nicht das erhoffte Ergebnis [3, 17, 33]. Obwohl instabil auf dem Weber-Bock versorgt, zeigen Frakturen bei Kindern bis zu 5 Jahren wegen des niedrigen Alters auf die Dauer eher geringe stimulative Wachstumsstörungen im Sinne von Verlängerungen. Bei Kindern über 5 Jahren mit instabil versorgten Frakturen durch Extension kommt es über die Frakturunruhe und belassene Fehlstellungen zu einer stimulativen Wachstumsverlängerung. Auch Plattenosteosynthesen in Schaftmitte am Oberschenkel führen in der Regel in gleichem Ausmaß wie beim durchschnittlichen Gesamtkollektiv zu einer stimulativen Verlängerung. Als Ursache wird die zusätzliche iatrogene Periostdevastierung angegeben. Einige Autoren beschreiben ein vermindertes stimulatives Wachstum, wenn die Oberschenkelfraktur ohne Tangierung des Periostes mit einer Plattenosteosynthese behandelt wird [9, 13, 22, 36, 39, 42]. Hüftnahe Oberschenkelfrakturen sollten allerdings mit Plattenosteosynthese stabilisiert werden [25, 27]. Hier ist aufgrund der Fugenpotenz proximal das stimulative Wachstum geringer und der achsengerechte stabilisierende Faktor durch Osteosynthese als Vorteil anzusehen. Ganz allgemein hat sich die Empfehlung durchgesetzt, Einstellungen unter Verkürzung ebenso wie die Überextension zu vermeiden, sondern mit einem minimalen invasiven Aufwand eine anatomische Rekonstruktion zu erreichen. Dies ist in der Regel mit der Fixateur-externe-Osteosynthese möglich. Wir haben bei 46 Kindern mit Oberschenkelfrakturen, die zwischen 1987 und 1992 mit dem Fixateur externe versorgt wurden, neben anderen Vorteilen bei 32 Nachkontrollen nur ein vermehrtes Längenwachstum der betroffenen Seite von durchschnittlich 8 mm (Schwankungsbreite 0–15 mm) festgestellt [23]. Auch in der kinderchirurgischen, in der unfallchirurgischen sowie in der orthopädischen Literatur hat sich die Stabilisierung des verschobenen kindlichen Ober- und Unterschenkelbruches mit dem unilateralen Fixateur externe nach den hier vorliegenden Literaturmitteilungen durchgesetzt [3, 7, 15, 40, 41].

Es ist also festzuhalten, daß posttraumatische Längendifferenzen im weiteren Verlauf des Wachstums sich nicht mehr spontan korrigieren. Um so mehr ist der atraumatischen, achsengerechten, wenig invasiven und die Frakturzone sicher ruhigstellenden Behandlungsmethode durch die Fixateur-externe-Osteosynthese der Vorzug zu geben.

Posttraumatische Achsenfehlstellungen und Spontankorrektur im epiphysären Bereich

Partielle Stimulation

Zur partiellen Stimulation einer Fuge kommt es – wie bekannt – an der unteren Gliedmaße am häufigsten nach Frakturen der proximalen Tibiametaphyse. Dies führt im weiteren zu einer fortschreitenden Valgusdeformität, deren Ausmaß von der Zeitdauer bis zur Frakturkonsolidierung abhängt. Die Theorien für die Entstehung dieser Valgusdeformität sind in der Literatur nicht einheitlich [10, 14, 24, 27, 42]. Nach v. Laer ist davon auszugehen, daß der fibuläre, meist durch das Periost intakt gehaltene Frakturzug eine Verzögerung der Heilung auf der medialen Seite nach sich zieht [18–20]. Die verlangsamte mediale Heilung stimuliert den inneren Anteil der nahe gelegenen proximalen Fuge, woraus die Valgusfehlstellung resultiert. Nach v. Laer ist spätestens nach 2 Jahren das Fehlwachstum beendet [20]. Der danach verbleibende Valgus wird nicht mehr remodelliert, so daß sich die Tibiafugen wieder senkrecht zur Belastungsachse einstellen. Es sei kritisch angemerkt, daß wir einem 4jährigen Jungen trotz abgeschlossener Frakturheilung wegen über Jahre zunehmender X-Fehlstellung operativ korrigieren mußten. Wir fixieren diesen Frakturtyp nach offener Extraktion des eingeschlagenen Periostes und des Pes anserinus mit gekreuzten Bohrdrähten [26].

Unfallbedingter Verschluß und Hemmung der Fuge

Die unfallverletzte Schädigung eines Wachstumsfugenanteils hält durch Fehlwachstum des weniger oder gar nicht verletzten Fugenanteils bis zum Wachstumsabschluß an. Die Fehlstellung ist von der Potenz der Fuge abhängig. Gleichermaßen wird sie beeinflußt durch das Ausmaß der primären Fugenschädigung und durch die Art der Ausheilung der Fugenverletzung [10, 19, 20]. Heilt eine Fugenläsion unilateral nicht aus, so führt dies zu zunehmendem Fehlwachstum, welches am distalen Schienbein eine Varusfehlstellung, am proximalen Schienbein eine

Rekurvationsdeformation und am distalen Oberschenkel eine zunehmende Antekurvationsdeformität bedeutet. Die Fehlstellungen nehmen bis zum Wachstumsabschluß zu. Auch Korrekturosteotomien während der Wachstumsphase, die oftmals unabdingbar notwendig sind, müssen wiederholt werden, bis das Wachstum abgeschlossen ist [19, 20, 24, 27].

Zusammenfassend werden Wachstumsfugenläsionen mit partiellem Verschluß der Fuge letztendlich immer individuell in ihrer Prognose nach der Potenz der Wachstumsfuge, nach Alter und Schwere der Schädigung und im Hinblick auf das Ausmaß der spontanen Korrektur zu beurteilen sein.

Diskussion

Die Nachbetrachtung soll weniger aus der Sicht vergleichender wissenschaftlicher Literaturdokumentation und eigener Ergebnisse, sondern vielmehr unter dem Aspekt des klinischen Alltags erfolgen. Es ist unbestritten, daß dieser Beitrag das Vermögen einer spontanen Korrektur persistierender Deformationen am wachsenden Knochen nach der fehlgeheilten Fraktur belegt. Da es also eine Regulation innerhalb aufgezeigter Behandlungsgrenzen gibt, erscheint es logische Konsequenz, dieses günstige Wachstumsphänomen in die Therapieplanung einzubeziehen. Gerade nach intensivem Literaturstudium und eigenen Beiträgen zur posttraumatischen Fehlstellung bleibt es unsere Aufgabe, epikritisch und selbstkritisch die Relevanz einer wissenschaftlichen Aussage im klinischen Alltag zu bedenken. Ist es also möglich, eine Fraktur an der Toleranzgrenze der zu erwartenden Spontankorrektur ohne – oder auch nach – Reposition fest werden zu lassen? Mit dem Wegfall einer erneuten Narkose wird ein Risiko minimiert, mit dem Verzicht auf die Reposition wird die Stimulation der Umbauvorgänge nicht angeregt, und gleichzeitig werden die Eltern und die kleinen Patienten dies spontan begrüßen. Was aber, wenn nach Verfestigung die alters- und lokalisationsabhängige Toleranzgrenze mit oder ohne weitere Zunahme der Dislokation überschritten ist, die die Literatur ja ohnehin – und wohl bewußt – mit Unsicherheitsgrenzen versieht? Die Behandlung in Großstadtkliniken ist mit Ausnahme von Verletzungen im Rahmen der gesetzlichen Unfallhaft in der Regel auf eine einmalige ambulante Notfallversorgung beschränkt. Stationäre Behandlungen stehen – abgesehen von dem nachteiligen Hospitalismus für Kinder – unter Aufsicht der Krankenkasse. Habe ich den Mut, den Oberschenkelbruch des 7jährigen Schulkindes kniegelenknah in 30°-Fehlstellung fest werden zu lassen? Unabhängig davon, ob ich diese Therapie in ihrer Differenziertheit auch weiterzubildenden Kollegen anvertrauen kann, sind für die meisten Krankenhäuser aus kassenärztlichen Gründen die Möglichkeiten verschlossen, expektative Kontrolluntersuchungen oder Kontrollen etwa bis zum Wachstumsabschluß durchzuführen (ganz zu schweigen von prospektiv randomisierten Studien). Habe ich das Stehvermögen, auf die Spontankorrektur zu verweisen, wenn die theoretisch sich korrigierende Fehlstellung fortan als klinische Deformation die Eltern zumindest in zunehmende Unruhe versetzt, falls sie nicht ohnehin bereits die Haftpflichtkommission eingeschaltet haben? Selbst wenn wir die Aufregung und Schreibarbeit beiseite lassen, wird eine nicht zu verkennende kosmetische Auffälligkeit längerfristig bleiben und sich eben doch in vielen Fällen eine geeignete unangenehme Literaturstelle finden. Letztendlich gerät man womöglich selbst in Zweifel, ob das normale – zu erwartende und passende – Korrekturvermögen gerade dieser Individualverletzung gerecht wird. Obendrein wird nicht zuletzt auch der Sachbearbeiter in den Verwaltungen der Berufsgenossenschaften den erstaunlich fehlgestellten, aber eben in Zukunft sich gut „verwachsenden" distalen Oberschenkelknick mit Verwunderung zur Kenntnis nehmen, den ärztlichen Berater fragen und gutachterlich eine funktionelle Störung damit verbinden. Weil sich eben auch die wissenschaftliche Untersuchung eines großen Krankengutes erst in der Retrospektive einer jahrelangen Röntgenanalyse zu erkennen gibt [16–20], kehren wir im Individualfall schnell zur Gefahr der bloßen Röntgenbildtherapie zurück. Bei der Sekundärbehandlung eines verbliebenen Achsenfehlers werden wir uns mit Geduld und Prognose vielleicht leichter stellen.

Bei allem Respekt vor wissenschaftlicher Analyse erscheint die Kardinalfrage nach bewußter Tolerierung einer fehlgestellten Achse im Vertrauen und in Kenntnis des spontanen Korrekturverhaltens zumindest für das Schulkindalter nicht allgemeingültig zu beantworten. Deshalb vermeiden wir in unserem Hause – durchaus in Kenntnis der Literatur und im Bewußtsein spontaner Korrekturmechanismen – durch Osteosynthese mit Bohrdrahtfixationen im Alter von 5–8 Jahren und in der externen Osteosynthese im Alter von 8–12 Jahren eine Deformität an der unteren Gliedmaße so gut wie möglich.

Literatur

1. Bettermann A, Kunze K, van Ackeren V (1990) Oberschenkelschaftfrakturen im Wachstumsalter – Resultate nach Wachstumsabschluß. Z Unfallchir Versicherungsmed 83(1):44–48
2. Breitfuß H, Muhr G, Neumann K, Friedrichs B (1991) Achsenbezogenes Spontankorrekturverhalten nach Unterschenkelbrüchen im Kindesalter. Unfallchirurg 94:570–578
3. Breitfuß H, Muhr G (1988) Läßt sich vermehrtes Längenwachstum nach kindlichen Oberschenkelschaftbrüchen vermeiden? Unfallchirurg 91:189–194
4. Brouwer KJ (1981) Torsional deformities after fractures of the femoral shaft in childhood. Acta Orthop Scand (Suppl) 195
5. Feld C, Gotzen L, Hannich T (1993) Die kindliche Femurschaftfraktur in der Altersgruppe 6–14 Jahre. Unfallchirurg 96:169–174
6. Golser K, Resch H, Sperner G, Thöni H (1991) Das Längenwachstumsverhalten nach Oberschenkelschaftfrakturen im Kindesalter. Unfallchirurgie 17:93–99 (Nr. 2)
7. Gregory R, Cubison T, Pinder I, Smith S (1992) External fixation of lower limb fractures in children. J Trauma 33/5:691–693
8. Hefti F, Laer L von, Morscher E (1991) Prinzipien der Pathogenese posttraumatischer Achsenfehler im Wachstumsalter. Orthopäde 20:324–330
9. Hehl G, Kiefer H, Bauer G, Völck C (1993) Posttraumatische Beinlängendifferenzen nach konservativer und operativer Therapie kindlicher Oberschenkelschaftfrakturen. Unfallchirurg 96:651–655
10. Hierholzer G, Müller KH (1984) Korrekturosteotomien nach Traumen an der unteren Extremität. Springer, Berlin Heidelberg New York
11. Hofmann-von Kapherr S (1989) Vergleich operativer und konservativer Behandlungsmethoden am Beispiel kindlicher Oberschenkel. Z Unfallchir Versicherungsmed Berufskrankh 82/4:236–242
12. Holschneider AM, Vogl D, Dietz HG (1985) Längendifferenzen nach Oberschenkelschaftfrakturen im Kindesalter. Z Kinderchir 40:341–350
13. Jawish R, Saikaly J, Ponet M (1990) Growth acceleration in orthopedically treated diaphyseal fractures of the femur in children. Chir Pediatr 31(4–5):235–239
14. Jungbluth KH (1984) Fehlwachstum nach Verletzungen außerhalb der Epiphyse. In: Hierholzer G, Müller KH (Hrsg) Korrekturosteotomien nach Traumen an der unteren Extremität. Springer, Berlin Heidelberg New York, S 371
15. Krettek C, Haas N, Tscherne H (1989) Versorgung der Femurschaftfraktur im Wachstumsalter mit dem Fixateur externe. Aktuelle Traumatol 19:255–261
16. Laer L von (1983) Posttraumatische Wachstumsstörungen und Korrekturmechanismen am wachsenden Skelett – Indikation zu Korrektureingriffen. Ther Umschau 40:937
17. Laer L von (1977) Beinlängendifferenzen und Rotationsfehler nach Oberschenkelschaftfrakturen im Kindesalter. Arch Orthop Trauma Surg 89:121
18. Laer L von (1983) Skelett-Traumata im Wachstumsalter. Hefte Unfallheilkd 166
19. Laer L von (1986) Frakturen und Luxation im Wachstumsalter. Thieme, Stuttgart New York
20. Laer L von (1994) Spontanverläufe nach Frakturen im Wachstumsalter. Orthopäde 23:211–219
21. Luthi UK, Engelhardt P, Weber BG (1990) Femurschaftfrakturen im Kindesalter – 25 Jahre Erfahrung mit dem Webertisch. Z Unfallchir Versicherungsmed 83(1):38–43
22. Marti R, Besselaar PP (1991) Fehlverheilte kindliche Ober- und Unterschenkelschaftbrüche. Orthopäde 20:353–359
23. Michels J, Köhler T, Müller KH (1993) Der Zellen-Fixateur externe, ein neues Konzept zur Therapie kindlicher Oberschenkelschaftfrakturen. Hefte z Unfallchir 230:975–981
24. Müller KH, Bibrach M (1977) Korrekturosteotomien und ihre Ergebnisse bei kniegelenknahen posttraumatischen Fehlstellungen. Unfallheilkunde 80:359
25. Müller KH, Müller-Färber J (1990) Möglichkeiten und Grenzen der Spontankorrektur fehlgeheilter kindlicher Frakturen, Bericht über die Unfallmedizinische Tagung im Internationalen Congress Centrum Berlin, 16. und 17.03.90 (Unfallmedizinische Tagungen der Landesverbände der gewerblichen Berufsgenossenschaften, Heft 73)
26. Müller KH (1979) Prinzipien kniegelenknaher Umstellungsosteotomien gestern und heute. Aktuelle Traumatol 9:127
27. Müller-Färber J, Müller KH (1984) Indikation und Technik der gelenknahen Osteotomie. In: Hierholzer G, Müller KH (Hrsg) Korrekturosteotomien nach Traumen an der unteren Extremität. Springer, Berlin Heidelberg New York, S 383
28. Oberhammer J (1980) Degree and frequency of rotational deformities after infant femoral fractures and their spontaneous correction. Arch Orthop Trauma Surg 97:249
29. Potthoff H (1982) Ein Beitrag zur Behandlung der proximalen metaphysären Tibiafraktur im Kindesalter. Aktuelle Traumatol 12:127–128
30. Rahmanzadeh R, Hahn F (1984) Kindliche Tibiaschaftfraktur. Orthopäde 13:293–297
31. Rehn J (1974) Unfallverletzungen bei Kindern. Springer, Berlin Heidelberg New York
32. Resch H, Oberhammer J, Wannitschek P, Seykora P (1989) Der Rotationsfehler nach kindlicher Oberschenkelfraktur. Aktuelle Traumatol 19:77
33. Rüther W, Münzenberg KJ, de Mello GA (1987) Idiopathische Beinlängendifferenzen im Kindesalter und ihre Prognosen. Klin Pädiat 199:111–114
34. Salter R, Best T (1992) Pathogenesis of Progressive Valgus Deformity Following Fractures of the Proximal Metaphyseal Region of the Tibia in Young Children. Instr Course Lect 41:409–411
35. Sauer H (1983) Das verletzte Kind. Thieme, Stuttgart New York
36. Schärli AF (1993) Operative Behandlung von Schaftfrakturen im Kindesalter. Ther Umschau 50/7:472–481
37. Schneider H, Korisek G (1985) Spontankorrektur von Achsenfehlstellungen kindlicher Oberschenkelbrüche. Acta Chir Austr 17:67
38. Schratt HE, Spyra JL, Ascherl R, Blümel G (1990) Die Knochenheilung – ein immunreaktiver Vorgang? Zentralbl Chir 115:1045–1052

39. Schwarz N, Leixnering M, Frisee H (1990) Behandlungsergebnisse und Indikationen zur Operation bei subtrochantären Femurfrakturen im Wachstumsalter. Aktuelle Traumatol 20:176–180
40. Schwarz N (1983) Der Fixateur externe als Behandlungsmethode beim Oberschenkelbruch des Kindes. Unfallheilkunde 86:359–365
41. Slongo T (1990) Der Fixateur externe beim Kind: Eine ideale Methode? Z Unfallchir Versicherungsmed 83 (2):74–80
42. Thaer K, Dallek M, Meenen NM, Jungbluth KH (1992) Posttraumatische Längendifferenz und Muskelatrophie nach Oberschenkelfrakturen im Kindesalter. Unfallchirurgie 18:167–167 (Nr. 3)
43. Weber BG, Brunner Ch, Freuler F (1978) Die Frakturenbehandlung bei Kindern und Jugendlichen. Springer, Berlin Heidelberg New York

Die operative Korrektur fehlverheilter kindlicher Frakturen an der unteren Extremität

J. Müller-Färber

Einleitung

Die fehlverheilte kindliche Fraktur unterscheidet sich von der posttraumatischen Fehlstellung des Erwachsenen v. a. dadurch, daß das Kind über eine Wachstumsfuge verfügt, die entsprechend ihrer Lokalisation und dem Alter des Kindes nicht nur auf Frakturen in ihrer Umgebung, sondern auch auf Fehlstellungen nach abgeschlossener Frakturheilung reagiert.

Zwei gegensätzliche Reaktionen charakterisieren die Wachstumsfuge: die spontane Korrektur auf der einen und die Progredienz der Fehlstellung auf der anderen Seite. Das heißt, die Wachstumsfuge vermag auf der einen Seite, eine primär belassene oder sekundär im Laufe der Behandlung auftretende Fehlstellung spontan zu korrigieren, und sie kann auf der anderen Seite auf Frakturen in ihrer Nähe oder auf direkte Verletzungen mit passageren oder progredienten Wachstumsstörungen reagieren.

Das Ausmaß dieser Reaktion hängt entscheidend von der noch verbleibenden Wachstumszeit und damit vom Alter des Kindes ab. Derjenige, der sich mit der operativen Korrektur fehlverheilter kindlicher Frakturen befaßt, muß diese Reaktion in den Mittelpunkt seiner therapeutischen Planung stellen.

Die entscheidende Frage ist: Muß noch während der Wachstumsphase operativ korrigiert oder kann das Wachstumsende abgewartet werden? Die Technik einer operativen Korrektur fehlverheilter kindlicher Frakturen bietet oft weniger Schwierigkeiten als die richtige Indikationsstellung.

Es können 2 Gruppen von kindlichen Fehlheilungen unterschieden werden, bei denen die Indikation für eine operative Korrektur überprüft werden muß:

1. Verbliebene Fehlstellung nach Abschluß der Frakturbehandlung,
2. sekundär auftretende Fehlstellung aufgrund von Fehlwachstum,

wobei es sich einmal um eine stimulative, asymmetrische Wachstumsstörung und zum anderen um eine Wachstumsstörung durch vorzeitigen partiellen Verschluß der Wachstumsfuge handeln kann.

Zur *ersten Gruppe* gehören die Schaftfrakturen an Ober- und Unterschenkel, seltener die Epiphysenfrakturen.

Die *zweite Gruppe* ist charakterisiert durch sekundär auftretende Fehlstellungen aufgrund einer das Wachstum partiell stimulierenden oder hemmenden Reaktion der Wachstumsfuge. In der Wachstumsphase reagieren die Fugen auf jede Fraktur in ihrer Nähe mit Stimulation ihrer Funktion, d. h. mit vermehrtem Längenwachstum. Es handelt sich dabei um eine Gesamtstimulation [9]. Die partielle Stimulation einer Fuge ist selten und hat klinische Bedeutung außer am Ellenbogen v. a. am Knie nach Frakturen der proximalen Tibiametaphyse. Es handelt sich aber um passagere Vorgänge, die mit dem definitiven Abschluß der Reparationsvorgänge im Frakturbereich abgeschlossen sind.

Am gravierendsten sind Wachstumsstörungen durch einen vorzeitigen partiellen Verschluß der Wachstumsfuge als Folge der direkten Verletzung. Sie führt zu einem progredienten Achsenfehlwachstum mit Verkürzung, das, im Gegensatz zu den stimulativen Wachstumsstörungen, erst mit Abschluß der Wachstumsphase endet [9].

In der Literatur werden verschiedene Möglichkeiten, ein Fehlwachstum zu korrigieren, beschrieben:

1. Resektion der meta-/epiphysären Knochenbrücke. Bei asymmetrischen Wachstumsstörungen aufgrund von meta-/epiphysären Knochenbrücken kann die Knochenbrücke reseziert werden, vorausgesetzt sie umfaßt weniger als 30% der gesamten Wachstumsfuge und es stehen noch mindestens 2 Jahre Wachstum zur Verfügung [9, 11, 13].

Entsprechend dem Ausmaß der bereits eingetretenen Fehlstellung kann der Eingriff mit einer Korrekturosteotomie, z. B. im supramalleolären Bereich, kombiniert werden [13].

Die Größe der Knochenbrücke wird mit konventionellen oder computertomographischen Schichtaufnahmen bestimmt. Die Resultate der Resektion sind um so besser, je kleiner der zu entfernende Bezirk und je peripherer er gelegen ist [4]. Um eine erneute blockierende Ossifikation im operierten Gebiet zu verhindern, wird in den Defekt autologes Fettgewebe interponiert, das im Laufe des weiteren Wachstums durch Zellvermehrung mitwächst [11, 12]. Manche Autoren bevorzugen als Interponat Knochenzement, weil sie fürchten, daß der interponierte Fettlappen nekrotisch wird. Der Knochenzement wird im weiteren Wachstum nach proximal verschoben [13].

2. Externe asymmetrische Distraktion der Wachstumsfuge. Eine andere Methode, posttraumatische gelenknahe Fehlstellungen zu korrigieren, besteht in der geschlossenen asymmetrischen Distraktion der Wachstumsfuge mit Hilfe eines kleinen dynamischen Gelenkfixateurs [1]. Die besten Ergebnisse nach posttraumatischen Fehlstellungen werden erzielt, wenn die Knochenbrücke weniger als 20–30% der Wachstumsfuge ausmacht und die Distraktion gegen Ende des Wachstums angewandt wird.

3. Achsenkorrigierende Kallusdistraktion. Fehlstellungen im Bereich der langen Röhrenknochen können durch eine einfache Osteotomie in Höhe der Fehlstellung und kontinuierliche Kallusdistraktion über einen perkutan eingebrachten Fixateur externe korrigiert werden [5, 19]. Der räumlich angeordnete Ringfixateur hat gegenüber dem unilateralen Fixateur den Vorteil, daß außer einer Fehlstellung in mehreren Ebenen auch eine Torsionsfehlstellung in einem Vorgang korrigiert werden kann. Mit dieser weichteilschonenden Methode kann auch gleichzeitig eine Verlängerung erzielt werden.

4. Korrekturosteotomie. Die bekannteste und am meisten angewandte Methode ist die einzeitige Korrekturosteotomie, auf die im folgenden näher eingegangen wird.

Indikation und Technik der Korrekturosteotomie

Die Korrekturosteotomie an der unteren Extremität ist indiziert bei erheblicher Deformität, entweder nach Abschluß des Längenwachstums – hier gelten die gleichen Richtlinien wie bei den Erwachsenen – oder aber noch während der Wachstumsphase, wenn eine Spontankorrektur nicht mehr zu erwarten ist und die Fehlstellung eine auf Dauer nicht tolerable Fehlbelastung der benachbarten Gelenke zur Folge hat, oder aber wenn die Korrektur bei progredientem Fehlwachstum zu einem späteren Zeitpunkt viel schwieriger ist.

Im folgenden werden die am häufigsten vorkommenden Fehlstellungen, bezogen auf die verschiedenen Extremitätenabschnitte, und die Möglichkeiten der Korrekturosteotomie dargestellt. Dabei wird die Operationstechnik erläutert und v. a. die Indikationsstellung kritisch beleuchtet.

Proximales Femur

Die häufigste Fehlstellung am proximalen Femurende ist die Coxa vara, meistens kombiniert mit einer Antekurvation und Retroversion des Schenkelhalses. Diese Fehlstellung tritt v. a. nach konservativ behandelten subtrochantären Femurfrakturen auf.

Im Gegensatz zur Valgusfehlstellung wird die Varusdeformität am Femurschaft gut spontan korrigiert. Aber je weiter proximal die Achsenfehlstellung liegt, desto langsamer erfolgt die Korrektur, da die Wachstumsbeteiligung der proximalen Fuge nur 30% beträgt. Bei einem Kind von 10–12 Jahren ist deshalb eine ausreichende Spontankorrektur nicht mehr zu erwarten. Deshalb ist die Korrekturosteotomie in diesem Alter indiziert, wenngleich die Gelenkfunktion, auch durch eine erhebliche Fehlstellung, kaum beeinträchtigt wird.

Aber auch bei jüngeren Kindern sollte noch während der Wachstumsphase korrigiert werden, da eine derartige Fehlstellung die Schenkelhalsstatik direkt beeinflußt und es lange dauert, bis sich das koxale Femurende wieder korrekt in seiner Belastungsebene eingestellt hat. Des weiteren ist zu berücksichtigen, daß die mit der Fehlstellung verbundene Beinverkürzung und die relative Verkürzung der medialen Glutäalmuskulatur ein Trendelenberg-Hinken zur Folge haben [8]. Und schließlich muß damit gerechnet werden, daß die langanhaltende Fehlbelastung des meist in mehreren

162   J. Müller-Färber

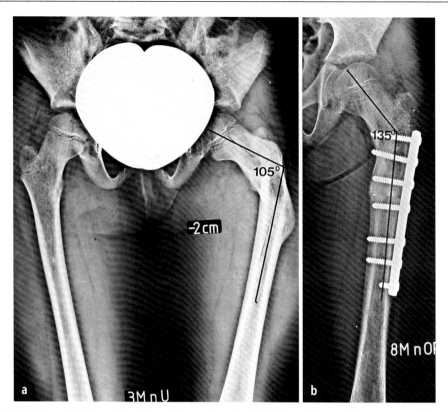

Abb. 1a, b. F. P., 7jähriges Mädchen. Korrekturosteotomie nach fehlverheilter subtrochantärer Femurfraktur. **a** Varus- und Antekurvationsfehlstellung, Beinverkürzung von 2 cm. **b** Korrekturosteotomie in 2 Ebenen am Ort der Fehlstellung durch Keilentnahme. Plattenosteosynthese. Röntgenbefund 8 Monate nach Operation, kurz vor der Implantatentfernung

Ebenen fehlstehenden Hüftkopfes zu Knorpelschäden führen kann.

Liegt dagegen eine geringe Fehlstellung im fortgeschrittenen Alter vor, so kann die Korrekturoperation nach Wachstumsabschluß nach den gleichen Prinzipien wie bei Erwachsenen durchgeführt werden.

Bei der Korrekturosteotomie der Coxa vara nach fehlverheilter subtrochantärer Femurfraktur muß die Fehlstellung in mehreren Ebenen berücksichtigt werden. Die Osteotomie und das Implantat, vorzugsweise eine schmale Kompressionsplatte, können in einem ausreichenden Abstand von der Trochanterfuge eingebracht werden (Abb. 1). Bei den selteneren Fehlstellungen aufgrund von Wachstumsfugenverletzungen sollte die Korrektur intertrochantär ausgeführt werden, um die Stellung des Trochanter minor nicht zu verändern. Schwierigkeiten bereitet dabei gelegentlich die richtige Wahl und Positionierung des Implantats, da die Wachstumsfuge nicht verletzt werden darf [23].

Femurschaft

Fehlstellungen im diaphysären und distalen metaphysären Femurabschnitt, v. a. in der Frontalebene, ändern Mechanik und Belastung des Hüft- und Kniegelenks. Entscheidend für die Therapie ist immer wieder die Frage, inwieweit ein Achsenfehler unter Berücksichtigung der spontanen Korrekturpotenz toleriert werden kann und zu welchem Zeitpunkt bei gegebener Indikation operativ korrigiert werden soll.

Ein Indikationsschema, wie z. B. von Tscherne u. Gotzen [22] angegeben, kann sicherlich wertvolle Orientierungshilfen geben. Danach wäre vor dem 10. Lebensjahr bei Fehlstellungen in der Frontal- und Sagittalebene über 20° und nach dem 10. Lebensjahr bei Fehlstellungen über 10° die operative Korrektur angezeigt. Ein solches Schema darf aber nicht als Gebrauchsanweisung mißverstanden werden. Die Kriterien, die für eine Korrekturosteotomie noch während der Wachstumsphase sprechen, müssen für jeden Einzelfall kritisch erarbeitet werden. Auf der anderen Seite aber muß in

Anbetracht der guten Korrekturpotenz in dieser Region vor Übereifer gewarnt werden. Wachstumsbeschleunigung und mögliche Komplikationen rechtfertigen eine abwartende Haltung [13].

Ähnliches gilt für die Torsionsfehler im Femurschaft, die über Detorsionsvorgänge indirekt gut ausgeglichen werden können. Sie erlangten in der Literatur allzugroße theoretische Bedeutung. Nach von Laer [8] kann bei einem Torsionsfehler von mehr als 20°, der beschwerdefrei toleriert wird, bis zum Wachstumsende gewartet und die Spontankorrektur klinisch verfolgt werden.

Grundsätzlich sollte bei der Entscheidung darüber, ob eine Fehlstellung im Femurschaft noch vor Wachstumsende operativ korrigiert werden muß, dem Kriterium der Zumutbarkeit mehr Gewicht verliehen werden. Die Technik der Korrekturosteotomie im Femurschaft entspricht derjenigen beim Erwachsenen.

Distales Femurende

Die seltenen Wachstumsstörungen in diesem Bereich durch partiellen vorzeitigen Verschluß der Wachstumsfuge sind nach typischen Epiphysenfrakturen, aber auch nach Epiphysenlösungen, zu beobachten [8].

Entsprechend der Lokalisation der sich ausbildenden meta-/epiphysären Knochenbrücke entwickelt sich eine Antekurvation, Varus- oder Valgusfehlstellung. Bei Kindern unter 10 Jahren sollte versucht werden, die Brücke zu resezieren und in den Defekt autologes Fettgewebe zu interponieren [11]. Bei Kindern über 10 Jahren sollte die Fehlstellung durch eine einzeitige Korrektur behoben werden. Als Indikation für eine Korrekturosteotomie gelten Achsenabweichungen von 5–10° sowohl in der Frontal- als auch in der Sagittalebene [21].

Bevorzugt wird die aufklappende Osteotomie, da das Fehlwachstum in diesem Bereich meist mit einer Beinverkürzung einhergeht. Zur Fixation der suprakondylären Osteotomie werden bei noch offener Wachstumsfuge Kirschner-Drähte und Gipsverband verwendet. Gegebenenfalls, insbesondere im Grenzalter von 10 Jahren, kann die Korrekturosteotomie mit der oben erwähnten Resektion der metaphysären Knochenbrücke kombiniert werden.

Seltener sind heute Wachstumsstörungen aufgrund einer nicht exakt reponierten Epiphysenfraktur (Abb. 2). Ebenso wie beim Erwachsenen führen Fehlheilungen durch eine nicht erfolgte oder ungenügende Reposition der Gelenkfraktur zu einer primären Gelenkinkongruenz und dadurch sekundär zu Knorpelschäden. Beim wachsenden Skelett sind Gelenkfrakturen stets Epiphysenfrakturen, weshalb bei dislozierter Gelenkfraktur und offener Wachstumsfuge außerdem Wachstumsstörungen auftreten, welche die Fehlbelastung des Gelenks verstärken können. Die Gelenkkongruenz sollte deshalb möglichst früh durch eine entsprechende Korrekturosteotomie wiederhergestellt werden (Abb. 2d).

Proximale Tibia

An der proximalen Tibia gibt es 2 Formen von Fehlwachstum, einmal aufgrund von Wachstumsfugenverletzungen, zum anderen in Form des Genu valgum nach metaphysären Frakturen.

Die seltenen *Wachstumsfugenverletzungen* der proximalen Tibia führen entsprechend dem Lebensalter zu progredientem Fehlwachstum mit Veränderung der Kniegelenkachse. Die Toleranzgrenzen einer solchen Fehlstellung am hochbelasteten Kniegelenk sind relativ eng bemessen. Achsenabweichungen von mehr als 10° in der Frontal- oder Sagittalebene sollten noch während des Wachstumsalters korrigiert werden, da sie außer zu funktionellen Störungen des Kniegelenkes auch zu kompensatorischem Fehlwachstum der benachbarten Epiphyse führen können. Da die Fehlstellung stets mit einer Verkürzung verbunden ist, wird die aufklappende Osteotomie durchgeführt. Da sich der Krümmungsscheitel der Deformität in Höhe der partiell verschlossenen Fuge befindet, wird im angrenzenden metaphysären Bereich osteotomiert. Durch vorsichtiges Aufweiten des Osteotomiespalts kann die Gegenkortikalis erhalten und nach Interposition eines Knochenkeiles als Zuggurtungseffekt genutzt werden. Dadurch läßt sich eine aufwendige Osteosynthese vermeiden. Gelegentlich ist nicht einmal ein Kirschner-Draht erforderlich [14].

Je nach Alter des Kindes werden nach erfolgter Korrektur während des weiteren Wachstums die Fehlstellung und die Verkürzung wieder auftreten, so daß weitere Osteotomien erforderlich werden können.

Die zweite Form der Fehlheilung, das *Genu valgum*, ist bedingt durch eine exzentrische Ausheilung einer metaphysären Biegungsfraktur oder einer in Valgusfehlstellung verbliebenen Fraktur. Die partielle Stimulation auf der medialen Seite ist stets passager und direkt abhängig von der Dauer der Umbauvorgänge im Frakturbereich.

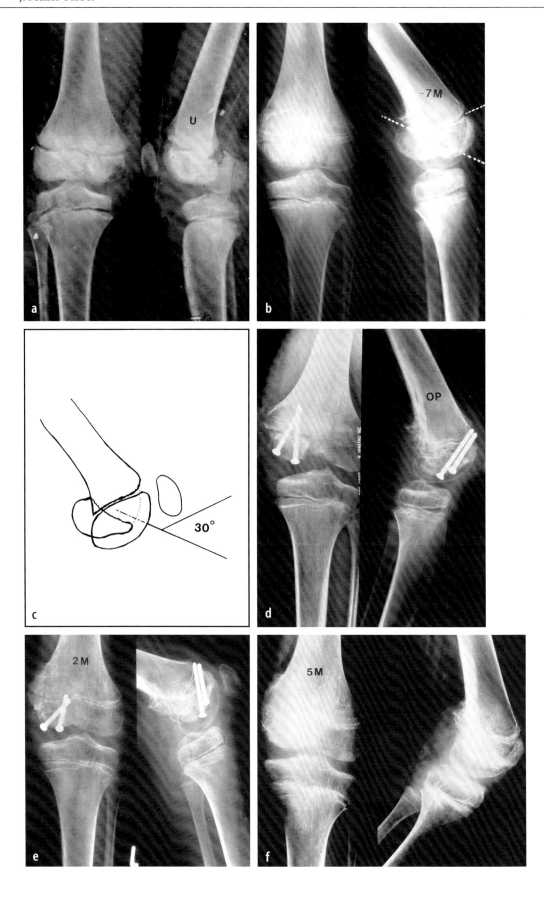

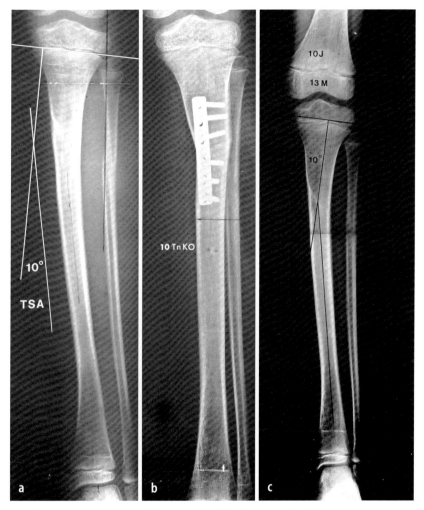

Abb. 3a–c. H. St., 9jähriger Junge. Genu valgum nach konservativ behandelter proximaler Tibiafraktur. **a** 2 Jahre nach Unfall: Valgusfehlstellung von 10° (*TSA* Tibiaschaftachse). **b** Korrekturosteotomie durch Keilentnahme. Stabilisierung mit der 3,5-mm-Kompressionsplatte. Die Osteotomie der Fibula unterbleibt. Innerhalb von 24 h postoperativ manifestes Kompartmentsyndrom. **c** 13 Monate nach Korrektur: Valgusrezidiv von 10°

◀ **Abb. 2a–f.** Sch. T., 11jähriger Junge. Korrekturosteotomie einer fehlverheilten Epiphysenfraktur, distales Femur. **a** Zweitgradig offene, dislozierte Fraktur des Condylus medialis nach Direkttrauma. **b** Befund 7 Monate nach Unfall: geschlossene Weichteile, Bewegungsumfang des Kniegelenkes 0–30–90°. **c** Der Condylus medialis ist in 30° Flexionsfehlstellung knöchern fixiert. **d** Epiphysäre, extendierende Keilosteotomie von 30°. Der ventral entnommene Keil wird dorsal interponiert. Fixation mit 3,5 mm epiphysär verankerten Zugschrauben. **e, f** Röntgenbefund 2 und 5 Monate nach Korrektur. Der knöchern konsolidierte Condylus medialis bleibt im Wachstum zurück. Kompensatorische Stimulation der medialen Tibiafuge. Klinischer Befund: Schmerzfrei belastbares Kniegelenk. Bewegungsumfang 0–10–120°. Korrekte Beinachse

Mit vollständiger Durchbauung des medialen Frakturspalts, etwa 1–2 Jahre nach dem Unfall, ist auch das Valgusfehlwachstum beendet. Die Valgusfehlstellung selbst korrigiert sich nicht spontan, sondern wächst nach distal. Wenn das Kind das Grenzalter von 7–8 Jahren noch nicht erreicht hat, wird sich die proximale Tibiafuge so weit wieder senkrecht zur Belastungsachse aufrichten, daß das Genu valgum ausgeglichen wird [9].

Welche Schlußfolgerungen ergeben sich daraus für die Indikation zur operativen Korrektur eines Genu valgum?

Bei Kindern über 10 Jahren kann eine kompensatorische spontane Achsenkorrektur nicht mehr erwartet werden [8, 10]. Deshalb sollten Achsenabweichungen von mehr als 10° in der Frontal- oder

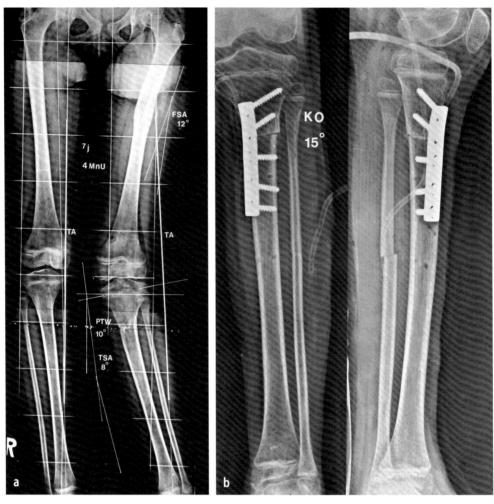

Abb. 4a–d. G. S., 7jähriges Mädchen. **a** Kombinierte Valgusfehlstellung linkes Bein von insgesamt 30° nach konservativ behandelter Femurschaft- und proximaler Tibiafraktur. Valgusknick am Femurschaft von 12° (*FSA* Femurschaftachse). Genu valgum von insgesamt 18° (*PTW* proximaler Tibiawinkel, *TSA* Tibiaschaftachse). Die Tragachse (*TA*) verläuft weit außerhalb des Kniegelenkes. Beinverlängerung von 15 mm. **b** Varisierende Korrekturosteotomie proximale Tibia durch Keilentnahme, Fibulaosteotomie. **c, d** s. S. 167

Sagittalebene operativ korrigiert werden. Obwohl wir in Übereinstimmung mit zahlreichen Autoren [10, 13, 16, 24] die Indikation zur Korrekturosteotomie grundsätzlich auch bei Kindern jünger als 8–10 Jahre sehen, sind wir heute eher zurückhaltend, nachdem wir bei allen Kindern in diesem Alter innerhalb von 7–12 Monaten nach der Korrekturoperation Valgusrezidive beobachteten (Abb. 3c und 4c).

Wenn das Genu valgum noch während der Wachstumsphase operativ korrigiert wird, muß in über der Hälfte der Fälle mit einem Valgusrezidiv gerechnet werden [6, 9, 20]. Inwieweit das Valgusrezidiv wieder spontan korrigiert wird, hängt vom Alter des Kindes zum Zeitpunkt des maximalen Valgusrezidivs ab. Steht noch eine Wachstumszeit von 1½–2 Jahren zur Verfügung, so kann auch das Valgusrezidiv durch spontane Korrektur wieder ausgeglichen werden (Abb. 4d).

Wir sehen daher die Indikation zur Korrektur eines Genu valgum bei Kindern unter 8 Jahren nur bei erheblicher Achsenabweichung, die dem Kind, auch unter Berücksichtigung einer nur vorübergehenden, sich allmählich bessernden Achsenfehlstellung, nicht zugemutet werden kann. Als Beispiel sei das 7jährige Mädchen erwähnt, bei dem außer einem Genu valgum von 12° zugleich eine Valgusfehlstellung im Femurschaft von 18°, zusammen also ein X-Bein von 20°, vorlag, was für das Kind nicht zumutbar war, da die spontane Korrektur sehr lange Zeit in Anspruch genommen hätte (Abb. 4).

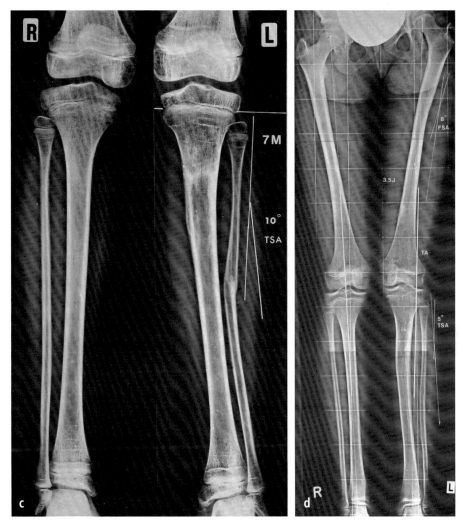

Abb. 4. c Valgusrezidiv von 10° nach 7 Monaten. Implantatentfernung 4 Monate nach Operation. **d** Röntgenbefund 3½ Jahre nach Korrekturoperation. Spontane Korrektur des Valgusrezidivs bis auf 5°. Der Valgusknick am Femur wurde um 4° spontan korrigiert. Deutliche Medialisierung der Körpertragachse (*TA*)

Das Kriterium der Zumutbarkeit bezieht sich ausschließlich auf das Kind, nicht auf die Eltern.

In den übrigen Fällen sollten die natürlichen Korrekturvorgänge abgewartet werden, zumal eine nur passagere Achsenfehlstellung keine Funktionsstörungen oder Knorpelschäden des Kniegelenks zur Folge hat.

Unterschiedliche Meinungen bestehen über den Zeitpunkt einer indizierten Korrekturosteotomie. Die Mehrzahl der Autoren empfiehlt eine möglichst frühzeitige Operation [15, 18, 22]. Dagegen befürworten von Laer et al. [10], die Korrekturoperation erst 1–2 Jahre später vorzunehmen. Nach dieser Zeit ist der Valgusknick, d. h. der Kulminationspunkt der Fehlstellung, nach distal gewandert und befindet sich am Übergang von der Meta- zur Diaphyse. Durch die relativ fugenferne Osteotomie wird das Risiko eines Valgusrezidivs gemindert.

Da es sich um eine Achsenabweichung mit Verlängerung handelt, wird die Korrektur mit Keilentnahme durchgeführt. Die Osteotomie kann beim jüngeren Kind mit Kirschner-Drähten und zusätzlichem Gipsverband ausreichend fixiert werden. Bei älteren Kindern und distal angelegter Osteotomie wird die stabile Plattenosteosynthese bevorzugt (Abb. 3b).

Die varisierende Osteotomie führt bei intakt gebliebener Fibula – auch bei geringem Korrekturwinkel – zu einer Verkleinerung des Tibialisanterior-Kompartmentraums und, durch postoperatives Hämatom und Ödem, zu einer Vermehrung des Kompartmentinhalts, was additiv die Gefahr eines Kompartmentsyndroms der anterioren Loge erhöht. Deshalb sollte die Fibula ebenfalls osteotomiert und die Faszie großzügig gespalten werden.

Tibiaschaft

Am Tibiaschaft werden Achsenfehler in der Frontal- und Sagittalebene von bis zu 20° bei Kindern unter 10 Jahren spontan korrigiert [2, 7, 8]. Es besteht ein direkter Bezug zwischen der Größe des Achsenknicks und der durchschnittlichen Spontankorrektur. Die Achsendeformität wirkt so lange als Stimulus zur Aufrechterhaltung der Korrekturmechanismen, bis eine Restdeformität von 5° erreicht ist [2].

Nach dem 10. Lebensjahr ist eine zuverlässige Spontankorrektur nicht mehr zu erwarten.

Auf der anderen Seite berichten Dietz u. Merchant [3] aufgrund ihrer Spätergebnisse – durchschnittlich 29 Jahre nach Tibiafraktur im Kindesalter –, daß das Ausmaß der verbliebenen Varus- oder Valgusfehlstellung weder die klinischen noch die radiologischen Ergebnisse beeinflußt hatte. Die Autoren folgern daraus, daß ein Achsenknick von 10–15° langfristig nicht zu einer posttraumatischen Arthrose führt.

Welche Schlußfolgerungen ergeben sich daraus für die Indikation zur operativen Korrektur?

Man sollte Achsenknicke an der Tibia beim Kind etwas gelassener betrachten und möglichst das Wachstumsende abwarten. Verbliebene Fehlstellungen sollten bei noch offener Wachstumsfuge nur dann korrigiert werden, wenn sie für das Kind nicht zumutbar sind oder wenn Beschwerden auftreten, nicht aber vor Ablauf 1 Jahres nach dem Unfall.

Die Korrekturosteotomie erfolgt am Ort der Fehlstellung und wird mit einer entsprechend dimensionierten Platte, vorzugsweise einer 3,5-mm-Kompressionsplatte, fixiert.

Demgegenüber wird ein Torsionsfehler der Tibia nicht spontan korrigiert. Da er sich zwischen 2 Scharniergelenken befindet, kann er funktionell nicht kompensiert werden. Drehfehler von mehr als 10° führen meist zu Beschwerden im Kniegelenk und zwingen daher zur frühzeitigen Korrektur [8].

Distale Tibia

An der distalen Tibia beobachtet man Fehlheilungen als Folge einer Fugenläsion viel häufiger als an der proximalen Tibia. Sowohl die direkte Fugenverletzung – z. B. nach einer Epiphysenfraktur – als auch eine Gefäßläsion im Fugenbereich, kann eine lokalisierte meta-/epiphysäre Brückenbildung zur Folge haben [9]. Bei einer nur kleinen Ausheilungsbrücke und noch großer Wachstumskraft der Fuge kann der betroffene Fugenabschnitt spontan gesprengt werden, wonach ein Fehlwachstum größeren Ausmaßes ausbleibt [8]. Eine ausgedehnte Knochenbrücke führt durch die asymmetrische Wachstumshemmung zu einem progredienten Fehlwachstum an der distalen Tibia, meist in Form einer Varusdeformität.

Ein besonderes, etwas rätselhaftes Phänomen ist der verzögert, d. h. mehrere Jahre nach der Fugenverletzung auftretende, partielle Verschluß der Wachstumsfuge, worüber wir 1990 auf der Unfallmedizinischen Tagung in Berlin erstmals berichteten [7] (Abb. 5).

Von Laer [9] publizierte 1994 zwei ähnliche Fälle und erklärte dieses Phänomen dadurch, daß möglicherweise die Wachstumskapazität im ehemaligen Frakturbereich nicht ausgereicht hat, den peripubertär in diesem Bereich einsetzenden physiologischen Fugenschluß zeitgerecht zu beginnen, sondern vielmehr vorzeitig einzuleiten.

Ein progredientes Fehlwachstum von über 10° sollte noch während der Wachstumsphase operativ korrigiert werden, um dem Kind jahrelange Schmerzen und funktionelle Störungen zu ersparen. Darüber hinaus führt die progrediente Wachstumsstörung bei jüngeren Kindern zur ausgeprägten Deformität, die später mit einer einfachen, verlängernden Osteotomie nicht mehr zu korrigieren ist. Bei Kindern unter 10 Jahren kann die Brücke reseziert werden, falls sie weniger als 30% der gesamten Wachstumsfuge ausmacht [11].

Bei ausgedehnter Brückenbildung und einem Alter über 10 Jahren rückt die Korrekturosteotomie als Methode der Wahl in den Vordergrund. Die Korrektur wird supramalleolär, unmittelbar im metaphysären Bereich, und, da die Wachstumsstörung fast immer mit einer Verkürzung verbunden ist, in Form einer aufklappenden Osteotomie mit Interposition eines entsprechend bemessenen kortikospongiösen Keils durchgeführt. Die Gegenkortikalis wird möglichst erhalten, um den Zuggurtungseffekt für die Stabilität auszunutzen (Abb. 5e, f).

Bei jüngeren Kindern wird die Osteotomie mit Kirschner-Drähten fixiert, bei älteren Kindern empfiehlt sich die 3,5-mm-Kompressionsplatte. Bei fast allen supramalleolären Osteotomien sollte die Fibula ebenfalls osteotomiert werden, damit die Knöchelgabel und die tibiofibuläre Syndesmose

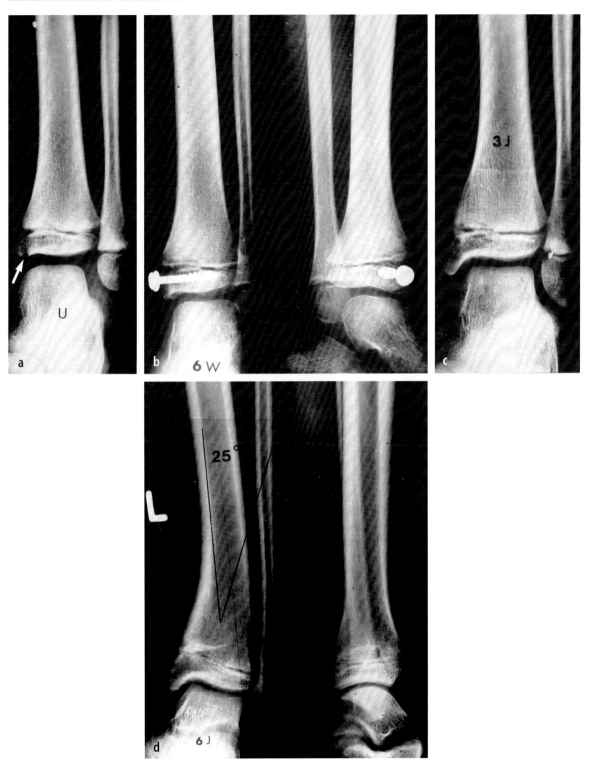

Abb. 5a–h. B. A., 12jähriger Junge. Supramalleoläre Korrekturosteotomie nach verzögert auftretender Varusdeformität. **a** Dislozierte Innenknöchelfraktur (Epiphysenfraktur) im Alter von 6 Jahren. **b** Primär operative Versorgung durch epiphysäre Verschraubung. Röntgenbefund 6 Wochen nach Operation. **c** Röntgenkontrolle 3 Jahre nach Operation, kein Fehlwachstum. **d** 6 Jahre nach Unfall plötzlich einsetzendes, rasch voranschreitendes Fehlwachstum durch asymmetrischen Fugenverschluß in der ehemaligen Frakturzone mit Varusdeformität von 25°. Erhebliche belastungsabhängige Schmerzen im OSG. **e–h** s. S. 170

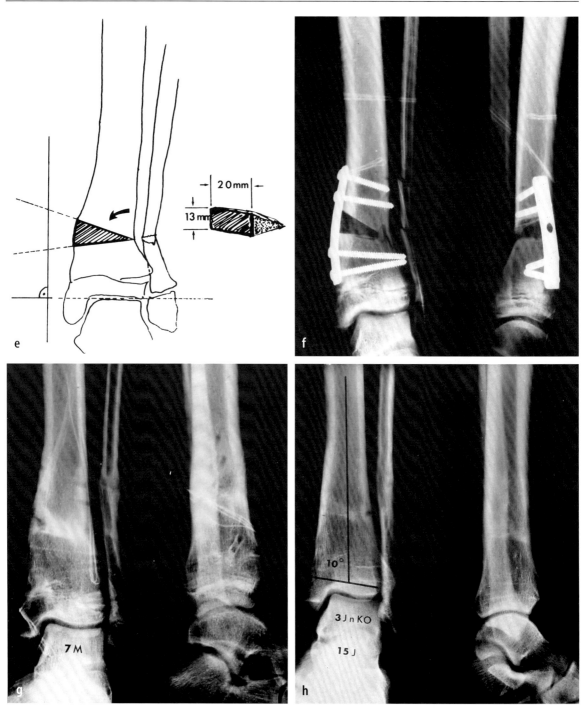

Abb. 5. e, f Entsprechend der präoperativen Planung (**e**) aufklappende Osteotomie mit Interposition eines kortikospongiösen Keils. Fixation mit der 3,5-mm-Kompressionsplatte. Zusätzliche Fibulaosteotomie. **g** Röntgenbefund 7 Monate nach der Korrektur, anläßlich der Implantatentfernung. **h** Röntgenkontrolle 3 Jahre nach Korrektur. Das Varusrezidiv von 10° soll durch eine zweite Osteotomie korrigiert werden

nicht unter eine unphysiologische Spannung geraten [23].

Bei ungünstigen Weichteilverhältnissen und einem Korrekturwinkel von über 20° bietet der Fixateur externe Vorteile insofern, als die Entblößung der Knochenoberfläche auf ein Minimum beschränkt wird und die Weichteile nicht zusätzlich durch ein versenktes Implantat unter Spannung geraten [16].

Zusammenfassung

Fehlverheilte kindliche Frakturen an den unteren Extremitäten können durch benachbarte Gelenke nicht oder nur in geringem Umfang funktionell ausgeglichen werden. Entsprechend der Lokalisation der Fraktur und des Alters des Kindes kann eine fehlverheilte Fraktur einerseits spontan korrigiert werden, andererseits mit einem progredienten Fehlwachstum einhergehen. Die operative Korrektur sollte möglichst nach Abschluß des Längenwachstums durchgeführt werden. Eine Korrektur während der Wachstumsphase ist indiziert, wenn eine Spontankorrektur nicht mehr zu erwarten ist und die Fehlstellung eine auf Dauer nicht tolerable Fehlfunktion oder Fehlbelastung der benachbarten Gelenke zur Folge hat oder aber wenn die Korrektur bei progredientem Fehlwachstum zu einem späteren Zeitpunkt viel schwieriger ist.

Die bekannteste und am häufigsten angewandte Operationsmethode ist die Korrekturosteotomie. Anhand von typischen Beispielen unterschiedlicher Lokalisation werden die Indikation und Technik der Korrekturosteotomie dargestellt.

Literatur

1. Aldegheri R, Lavini F (1989) Epiphyseal Distraction. Hemichondrodiatasis. Clin Orthop 241:128
2. Breitfuß H, Muhr G, Neumann K, Friedrichs B (1991) Achsenbezogenes Spontankorrekturverhalten nach Unterschenkelbrüchen im Kindesalter. Unfallchirurg 94:570
3. Dietz F, Merchant Th (1990) Indications for osteotomy of the tibia in children. J Pediat Orthop 10:486
4. Gast D, Niethard FU, Cotta H (1991) Fehlverheilte kindliche Frakturen im Kniegelenkbereich. Orthopäde 20:360
5. Ilizarov GA (1992) Transosseous Osteosynthesis. Springer, Berlin Heidelberg New York Tokyo
6. Jackson DW, Cozen L (1971) Genu valgum as complication of proximal tibial metaphyseal fractures in children. J Bone Joint Surg [Am] 53:1571
7. Kubat R, Mrzena V (1977) Spontane Achsenkorrektur nach Unterschenkelfrakturen bei Kindern. Z Orthop 115:595
8. Laer L von (1991) Frakturen und Luxationen im Wachstumsalter. Thieme, Stuttgart New York
9. Laer L von (1994) Spontanverläufe nach Frakturen im Wachstumsalter. Orthopäde 23:211
10. Laer L von, Jani L, Cuny Th, Jenny P (1982) Die proximale Unterschenkelfraktur im Wachstumsalter. Unfallheilkunde 85:215
11. Langenskiöld A, Östermann K (1979) Surgical treatment of partial closure of the epiphyseal plate. Reconstr Surg Traumat 17:48
12. Langenskiöld A, Videman T, Nevalainen T (1986) The fate of fat transplants in operations for partial closure of the growth plate. J Bone Joint Surg (Br) 68:234
13. Marti R, Besselaar PP, Raaymakers E (1991) Fehlstellungen nach Verletzungen der distalen Tibia und Fibulaepiphysen. Orthopäde 20:367
14. Morscher E (1985) Wachstumsstörungen nach Frakturen im Kindesalter und ihre Behandlung. Z Orthop 123:485
15. Morscher E, Jani L (1977) Korrekturosteotomien bei posttraumatischen Wachstumsstörungen. Orthopäde 6:113
16. Müller-Färber J, Müller KH (1984) Indikation und Technik der gelenknahen Osteotomie. In: Hierholzer G, Müller KH (Hrsg) Korrekturosteotomien nach Traumen an der unteren Extremität. Springer, Berlin Heidelberg New York
17. Müller-Färber J, Müller KH (1990) Indikation und Technik der operativen Korrektur fehlverheilter kindlicher Frakturen an der unteren Extremität. Schriftenreihe unfallmed. Tagungen Landesverbände der gewerblichen Berufsgenossenschaften 73:137
18. Parsch K, Manner G, Dippe K (1977) Genu valgum nach proximaler Tibiafraktur beim Kind. Arch Orthop Unfallchir 90:289
19. Pfeil J (1994) Technik der unilateralen Kallusdistraktion an Femur und Tibia. Operat Orthopäd Traumat 6:1
20. Rettig H, Oest O (1971) Das Genu recurvatum als Folge der proximalen Tibiaapophysenverletzung und die resultierende Valgusfehlstellung nach Frakturen im proximalen Tibiabereich. Arch Orthop Unfallchir 71:339
21. Rüter A, Burri C, Kreuzer U (1978) Korrektureingriffe nach Epiphysenverletzungen im Bereich des Kniegelenkes. Unfallheilkunde 81:649
22. Tscherne H, Gotzen L (1978) Fehlstellungen im Wachstumsalter. In: Zenker R, Deuch F, Schink W (Hrsg) Chirurgie der Gegenwart, Bd 4a. Urban & Schwarzenberg, München Wien Baltimore
23. Wagner H (1977) Prinzipien der Korrekturosteotomie am Bein. Orthopäde 6:145
24. Weber BG (1979) Die proximale metaphysäre Tibiafraktur. In: Weber BG, Brunner C, Freuler F (Hrsg) Die Frakturbehandlung bei Kindern und Jugendlichen. Springer, Berlin Heidelberg New York

Operationstechniken zur Korrektur posttraumatischer Fehlstellungen:

Gelenknahe Korrekturen

Operationstechniken zur Korrektur posttraumatischer Fehlstellungen
Eingriffe zur Positionsverbesserung der Hüftpfanne

M. Nerlich und B. Füchtmeier

Einleitung

Als Folge von Frakturen im Hüftbereich kommt es nicht selten zu Fehlstellungen, welche eine unphysiologische Belastung des Gelenkes und einen vorzeitigen Verschleiß desselben mit sich bringen. Gelenkinkongruenzen werden in erster Linie nach Acetabulumfrakturen und nach Frakturen des Hüftkopfes beobachtet. Eine solche präarthrotische Deformität mit unzureichendem Containment kann aber nicht nur nach fehlverheilten Frakturen, sondern auch bei residuellen Hüftdysplasien beobachtet werden. Die hier aufgeführten Fehlstellungen gehen in der Regel mit einer Verkleinerung der belastungsfähigen Gelenkfläche einher. Nach Pauwels [9] führt eine Verkleinerung dieser Fläche zu einer erheblichen Mehrbelastung des noch verbleibenden Anteils und einer Erhöhung des intraartikulären Druckes, was sekundär unvermeidlich zu degenerativen Veränderungen führt [9]. Das Endstadium dieser Veränderungen ist die Koxarthrose, welche den Einsatz einer Totalendoprothese erforderlich macht. Da bei jüngeren Patienten eine TEP nicht in Frage kommt, kann alternativ neben einem konservativen Therapieversuch eine Versteifung des Gelenkes durchgeführt werden. Dies alles sind Verfahren, welche die Folgen einer Fehlstellung beseitigen, nicht jedoch die Fehlstellung an sich. Aus diesem Grund sind in der Literatur Eingriffe zur Positionsverbesserung der Hüftpfanne beschrieben worden. Diese lassen sich prinzipiell in 2 Gruppen einteilen, die Einfach- und die Mehrfachbeckenosteotomien. Zur ersten Gruppe gehören die Osteotomien nach Chiari [1] und Salter [10]. Mehrfachbeckenosteotomien werden u. a. von Tönnis [12], Wagner [15], Hopf [5], Steel [11] und Ganz [3] beschrieben. Dieser Beitrag befaßt sich mit der periazetabulären Beckenosteotomie nach Ganz.

Klinisches Bild und Indikation

In der Regel werden die Patienten mit zunehmenden Schmerzen, vornehmlich in der Leiste, vorstellig, welche am Beginn oder nach längerer Belastung auftreten und die Gehstrecke zunehmend mehr begrenzen. Anamnestisch geht bei einem Teil der Patienten ein Trauma des Hüftgelenkes voraus. Akut einschießende Schmerzen mit Einklemmungs- und Blockadephänomenen als Zeichen für eine begleitende Limbusläsion sind typisch bei residuellen Dysplasieformen, bei denen die Gelenkinstabilität zu einer Destruktion des Limbus führt. Die Patienten sind in der Regel Adoleszenten oder Patienten mittleren Lebensalters. Bei der klinischen Untersuchung findet sich meist eine freie Hüftgelenkbeweglichkeit. Das Trendelenburg-Zeichen ist in der Regel positiv, als Hinweis für eine Glutäalinsuffizienz. Radiologisch läßt sich eine unzureichende laterale Hüftkopfüberdachung erkennen, die sich mit Hilfe entsprechender Winkel und Indizes messen läßt (s. u.). Die ventrale Überdachung ist ebenfalls regelmäßig zu gering. Häufig findet sich am oberen äußeren Pfannenrand eine subchondrale Sklerose als Zeichen der Drucküberbelastung, bei weiterem Fortschreiten der Erkrankung ist eine lokalisierte Gelenkspaltverschmälerung im Sinne einer beginnenden Arthrose festzustellen. Sehr häufig findet sich eine zunehmende Lateralisierung des Hüftkopfes, die kraniolaterale Subluxation als Zeichen einer Instabilität des Hüftgelenkes. Bei der posttraumatischen Hüftdysplasie finden sich zusätzlich noch eine verbreiterte Tränenfigur, eine verdickte innere Acetabulumwand und immer die vermehrte Lateralisierung des Hüftkopfes [14].

Bei dieser Kombination aus klinischem Bild und radiologischen Parametern ist eine periazetabuläre Osteotomie indiziert. Die obere Altersbegrenzung ist variabel, die ältesten Patienten, die beschrieben wurden, sind maximal 50 Jahre alt [3]. Patienten mit weit fortgeschrittenen degenerativen Veränderun-

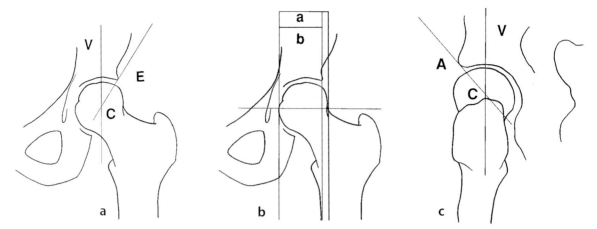

Abb. 1. a Lateraler Zentrum-Ecken-Winkel (*VCE*). **b** Kopfbedeckungsindex (KBI s. Text). **c** Ventraler Zentrum-Ecken-Winkel (*ACV*)

gen im Hüftgelenkbereich (Kellgren >2) haben keinen Nutzen von diesem Eingriff und stellen somit eine Kontraindikation dar.

Röntgendiagnostik

Die präoperative Röntgendiagnostik beinhaltet eine Beckenübersichtsaufnahme, bei der sich beide Hüftgelenke in Neutralposition befinden sollten. Auf dieser wird zunächst das Ausmaß der lateralen Hüftkopfüberdachung beurteilt, welche sich mit Hilfe des lateralen Zentrum-Ecken-Winkels [16] und des Kopfbedeckungsindexes (KBI) [2] messen läßt (Abb. 1). Der laterale Zentrum-Ecken-Winkel mißt unmittelbar die Überdachung des Hüftkopfes durch das Acetabulum. Er gibt einen Hinweis auf die Größe der tragenden Gelenkfläche. Bei gesunden Erwachsenen beträgt er mindestens 25°. Der Kopfbedeckungsindex beschreibt den Anteil des Hüftkopfes, der von der Gelenkpfanne überdeckt ist. Er gibt Auskunft über die Überdachung des Hüftkopfes und die Größe der tragenden Gelenkfläche. Sein Referenzbereich liegt zwischen 80 und 85%. Der KBI errechnet sich nach der Formel:

$$KBI = \frac{b}{a} \cdot 100\%.$$

Des weiteren sollten degenerative Veränderungen bewertet werden, welche sich durch Scoresysteme objektivieren lassen (Kellgren; Harris-Hip-Score). Diese stellen hilfreiche Kriterien für die Operationsindikation dar.

Das Schema von Kellgren, welches den Schweregrad einer Koxarthrose bewertet, umfaßt 4 Stadien.

Tabelle 1. Koxarthrose – Radiologische Stadien nach Kellgren

Stadium	
Stadium I	Keine Osteophyten, keine Verschmälerung des Gelenkspaltes, geringe subchondrale Sklerose
Stadium II	Geringe Verschmälerung des Gelenkspaltes, angedeutete unregelmäßige Konturen der Knorpeloberfläche, beginnende Osteophytenbildung
Stadium III	Ausgeprägte Osteophytenbildung, deutliche unregelmäßige Konturen der Knorpeloberfläche, Verschmälerung des Gelenkspaltes, Bildung von Zysten im Femurkopf und in der Nähe der Pfanne
Stadium IV	Ausgeprägte Verschmälerung des Gelenkspaltes bis zur vollständigen Zerstörung, Deformitäten des Femurkopfes und der Pfanne, Kopfnekrose

Als Einteilungskriterien dienen ausschließlich Veränderungen im Röntgenbild. Zu diesen zählen die Verschmälerung des Gelenkspaltes und die subchondrale Sklerose. In fortgeschrittenen Stadien kommt die Bildung von Osteophyten und subchondralen Zysten hinzu.

Als zweite präoperative Standardaufnahme dient das Faux-Profil nach Lequesne [7]. Dabei verlaufen die Strahlen 65° schräg zur Frontalebene beim stehenden Patienten. Die Faux-Profilaufnahme dient der Beurteilung der ventralen Hüftkopfüberdachung, welche mit dem sog. ventralen Zentrum-Ecken-Winkel gemessen wird (Abb. 1c). Dieser sollte normalerweise mindestens 20° betragen.

Neben der oben genannten Basisröntgendiagnostik kann zusätzlich eine a.-p.-Aufnahme des betroffenen Hüftgelenkes mit maximaler Abduktion des Beines angefertigt werden. Damit kann das optimale Stellungsverhältnis zwischen Acetabulum und Femurkopf ermittelt werden.

Zunehmende Bedeutung kommt der präoperativen computertomographischen Untersuchung des Beckens zu, welche sich neben der Diagnostik auch zur Operationsplanung eignet. Die konventionelle Röntgendiagnostik ist lediglich in der Lage, einen zweidimensionalen Eindruck der meist recht komplexen Fehlstellung zu vermitteln, welcher auch durch die Aufnahme einer zweiten Ebene nicht vollständig komplettiert wird. Hinzu kommt, daß die oben genannten Winkel nur mit einem unvermeidbaren Projektionsfehler meßbar sind und die Größe der intraartikulären Kontaktfläche überhaupt nicht bestimmt werden kann.

Aus diesem Grund ist die computertomographische Untersuchung eine geeignete Methode nicht nur in der Diagnostik von Verletzungen des Hüftgelenkes, sondern auch von posttraumatischen und residuellen Fehlstellungen sowie von degenerativen Erkrankungen geworden. Des weiteren dient sie der Operationsplanung. Idealerweise steht eine dreidimensionale Rekonstruktion der CT-Daten zur Verfügung, die zunächst lediglich eine bessere räumliche Vorstellung der Verhältnisse und somit des Ausmaßes der Fehlstellung ermöglicht. Um den Informationsgewinn dieser Daten zu erhöhen, ist eine spezielle Software zur Analyse der CT-Datensätze entwickelt worden, mit der die Winkelverhältnisse bei komplexen Fehlstellungen des Hüftgelenkes projektionsfehlerfrei bestimmt werden können. Des weiteren läßt sich auf diese Weise die tragende, intraartikuläre Kontaktfläche quantifizieren. Die tragende Kontaktfläche des Hüftgelenkes ist definiert als die Summe aller Punkte des Femurkopfes, die einen bestimmten Abstand vom Acetabulum haben. Die Größenangabe dieser tragenden Gelenkfläche erfolgt in Prozent der Gesamtgelenkfläche.

Aus softwaretechnischen Gründen wurde zur Berechnung dieser Fläche die obere Femurkopfhemisphäre in 4 Quadranten eingeteilt (s. Abb. 4d, e):

1. Quadrant: AnterioMedial (AM),
2. Quadrant: PosterioMedial (PM),
3. Quadrant: AnterioLateral (AL),
4. Quadrant: PosterioLateral (PL).

Neben der Berechnung der Winkel und der Kontaktfläche des Hüftgelenkes ist man mit Hilfe des Computers ferner in der Lage, eine Operationssimulation auf dem Bildschirm durchzuführen und den Eingriff optimal zu planen. Postoperative Veränderungen können hierbei im voraus bestimmt werden. Man kann somit die optimalen Osteotomiewinkel präoperativ berechnen, um die intraartikuläre Kontaktfläche zu maximieren. Limitiert wird dieses Verfahren derzeit jedoch noch durch beträchtliche Rechnerkapazitäten, die nicht immer zur Verfügung stehen.

Operationstechnik

Zugang

Der Patient befindet sich in Rückenlage auf dem Operationstisch. Die betroffene Extremität muß frei beweglich abgedeckt sein. Es muß die Möglichkeit bestehen, intraoperativ eine Beckenübersichtsaufnahme anzufertigen. Dafür ist bei der Lagerung des Patienten darauf zu achten, daß sich keine störenden Metallteile im Strahlengang befinden.

Es wird ein modifizierter iliofemoraler Zugang nach Smith-Peterson gewählt. Die Faszie des Tensor fasciae latae wird möglichst weit lateral zur Schonung des N. cutaneus femoris lateralis inzidiert. Der Tensor wird an seinem Ursprung z. T. knöchern vom Os ilium abgelöst, ebenso der Ursprung des Lig. inguinale mit dem M. sartorius von der Spina iliaca anterior superior. Lateralseitig wird soweit wie nötig der ventrale Anteil der Gluteälmuskulatur subperiostal abgelöst. Bei der Präparation ist auf eine ausreichende Blutstillung besonderer Wert zu legen, um das Risiko heterotoper Ossifikationen an der Außenseite der Beckenschaufel zu verringern. Um das Os ilium freizulegen, wird der M. iliacus subperiostal von der Ala ossis ilii abpräpariert. Die beiden Köpfe des M. rectus femoris müssen von der Spina iliaca anterior inferior und von der Gelenkkapsel abgelöst werden. Anschließend wird das Os pubis bis zum Pecten ossis pubis dargestellt. Es kann nun zwischen dem oberen Schambeinast und dem Schenkelhals auf das Os ischii eingegangen werden. Die ventromediale Gelenkkapsel ist sichtbar, sie kann eröffnet werden, um ggf. einen eingerissenen Limbus oder Osteophyten abzutragen.

Osteotomien

Die erste Osteotomie ist eine partielle Osteotomie des Os ischii knapp kaudal des Pfannenbodens (Abb. 2a). Dazu wird ein spezieller Meißel benötigt,

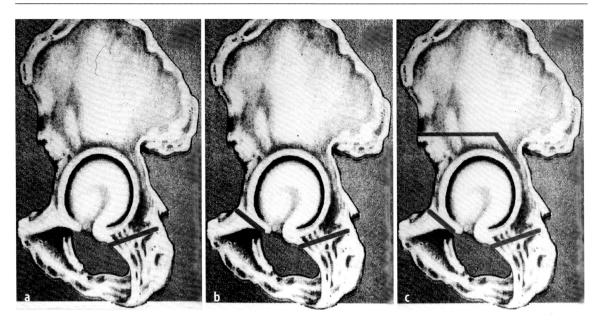

Abb. 2a–c. Partielle Osteotomie **a** des Os ischii, **b** des Os ilium

welcher eine 15 mm breite Klinge hat, die um 30° gegen den Schaft gebogen ist. Bei flektierter Hüfte wird der Meißel zwischen medialer Gelenkkapsel und Psoassehne eingeführt und auf dem Os ischii kaudal des Acetabulums plaziert. Nun wird das Ischium nur partiell durchgemeißelt, u. a. auch um den N. ischiadicus zu schonen. Für diesen rein palpatorisch durchführbaren Schritt wird eine Bildwandlerkontrolle empfohlen.

Im zweiten Schritt erfolgt die Osteotomie des Os pubis (Abb. 2b). Unter geringer Flexion und Abduktion im Hüftgelenk und unter Protektion des Obturatorius-Gefäß-Nerven-Bündels wird das Os pubis mit dem Meißel nahe dem Acetabulum durchtrennt. Da der N. obtoratorius dem oberen Schambeinast an dieser Stelle unmittelbar anliegt, bedarf der Nerv eines besonderen Schutzes. Manipulationen am Nerven können an Kontraktionen der Adduktoren rasch erkannt werden.

Die dritte Osteotomie ist die des Os ilium, welche in 2 Schritten durchgeführt wird (Abb. 2c). Ungefähr 1 cm oberhalb der Spina iliaca anterior inferior wird mit einer oszillierenden Säge das Os ilium quer partiell osteotomiert. Anschließend wird mit dem Meißel zwischen Hüftpfanne und dem hinteren Pfeiler schräg nach kaudal hin in Richtung auf das Os ischii hin gemeißelt und dann durch Aufspreizen eine Sollbruchstelle erzeugt, welche die Osteotomie des Os ilium mit der partiellen Osteotomie des Os ischii verbindet. Zur vollständigen Mobilisation des Acetabulums wird eine Schanz-Schraube im azetabulären Fragment plaziert. Durch Manipulation mit der Schanz-Schraube kann das völlig frei bewegliche azetabuläre Fragment in die gewünschte korrigierte Stellung gebracht werden.

In der Regel ist eine Rotationsbewegung um den Femurkopfmittelpunkt nach lateral wie nach ventral angezeigt. Bei der enormen Korrekturmöglichkeit ist darauf zu achten, daß das Fragment nicht überkorrigiert, z. B. zu weit lateralisiert wird. Des weiteren darf die dorsale Überdachung des Hüftkopfes nicht durch zu starke Ventralisierung des Acetabulums verschlechtert werden. Wenn das Repositionsergebnis zufriedenstellend ist, erfolgt eine temporäre Fixierung mit 2 Kirschner-Drähten. Diese müssen so eingebracht werden, daß sie genügend Raum für die späteren Schrauben lassen. Anschließend wird die Beweglichkeit des Hüftgelenks in allen Ebenen getestet, wobei besonders auf die Flexion und die Rotation zu achten ist. Gegebenenfalls muß das Acetabulumfragment neu positioniert werden (Abb. 3). Um die Position der Hüftpfanne radiologisch zu beurteilen, wird intraoperativ eine Beckenübersichtaufnahme angefertigt, auf welcher besonders auf die laterale Überdachung des Hüftkopfes und die Anhebung der Tränenfigur zu achten ist. Dieses ist mit Hilfe des Bildwandlers nicht exakt zu beurteilen. Die endgültige Fixation des Fragments erfolgt mit 2 4,5-mm-Kortikalisschrauben, welche über die Crista iliaca von kranial in das azetabuläre Fragment eingebracht werden. Gegebenenfalls kann das aze-

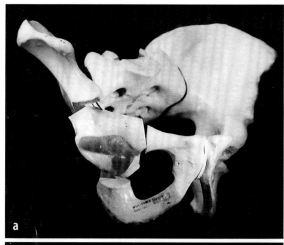

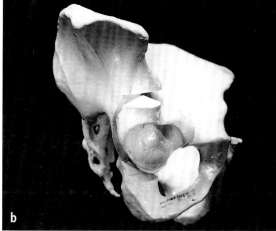

Abb. 3a, b. Beckenmodell nach Neupositionierung der Pfanne: **a** von anterolateral, **b** von lateral

tabuläre Fragment zusätzlich von ventral mit einer dritten Schraube am Os ilium befestigt werden. Resezierte Knochenstückchen, welche nach Formoptimierung des Fragments anfallen, können mit dem Stößel in den Osteotomiespalt gebracht werden. Durch den intakten Beckenring ist das Fragment nach Reposition sehr stabil mit minimalem Aufwand zu fixieren. Der Muskelursprung des Rectus femoris wird knöchern refixiert. Für die knöcherne Refixation des Lig. inguinale und des Tensor fasciae latae haben sich Minifragmentschrauben bewährt.

Die postoperative Röntgenkontrolle umfaßt eine Beckenübersichtsaufnahme, auf welcher sich die Hüftgelenke in Neutralposition befinden. Auf dieser kann die Zunahme der lateralen Hüftkopfüberdachung, die Lage der Fossa acetabuli und die Anhebung der Tränenfigur und das Containment des Gelenkes beurteilt werden. Des weiteren wird sichtbar, ob beginnende arthrotische Gelenkspaltveränderungen aus der Hauptbelastungszone geschwenkt wurden. Die ventrale Hüftkopfüberdachung läßt sich auf einer Faux-Profilaufnahme beurteilen.

Nachbehandlung

Die Mobilisation des Patienten beginnt am 2. postoperativen Tag an Unterarmgehstützen, sobald die Redon-Drainagen entfernt sind. Dabei sollte die operierte Extremität zunächst teilbelastet werden, z. B. mit 15 kg. Ab der 6. Woche kann nach Röntgenkontrolle die zunehmende Vollbelastung erfolgen. Da der Rectus femoris knöchern refixiert wurde, ist darauf zu achten, daß in den ersten 6 Wochen kein aktives Anheben bzw. keine Flexion des Hüftgelenkes gegen Widerstand erfolgt. Da der hier beschriebene Eingriff mit einem erhöhten Thromboserisiko einhergeht, kommt einer suffizienten Thromboseprophylaxe besondere Bedeutung zu.

Bei regelrechter knöcherner Durchbauung können als störend empfundene Schrauben (im Gürtelbereich) nach 4–6 Monaten entfernt werden. Sollte das azetabuläre Fragment mit einer 3. Schraube fixiert worden sein, so wird empfohlen, diese in situ zu belassen, da die Entfernung eine unnötige Ausweitung des Eingriffs bedeuten würde.

Fallbeispiele

Beispiele 1–3 s. S. 180–185

Diskussion

Ohne Zweifel stellt die periazetabuläre Beckenosteotomie zur Positionsverbesserung der Hüftpfanne ein operativ anspruchsvolles Verfahren dar. Eine gute dreidimensionale Vorstellung der anatomischen Verhältnisse und des Ausmaßes der Fehlstellung sind unabdingbar. Aus diesem Grunde ist die oben beschriebene umfangreiche präoperative Röntgendiagnostik von besonderer Bedeutung. Die Indikationsstellung ist streng und extrem gewissenhaft zu stellen, die Durchführung des Eingriffes erfordert umfangreiches Training sowohl am Modell als auch an Leichenpräparaten und große Erfahrung [3].

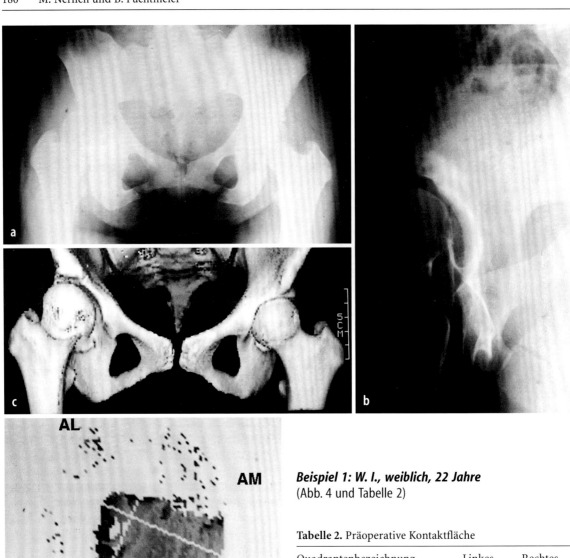

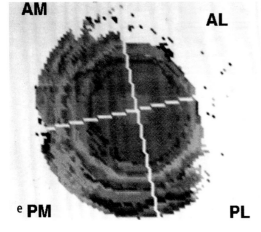

Beispiel 1: W. I., weiblich, 22 Jahre
(Abb. 4 und Tabelle 2)

Tabelle 2. Präoperative Kontaktfläche

Quadrantenbezeichnung	Linkes Hüftgelenk [%]	Rechtes Hüftgelenk [%]
Anteromedial (AM)	35,7	24,4
Posteromedial (PM)	61,8	70,5
Anterolateral (AL)	86,2	2,3
Posterolateral (PL)	90,6	8,7
Kontaktfläche (gesamt)	68,6	26,5

◄

Abb. 4. a Beckenübersicht mit dysplastischer Pfanne rechts bei residueller Hüftdysplasie. **b** Faux-Profilaufnahmen beider Hüftgelenke, erheblich reduzierte ventrale Überdachung rechts. **c** Dreidimensionale Rekonstruktion. **d** Präoperative Kontaktflächenberechnungen des rechten Hüftgelenkes; mit 26,5% erheblich reduzierte Kontaktfläche. **e** Normalgroße Kontaktfläche des linken Hüftgelenkes im Vergleich (68,6%). **f–i** s. S. 181

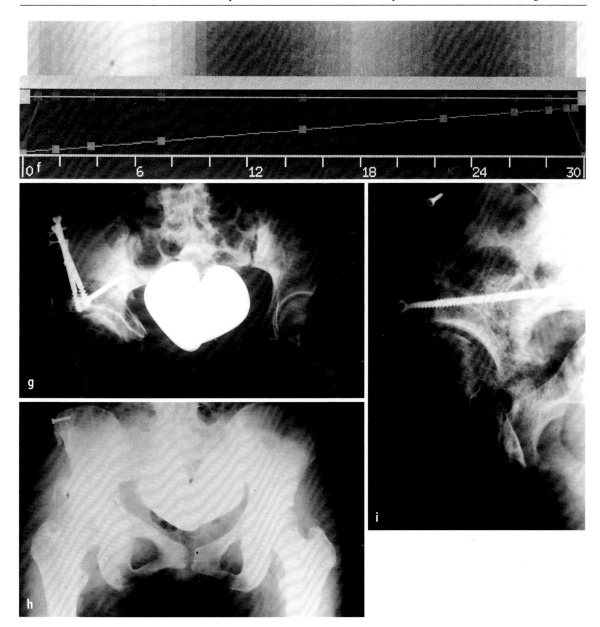

Abb. 4. f Farbkodedarstellung mit Maßeinheit Pixel (*Farbkode hier in Grauwerten*): Die verschiedenen Grauwerte kodieren die Entfernung der Punkte der gelenkbildenden Femurkopffläche und der gegenüberliegenden Nachbarpunkte des Acetabulums. Die Maßeinheit beträgt Pixel, sie entspricht der Kantenlänge eines CT-Schnittbildpunktes. (Für die Kontaktflächenberechnung danken wir dem Institut für Medizinische Informatik, Universität Hildesheim, Direktor: Prof. Dr. D. P. Pretschner.) **g** Beckenübersicht 2 Tage postoperativ. **h, i** Beckenübersicht und Faux-Profilaufnahme 20 Monate postoperativ; partielle Entfernung des Osteosynthesematerials, regelrechte laterale und ventrale Überdachung

Beispiel 2: L. M., weiblich, 39 Jahre (Abb. 5)

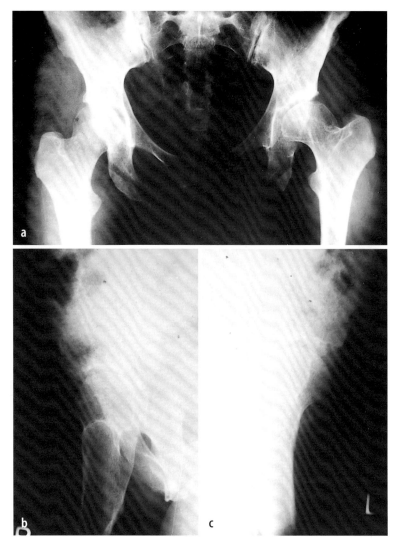

Abb. 5. a Präoperative Beckenübersicht mit dysplastischer Pfanne links; bereits beginnende degenerative Veränderungen am oberen äußeren Pfannenrand. **b, c** Faux-Profilaufnahmen beidseits. **d–g** s. S. 183

Gegenüber anderen in der Literatur beschriebenen Beckenosteotomien bietet die Triple-Osteotomie nach Ganz einige entscheidende Vorteile: Das azetabuläre Fragment wird bei erhaltener Durchblutung vollständig aus dem ossären Verbund des Beckens gelöst, somit besteht eine Korrekturmöglichkeit in allen Ebenen. Es lassen sich auf diese Weise sowohl die laterale als auch die ventrale Überdachung des Hüftkopfes verbessern, was wiederum zu einer Maximierung der tragenden Kontaktfläche führt. Die partielle Osteotomie des Os ischii und des Os ilium hat zur Folge, daß der dorsale Pfeiler des Beckens intakt bleibt. Damit sind zwei wesentliche Vorteile verbunden: zum einen bleibt die Beckenringstabilität gewahrt, was die rasche Mobilisation des Patienten ermöglicht, zum anderen dient der dorsale Pfeiler der vaskulären Versorgung des azetabulären Fragmentes. Im Vergleich zu anderen Verfahren führt die periazetabuläre Osteotomie nicht zu einer Veränderung der Beckeneingangsebene. Dieses Phänomen ist gerade deshalb so bedeutungsvoll, weil dieser Eingriff nicht selten bei jungen Frauen im gebärfähigen Alter indiziert ist.

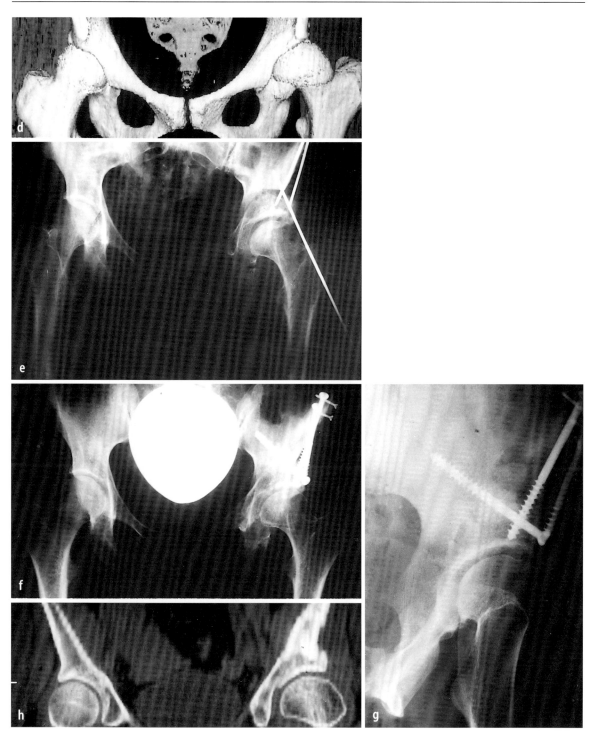

Abb. 5. d Dreidimensionale Rekonstruktion. **e** Intraoperative Beckenübersicht mit vorläufiger Spickdrahtfixation des azetabulären Fragmentes. **f, g** Beckenübersicht und Faux-Profilaufnahme: Gute anteriore und laterale Überdachung. **h** CT-Kontrolle nach 11 Monaten

Beispiel 3: A. J., männlich, 35 Jahre (Abb. 6)

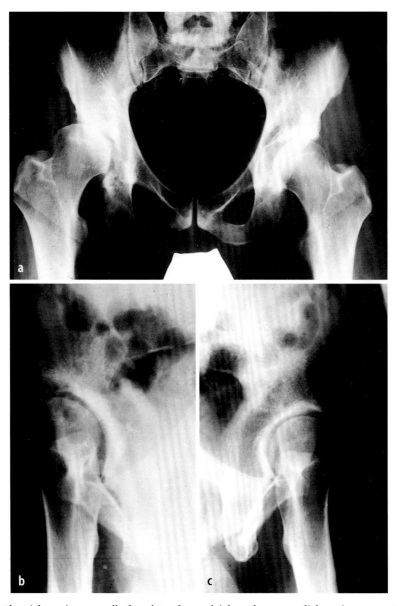

Abb. 6. a Beckenübersicht mit mangelhafter lateraler Überdachung und beginnenden arthrotischen Veränderungen. **b, c** Faux-Profilaufnahme beidseits; im Seitenvergleich rechts wesentlich geringere ventrale Überdachung. **d–f** s. S. 185

Die übungsstabile Schraubenfixation mit 2 oder 3 Schrauben erlaubt die Mobilisation des Patienten mit 15 kg Teilbelastung unmittelbar nach Entfernung der Redon-Drainagen. Im Gegensatz zu anderen Operationstechniken, welche auch eine vollständige Mobilisation des Acetabulums erlauben, ist dieses Verfahren über lediglich einen operativen Zugang möglich. Eine intraoperative Umlagerung des Patienten ist nicht erforderlich. Sofern die Komplexität der Fehlstellung neben der Neupositionierung des Acetabulums auch eine Korrektur des proximalen Femurs erforderlich macht, ist diese Kombination gut möglich. Vergleicht man das hier beschriebene Verfahren mit einer intertrochantären Umstellungsosteotomie, ist festzuhalten, daß bei letzterer eine weit weniger gute

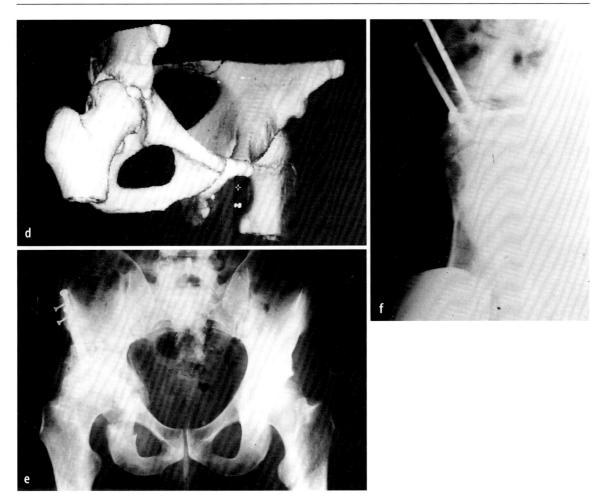

Abb. 6. d Dreidimensionale Rekonstruktion; besonders deutlich sichtbar die Subluxationsstellung des rechten Femurs. **e, f** Postoperative Beckenübersicht und Faux-Profilaufnahme rechts nach Neupositionierung des Acetabulums mit Verbesserung der lateralen und ventralen Überdachung

Korrektur zu erzielen ist als mit der Positionsveränderung der Hüftpfanne. Sollte trotz Stellungskorrektur im Hüftbereich später ein endoprothetischer Gelenkersatz erforderlich werden, ist dieses nach periazetabulärer Beckenosteotomie wesentlich einfacher möglich als nach Korrektur des proximalen Femurs.

Obwohl es sich bei der periazetabulären Beckenosteotomie um ein mittlerweile standardisiertes Verfahren handelt, ist diese mit einer Reihe von Gefahren vergesellschaftet. Auf die Gefährdung des N. obturatorius bei der Osteotomie des oberen Schambeinastes wurde bereits eingegangen. Bei der Mobilisation des Acetabulums besteht prinzipiell die Gefahr, daß die Sollbruchstelle dorsal des Fragmentes nicht die Schrägosteotomie des Os ilium mit der partiellen Osteotomie des Os ischii verbindet, sondern einen intraartikulären Verlauf nimmt oder den Beckenring dorsal verläßt. Ersteres ist mit Gelenkinkongruenzen und sekundären Spätschäden verbunden, zweites mit einer Beckenringinstabilität. Bei einer zu zaghaften Loslösung des Segmentes kann eine ungenügende Mobilisation desselben eine ausreichende Korrektur der Überdachung verhindern. Obwohl der dorsale Pfeiler des Beckenringes intakt bleibt und die Gelenkkapsel, welche nicht eröffnet wird, zahlreiche nutritive Gefäße führt, ist die Bildung einer Fragmentnekrose nicht auszuschließen. Die nicht unerhebliche Weite des Osteotomiespaltes v. a. im Bereich des Os pubis kann eine Pseudarthrose mit sich bringen. Sollten die Patienten die Extremität innerhalb der ersten 6 Wochen zu stark belasten, besteht die Gefahr einer sekundären Dislokation, welche eine Neupositionierung erforderlich macht. Die großflächigen Muskelablösungen, insbesondere vom Os ilium, und die erhebliche Kallusbildung während der Heilungsphase können zur Bildung heterotoper Ossifikationen führen. Aus diesem Grund ist sorgfältige Blutstillung ausgesprochen wichtig. Langfristig ist nach periazetabulären Osteotomien bei entsprechender Beachtung der muskulären Balance mit dem Erhalt einer guten Beweglichkeit zu rechnen.

Wie oben bereits erwähnt ist die Indikation zur periazetabulären Osteotomie nach posttraumatischen und residuellen Fehlstellungen im Hüftpfannenbereich gegeben, welche mit einer zu geringen Kopfüberdachung und einer zu kleinen tragenden Kontaktfläche einhergehen. Häufig sind hiermit beginnende arthrotische Veränderungen v. a. am oberen äußeren Pfannenrand verbunden. Patienten mit fortgeschrittenen degenerativen Veränderungen (Kellgren >2) profitieren in der Regel nicht mehr von einer Stellungskorrektur der Hüftpfanne. Hier sollte auf den endoprothetischen Gelenkersatz verwiesen werden. Bei jüngeren Patienten kommt alternativ neben einem konservativen Therapieversuch eine temporäre Arthrodese in Betracht, welche später ggf. durch eine TEP wieder mobilisiert werden kann. Vergleicht man die Häufigkeiten der Indikationen, so fällt auf, daß die residuellen Fehlstellungen insbesondere die Dysplasien, welche einer operativen Stellungskorrektur des Acetabulums bedürfen, anteilmäßig weit mehr sind als die posttraumatischen Fehlstellungen [14].

Alles in allem stellt die periazetabuläre Beckenosteotomie ein Verfahren dar, mit dem sich eine Maximierung der Hüftkopfüberdachung und eine Optimierung der Kontaktfläche sowohl bei residuellen als auch bei posttraumatischen Fehlstellungen gut verbessern läßt. Wird die Indikation früh genug gestellt und der Eingriff rechtzeitig durchgeführt, so ist zu erwarten, daß ein vorzeitiger Gelenkverschleiß verhindert oder zumindest hinausgezögert werden kann.

Zusammenfassung

Posttraumatische Gelenkinkongruenzen im Hüftgelenkbereich finden sich nach Acetabulum- und Hüftkopffrakturen. Gelenkinkongruenzen durch Fehlstellungen bei unzureichender Hüftkopfüberdachung sind regelmäßig bei residuellen Hüftdysplasien zu beobachten. Diese präarthrotischen Deformitäten gehen in der Regel mit einer Verkleinerung der belastungsfähigen Gelenkfläche einher, führen dadurch zu einer punktuellen Drucküberbelastung mit der Folge eines vorzeitigen Gelenkverschleißes. Um diesem vorzubeugen, sollten Fehlstellungen seitens der Hüftpfanne nicht durch Korrektureingriffe am proximalen Femur behandelt werden, nur weil Eingriffe auf der femoralen Seite einfacher durchzuführen sind. Der Ort der Fehlstellung fordert die Korrektur auf der pelvinen Seite. Dazu sind in der Literatur einige Operationstechniken [1, 3, 5, 10–12, 15] beschrieben, welche die residuelle oder posttraumatische Fehlstellung korrigieren und die Position der Hüftpfanne verbessern sollen. Ein Verfahren, welches u. E. dieser Aufgabe besonders gerecht wird, ist die periazetabuläre Beckenosteotomie nach Ganz [3].

Im Vergleich zu anderen Beckenosteotomien hat die Ganz-Triple-Osteotomie folgende Vorteile: Es besteht volle Korrekturmöglichkeit in allen 3 Ebenen. So läßt sich eine Vergrößerung der lateralen und ventralen Überdachung und eine Verbesserung der Kontaktfläche erzielen. Da der dorsale Beckenpfeiler intakt bleibt, ist die Beckenringstabilität gewahrt. Eine Einengung der Beckeneingangsebene findet nicht statt, was bei jungen Frauen für den Geburtskanal wichtig ist. Für die Operation ist nur ein Zugang erforderlich und die Schraubenfixation ermöglicht Übungsstabilität und damit direkt postoperative Mobilisation. Eine Kombination mit einer femoralen Korrektur ist gut möglich.

Die Patienten, bei denen ein solcher Eingriff indiziert ist, klagen meist über Schmerzen im Bereich der Leisten- oder Glutäalregion. Radiologisch findet sich in der Regel eine unzureichende laterale und ventrale Überdachung des Hüftkopfes. Beginnende arthrotische Veränderungen am oberen äußeren Pfannenrand sind nicht selten. Röntgendiagnostisch werden eine Beckenübersicht sowie Faux-Profilaufnahmen nach Lequesne [7] standardmäßig benötigt. Hiermit können sowohl der ventrale und laterale Zentrum-Ecken-Winkel [16] als auch der Kopfbedeckungsindex [2] bestimmt werden. Eine computertomographische Untersuchung mit dreidimensionaler Rekonstruktion des Beckens stellt eine sinnvolle Ergänzung dar. Darüber hinaus läßt sich mit Hilfe einer entsprechenden Software die tragende intraartikuläre Kontaktfläche berechnen. Operationstechnisch wird ein modifizierter iliofemoraler Zugang verwendet. Es werden 3 Osteotomien nahe dem Acetabulum durchgeführt, welche eine vollständige Mobilisation des Fragmentes erlauben. Der dorsale Pfeiler des Beckens bleibt intakt. Das Fragment wird mit 2 oder 3 großen Schrauben fixiert.

Das Verfahren ist technisch anspruchsvoll. So besteht die Gefahr, daß die Osteotomie den Beckenring destabilisiert oder sogar einen intraartikulären Verlauf nehmen kann. Prinzipiell kann es zur Ausbildung einer Fragmentnekrose oder Schambeinpseudarthrose kommen. Bei zu früher Vollbelastung kann das azetabuläre Fragment sekundär dislozieren.

Nach unserer Erfahrung stellt die periazetabuläre Beckenosteotomie ein Verfahren dar, mit dem sich eine Maximierung der Hüftkopfüberdachung und eine Optimierung der Kontaktfläche bei pelvinen Fehlstellungen erreichen läßt. Wird der Eingriff rechtzeitig durchgeführt, kann in den meisten Fällen ein vorzeitiger Gelenkverschleiß verhindert oder zumindest hinausgezögert werden.

Literatur

1. Chiari K (1955) Ergebnisse mit der Beckenosteotomie als Pfannendachplastik. Z Orthop 87:14
2. Debrunner U (1993) Orthopädisches Diagnostikum. Thieme, Stuttgart
3. Ganz R, Klaue K, Vinh TS, Mast JW (1988) A new periacetabular osteotomy for the treatment of hip dysplasias. Technique and preliminary results. Clin Orthop 232:26–36
4. Harris WH (1969) Traumatic arthritis of the hip after dislocation and acetabular fractures: treatment by mold arthroplasty. An end-result study using a new method of result evaluation. J Bone Joint Surg (Am) 51:737–755
5. Hopf A (1966) Hüftpfannenverlagerung durch doppelte Beckenosteotomie zur Behandlung der Hüftgelenksdysplasie und Subluxation bei Jugendlichen und Erwachsenen. Z Orthop 101:559
6. Kellgren JH, Lawrence JS (1957) Radiological Assessment of Osteoarthrosis. Ann Rheum Dis 16:494–502
7. Lequesne M, de Seze S (1961) Le faux profil du bassin. Nouvelle incidence radiographique pour l'étude de la hanche. Son utilité dans les dysplasies et les différentes coxopathies. Rev Rhum Mal Ostéoartic 28:643
8. McGrory BJ, Trousdale RT, Cabanela ME, Ganz R (1993) Bernese periacetabular osteotomy. Surgical Technique. J Orthop Tech 187:1(4)
9. Pauwels F (1973) Atlas zur Biomechanik der gesunden und kranken Hüfte. Springer, Berlin Heidelberg New York
10. Salter RB (1961) Innominate osteotomy in the treatment of congenital dislocation and subluxation of the hip. J Bone Joint Surg (Br) 43:518
11. Steel HH (1973) Triple osteotomy of the innominate bone. J Bone Joint Surg (Am) 55:343
12. Tönnis D (1987) Congenital Dysplasia and Dislocation of the Hip in Children and Adults. Springer, Berlin Heidelberg New York Tokyo
13. Trousdale RT, Ekkernkamp A, Ganz R, Wallrichs SL (1995) Periacetabular and intertrochanteric osteotomy for the treatment of osteoarthrosis in dysplastic hips. J Bone Joint Surg (Am) 77/1:73–85
14. Trousdale RT, Ganz R (1994) Posttraumatic acetabular dysplasia. Clin Orthop 305:124–132
15. Wagner H (1965) Korrektur der Hüftgelenksdysplasie durch die sphärische Pfannendachplastik. In: Chapchal G (Hrsg) Beckenosteotomie, Pfannendachplastik. Thieme, Stuttgart
16. Wiberg G (1939) Studies on dysplastic acetabula and congenital subluxation of the hip joint. With special reference to the complication of osteo-arthritis. Acta Chir Scand 58:83

Die Bedeutung der konservativen operativen Eingriffe an der mechanisch abnormen Hüfte

R. Bombelli und M. Bombelli

Die konservativen chirurgischen Eingriffe an einem dysplastischen, degenerativen oder posttraumatischen Hüftgelenk müssen die Wiederherstellung einer möglichst anatomiegetreuen Situation zum Ziel haben. Sie ist Voraussetzung für eine physiologische Beanspruchung des Gelenks. Das hier beschriebene Modell über Funktion und Biomechanik eines normalen Hüftgelenks und deren Umwandlungen unter pathologischen Bedingungen basiert auf der Interpretation von radiologisch sichtbaren Veränderungen im spongiösen Trabekelwerk des Beckens und des proximalen Femurendes. Das Modell visualisiert die mechanischen Kräfte, die diesen biologischen Strukturveränderungen zugrundeliegen; es bildet die Basis für das Verständnis der biomechanischen Auswirkungen der gewöhnlichen Korrektureingriffe am Hüftgelenk. Darüber hinaus kann es die auf Operationen folgenden radiologischen Strukturveränderungen aus biomechanischer Sicht erklären.

Die normale Hüfte ist gekennzeichnet durch eine in der Frontalebene horizontal verlaufende azetabuläre Tragfläche, das von Pauwels beschriebene „sourcil" (Augenbraue) [7, 8], welches die Basis des gotischen Bogens mit senkrechter Ausrichtung darstellt [3] (Abb. 1). Die Begrenzungslinien des Bogens als Vektoren betrachtet stellen die Richtung der Muskelgruppe der Abduktoren (M) nach inferolateral und des M. iliacus (I) nach inferomedial dar. Die Bildung spongiöser Knochentrabekel entlang dem Verlauf dieser Muskelgruppen ist Ausdruck von deren Kraftauswirkung (Abb. 2). Die Kraftrichtung beider Muskelgruppen ist von ihrer Funktion abhängig. Unter Belastung dienen sie der Stabilisierung des Hüftgelenks, und ihre Richtung verläuft wie eben dargestellt. Ihre Funktion ändert sich aber, wenn die Hüfte nicht belastet wird: Sie beteiligen sich an den Hüftbewegungen und ihre Kräfte entfalten sich in entgegengesetzten Richtungen.

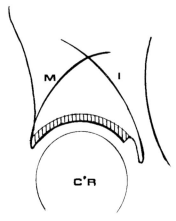

Abb. 1. Normales Hüftgelenk mit horizontaler azetabulärer Tragfläche und vertikal ausgerichtetem gotischen Bogen

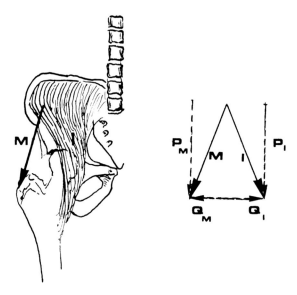

Abb. 2. Das Trabekelwerk des gotischen Bogens stellt die knöcherne Reaktion auf den Muskelzug der Abduktoren (M) auf der Außenseite und des M. iliacus (I) auf der Innenseite des Ileums dar. M und I halten das Becken im Gleichgewicht. Betrachtet man die Richtung der Trabekel als Kraftvektoren, so können diese in senkrechte (P_M, Q_M) und in horizontale Komponenten (P_I, Q_I) zerlegt werden

Während des dynamischen oder statischen Einbeinstands in einem normalen Hüftgelenk wirkt die resultierende Kraft R auf das Rotationszentrum des Hüftkopfes (CR). Diese setzt sich aus Körpergewicht minus Gewicht des tragenden Glieds (K) und den senkrechten Komponenten der Muskelkräfte M (P_M) und I (P_I) zusammen. Dieser Kraft R wirkt eine gleich starke, aber diametral entgegengesetzte Gegenkraft R' entgegen.

R und R_I konvergieren im Rotationszentrum; beide verlaufen senkrecht zum „sourcil"; sowohl R als auch die Verlängerung von R_I durchlaufen den Apex des gotischen Bogens.

Auch die 2 horizontal wirkenden Kraftkomponenten der schräg verlaufenden Muskelgruppen M und I sind gleich groß, entgegengesetzt und wirken auf das Rotationszentrum. Daraus kann man entnehmen, daß das Muskelspiel zwischen Abduktoren und M. iliacus das Becken bei normaler knöcherner Morphologie im Gleichgewicht hält.

Schematisch bilden die auf ein normales Hüftgelenk wirkenden Kraftkomponenten ein Kreuz (Abb. 4).

Der M. psoas des Standbeins sowie der M. quadratus lumborum der Gegenseite verlagern den Schwerpunkt (S_5) senkrecht oberhalb des Rotationszentrums des Hüftgelenks (Abb. 3).

Damit die Hüftabduktoren und der M. iliacus in der Frontalebene entsprechend funktionieren, bedarf das Becken einer Stabilisierung auf sagittaler Ebene: Im Einbeinstand extendieren und außenrotieren die ischiokruralen Muskeln und der M. glutaeus maximus das Becken; ihnen wirken die Adduktoren, der M. gracilis und der M. pectineus entgegen, die das Becken flektieren und innenrotieren. Möglicherweise verdankt u. a. das Becken seine Torsion der entgegengesetzten Wirkung dieser Muskelgruppen (Abb. 5).

Betrachten wir das rechte Hüftgelenk: Bei kraniolateraler Inklination des „sourcil" neigt sich der gotische Bogen im Uhrzeigersinn. Wenn wir die Kräfte rekonstruieren, die in dieser anatomischen Konfiguration wirken, so erkennen wir eine Zunahme der Horizontalkomponente von M (Q_M). Darüber hinaus teilt sich die Gegenresultierende R_I, die nun auf eine schräge Fläche stößt, in eine senkrechte (P) und in eine schräge Komponente (S): Q_M und S schieben den Hüftkopf nach kranioanterolateral (Abb. 6a).

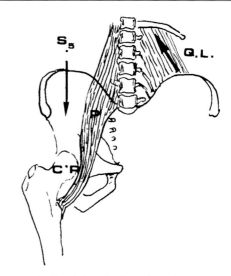

Abb. 3. Durch die Aktion des homolateralen M. psoas und des kontralateralen M. quadratus lumborum (Q. h.) wird im Einbeinstand der Schwerpunkt des Körpers S_5 senkrecht oberhalb des Drehpunktes des Hüftgelenks (CR) verlagert

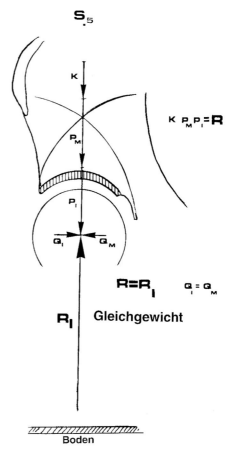

Abb. 4. Die auf ein normales Hüftgelenk senkrecht wirkenden Kräfte (R und R_I) und horizontal wirkenden Kräfte (Q_M, Q_I) bilden ein Kreuz, dessen horizontale Arme kürzer sind (K relatives Körpergewicht, je nach Körperhaltung, Bewegungsablauf etc.)

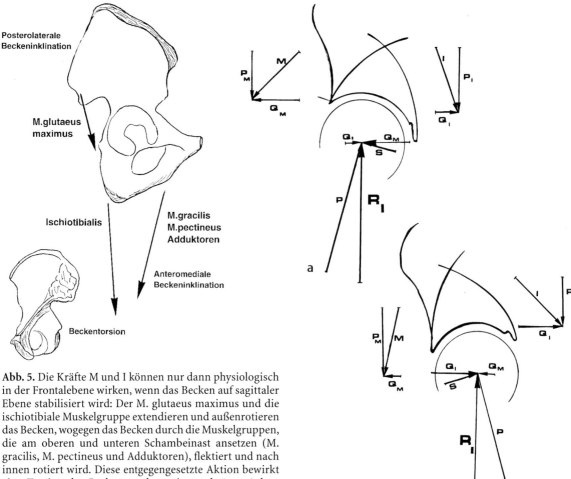

Abb. 5. Die Kräfte M und I können nur dann physiologisch in der Frontalebene wirken, wenn das Becken auf sagittaler Ebene stabilisiert wird: Der M. glutaeus maximus und die ischiotibiale Muskelgruppe extendieren und außenrotieren das Becken, wogegen das Becken durch die Muskelgruppen, die am oberen und unteren Schambeinast ansetzen (M. gracilis, M. pectineus und Adduktoren), flektiert und nach innen rotiert wird. Diese entgegengesetzte Aktion bewirkt eine Torsion des Beckens entlang einer schrägen Achse, dessen Richtung von posterolateral nach anteromedial verläuft und anatomisch der Linea innominata entspricht

Ist das „sourcil" dagegen nach kraniomedial geneigt, zeigt der gotische Bogen entgegen des Uhrzeigersinns. In dieser Situation bewirkt die Horizontalkomponente des M. iliacus (Q_I) und die Schrägkomponente (S) der Gegenresultierenden R_I eine posteroinferomediale Verlagerung des Hüftkopfs in Richtung Beckenboden; je nach Schweregrad unterscheiden wir eine Coxa equatorialis, Coxa profunda bis hin zur Protrusio acetabuli [1, 2] (Abb. 6b).

Abb. 6. a Die kraniolaterale Neigung des „sourcils" bewirkt in der rechten Hüfte eine Drehung des gotischen Bogens im Uhrzeigersinn. Die Kraftrichtung der Abduktoren verläuft flacher, die des M. iliacus senkrechter. In anderen Worten: die Kraftkomponente Q_M überwiegt Q_I. Die Gegenresultierende R_I stößt auf eine schräge Fläche und teilt sich in eine senkrechte (P) und schräge Komponente (S). Die Scherkraft S und Q_M bewirken die progressive kraniolaterale Verlagerung des Hüftkopfs aus der Pfanne. **b** Die Neigung des „sourcils" nach kraniomedial ist mit einer Drehung des gotischen Bogens entgegen dem Uhrzeigersinn vergesellschaftet. In dieser Situation überwiegt Q_I über Q_M; zusammen mit S schiebt Q_I den Hüftkopf nach posteroinferomedial. Je nach Schweregrad der Dislokation unterscheiden wir eine Coxa equatorialis, Coxa profunda bis hin zur Protrusio acetabuli

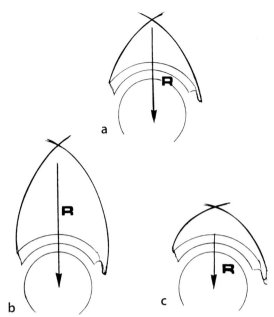

Abb. 7. a Die Vertikalkraft R (zusammengesetzt aus Körpergewicht abzüglich des Gewichts des Standbeins und den Vertikalkomponenten von M und I) in einer *normalen* Hüfte. **b** In der *Coxa valga* bewirkt der distale Ansatz des Trochanter major und des Trochanter minor eine Spannungszunahme der Abduktoren und des M. iliacus und durch deren senkrechte Verlaufsrichtung eine Zunahme von deren Vertikalkomponente (P_M und P_I). Dies führt zu einer Zunahme der Kraft R. **c** In der *Coxa vara* führt der relative Trochanterhochstand zu einer Verringerung von R, bewirkt jedoch den Trendelenburg-Gang

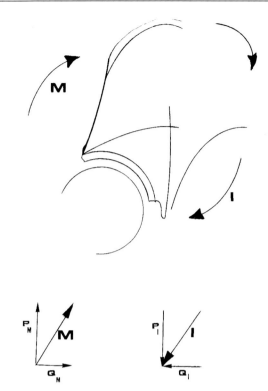

Abb. 8. Beim Trendelenburg-Gang verändern M und I ihre Kraftrichtung: Die horizontale Komponente von M (Q_M) zentriert nun den Hüftkopf, die Querkomponente von I (Q_I) schiebt ihn nach außen

Coxa valga

Die Steilstellung des Schenkelhalses versetzt Trochanter major und den Trochanter minor nach distal. Dies bewirkt im Vergleich zur Normalsituation (Abb. 7a) eine Zunahme der Vertikalkomponente der Abduktoren (P_M) und des M. iliacus (P_I) und dadurch eine Zunahme der resultierenden Kraft R (Abb. 7b).

Bei der Coxa vara hingegen, bei welcher der Verlauf der Muskeln flacher ist, sind die Vertikalkomponenten geringer, was sich in einer reduzierten Resultierenden R widerspiegelt (Abb. 7c).

Für die Belastung des Hüftkopfs stellt die Coxa vara die günstigere Situation dar, jedoch führt dieser Zustand zum Trendelenburg-Gang [4, 5]: Hierbei verändert sich die Kraftrichtung der Abduktoren, wodurch sie ihre ursprüngliche Wirkung einer den Hüftkopf dezentrierenden Muskelgruppe verlieren und nun zu den Hüftkopf zentrierenden Muskeln werden.

Auch der M. iliacus verliert durch die Veränderung seiner Kraftrichtung seine Funktion; als ursprünglich den Hüftkopf zentrierender Muskel wirkt er nun entgegengesetzt (Abb. 8).

Schlußfolgerungen

Die dargelegte Hypothese über die Funktion der normalen Hüfte und die biomechanischen Auswirkungen in einer anatomisch veränderten Situation ist die Grundlage für das Verständnis von gängigen Operationsverfahren.

Die Beckenosteotomie hat zum Ziel, die physiologische Richtung der azetabulären Tragfläche wiederherzustellen, die Funktion von M und I zu normalisieren und das Auftreten von zusätzlichen Scherkräften zu verhindern. Die Wahl des operativen Verfahrens richtet sich nach dem Schweregrad der Fehlstellung und nach dem Alter des Patienten.

Die intertrochantäre Varisationsosteotomie verringert die Kraft R und R_I. Die intertrochantäre

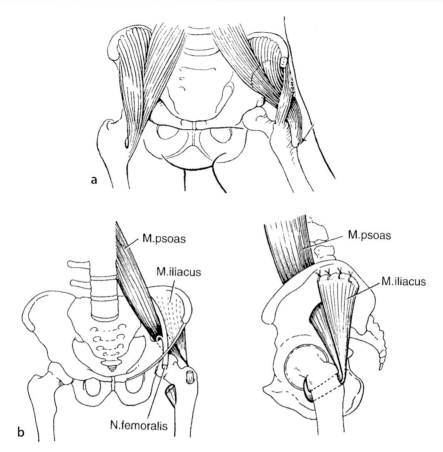

Abb. 9. a Anterolaterale Versetzung des M. iliopsoas. (Nach Mustard [6]). **b** Posterolaterale Versetzung des gespaltenen M. iliopsoas. (Nach Sharrard [9])

Valgisationsosteotomie sowie die Lateralversetzung des Trochanter major nach distal normalisieren die Spannung der Abduktoren und heben dadurch den Trendelenburg-Gang auf.

Im fortgeschrittenen Stadium der Dysplasiekoxarthrose erzielt die Valgisations-Extensions-Osteotomie mehrere Korrekturen:

1. Sie vergrößert die Tragfläche des Hüftkopfs durch Valgisierung des Hüftkopfs und Ausnutzung des sog. „capital drop" und durch Zentralisierung des nach ventral subluxierten Hüftkopfs (Extension).
2. Die Lateralversetzung des Trochanter major nach kranial und die Tenotomie des M. iliopsoas verringern die Kräfte M und I [10].
3. Durch die Hüftkopfabduktion wird die kraniolaterale Gelenkkapsel unter Spannung gesetzt, worauf sie mit Bildung eines Osteophyts, dem sog. „roof osteophyte", reagiert. Dies bewirkt sowohl eine Horizontalisierung als auch eine Vergrößerung der pfannenseitigen Gelenkfläche in 38% der Fälle.

Transposition des M. iliopsoas. Das Trendelenburg-Zeichen ist Ausdruck einer muskulären Insuffizienz, welche durch einen Trochanterhochstand bewirkt sein kann (Coxa vara). Des weiteren kann das Trendelenburg-Zeichen bei der kongenitalen Hüftluxation vorhanden sein und besonders bei Lähmung der Abduktoren zum Vorschein kommen. Eine neurologisch bedingte Insuffizienz ist immer mit einer Coxa valga vergesellschaftet, welche auf eine mangelnde Belastung des Hüftkopfs zurückzuführen ist. In diesen Fällen reicht die intertrochantäre Varisationsosteotomie und die Tenotomie der Adduktoren nicht aus, um die hüftkopfluxierende Wirkung des M. iliopsoas aufzuheben. Wenn die Lähmung auf die Abduktoren beschränkt ist, wie etwa bei Polio, ist die anterolaterale Transposition des M. iliopsoas, wie von Mustard [6] beschrieben, indiziert. Ist die Lähmung der Abduktoren mit Lähmung des M. glutaeus maximus kombiniert (wie z. B. bei Myelomeningozele), ist die Transposition des M. iliopsoas nach posterolateral nach Sharrard [9] indiziert, welche zum einen die luxierende Wirkung des M. iliopsoas aufhebt, zum anderen das Becken auf sagittaler Ebene stabilisiert (Abb. 9a, b).

Literatur

1. Bombelli R (1957) Displasia Cotiloidea ed artrosi deformante nell' Anca. Revisione statistica su 441 casi di anche artrosiche. Arch Putti 8:192-198
2. Bombelli R (1979) Klassifikation der Coxarthrosen als Grundlage operativer Gelenkerhaltung: Biomechanik der kranio-lateralen Hüftarthrosen. Ziel und Technik der Extension-Valgisations-Osteotomie. Ziel und Technik der Extensions-Varus-Osteotomie. Ergebnisse. Orthopäde 8:245-263
3. Bombelli R (1993) Structure and Function in Normal and Abnormal Hips – How to rescue mechanically jeopardized hips. Springer, Berlin Heidelberg New York Tokyo
4. Hardcastle P (1985) The significance of the Trendelenburg Test. J Bone Joint Surg (Br) 67:741-746
5. Inman VI (1947) Functional Aspects of the adductor muscles of the hip. J Bone Joint Surg (Br) 29:607-619
6. Mustard WT (1952) Iliopsoas Transfer for Weakness of the Hip Abductors. A Preliminary Report. J Bone Joint Surg (Am) 34:647-650
7. Pauwels F (1963) Die Bedeutung der Biomechanik für die Orthopädie. 9th Congress of the Société Internationale de Chirurgie Orthopédique et Traumatologique. Wien, 1.-7. September 1963, Tom II, Postgraduate Course E-1-31
8. Pauwels F (1965) Gesammelte Abhandlungen zur funktionellen Anatomie des Bewegungsapparates. Springer, Berlin Heidelberg New York
9. Sharrard WJW (1964) Posterior Iliopsoas Transplantation in the Treatment of Paralytic Dislocation of the Hip. J Bone Joint Surg (Br) 46:426-444
10. Wagner H (1977) Prinzipien der Korrekturosteotomie am Bein. Orthopäde 6:145-177

Die femorale Drehosteotomie nach Sugioka*

H. M. Vasey

Einleitung

Eine konservativ-operative Behandlung der Hüftkopfnekrose scheint bei jüngeren Patienten gerechtfertigt zu sein. Vaskularisierte oder nicht vaskularisierte Knochentransplantate haben sich als mangelhaft erwiesen und werden allgemein als nicht belastungsstabil betrachtet.

Varisierende Osteotomien sind dann indiziert, wenn dadurch ein wesentlicher Anteil des lateralen, nicht deformierten Hüftkopfes in die Belastungszone gebracht werden kann. Um intakte anteriore oder posteriore Kopfteile in den Bereich der ehemaligen Nekrose zu bringen, kann der Hüftkopf um die Schenkelhalsachse gedreht werden. Dieses Ziel ist mit einer intertrochantären Keilosteotomie nicht zu erreichen.

Vor allem bei großen Korrekturwinkeln entstehen unterschiedliche Spannungen in der abduzierenden Muskulatur, welche eine Instabilität der Osteosynthese begünstigen. Die Veränderungen am proximalen Femur nach intertrochantären Osteotomien erschweren darüber hinaus weitere Korrektureingriffe und die Implantation von Hüftprothesen.

Sugioka berichtete erstmals über seine Drehosteotomien im Jahre 1973 und bestätigte seine Ergebnisse im Jahre 1992 durch eine weitere Publikation [6, 7]. Verschiedene Autoren, wie z. B. Dean, versuchten erfolglos, Sugiokas Ergebnisse zu reproduzieren [1]. Kotz berichtete über eine bedeutende Anzahl von Fällen mit einem guten Ergebnis trotz einer hohen Anzahl an Revisionen [2]. Sugano bestätigte eine hohe Komplikationsrate, hervorgerufen durch Frakturen, Pseudarthrosen, sekundäre Sinterungen und Arthrosen.

Aus diesen Gründen sind wir der Meinung, daß nur bei jungen Patienten, wenn irgendmöglich, ein konservativ-operativer Therapieversuch unternommen werden sollte. Die posteriore Drehosteotomie wurde von Kempf veröffentlicht, jedoch erscheint die anteriore Drehosteotomie wegen der besseren Knorpel- und Knochenbeschaffenheit der hinteren Anteile des Hüftkopfes sinnvoller zu sein [4]. Wir entschlossen uns daher nach einem Besuch bei Sugioka 1986, einige Drehosteotomien in sorgfältig ausgewählten Fällen durchzuführen.

Material und Methoden

Wir haben bei 11 Patienten 12 Drehosteotomien unter Berücksichtigung folgender 3 Indikationen durchgeführt:

- 10 aseptische Nekrosen (Grad III nach Ficat),
- eine Hüftgelenkluxation mit einem kranial frakturierten und dislozierten Fragment,
- eine posttraumatische aseptische Nekrose nach Schenkelhalsfraktur.

Im Laufe der Jahre hat sich die Röntgentechnik verändert. Früher umfaßte die präoperative Diagnostik ein a.-p.- und ein axiales Röntgenbild. Schichtaufnahmen wurden wie bei der Obturatoraufnahme in Seitenlage des Patienten bei extendierter Hüfte zur besseren Beurteilung der hinteren Hüftkopfanteile durchgeführt. Der intakte Anteil des hinteren Hüftkopfes wurde nach der Methode von Sugioka ausgemessen. Im Mittel schloß er einen Winkel von 37° ein (25–60°).

Die Kernspintomographie ermöglicht mittlerweile eine bessere Beurteilung der nekrotischen Bereiche. Neue Erfahrungen sind jedoch notwendig, um die Bilder interpretieren zu können. Ödeme verwischen die Konturen und ergeben ein unschärferes Bild von der Ausdehnung der Nekrosezone. Tatsächlich sind die Operationsindikationen seither bei uns zurückhaltender gestellt worden (nur eine Osteotomie in den letzten 3 Jahren). Nach Fordyce [3] geht ein positives Kernspintomogramm jedoch

---

* Übersetzung aus dem Englischen: Dr. P. Keppler, Ulm.

nicht immer mit einer Progression der Erkrankung oder mit einer Knochensinterung einher.

Operationstechnik

Die operativen Schritte wurden so gut wie möglich nach Sugiokas Technik durchgeführt. Die besonders sorgfältige Darstellung des M. obturatorius externus hat uns beeindruckt. Wir benutzten ebenfalls die scheinbar ungenügende Fixation des Kopffragmentes mit 3 kurzen Schrauben. Das Argument, daß längere Schrauben einen besseren Halt im vorwiegend spongiösen Knochen des Femurkopfes finden, wird durch eine mögliche Schädigung der blutversorgenden Gefäße durch Schrauben entkräftet. Dies zeigt sich manchmal bei der Osteosynthese von Frakturen im Trochanterbereich mit Schrauben, die bis in den Hüftkopf reichen (z. B. DHS). Wir haben hierbei lokale aseptische Nekrosen beobachtet, die früher bei der Osteosynthese mit konventionellen Winkelplatten kaum vorgekommen sind. Eine längere Entlastung der betroffenen Extremität (bis zu 6 Monaten) wurde beachtet.

Ergebnisse

Bis auf einen wurden alle Patienten in unserer Klinik nachuntersucht. Dieser Patient war auswärts in chirurgischer Behandlung, die Nachuntersuchung erfolgte daher durch den dortigen Chirurgen. Die endgültigen Ergebnisse wurden entweder nach einem Therapieabbruch oder nach einer Mindestbeobachtungszeit von 3 Jahren beurteilt.

Heilung

Bei allen Osteotomien kam es zur knöchernen Durchbauung. Ein Patient mußte wegen einer Trochanterfraktur nach 1 Monat nachoperiert werden; bei ihm kam es schließlich zur Durchbauung mit einem geringen Korrekturverlust.

Osteonekrose

3 Patienten müssen als Therapieversager eingestuft werden: 2 Frakturen des Schenkelhalses traten nach der Durchbauung proximal der Osteotomie auf und erforderten daher einen endoprothetischen Gelenkersatz. Bei einem Hüftkopf kam es nach 3 Monaten zur Sinterung, so daß 3,5 Jahre später ebenfalls ein prothetischer Gelenkersatz notwendig wurde.

Arthrose

Ein Patient mit sekundärer Dislokation entwickelte eine sekundäre Arthrose aufgrund eines entrundeten Hüftkopfes. Dennoch ist dieser Patient seit 8 Jahren berufstätig, weitere operative Maßnahmen sind nicht geplant.

Röntgen

Keines der radiologisch untersuchten Hüftgelenke war unauffällig. Die meisten zeigten Osteophyten, einige Hüftköpfe waren etwas entrundet. Dennoch war der Hüftgelenkspalt in allen Fällen gut erhalten.

Fallbeispiele

1. J. P., 35 Jahre, bilaterale aseptische Hüftkopfnekrose, Alkoholiker: Sugiokas Drehosteotomie links mit 70° am 09.01.87. Sinterung des Hüftkopfes nach 4 Monaten. Endoprothetischer Gelenkersatz rechts 1989 auswärts. Links ist ebenfalls ein endoprothetischer Gelenkersatz geplant. Der weitere Verlauf ist unbekannt.
2. H. H., 39 Jahre, aseptische Hüftkopfnekrose links: Drehosteotomie nach Sugioka um 80° am 09.02.87. Fraktur durch die Schraubenlöcher in der Trochanterregion. Erneute Operation nach 1 Monat mit einer Winkelplatte. Letztendlich ist der Grad der Rotation wegen der sekundären Dislokation nicht bekannt. Das Röntgenbild vom 05.07.93 zeigt eine Arthrose mit Abflachung des Hüftkopfes. Der Patient ist voll berufstätig, weitere operative Eingriffe sind nicht geplant.
3. J. J. B., Verkehrsunfall im Dezember 1985: Luxation der linken Hüfte mit Fraktur des Hüftkopfes im kranialen Anteil. Reposition mit anschließender Extensionsbehandlung auswärts. Schwere Flexionskontraktur und Schmerzen im linken Hüftgelenk. Drehosteotomie nach Sugioka um 70° am 12.12.87. Ergebnis nach 7 Jahren: eingeschränkte Gehstrecke, geringfügige Schmerzen. Röntgen: Hüftkopf rund, Gelenkspalt verschmälert, Osteophytenbildung (Abb. 1 und 2).

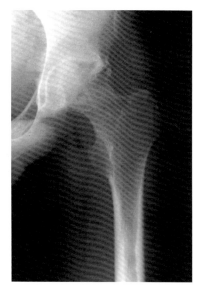 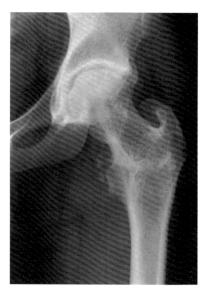

Abb. 1. Fall 3: 2 Jahre nach Luxation und Fraktur eines kranialen Fragmentes. Schwere Gelenkinkongruenz mit Verschmälerung des Hüftgelenkspaltes und Inaktivitätsatrophie

Abb. 2. Fall 3: Ergebnis nach 7 Jahren. Akzeptabler Hüftgelenkspalt, keine Sinterung des Hüftkopfes, jedoch Entrundung des kranialen Anteils

4. S. B., 44 Jahre, bilaterale aseptische Hüftkopfnekrose, Alkoholiker: Sugioka-Drehosteotomie rechts am 20. 03. 87. Nach 6 Jahren ist der Gelenkspalt nicht verschmälert, der Hüftkopf geringgradig abgeflacht. Der Patient arbeitet vollschichtig als Busfahrer (Abb. 3 und 4).

5. P. B., 32 Jahre: Schenkelhalsfraktur links, Stabilisierung mit einer dynamischen Hüftschraube (STACA) 1984. Metallentfernung 1986, schwer verdrehter Kopf. Operation nach Sugioka am 14. 10. 87. Röntgenkontrolle 1995: Der Hüftkopf ist sehr deformiert, überraschend gut erhaltener Gelenkspalt nach über 7 Jahren. Das subjektive Ergebnis ist z. Z. sehr zufriedenstellend, keine Gehhilfen, keine Analgetika, keine weitere Behandlung notwendig.

6. A. K., 51 Jahre, bilaterale aseptische Hüftkopfnekrose: Spongiosaplastik rechts am 08. 10. 87. Drehosteotomie nach Sugioka links mit 70° am 30. 10. 87. Nach 9 Monaten subkapitale Ermüdungsfraktur rechts mit anschließendem endoprothetischem Gelenkersatz.

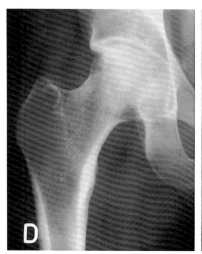 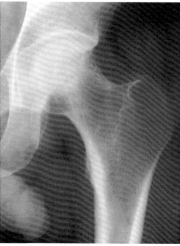

Abb. 3. Fall 4 und 8: Ausgedehnte Osteonekrosen in beiden Hüftköpfen Stadium III

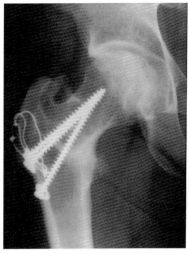
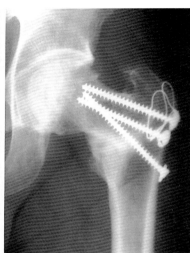

Abb. 4. Fall 4 und 8: Gutes Ergebnis nach mehr als 5 Jahren rechts und nach 4 Jahren links. Der Hüftkopf ist auf der linken Seite geringgradig gesintert

7. P. G., Alkoholiker, mit bilateraler Hüftkopfnekrose: Operation nach Sugioka links mit 75° am 11. 08. 88. Varisierende Osteotomie rechts am 04. 01. 90. 6,5 Jahre nach der Operation arbeitet der Patient ganztägig, davon 50% stehend. Der linke Hüftkopf ist gering deformiert, der Gelenkspalt erhalten.
8. S. B., 45 Jahre, die zweite Seite von Fall 4: Operation nach Sugioka links mit 80° am 07. 09. 88. Ergebnis wie Fall 4 nach 5 Jahren (Abb. 3 und 4).
9. B. L., 54 Jahre, Alkoholiker, aseptische Hüftkopfnekrose rechts: Drehosteotomie nach Sugioka mit 70° am 20. 07. 89. Nach 5 Jahren runder Hüftkopf, normaler Gelenkspalt, Osteophyten am Hüftkopfrand, Pseudarthrose am Trochanter major, keine Schmerzen. Der Patient arbeitet als Aufseher im Straßenbau.
10. M. R., 47 Jahre, Alkoholiker, mit bilateraler aseptischer Hüftkopfnekrose: Sugiokas Drehosteotomie links mit 75° am 09. 08. 90. Der Patient arbeitet in einem Rehabilitationszentrum, eine endoprothetische Versorgung ist auf der rechten Seite geplant. Hüftkopf links nach 4,5 Jahren: gering deformiert, bisher keine Sinterung (Abb. 5–8).

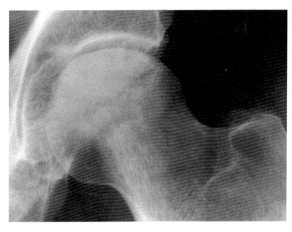

Abb. 5. Fall 10: Der Hüftkopf zeigt eine drittgradige Läsion mit begrenzter Sinterung

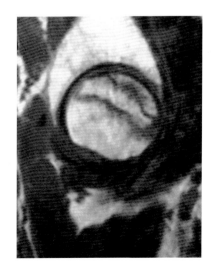

Abb. 6. Fall 10: Die Kernspintomographie zeigt ausgedehnte ▶ Defekte. Das T1-gewichtete Bild in der Sagittalebene zeigt nur einen sehr begrenzten vitalen Bereich im hinteren Hüftkopfanteil. Der Knochensequester liegt im vorderen Hüftkopfanteil (*rechts*). Die Ausdehnung ist schwer zu beurteilen

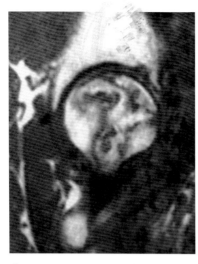

Abb. 7. Fall 10: Kernspintomographie, T1-gewichtet, entsprechend der Ebene in Abb. 6, jedoch etwas weiter lateral vom Hüftkopfzentrum. Nur ein sehr kleiner Anteil des Kopfes ist intakt

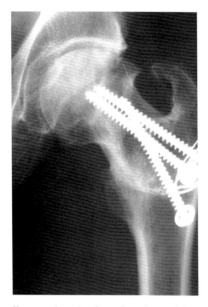

Abb. 8. Fall 10: Nach mehr als 4 Jahren hat sich keine weitere Sinterung ereignet. Ausbildung eines großen Osteophyten am Hüftkopf, Hüftgelenkspalt erhalten (s. Text)

11. J. B., 47 Jahre, Alkoholiker, mit bilateraler Nekrose Stadium II auf der linken und Stadium III auf der rechten Seite: Operation nach Sugioka rechts mit 70° am 18.10.90. Nach 4,5 Jahren keine Beschwerden, spielt Tennis ohne Einschränkungen. Auf dem Röntgenbild ist der Hüftkopf gering abgeflacht. Er lehnt eine Operation auf der linken Seite ab.
12. C. D., 41 Jahre, Alkoholiker, aseptische Nekrose auf der rechten Seite: Drehosteotomie nach Sugioka mit 70° am 08.02.1991. Fraktur des knöchern durchbauten Schenkelhalses proximal der Osteotomie am 28.02.92. Implantation einer Hüfttotalendoprothese.

Schlußfolgerung

Die Drehosteotomie nach Sugioka ist eine technisch anspruchsvolle Operation mit einer sehr langen postoperativen Entlastungszeit der betroffenen Extremität. Bei jungen Patienten glauben wir, daß diese Operation als einzige Alternative zum endoprothetischen Gelenkersatz in Kliniken mit Erfahrungen in der Hüftchirurgie ernsthaft erwogen werden sollte.

Literatur

1. Dean MT, Cabanela ME (1993) Transtrochanteric anterior rotational osteotomy for avascular necrosis of the femoral head. J Bone Joint Surg (Br) 75:597–601
2. Eyb R, Kotz R (1987) The transtrochanteric anterior rotational osteotomy of Sugioka. Arch Orthop Trauma Surg 106:161–167
3. Fordyce MJF, Solomon L (1993) Early detection of avascular necrosis of the femoral head by MRI. J Bone Joint Surg (Br) 75:365–367
4. Kempf I, Karger C, Abikhalil J, Kempf JF (1984) L'ostéotomie de retournement en arrière de la tête fémorale dans la nécrose de la tête fémorale. Rev Chir Orthop 70:271–282
5. Sugano N, Takaoka K, Ohzono K, Matsui M, Saito M, Saito S (1992) Rotational osteotomy for non-traumatic avascular necrosis of the femoral head. J Bone Joint Surg (Br) 74:734–739
6. Sugioka Y (1973) Transtrochanteric anterior rotation osteotomy of the femoral head for avascular necrosis in adults. Cent Jpn J Orthop Trauma Surg 16:574
7. Sugioka Y, Hotokebuchi T, Tsutsui H (1992) Transtrochanteric anterior rotational osteotomy for idiopathic and steroid-induced necrosis of the femoral head. Indications and long-term results. Clin Orthop 277:111–120

Einzeitige Korrekturosteotomien nach kniegelenknahen Frakturen
Grundlagen, Indikationen und Operationstechniken

W. Strecker, U. Becker, G. Hehl, P. Keppler und L. Kinzl

Grundlagen

Kniegelenknahe Frakturen schließen intra- und extraartikuläre Frakturen der distalen Femur- und proximalen Tibiametaphyse ein. Gemäß der AO-Klassifikation [6] betrifft dies demnach Frakturen der Gruppen 33 und 41 mit den jeweiligen Untergruppen A, B und C.

Indikationsstellung und Planung von Korrekturosteotomien setzen die Kenntnis der physiologischen Beingeometrie voraus. Die Beingeometrie wird durch 5 räumliche Dimensionen bestimmt – den jeweiligen Achsverhältnissen in frontaler und in sagittaler Ebene (Abb. 1, 2), in der longitudinalen Ausrichtung (Translation) sowie den Torsions- und Längenverhältnissen.

Während den Achsverhältnissen grundsätzlich eine Symmetrie der gesamten Beine als auch von Ober- und Unterschenkelpaaren im intraindividuellen Seitenvergleich zugrunde gelegt werden darf, gilt diese Symmetrie bezüglich der Torsionen und Längen nur in eingeschränktem Maße. Intraindividuelle Torsionsabweichungen bis 15° sind sowohl für Ober- als auch für Unterschenkelpaare als physiologisch zu betrachten. Analoge Längentoleranzen im Rechts-links-Seitenvergleich betragen am Oberschenkel 1,2 cm, am Unterschenkel 1,0 cm und für das gesamte Bein 1,4 cm (s. Beitrag Strecker et al., S. 75–86).

Absolute Längen- und Winkelangaben interessieren lediglich bei großen Abweichungen von den jeweiligen physiologischen Mittelwerten und im Falle beidseitiger Ober- bzw. Unterschenkeldeformitäten.

Die Beurteilung der Achsverhältnisse in beiden Ebenen gründet sich dagegen auf absolute Winkelangaben. Dies betrifft sowohl die vergleichende Bewertung der mechanischen und anatomischen Längsachsen, als auch insbesondere die Neigung der Gelenkebenen von Knie- und oberem Sprunggelenk (Abb. 1, 2).

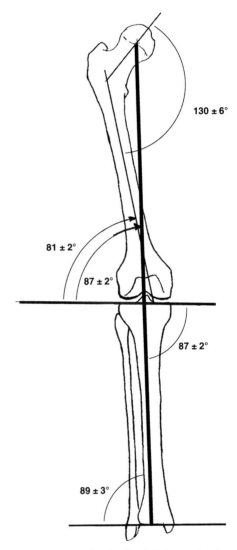

Abb. 1. Beinachsen und Gelenkbasislinien in der frontalen Ebene. (Modifiziert nach Tetsworth u. Paley [12])

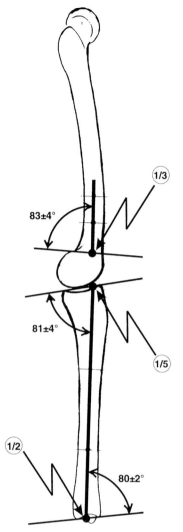

Abb. 2. Beinachsen und Gelenkbasislinien in der sagittalen Ebene. (Modifiziert nach Tetsworth u. Paley [12])

lären Trainingszustand, die ligamentäre Stabilität sowie Anzeichen und Ausprägung einer Arthrose. Ausmaß und Schweregrad einer Arthrose des Kniegelenks, ggf. auch der Nachbargelenke, beeinflussen Indikationsstellung, Planung und taktisches Vorgehen einer Korrekturosteotomie. Im Zweifelsfall ist dem operativen Eingriff eine arthroskopische Abklärung vorzuschalten.

Die klinische Analyse der Beingeometrie ist bei jedem Verdacht auf Fehlstellung durch bildgebende Verfahren zu überprüfen und zu präzisieren. Die Darstellung der Achsen in frontaler und sagittaler Ebene erfolgt gewöhnlich übersichtsradiographisch. Torsionen und Längen lassen sich computertomographisch in einem Untersuchungsgang zuverlässig bestimmen [13]. Alternative Verfahren, wie die Magnetresonanztomographie (s. Beitrag Tomczak et al., S. 50–54) und Sonographie (s. Beitrag Keppler et al., S. 39–49), finden zunehmend Eingang in die Klinik, müssen aber den Nachweis einer ausreichenden Reproduzierbarkeit erst noch erbringen.

Grundsätzliches Ziel jeder Korrekturosteotomie nach posttraumatischen Fehlstellungen ist die Wiederherstellung des Originalzustands der Extremität. Dieser Vorstellung folgend wird die Osteotomie am Ort der Fehlstellung angestrebt. Grundsätzlich wird bei der einzeitigen kniegelenksnahen Korrekturosteotomie nach folgenden Prinzipien vorgegangen:

- Osteotomie am Ort der Fehlstellung;
- metaphysäre Osteotomie anstreben;
- einzeitige bifokale Osteotomien meiden.

Voraussetzung für alle weiterführenden diagnostischen und therapeutischen Maßnahmen ist immer die gründliche klinische Untersuchung (s. Beitrag Strecker et al., S. 9–21). Diese umfaßt neben der Beurteilung der Beingeometrie und der Gelenkfunktion die lokale Weichteilsituation, den musku-

Unter Berücksichtigung der Beingeometrie, der muskulären, ligamentären und artikulären Situation sowie der lokalen Weichteil- und Knochenqualität sind Indikation und Ort einer Korrekturosteotomie individuell zu modifizieren. Die Neigung des Tibiaplateaus frontal und sagittal entscheidet vorrangig über die Osteotomiehöhe, ob suprakondylär oder tibial (Tabelle 1).

Bei der Indikationsstellung und Planung einer Korrekturosteotomie müssen funktionelle und kos-

Tabelle 1. Einzeitige kniegelenknahe Korrekturosteotomie: Modifikation von Osteotomiehöhe und -technik

Kriterien	Konsequenzen
Kniebasiswinkel femoral/tibial	Osteotomie femoral oder tibial
Knorpelqualität medial/lateral	Valgisation oder Varisation
Längenverhältnisse	Additive, subtraktive oder Domosteotomie
Bandstabilität	Intra- oder extraligamentäre Osteotomie
Knochenqualität	Sklerosierte Zonen meiden
Weichteilqualität	Vernarbte, infektgefährdete Bereiche meiden

Tabelle 2. Richtgrößen zur Operationsindikation bei eindimensionalen kniegelenknahen Fehlstellungen

Abweichungen	Richtgrößen
Achsabweichungen frontal	Varus 5°
	Valgus 10°
Achsabweichungen sagittal	15°
Translation	1 cm
Längendifferenzen	2 cm
Torsionsdifferenzen	15°

metische Erwartungen berücksichtigt werden. Diese Erwartungen müssen klar definiert werden, um spätere Enttäuschungen zu vermeiden. Selbstverständlich sind allgemeine Faktoren, wie Patientenalter, systemische Erkrankungen etc. in die Überlegungen mit einzubeziehen. Vor diesem komplexen Hintergrund können absolute Eckdaten, die eine Korrekturosteotomie begründen, nicht gegeben werden. Lediglich für isolierte Fehlstellungen lassen sich orientierende Richtgrößen angeben (Tabelle 2). Derartige Richtgrößen sind bei mehrdimensionalen Fehlstellungen enger zu fassen, d. h. nach unten zu korrigieren.

Indikationen zur Korrekturosteotomie nach kniegelenknahen Frakturen

Achsabweichungen in der Frontalebene

Die Kompensation von frontalen Achsabweichungen erfolgt im unteren Sprunggelenk. Während ein Genu valgum bis etwa 10° durch Supination ausgeglichen werden kann, ist ein analoger Ausgleich durch Pronation beim Genu varum nur bis etwa 5° möglich [3]. Varusfehlstellungen werden daher allgemein ungünstiger bewertet. Dementsprechend wird die Indikation zur Korrekturosteotomie großzügiger gestellt als bei Valgusstellungen [5]. Wichtiges Kriterium für Indikation und Planung einer Korrekturosteotomie ist die annähernde Parallelität von Knie- und oberem Sprunggelenk in beiden Ebenen (Abb. 1, 2).

Neben der knöchernen Geometrie ist in der Frontalebene in jedem Fall die ligamentäre Stabilität zu beurteilen und ggf. röntgenologisch durch gehaltene Aufnahmen zu dokumentieren. Instabile Kollateralbänder lassen sich ggf. durch geeignete Osteotomietechniken straffen [7].

Achsabweichungen in der Sagittalebene

Sagittale Achsfehler äußern sich klinisch in einem Genu recurvatum oder antecurvatum. Liegt eine rein ossäre Ursache vor, zeigt sich in der seitlichen Röntgenaufnahme eine Veränderung des Kniebasiswinkels, also der physiologischen Retroversion, und/oder eine sagittale Verdrehung des Kondylenblocks (Abb. 2). Posttraumatische Läsionen des Kapsel-Band-Apparates des Kniegelenks sind gebenüber rein ossären Ursachen einer pathologischen Gelenkfraktur abzugrenzen. Die Indikation zur Korrekturoperation orientiert sich primär am Beschwerdebild und an den funktionellen Störungen [5]. Aufgrund der pathologischen Scherbelastung und der damit verbundenen Arthrosegefahr stellen Abweichungen der sagittalen Gelenkebene von über 15° u. E. die Indikationsgrenze dar. Als funktionelles Ziel einer Korrekturosteotomie ist die 0-Position entsprechend der Neutral-0-Methode bei möglichst seitengleichem Bewegungsumfang anzustreben.

Translationen

Ad-latus-Dislokationen supratuberositär beeinflussen die patellofemorale Geometrie. Ein Achsenversatz in der Frontalebene geht daher mit einer lateralen bzw. medialen patellofemoralen Hyperkompression oder gar Subluxation/Luxation einher. Eine sagittale Dislokation kann ebenfalls mit einer patellofemoralen Hyperkompression verbunden sein, z. B. bei einer Ventralisierung der Kondylen nach suprakondylärer Fraktur oder einer Dorsalverlagerung der Tuberositas tibiae nach Tibiakopffraktur. Die Indikation zur Korrekturosteotomie orientiert sich daher am Beschwerdebild und den sonst üblichen Überlegungen zur Verbesserung des patellofemoralen Gleichgewichts [10].

Längenunterschiede

Längentoleranzen von 1,5 cm, auf das gesamte Bein bezogen, sind als physiologisch zu betrachten. Andererseits werden im Erwachsenenalter erworbene posttraumatische Längendifferenzen funktionell nicht voll kompensiert, so daß wir, in Übereinstimmung mit Pfeil [9], einen vollen Längenausgleich im Rahmen der physiologischen Toleranz fordern. Im individuellen Fall läßt sich der Erfolg von vorgesehenen Verlängerungsmaßnahmen zunächst durch konservative Maßnahmen austesten. Im allgemeinen sind Verkürzungen bis 2 cm konservativ auszugleichen. Bei Längendifferenzen bis 4 cm lassen sich einzeitige Verlängerungsosteotomien am Oberschenkel erwägen (s. Beitrag Strecker et al., S. 239–250). Größere Längenkorrekturen können nur durch eines der kontinuierlichen Verfahren der Kallusdistraktion erzielt werden [9] (s. Beiträge von Guichet, S. 251–264, und Suger u. Strecker, S. 265–274). Bei jeder Längenkorrektur ist die Proportion zwischen Ober- und Unterschenkellänge von 1,26 oder ungefähr von 5:4 beim Erwachsenen zu berücksichtigen [4] (s. Beitrag Strecker et al., S. 75–86).

Torsionsunterschiede

Torsionstoleranzen bis 15° im Seitenvergleich können als physiologisch betrachtet werden (s. Beitrag Strecker et al., S. 75–86). Wichtiger als die Angabe von absoluten oder relativen Torsionswerten ist die Überprüfung des Rotationsumfangs des betreffenden Extremitätenabschnitts. Beschwerden sind dann zu erwarten, wenn die rotatorische Neutralposition entsprechend der Neutral-0-Methode [1] nicht erreicht oder überschritten werden kann. Wünschenswert ist u. E. ein 0-Durchgang nach beiden Seiten von wenigstens 5°. Durch den größeren Rotationsumfang des Hüftgelenks können Torsionsfehler des Oberschenkels besser kompensiert werden als solche des Unterschenkels. Knie- und oberes Sprunggelenk sind funktionell Scharniergelenke mit nur geringer Rotationstoleranz.

Mehrdimensionale Fehlstellungen werden zunächst in ihren Einzelkomponenten analysiert. Die Indikation zur Korrekturosteotomie wird durch das Gesamtbild der Fehlstellung bestimmt. Die genannten Richtgrößen zur Korrektur von monodimensionalen Fehlstellungen (Tabelle 2) müssen daher bei komplexeren Situationen relativiert werden.

Operationstechniken von einzeitigen kniegelenknahen Korrekturosteotomien

Erst die theoretische und praktische Kenntnis verschiedener Operationstechniken erlaubt eine maßgeschneiderte, der individuellen Situation angemessene Korrekturosteotomie. Im folgenden werden zunächst isolierte Fehlstellungen in jeweils einer der genannten 5 geometrischen Dimensionen beschrieben sowie dazu passende bewährte Techniken der Korrekturosteotomie. Fehlstellungen in 2, 3, 4 oder gar 5 Dimensionen lassen sich durch geeignete Kombinationen von einigen der dargestellten Korrekturtechniken einzeitig ausgleichen. Nur selten ist ein zweizeitiges Vorgehen oder ein kontinuierliches externes Verfahren zur Korrektur komplexer Fehlstellungen nach kniegelenknahen Frakturen erforderlich.

Korrekturen von frontalen Achsabweichungen

Die meisten Korrekturosteotomien an den unteren Extremitäten werden aufgrund von Fehlstellungen in der Frontalebene, also im Varus- oder Valgussinne, durchgeführt. Kongenitale oder posttraumatische Achsabweichungen werden operationstechnisch grundsätzlich gleich behandelt. Von den zahlreichen bekannten operativen Korrekturverfahren haben sich bei uns 3 Operationstechniken bewährt:

Valgisation/Varisation suprakondylär oder im Tibiakopfbereich, je nach frontaler Neigung des Tibiaplateaus und der Knorpelqualität im medialen/lateralen Kniegelenkkompartment. Unter Berücksichtigung der Längenverhältnisse kann die Osteotomie subtraktiv oder additiv durch Einbringen eines auto- oder allogenen Knochenspans erfolgen. Der Korrekturwinkel orientiert sich an dem Ausmaß der gewünschten Korrektur und der festgelegten Osteotomiehöhe. Mit dieser Technik einer letztlich queren Osteotomie lassen sich gleichzeitig Verkürzungen, Translationen und auch Torsionskorrekturen durchführen (Abb. 3).

Abb. 3. **a** Subtraktive Tibiakopfvalgisation bei Genu varum mit Fehlstellung in der proximalen Tibia. **b** Posttraumatisches Genu varum und Chondromalazie III am medialen Femurkondylus nach drittgradig offener Fraktur. **c** Suprakondyläre subtraktive Valgisationsosteotomie und Osteosynthese mittels Kondylenplatte. Röntgenkontrolle 6 Wochen postoperativ. **d** Das klinische Bild 6 Wochen nach Osteotomie zeigt die angestrebte geringgradige Valgusüberkorrektur

Einzeitige Korrekturosteotomien nach kniegelenknahen Frakturen 203

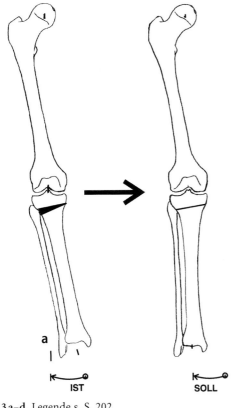
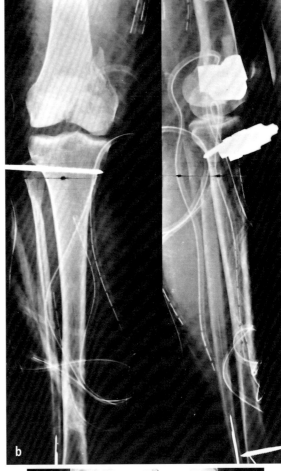
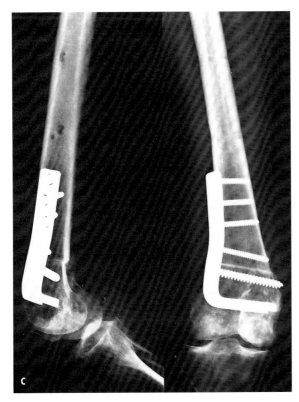
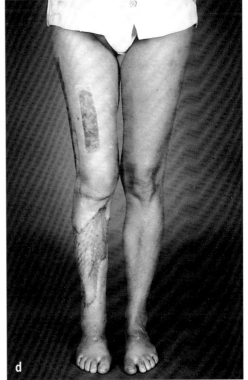

Abb. 3 a–d. Legende s. S. 202

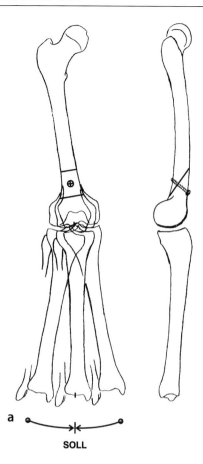

Achsabweichungen in der Frontalebene können alternativ ebenfalls durch die sog. „Scheibenwischertechnik" korrigiert werden. Diese Operationstechnik bietet sich insbesondere für suprakondyläre Korrekturen an. Die in seitlicher Aufsicht schräg verlaufende Osteotomie erlaubt eine scheibenwischerartige Bewegung mit dem distalen Fragment unter Benutzung des Unterschenkels als Zeiger und Hebel. Als Drehachse fungiert dabei eine Zugschraube, die zentral in der Osteotomieebene und senkrecht zu ihr stehend eingedreht wird. Längenkorrekturen bis etwa 2 cm sind gleichzeitig möglich (Abb. 4).

◀ **Abb. 4. a** Korrekturmöglichkeiten in der Frontalebene durch suprakondyläre Scheibenwischerosteotomie. **b** Varusstellung und Verkürzung nach distaler Femurdefektfraktur III° offen. **c** Valgisation (8°) und Verlängerung (2,1 cm) mittels suprakondylärer Scheibenwischerosteotomie und Stabilisierung mit Kondylenplatte. Die a.-p.-Zugschraube dient zunächst als Drehachse

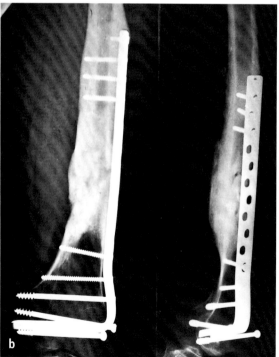

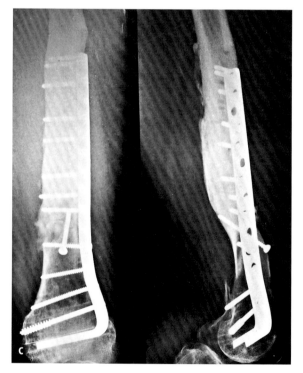

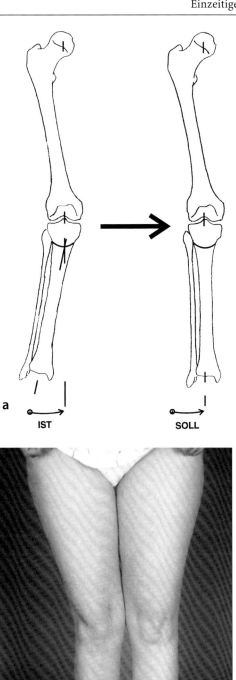

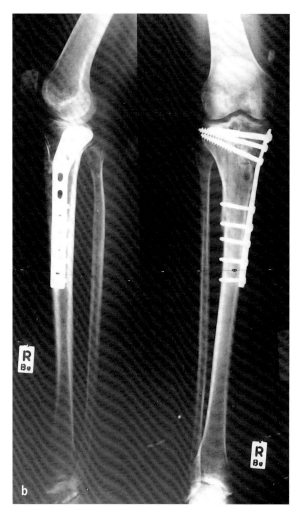

Abb. 5. a Infratuberositäre Domosteotomie zur Korrektur einer Valgusfehlstellung im Tibiakopfbereich. **b, c** Posttraumatisches Genu valgum von 15° nach Tibiakopffraktur bei ausgeglichenen Längenverhältnissen an Ober- und Unterschenkel beidseits. **d, e** s. S. 206

Die verschiedenen Techniken der *Pendelosteotomie* werden überwiegend am Tibiakopf angewandt [14]. In Abhängigkeit von der Zentrierung der Patella in ihrer femoralen Gleitbahn bieten sich supra- und infratuberositäre Osteotomien an. Eine Modifikation in Form der Domosteotomie wird, allerdings unter Anwendung externer Fixationen, neuerdings verstärkt propagiert [8]. Die Pendelosteotomien erlauben nur eindimensionale Korrekturen (Abb. 5).

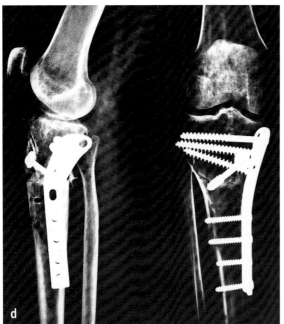

Korrekturen von sagittalen Achsabweichungen

Sagittale Achsabweichungen manifestieren sich in Verkippungen der Kondylenrolle und/oder Veränderungen der physiologischen Retroversion des Tibiaplateaus. Der Ort der dominierenden Fehlstellung beeinflußt auch hier die Höhe der Korrekturosteotomie, ob suprakondylär oder im Tibiakopfbereich. Sagittale Achsabweichungen werden, analog zu den Korrekturen in der Frontalebene, auf- oder zuklappend bzw. additiv oder subtraktiv extendiert oder flektiert (Abb. 6). Bei eindimensionalen sagittalen Fehlstellungen erscheinen alternative Verfahren der Achskorrektur denkbar, analog zur Scheibenwischer- oder Pendelosteotomie in der Frontalebene.

Korrekturen bei Translationen

Ad-latus-Dislokationen begründen nur in seltenen Fällen alleine eine Korrekturosteotomie. Meist bietet sich aber eine derartige Maßnahme im Rahmen von Korrekturen mehrdimensionaler Fehlstellungen an. Ein kniegelenknaher Achsenversatz ad latus kann sich ungünstig auf die Zentrierung der Patella in ihrer femoralen Laufbahn auswirken oder Ursache einer patellofemoralen Hyper- oder Hypokompression sein. Neben der gründlichen klinischen Untersuchung geben Patella-Defilée-Aufnahmen in 30°/60°/90° oder besser eine computertomographische Abklärung über eine patellofemorale Dezentrierung Auskunft [10]. Von besonderer Aussagekraft ist dabei der bildgebende Nachweis des Bewegungsumfanges von 0 bis etwa 40°.

Korrekturen werden i. allg. durch quere Osteotomien ausgeführt. Bei gleichzeitiger Längenkorrektur bieten sich gelegentlich auch schräge Osteotomien an. Weitere Kombinationen sind möglich (Abb. 7).

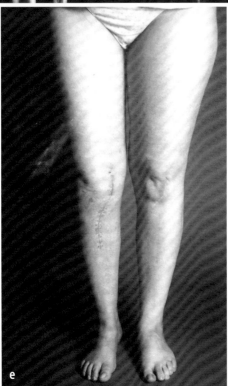

Abb. 5. d Röntgenkontrolle am 3. postoperativen Tag nach infratuberositärer Domosteotomie. **e** Klinisches Bild 3 Wochen nach Korrekturosteotomie

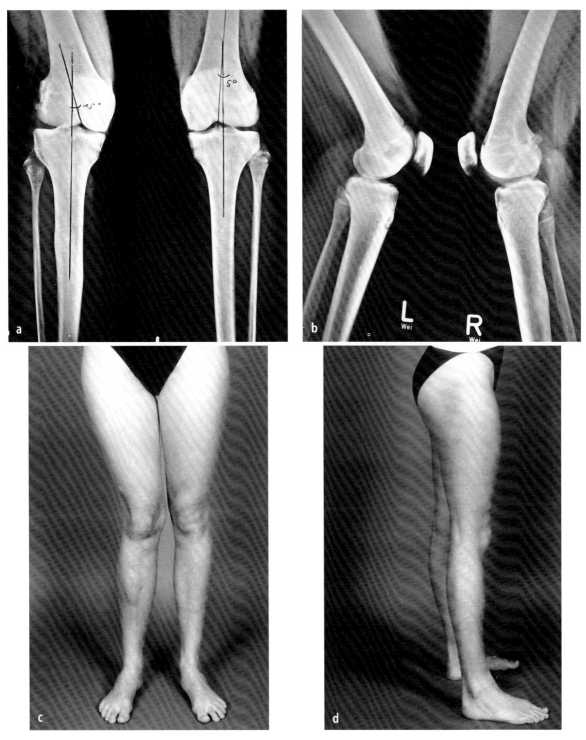

Abb. 6 a–g. Suprakondyläre Valgusstellung von 10° (**a**) und Flexion von 15° (**b**) nach Fraktur im Bereich der rechten Femurepiphyse im 12. Lebensjahr. **c, d** Klinische Bilder vor additiver suprakondylärer Varisations-Extensions-Osteotomie. **e–g** s. S. 208

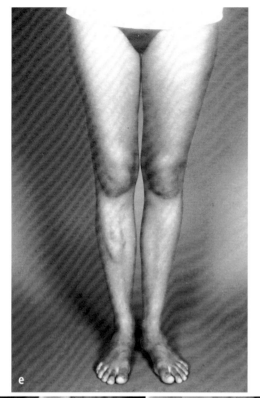
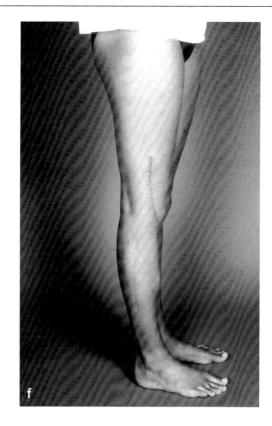
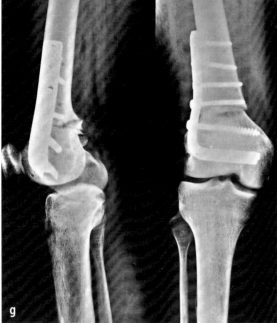

Abb. 6. e, f Klinische Bilder nach additiver suprakondylärer Varisations-Extensions-Osteotomie. Röntgenkontrolle am 2. postoperativen Tag (**g**)

Abb. 7. a Suprakondyläre Dislokation mit Translation des distalen Fragmentes nach ventral. Korrektur durch quere Osteotomie und Stabilisierung mittels Kondylenplatte. **b** Posttraumatische suprakondyläre Fehlstellung mit ventraler Translation, Verkürzung und Außentorsion. **c** Röntgenkontrolle 2 Tage nach suprakondylärer treppenförmiger Verlängerungsosteotomie mit gleichzeitiger Translations- und Torsionskorrektur. Die dabei entstandenen Halbschaftdefekte wurden mit allogenen kortikospongiösen Knochenblöcken aufgefüllt

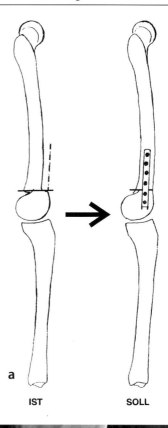

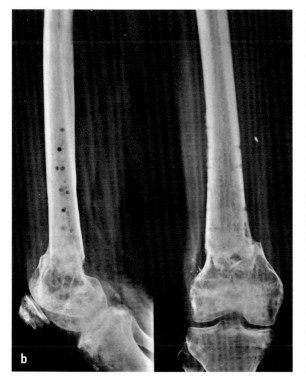

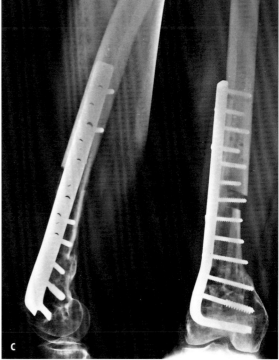

Korrekturen von Torsionsabweichungen

Posttraumatische Torsionsabweichungen werden nach eigenen Untersuchungen am häufigsten nach Marknagelosteosynthesen beobachtet [11]. Durch die Verbreitung der Verriegelungstechnik und der dadurch bedingten Erweiterung des Indikationsbereichs finden sich neuerdings auch häufiger metaphysäre Torsionsabweichungen nach Verriegelungsmarknagelung. Bei isoliertem Drehfehler ist eine Torsionskorrektur über dem liegenden Marknagel zu erwägen (s. Beitrag Strecker et al., S. 223–238). Häufiger sind jedoch mehrdimensionale Fehlstellungen anzutreffen, so daß sich Torsionskorrekturen im Rahmen von queren metaphysären Osteotomien anbieten. Die Stabilisierung erfolgt suprakondylär bevorzugt mit Winkelplatten, am Tibiakopf mit einer schmalen DC-Platte. Vor Ausführung der Osteotomie ist immer der gewünschte Winkel der Torsionskorrektur durch je eine Schanz-Schraube proximal und distal der Osteotomie anzugeben. Kirschner-Drähte verbiegen sich zu leicht und haben sich bei uns nicht bewährt. Die Schanz-Schrauben dürfen dabei keinesfalls als Hebel benutzt werden. Die axiale Aufsicht erlaubt die Kontrolle der gewünschten Korrektur (Abb. 8).

Korrekturen von Längendifferenzen

Einzeitige Längenkorrekturen bis zu 3 cm am Oberschenkel und bis zu 1,5 cm am Unterschenkel sind möglich. Demnach könnten am Oberschenkel Längenunterschiede bis zu 6 cm durch einseitige Verkürzung und gegenseitige Verlängerung einzeitig ausgeglichen werden. Zur Korrektur von derartigen längerstreckigen Unterschieden empfehlen sich jedoch primär die kontinuierlichen Verfahren der Kallusdistraktion [9] (s. Beiträge Guichet, S. 251–264, und Suger u. Strecker, S. 265–274).

Verkürzungen lassen sich durch quere Osteotomie im metaphysären Bereich und nachfolgende Winkelplattenosteosynthese durchführen. Nur selten wird sich eine Verkürzung im Rahmen einer

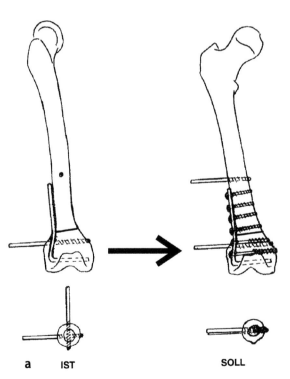
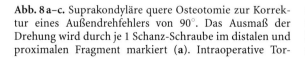
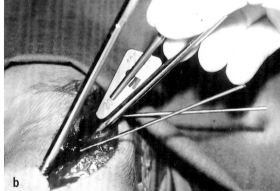
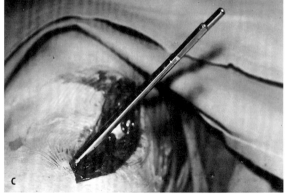

Abb. 8 a–c. Suprakondyläre quere Osteotomie zur Korrektur eines Außendrehfehlers von 90°. Das Ausmaß der Drehung wird durch je 1 Schanz-Schraube im distalen und proximalen Fragment markiert (**a**). Intraoperative Torsionskontrolle durch axiale Aufsicht auf die beiden Schanz-Schrauben vor (**b**) und nach Torsionskorrektur an der linken proximalen Tibia nach posttraumatischem Innendrehfehler von 20° (**c**)

Tabelle 3. Osteotomietechniken und jeweilige Korrekturmöglichkeiten

Osteotomie	Korrektur	Option
Quer	Verkürzung	
	Torsion	Alle Kombinationen
	Translation	möglich
± Keil	Achswinkel	
Scheibenwischer	Achswinkel (1 Ebene)	Verlängerung ≤ 2 cm
Pendel/Dom	Achswinkel (1 Ebene)	Translation (1 Ebene)
Treppe	Verlängerung OS ≤ 3 cm	Achswinkel (1 Ebene)
	US ≤ 2 cm	Torsion ≤ 20°
	Verkürzung ≤ 3 cm	

treppenförmigen oder Scheibenwischerosteotomie anbieten.

Verlängerungen im metaphysären Bereich lassen sich einzeitig durch treppenförmige Osteotomie und Stabilisierung mittels Winkelplattenosteosynthese erreichen. Die entstandenen Lücken werden durch exakt eingepaßte kortikospongiöse Knochenblöcke aufgefüllt. Gleichzeitige Korrekturen, in der Frontalebene bis etwa 5°, in der Sagittalebene bis etwa 10° und Torsionskorrekturen bis 20°, sind möglich, machen den Eingriff jedoch planerisch und technisch wesentlich aufwendiger (Abb. 7).

Operationstechnische Einzelheiten sind im Beitrag von Strecker et al., S. 239–250, dargestellt.

Verlängerungen oder Verkürzungen bis etwa 2 cm sind im Rahmen der Scheibenwischerosteotomie möglich (Abb. 4). Die Notwendigkeit zur Spongiosaplastik wird durch die lokale Situation bestimmt, insbesondere von der Dicke des Frakturkallus.

Wichtige Indikationen für die jeweiligen Osteotomietechniken sowie weitere Optionen und Kombinationsmöglichkeiten sind in Tabelle 3 zusammengefaßt.

Planerische und operationstechnische Fehler

- Falsche Osteotomiehöhe
- Einzeitige bifokale Korrekturosteotomie
- Intraartikuläre Metallage
- Peronäusparese bei Innentorsions-/Varisationsosteotomie am Tibiakopf

Voraussetzung für jede Art einer Korrekturosteotomie, sei sie einzeitig, mehrzeitig oder kontinuierlich durch Kallusdistraktion, ist eine umfassende Analyse der Beingeometrie. Unter Berücksichtigung der eingangs genannten Kriterien (Tabelle 1) und Richtgrößen (Tabelle 2) ist jede Indikation zur Operation kritisch zu überprüfen. Einzeitige Korrekturosteotomien verlangen eine besonders präzise Planung. Diese sollte durch den Operateur selbst erfolgen. Aufgrund der Vielfalt posttraumatischer Fehlstellungen gibt es kein operatives Standardverfahren, das jeder individuellen Situation gerecht wird. Dieses Problem kann nur durch eine *maßgeschneiderte individuelle Operationsplanung und -technik* gemeistert werden.

Bei bifokalen Osteotomien ist nach der 1. Osteotomie intraoperativ eine lange Röntgenaufnahme des operierten Beines durchzuführen. Vor der 2. Osteotomie sind die wesentlichen Achsen und Gelenkwinkel erneut auszumessen [12], die Operationsplanung ist zu überprüfen und ggf. zu modifizieren. Fehlleistungen (Abb. 9) lassen sich somit vermeiden.

Jede Varisation und/oder Innentorsion am Tibiakopf führt zu einer Dehnung des N. peronaeus (Abb. 10). Vor entsprechenden Korrekturosteotomien ist daher eine Neurolyse des N. peronaeus im Bereich des Fibulaköpfchens zu erwägen. Alternativ empfehlen sich kontinuierliche Korrekturverfahren.

Postoperative Komplikationen

- Kompartmentsyndrom nach Tibiakopfosteotomie
- Infekt (Cave! Verfahrenswechsel!)
- Materialbruch (keine Titanimplantate!)
- Spanresorption nach additiver Osteotomie
- Pseudarthrose (Cave! Diaphysäre Osteotomien!)

Kompartmentsyndrome werden nahezu ausschließlich nach Tibiakopfosteotomien beobachtet. Folgende Ursachen oder Teilursachen sind hierfür anzuschuldigen: Ausgedehnte operative Devastierung der Weichteile, erzwungener Faszienverschluß, Nachblutung, Blutsperre, ungünstige Lagerung (Abb. 10). Die Entwicklung von Infekten wird durch

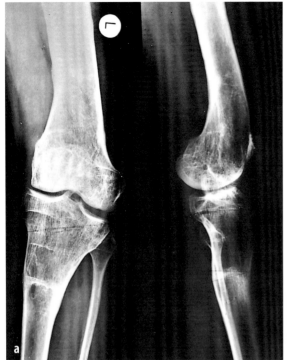
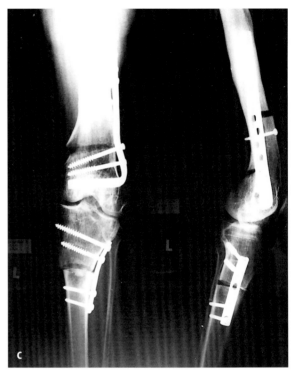
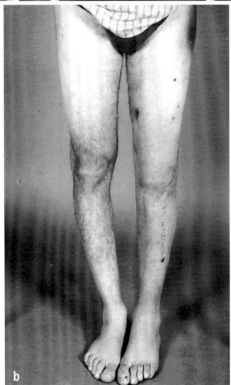

◀ **Abb. 9. a** Genu varum beidseits bei bifokaler Fehlstellung in der Frontalebene am distalen Oberschenkel und am proximalen Unterschenkel links. **b** Nach bifokaler Korrekturosteotomie links zeigt sich klinisch eine nahezu gerade Beinachse in der Frontalebene. **c** Die postoperative Röntgenkontrolle demaskiert jedoch eine hochgradige Fehlstellung des gesamten Kniegelenks in der Frontalebene mit falsch eingestelltem Kniebasiswinkel. Folge ist u. a. eine unphysiologische Scherbelastung des Gelenkknorpels. Unabhängig davon führte die unzureichende Osteosynthese am Tibiakopf zu einer Pseudarthrose

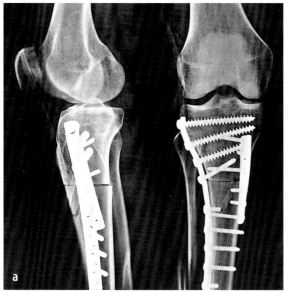

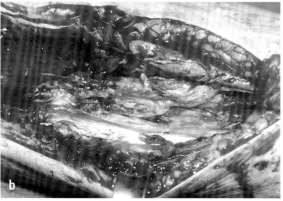

Abb. 10. a Innentorsions- und Varisationsosteotomie des rechten proximalen Unterschenkels bei einer 20jährigen Patientin. Die postoperative Röntgenkontrolle zeigt eine übertriebene osteosynthetische Armierung. **b** Folgen waren eine Überdrehung des N. peronaeus mit Parese, ein Kompartmentsyndrom – hier sichtbar der hypoxisch degenerierte M. tibialis anterior sowie eine Osteitis

die genannten Einflußgrößen ebenfalls begünstigt. Erhöhte Infektraten bei einem Verfahrenswechsel von einem externen auf ein internes Osteosyntheseverfahren sind gefürchtet [2]. Die Pinein- und -austrittsstellen müssen sauber und abgeheilt sein, Osteolysen im Bereich der Pinlöcher sind röntgenologisch sorgfältig auszuschließen [11].

Die mechanische Belastung auf die eingebrachten Implantate ist nach Korrekturosteotomien gelegentlich sehr hoch. Aus eigenen Erfahrungen empfehlen sich daher in erster Linie Stahlimplantate. Titanimplantate sind nur bei fehlenden Rückstellkräften und bei spannungsfreien Osteosynthesen einzusetzen. Nach additiven Osteotomien wird gelegentlich die Resorption eingebrachter kortikospongiöser Späne beobachtet. Nach primärer Osteosynthese mit allogenem Material kann eine Revision mit Einbringung von autogenem Material u. U. die Situation retten. Ansonsten ist eine Reosteosynthese – meistens dann subtraktiv – durchzuführen.

Zusammenfassung

Fehlstellungen nach kniegelenknahen Frakturen können sich in einer oder in mehreren räumlichen Dimensionen manifestieren. Jede klinische und bildgebende Analyse der Fehlstellung muß daher alle 5 Dimensionen berücksichtigen: die Achsausrichtungen frontal, sagittal und longitudinal sowie Längen- und Torsionswinkeldifferenzen von Ober- und Unterschenkel im Rechts-links-Seitenvergleich. Grundsätzlich bestimmt der Ort der Fehlstellung die Höhe einer Korrekturosteotomie. Von großer Bedeutung für die Wahl der Osteotomiehöhe sind darüber hinaus die lokale Weichteil- und Knochenqualität, die Knorpelqualität in den verschiedenen Kniegelenkkompartimenten, die jeweilige Stabilität des Kapsel-Band-Apparates sowie die Neigung des Kniebasiswinkels in beiden Ebenen.

Indikationsstellung und Planung von Korrekturosteotomien müssen sich einerseits an diesen Vorgaben ausrichten und andererseits die Operationsziele definieren. In Abhängigkeit von der individuellen Situation muß eine maßgeschneiderte Osteotomie angestrebt werden. Hierfür stehen verschiedene einzeitige Operationstechniken zur Auswahl: quere Osteotomien, additiv oder subtraktiv; Pendel-, Dom- oder Scheibenwischerosteotomien; treppenförmige Verlängerungsosteotomien und diverse Verfahren einer Torsionskorrektur. Auf planerische und operationstechnische Fehler und Risiken wird hierbei ebenso eingegangen wie auf spezifische postoperative Komplikationen.

Literatur

1. Debrunner HU, Hepp WR (1994) Orthopädisches Diagnostikum. Thieme, Stuttgart
2. Höntzsch D, Weller S, Engels C, Kaiserauer S (1993) Die Verfahrenswechsel vom Fixateur externe zur Marknagelosteosynthese an Femur und Tibia. Aktuelle Traumatol 23:21–35
3. Ledermann KL (1967) Die physiologischen Achsen der unteren Extremität. In: Müller ME (Hrsg) Posttraumatische Achsenfehlstellungen an den unteren Extremitäten. Huber, Bern Stuttgart, S 9–17
4. Mikulicz J (1878) Ueber individuelle Formdifferenzen am Femur und an der Tibia des Menschen. Archiv f A u Ph, Anat Abthlg 1:351–404
5. Müller ME (1967) (Hrsg) Posttraumatische Achsenfehlstellungen an den unteren Extremitäten. Huber, Bern Stuttgart, S 165–172
6. Müller ME, Nazarian S, Koch P, Schatzker J (1990) The comprehensive classification of fractures of long bones. Springer, Berlin Heidelberg New York Tokyo
7. Paley D, Bhatnagar J, Herzenberg JE, Bhave A (1994) New procedures for tightening knee collateral ligaments in conjunction with knee realignment osteotomy. Orthop Clin North Am 25/3:533–555
8. Paley D, Maar DC, Herzenberg JE (1994) New concepts in high tibial osteotomy for medial compartment osteoarthritis. Orthop Clin North Am 25/3:483–498
9. Pfeil J, Grill F, Graf R (1996) Extremitätenverlängerung – Deformitätenkorrektur – Pseudarthrosenbehandlung. Springer, Berlin Heidelberg New York Tokyo
10. Schutzer SF, Rambsby GR, Fulkerson JP (1986) The evaluation of patellofemoral pain using computerized tomography. Clin Orthop Relat Res 204:286–293
11. Strecker W, Suger G, Kinzl L (1996) Lokale Komplikationen der Marknagelung. Orthopäde 25:274–291
12. Tetsworth K, Paley D (1994) Malaligment and degenerative arthropathy. Orthop Clin North Am 25/3:367–377
13. Waidelich HA, Strecker W, Schneider E (1997) Computertomographische Torsionswinkel- und Längenmessung an der unteren Extremität. Röfo 157/3:245–251
14. Wirth CJ, Kohn D (1994) Operationen am Kniegelenk. Gelenknahe Korrekturosteotomien. In: Bauer R, Kerschbaumer F, Poisel S (Hrsg) Orthopädische Operationslehre II/1. Thieme, Stuttgart New York

Supramalleoläre Korrekturosteotomien

K. Weise und S. Weller

Einleitung

Im Vergleich zu den kniegelenknahen Korrekturoperationen treten supramalleoläre Osteotomien an Bedeutung deutlich zurück. Korrekturbedürftige Achsenfehlstellungen können in selteneren Fällen angeboren sein, die Mehrzahl der Achsenabweichungen resultiert aus fehlverheilten Frakturen im mittleren und distalen Tibiadrittel. Übersteigt das Ausmaß der Fehlstellung einen bestimmten Grad, kommt es abhängig von der Art des Achsenknicks zu mehr oder weniger ausgeprägten pathophysiologischen Auswirkungen auf die artikulierenden Knorpelflächen der angrenzenden Gelenke mit konsekutiven Verschleißerscheinungen. Zudem führt der Verlust des plantigraden Aufsetzens der Fußsohle zur Beeinträchtigung des Gangbilds im Sinne einer Abrollstörung [1, 4, 5].

Bei geeigneter Indikationsstellung kann durch die supramalleoläre Korrekturosteotomie eine deutliche funktionelle Verbesserung erwartet und darüber hinaus das Entstehen bzw. die Verschlimmerung von Gelenkschäden vermieden werden. Problematisch in dieser anatomischen Region ist eine häufig schon durch die primäre Verletzung und/oder Operation verursachte ungünstige Weichteilsituation, da das Integument am körperfernen Unterschenkel ohnehin dürftig ausgebildet ist. Vorteilhaft dagegen ist, daß die Osteotomie im spongiösen Bereich des Knochens stattfindet, was selbst bei dessen Vorschädigung in der Regel eine ungestörte Heilung erwarten läßt [1–3, 9, 12].

Zur Stabilisierung der Osteotomie eignen sich grundsätzlich alle diejenigen Implantate und Verfahren, welche auch bei frischen distalen Unterschenkelfrakturen eingesetzt werden können. Die Auswahl des im Einzelfall geeigneten Osteosyntheseverfahrens erfolgt nach Beurteilung der Weichteilverhältnisse und richtet sich zudem nach der Art der Osteotomie. Diese wiederum wird von der Richtung der Fehlstellung, deren Ausmaß, dem Alter des Patienten sowie von einer möglichen Vorschädigung des Knochens und der Weichteile bestimmt [1, 5, 6, 10, 11].

Das zeitliche Intervall zwischen Eintritt der Fehlstellung und dem korrigierenden Eingriff sollte möglichst kurz gehalten werden. Dies bedeutet auch, daß Frühkorrekturen bei noch nicht durchbauter Fraktur geplant werden müssen, wenn z. B. durch die fehlerhafte Osteosynthese einer distalen Unterschenkel- oder Sprunggelenkfraktur größere Achsenfehler im Frakturbereich verursacht sind.

Bei bereits knöchern abgeheilter Fraktur und relevanter Fehlstellung ist gleichfalls ein früher Operationszeitpunkt angezeigt, bevor aufgrund der unphysiologischen Belastung irreversible Gelenkschäden auftreten [2, 4, 9–11].

Präoperative Planung

Eine Korrekturosteotomie ohne präoperative Planskizze ist nicht zuletzt aus forensischen Gründen unzulässig. Die präoperative Planung vermittelt dem Operateur die notwendigen Informationen über die Lokalisation der Osteotomie, die Keilhöhe und das geeignete Implantat.

Eine Planzeichnung erfolgt auf der Grundlage von Ganzbeinaufnahmen im Stehen. Nach Einzeichnen der Beinachse, d. h. der Verbindung der Mitte des Hüftkopfs mit derjenigen des Kniegelenks sowie der Längsachse der distalen Tibia bezogen auf die Gelenkfläche des oberen Sprunggelenks, kann im Vergleich zur gesunden Seite die Fehlstellung ermittelt werden. Grundsätzlich sollte die Korrektur in der Fehlstellung bzw. möglichst nahe derselben erfolgen. In bezug auf diesen Anspruch sind häufig Abweichungen und Kompromisse erforderlich, insofern der Zustand der Weichteile, die radiologische Beurteilung der Vaskularität des Knochens, ehemalige Frakturbereiche bzw. Pseudarthrosen usw. zu berücksichtigen sind. Je schlechter die Qualität des Knochens, um so eher sollte die Osteotomie „tief metaphysär" und im Sinne des Closed-wedge-Verfahrens geplant werden. Bestehende Pseudarthrosen, eine verzögerte Knochenbruchheilung, durchblutungsgestörte Knochenareale oder Sequester legen es nahe, die Osteotomie in diesen Bereich zu legen, um möglichst günstige Voraussetzungen für die Heilung zu schaffen.

Bei Torsionsfehlstellungen kann das exakte Ausmaß der Achsabweichung klinisch (Patient liegt auf dem Bauch, Kniegelenk rechtwinklig gebeugt, Füße als Zeiger) oder mit modernen bildgebenden Verfahren bestimmt werden. Auch in diesen Fällen sind die Osteotomiehöhe und das zur Stabilisierung vorgesehene Implantat einzuzeichnen. Die Osteotomie der Fibula soll außer bei lateralen Open- bzw. Closed-wedge-Osteotomien nicht in der gleichen Höhe wie diejenige der Tibia erfolgen. Bei komplexen Fehlstellungen sind Pauszeichnungen in beiden Ebenen anzufertigen, welche die jeweilige Fehlstellung berücksichtigen.

In allen Fällen ist das geplante Korrekturergebnis einschließlich der Implantatlage zeichnerisch festzuhalten. Es hat sich bewährt, eine Korrekturosteotomie nur dann durchzuführen, wenn der Operateur eine korrekte Planskizze angefertigt hat, aus welcher die genannten Kriterien zu ersehen sind [1, 4–6, 8].

Operationstechniken

Unter den Bezeichnungen Open- und Closed-wedge-Osteotomie versteht man inkomplette additive bzw. subtraktive Osteotomien, welche von medial oder lateral, aber auch mit ventraler oder dorsaler Basis durchgeführt werden können. Komplette Osteotomien sind vorwiegend bei Drehfehlern und bei komplexen Achsenabweichungen vorzunehmen. In den meisten Fällen, v. a. bei größeren Korrekturwinkeln, muß die Fibula mit osteotomiert werden (Abb. 1).

Closed-wedge-Osteotomien mit Entnahme eines Keils haben den Vorteil, daß sie über eine Osteosynthese mit interfragmentärer Kompression für den knöchernen Durchbau günstigere Voraussetzungen bieten. Diese Technik kann sowohl bei der selteneren Valgusfehlstellung von medial her als auch bei den häufigeren Varusabweichungen über die Fibula von außenseitig vorgenommen werden. Die Richtung der Osteotomie verläuft entweder senkrecht zum Schaft oder in geeigneten Fällen zur Vergrößerung der knöchernen Kontaktfläche auch schräg. Ante- und Rekurvationsfehler sind mit

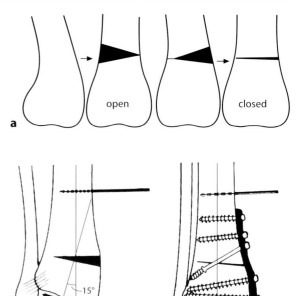

Abb. 1. a Prinzip einer Open- (additiv) und Closed- (subtraktiv) wedge-Osteotomie. **b** Prinzip einer Closed-wedge-Osteotomie (varisierend) mit Stabilisierung durch Platte

diesem Verfahren ebenso zu beseitigen wie komplexe Fehlstellungen.

Die Höhe der Osteotomie ist abhängig von der Lokalisation der Fehlstellung und der Forderung, daß in der distalen Tibia ausreichend Platz für dort einzubringende Schrauben verbleiben muß. Je höher die Fehlstellung an der Tibia, um so mehr wird die Osteotomie in Richtung des meta-/diaphysären Übergangs verlagert. Im Einzelfall ist auch die Knochenqualität zu berücksichtigen; bei Durchblutungsstörungen mit vermehrter Sklerosierung der Spongiosa muß die Osteotomie tief metaphysär erfolgen.

In der Mehrzahl der Fälle wird die Stabilisierung mittels Platte vorgenommen. Geeignet sind T-, schmale LC-DC- oder Rekonstruktionsplatten, an der Fibula 3,5-mm-LC-DC- oder ⅓-Rohrplatten. Wenn die lokale Weichteilsituation keine interne Osteosynthese erlaubt, kann die Osteotomie durch eine kleine Inzision gelegt und die Stabilisierung mit einem von ventromedial angelegten T-förmigen Fixateur vorgenommen werden (Abb. 2).

Subtraktive Closed-wedge-Osteotomien sind von medial oder von lateral möglich. Problematisch kann bei ohnehin gestörter Durchblutung des Knochens die zusätzliche Ablösung der Weichteile

Abb. 2. a Posttraumatische Valgusfehlstellung im mittleren Tibiadrittel, Planskizze zur supramalleolären varisierenden Korrekturosteotomie (closed wedge). **b** Valgusfehlstellung distale Tibia nach Fraktur mit Sprunggelenksbeteiligung, Zustand nach Plattenosteosynthese. **c** Supramalleoläre varisierende Osteotomie (closed wedge) mit zusätzlicher Korrekturosteotomie der Fibula

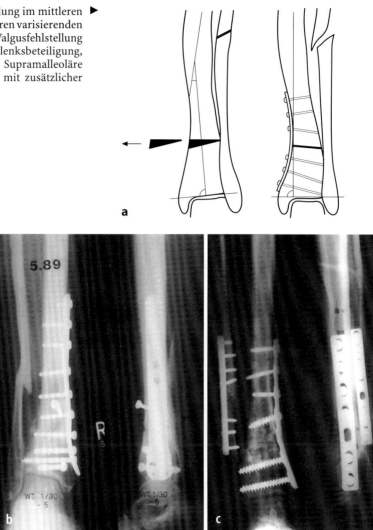

von der Lateralseite der Tibia sein. Die Osteosynthese erfolgt mit Platten, sowohl an der Tibia als auch an der Fibula [1–3, 6–8].

Open-wedge-Osteotomien sind grundsätzlich aufwendiger als die oben beschriebenen, zum einen im Hinblick auf die Operationstechnik, zum anderen bezüglich der knöchernen Heilung. In der Regel muß ein autologer kortikospongiöser Keil vom Beckenkamm entnommen und in den durch die Korrektur entstandenen Defekt eingebolzt werden. Voraussetzung für die Heilung ist ein transplantatstarkes Lager mit für den Einbau des Knochenkeils ausreichend günstigen Durchblutungsverhältnissen. Bei inkompletter Osteotomie und exakt zugeschnittenem Keil kann u. U. auf eine abstützende Stabilisierung verzichtet werden. In der Regel sind aber eine Abstützplatte oder ein Fixateur externe die Osteosyntheseverfahren der Wahl.

Open-wedge-Osteotomien eignen sich ebenso zur Beseitigung von Ante- oder Rekurvationsfehlern, wobei sich Plattenanlagerungen am ventralen bzw. dorsalen körperfernen Tibiaende aus Weichteilgründen eher ungünstig auswirken. In solchen Fällen kann die Osteosynthese mit einem kleinen Fixateur externe vorteilhaft sein. Noch wichtiger als bei den Closed-wedge-Osteotomien ist es, daß man durch die iatrogenen Manipulationen keine Verschlechterung der örtlichen Knochen- und Weichteildurchblutung herbeiführt.

Durch unnötiges Ablösen von Weichteilen mit extensiver Freilegung des meist ohnehin geschädigten Knochens und Sägeschnitte mit großer Hitzeentwicklung sind Heilungsstörungen vorprogrammiert. Eine schonende, inkomplette Meißelosteotomie mit sparsamer Exposition der Tibia bietet dem auf den entsprechenden Korrekturwinkel exakt

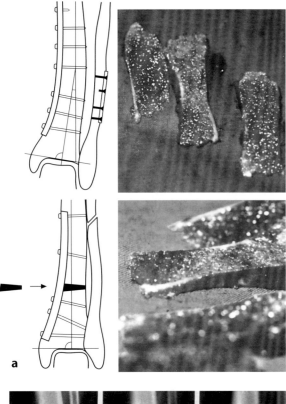

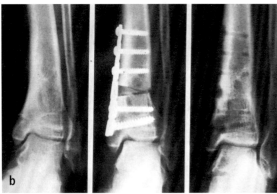

Abb. 3. a Korrekturzeichnung bei Varusfehlstellung nach Tibiafraktur im distalen 1/3 (open wedge); kortikospongiöse Keile vom Beckenkamm. b Röntgenverlaufsserie einer supramalleolären valgisierenden Osteotomie mit autologem Knochenkeil, additiv (open wedge)

zugeschnittenen kortikospongiösen Keil die besten Einheilungschancen.

Die Höhe der Osteotomie sollte im spongiösen Bereich des Knochens liegen. Im diaphysären Anteil der Tibia sind die Heilungsbedingungen ungünstiger.

Theoretisch kann eine varisierende Open-wedge-Osteotomie auch von lateral her vorgenommen werden. Dadurch kommt es zwangsläufig zu einer Verlängerung der Fibula. Günstig ist die additive Technik immer dann, wenn ein gut durchbluteter Knochen eine komplexe Fehlstellung aufweist, da diese durch die exakte Zurichtung und Implantation des Keils praktisch mit einem Operationsschritt beseitigt werden kann (Abb. 3).

Die gegenüber dem X-Bein deutlich häufiger beobachtete Varusfehlstellung ist nicht selten mit einer Rekurvation vergesellschaftet, in welchen Fällen der Keil von ventromedial her eingebracht wird. Liegt dagegen eine Antekurvation vor, muß in umgekehrter Reihenfolge vorgegangen werden [1–3, 6, 9, 10].

Torsionsosteotomien im supramalleolären Bereich sind überwiegend bei malrotiert verheilten Frakturen der Tibia im Gefolge intramedullärer Stabilisierung zu beobachten. Eine besonders elegante Methode der Korrektur bei noch liegendem Marknagel ist dessen kurzstreckiges Zurückziehen, bis die Osteotomie und Beseitigung der Fehlstellung durch eine kleine Inzision vorgenommen werden kann. Danach wird der Nagel wieder eingeschlagen und die Torsionskorrektur mit einer kleinen Platte oder durch Verriegelungsbolzen gesichert. Die Fibula ist bei größeren Korrekturwinkeln ebenfalls zu osteotomieren [3, 10] (Abb. 4).

Indikation

Die Anzeige zu einer supramallolären Korrekturosteotomie ist immer dann gegeben, wenn durch Belassen der Fehlstellung entweder sekundäre Verschleißerscheinungen der angrenzenden Gelenke oder Störungen im Gehverhalten verursacht werden. Das Alter des Patienten, Art, Ausmaß und zeitliches Bestehen des Achsenknicks sowie Vorschäden an den Weichteilen, am Knochen und den benachbarten Gelenken sind weitere Einflußgrößen. Nachstehende Achsenfehler sind als grober Anhalt für die Indikation zum korrigierenden Eingriff anzusehen:

Varus   > 5°
Valgus   >10°
Torsion   >10–15°
Ante-, Rekurvation   >15°
und komplexe Fehlstellungen.

Die genannten Kriterien sind sorgfältig gegeneinander abzuwägen. Insbesondere jüngere Patienten mit entsprechender Fehlstellung sollten möglichst innerhalb der ersten 12 Monate nach der Primärverletzung umgestellt werden. Varusfehler sind bedeutsamer als ein Valgus, Innendrehfehler störender als die Außentorsionsabweichung. Bei jüngeren Patienten und bestehender zusätzlicher Beinverkürzung bietet sich ganz speziell eine Open-wedge-Osteotomie mit zusätzlichem Längengewinn an.

Die Kallusdistraktion im supramalleolären Bereich bei in Verkürzung verheilter distaler Unterschenkelfraktur ist eine absolute Ausnahme, da eine Verlängerung aus Weichteil- und ossären Gründen im proximalen Tibiadrittel erfolgt. In Einzelfällen kann eine treppenförmige Verlängerungsosteotomie angezeigt sein (Abb. 5).

Zusammenfassend ist die Indikation zur supramalleolären Osteotomie ab einem bestimmten Ausmaß der Fehlstellung immer dann gegeben, wenn es sich um Patienten im jüngeren und mittleren Lebensalter handelt, welche noch keine ausgeprägten Verschleißerscheinungen im Sprunggelenk aufweisen. Die Osteotomie ist so zu terminieren, daß derartige Folgeschäden vermieden werden, d. h. also möglichst innerhalb des 1. Jahres nach Verletzung [1, 4, 7, 8].

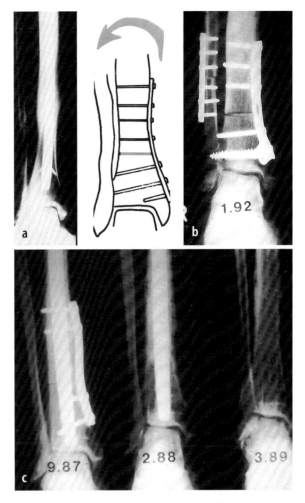

Abb. 4. a Planskizze einer supramalleolären Torsionsosteotomie mit Stabilisierung durch Platte. b Postoperative Röntgenaufnahme mit zusätzlicher Fibulaquerosteotomie. c Alternativmöglichkeit einer Torsionsosteotomie bei liegendem Nagel mit temporärem Zurückziehen desselben und zusätzlicher Stabilisierung mittels Platte

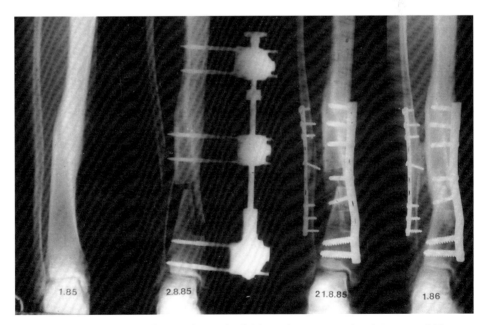

Abb. 5. Röntgenverlaufsserie einer kombinierten verlängernden und valgisierenden Osteotomie mit Reggazoni-Fixateur und sekundärer Plattenosteosynthese sowie autologem Knochenkeil

Begleit- und Nachbehandlung

Diese richtet sich nach der erzielten Stabilität bzw. der Art des Implantats. Übungsstabilität mit der Möglichkeit der Teilbelastung (Gehen mit Bodenkontakt) sind Basisforderungen an die Osteosynthese. Die Belastbarkeit ist zudem abhängig von der Art der Osteotomie (mit/ohne Keil) sowie dem Implantat.

Nach Torsionsosteotomie und Marknagelung kann beispielsweise relativ früh zur Vollbelastung übergegangen werden. Wegen der Gefahr der Supinationsspitzfußstellung ist insbesondere in der Frühphase auf Lagerungshilfen zu achten. Wegen der häufigen Vorschäden im Hinblick auf die ossäre Durchblutung ist eine begleitende Dystrophiebehandlung hilfreich.

Zusammenfassung

Supramalleoläre Korrekturosteotomien sind nicht sehr häufig durchgeführte Eingriffe, welche die Beseitigung von solitären oder kombinierten Fehlstellungen des mittleren und mehr noch des distalen Unterschenkeldrittels zum Ziel haben. Deren Ursache sind meist fehlverheilte oder in Fehlstellung gehende Frakturen der Tibia im mittleren und distalen Abschnitt. Die Indikation zur Korrekturoperation richtet sich nach dem Ausmaß der Fehlstellung, dem Alter und Allgemeinzustand des Patienten, der Beschaffenheit der Weichteile und des Knochens sowie der bereits eingetretenen Verschleißerkrankungen im Sprunggelenk. Gemäß einer Planskizze erfolgt der Eingriff als Open- oder Closed-wedge-Osteotomie. Die verwendeten Implantate sind die gleichen wie bei frischer Verletzung.

Literatur

1. Hörster G (1985) Corrective Osteotomies of the Tibial Shaft. In: Hierholzer G, Müller KH (eds) Corrective Osteotomies of the Lower Extremity. Springer, Berlin Heidelberg New York, pp 127–139
2. Janssen G, Dietschi C (1974) Die supramalleoläre Korrekturosteotomie nach Unterschenkelfraktur. Z Orthop 112:444–449
3. Küper R, Börner M (1983) Posttraumatische Korrekturen: Operative Korrektur von Fehlstellungen am Unterschenkel mit dem Verriegelungsnagel. Hefte Unfallheilkd 161:117–123
4. Morscher E (1985) Pathophysiology of Posttraumatic Deformities of the Lower Extremity. In: Hierholzer G (ed) Corrective Osteotomies of the Lower Extremity. Springer, Berlin Heidelberg New York Tokyo
5. Schmit-Neuerburg KP, Hanke J, Hölter HW (1984) Indikation und Technik der diaphysären Korrekturosteotomien nach Traumen. In: Hierholzer G, Müller KH (Hrsg) Korrekturosteotomien nach Traumen an der unteren Extremität. Springer, Berlin Heidelberg New York Tokyo, S 393–416
6. Seiler H, Schweiberer L (1984) Korrekturosteotomien an der unteren Extremität bei posttraumatischer Fehlstellung. In: Breitner (Hrsg) Operationslehre IV/2, Ergänzung 1984. Urban & Schwarzenberg, München Wien Baltimore
7. Tscherne H, Gotzen L (1978) Posttraumatische Fehlstellungen. In: Zenker R, Deuscher F, Schink W (Hrsg) Chirurgie der Gegenwart. Urban & Schwarzenberg, München Wien Baltimore (Bd IVa Unfallchirurgie II, Beitrag 52)
8. Wagner H (1977) Prinzipien der Korrekturosteotomie am Bein. Orthopäde 6:145–177
9. Weber BG (1977) Zur Operationstechnik der supramalleolären valgisierenden Osteotomie beim Erwachsenen. Unfallheilkunde 80:191–193
10. Weise K (1995) Behandlung posttraumatischer Knochendefekte, Längendiskrepanzen und Fehlstellungen im Bereich der Extremitäten. BG-Umed 85:39–61
11. Weller S, Knapp U (1978) Korrigierende Eingriffe am OSG. Hefte Unfallheilkd 133:57
12. Ziernhold G, Beck F (1977) Einfluß der Seitenverschiebung geheilter Unterschenkelbrüche auf das Knie- und Sprunggelenk. Unfallchirurgie 3:191–193

Operationstechniken zur Korrektur posttraumatischer Fehlstellungen:

Schaftkorrekturen

Torsionskorrekturen nach Marknagelosteosynthesen der unteren Extremität*

W. Strecker, I. Hoellen, P. Keppler, G. Suger und L. Kinzl

Gedeckte Marknagelosteosynthesen von Femur und Tibia sind mit dem Problem einer unbefriedigenden intraoperativen Torsionskontrolle der frakturierten Fragmente behaftet. Trotz zahlreicher Vorschläge und praktischer Ansätze ist dieses Problem in der operativen Praxis bis heute nicht befriedigend gelöst [9]. Die Auswirkungen dieser mangelhaften intraoperativen Torsionskontrolle äußern sich in postoperativen Torsionsabweichungen, die insbesondere nach Marknagelosteosynthesen des Oberschenkels gehäuft beschrieben wurden [2].

Aufgrund der Fehlerbreite der klinischen Torsionswinkelbestimmung kommt den meisten dieser Angaben lediglich die Bedeutung einer Schätzung zu [5]. Genauere Angaben auf der Grundlage computertomographischer Torsionswinkelbestimmungen liefern Franzreb et al. [4], allerdings nur zu Torsionswinkelabweichungen nach Unterschenkelosteosynthesen. Hierbei fällt die große Streuung der Torsionswinkel nach gebohrter und ungebohrter Marknagelung von jeweils mehr als 40° auf. Nach Marknagelosteosynthesen wird eine mäßiggradige Tendenz zur Außentorsion beschrieben, während nach Plattenosteosynthesen und externen Fixationen Innentorsionen überwiegen. Diese Beobachtungen bestätigen sich nach eigenen Untersuchungen auch am Oberschenkel, wobei die Streuung der computertomographisch ermittelten Torsionswinkel noch größer ausfällt [14].

Indikation zur Korrekturosteotomie

Grundlegende Voraussetzung zur Bewertung von Torsionsverhältnissen an Ober- und Unterschenkel ist der intraindividuelle Rechts-links-Seitenvergleich zwischen frakturiertem und gesundem Extremitätensegment. Schwieriger ist die Beurteilung nach beidseitigen Ober- oder Unterschenkelfrakturen. Hier dienen die gemittelten Absolutwerte der physiologischen Torsionen von Ober- und Unterschenkel in der Normalbevölkerung als Richtwerte [12]. Einen Anhalt kann auch das Verhältnis zwischen der Innentorsion des Oberschenkels und der Außentorsion des Unterschenkels bieten [15]. Torsionsdifferenzen im Rechts-links-Seitenvergleich bis zu 15° sind beim mitteleuropäischen Erwachsenen sowohl am Ober- als auch am Unterschenkel als physiologisch zu betrachten [12]. Aus der Kenntnis dieser intraindividuellen Torsionstoleranz von 15° läßt sich andererseits allein keine Indikation zur Korrekturosteotomie ableiten. Von ausschlaggebender Bedeutung zur Bewertung einer Operationsindikation erscheint uns das Kriterium eines ausreichenden Rotationsumfangs des betroffenen Extremitätensegments. *Ein ausreichender Rotationsumfang muß mindestens den 0-Durchgang*, entsprechend der Neutral-0-Methode [1], *nach beiden Richtungen hin erlauben.* Noch günstiger ist hierbei ein beidseitiges Spiel über den 0-Durchgang hinaus von wenigstens 5° Innen- und Außenrotation.

Jede Indikation zur Operation setzt neben der gründlichen klinischen (s. Beitrag Strecker et al., S. 9–21) eine übersichtsradiographische und computertomographische [15] Analyse der Beingeometrie voraus (Abb. 1). Darüber hinaus muß selbstverständlich die allgemeine und lokale Operabilität berücksichtigt werden. Grundsätzlich ist die Operationsindikation zur Korrekturosteotomie bei jüngeren Patienten großzügiger zu stellen.

---

* Dieser Beitrag wurde in modifizierter Form im *Unfallchirurg* (1997) 100:29–38 veröffentlicht.

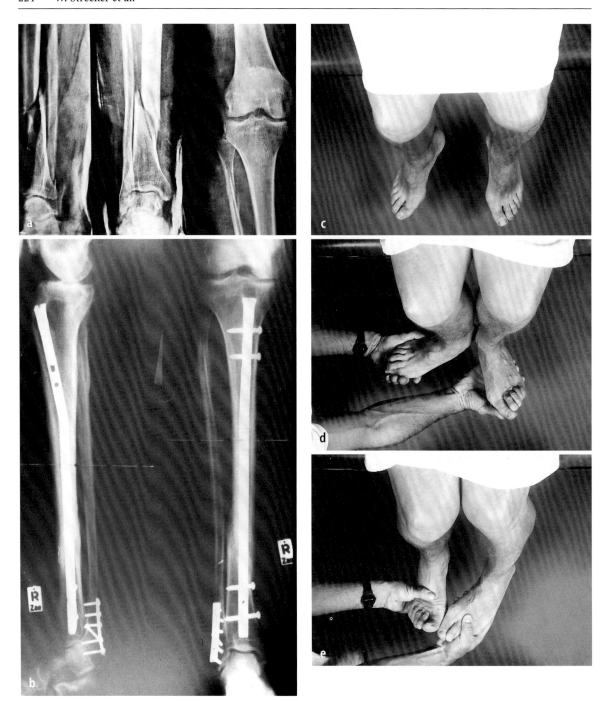

Abb. 1 a–i. Außentorsion des rechten Unterschenkels nach Fraktur vom Typ AO 42-C1.1 (**a**) und Marknagelung (**b**). Am frei hängenden Unterschenkel stellt sich spontan eine Außentorsionsdifferenz von etwa 10–15° ein (**c**). Erst bei endständiger Außenrotation (**d**) und Innenrotation (**e**), unter Benutzung des im Sprunggelenk rechtwinklig gebeugten Fußes als Zeiger, zeigt sich klinisch der tatsächliche Außentorsionsfehler rechts von etwa 30°. Computertomographisch wird eine Außentorsionsdifferenz von 29° gemessen (**f**). Nach Torsionskorrektur über dem liegenden Marknagel (**g**) zeigen sich annähernd seitengleiche Torsionsverhältnisse bei endständiger Außen- und Innenrotation (**h, i**). **f–i** s. S. 225

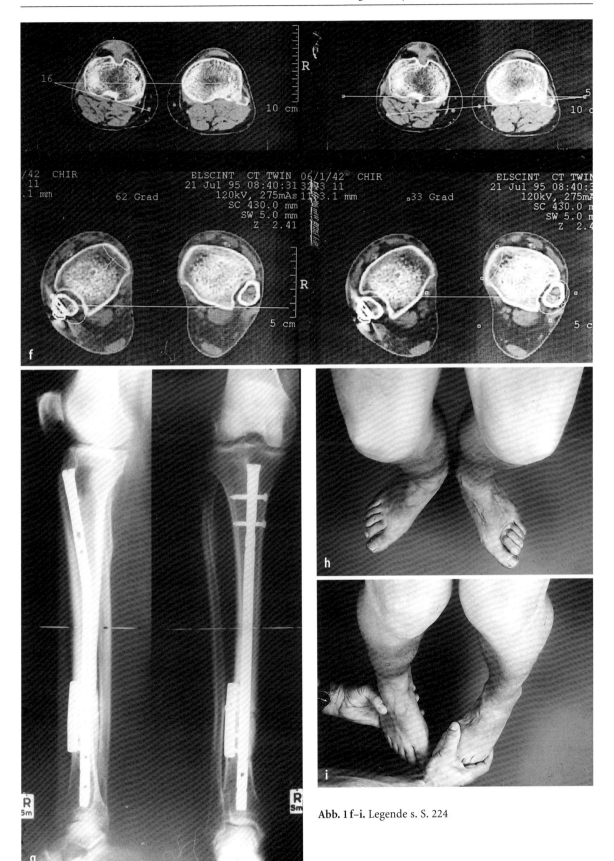

Abb. 1 f–i. Legende s. S. 224

Patienten und Methoden

Im Zeitraum 1. 1. 1991 bis 31. 12. 1995 wurden an der unfallchirurgischen Abteilung der Universitätsklinik Ulm 22 Patienten mit posttraumatischen Torsionsfehlern nach Marknagelosteosynthesen von Femur und Tibia korrigiert (Tabelle 1). Das Durchschnittsalter der 15 männlichen und 7 weiblichen Patienten lag zum Zeitpunkt des Korrektureingriffs bei 27,7 (21–53) Jahren. Das Zeitintervall zwischen ursprünglichem Trauma und Korrektureingriff betrug 19 (1–68) Monate nach Oberschenkelfrakturen und 33 (1–94) Monate nach Unterschenkelfrakturen mit 2 Frühkorrekturen bereits 3 und 7 Wochen nach primärer Marknagelosteosynthese.

Vor allen Korrektureingriffen erfolgte zunächst klinisch und anschließend computertomographisch nach der Ulmer Methode [14] eine genaue Analyse der Längen- und Torsionsverhältnisse beider Ober- und Unterschenkel (Abb. 2). Achsabweichungen sowohl in der Frontal- als auch in der Sagittalebene wurden übersichtsradiographisch ausgeschlossen. Die durchschnittliche intraindividuelle Torsionsabweichung betrug an den betroffenen Oberschenkeln 33° (−37/+50°), wobei 12 Patienten Außentorsionen und 3 Patienten Innentorsionen aufwiesen. Die begleitenden Längendifferenzen, es handelte sich in allen Fällen um Verkürzungen, lagen durchschnittlich bei −1,1 cm (−3,1/+0,2 cm). Bei 3 Patienten bestanden Verkürzungen von 1,4 cm und mehr. An den Unterschenkeln lag die intraindividuelle Torsionsabweichung bei 23° (−22/+29°) mit 5 Außentorsionen und 2 Innentorsionen. Alle Längendifferenzen bewegten sich mit 0,2 cm (−0,2/+0,6 cm) im Bereich der physiologischen Längentoleranz von 1,05 cm für den Unterschenkel [6] und waren somit nicht korrekturbedürftig.

Operationstechnik

Bei allen Patienten erfolgten die Korrektureingriffe in Rückenlagerung auf einem röntgendurchlässigen Operationstisch. Während der Narkoseeinleitung wurde einmalig Cefuroxim 1,5 g i.v. appliziert. Zur Thromboseprophylaxe wurde perioperativ niedermolekulares Heparin verabreicht. Diese Prophylaxe wurde postoperativ fortgesetzt und erst nach Erreichen einer Belastungsfähigkeit der operierten Extremität von 20 kg bei freier Beweglichkeit im oberen Sprunggelenk beendet.

Oberschenkel. Ziel war bei allen diaphysären Torsionsabweichungen eine Korrekturosteotomie in Höhe der Fehlstellung über dem liegenden Marknagel. Über einen sog. Briefkastenzugang wird der ehemalige Frakturbereich von lateral her dargestellt.

Tabelle 1. Ausgangsdaten vor Korrekturosteotomie

	Pat. [n]	m/w	Alter[a] [Jahre]	Zeit nach Trauma[b] [Monate]	Δ Torsion[c] [°]	Δ Länge [cm]
OS	15	9/6	24,9 (21–34)	19 (2–68)	+33 (−37/+50)	−1,1 (−3,1/+0,2)
US	7	6/1	33,8 (22–53)	33 (1–94)	+23 (−21/+29)	+0,2 (−0,2/+0,6)
Gesamt	22	15/7	27,7 (21–53)	23,5 (1–94)	+29,8 (−37/+50)	−0,7 (−3,1/+0,6)

[a] Alter der Patienten zum Zeitpunkt der Korrekturosteotomie.
[b] Zeitintervall zwischen Trauma und Korrekturosteotomie.
[c] Innentorsionsdifferenzen werden mit −, Außentorsionsdifferenzen mit + angegeben.

Abb. 2 a–d. Klinische Diagnose eines Außendrehfehlers des linken Oberschenkels nach beidseitiger Oberschenkelfraktur (**a**), computertomographisch als Außentorsionsdifferenz von 42° bestätigt. Nach diaphysärer Torsionskorrektur über dem liegenden Marknagel (**b**) zeigt die klinische Torsionskontrolle nahezu regelrechte Torsionsverhältnisse (**c**). Dieser Befund bestätigt sich computertomographisch mit einer physiologischen Außentorsionsdifferenz von 7° (**d**)

Torsionskorrekturen nach Marknagelosteosynthesen der unteren Extremität 227

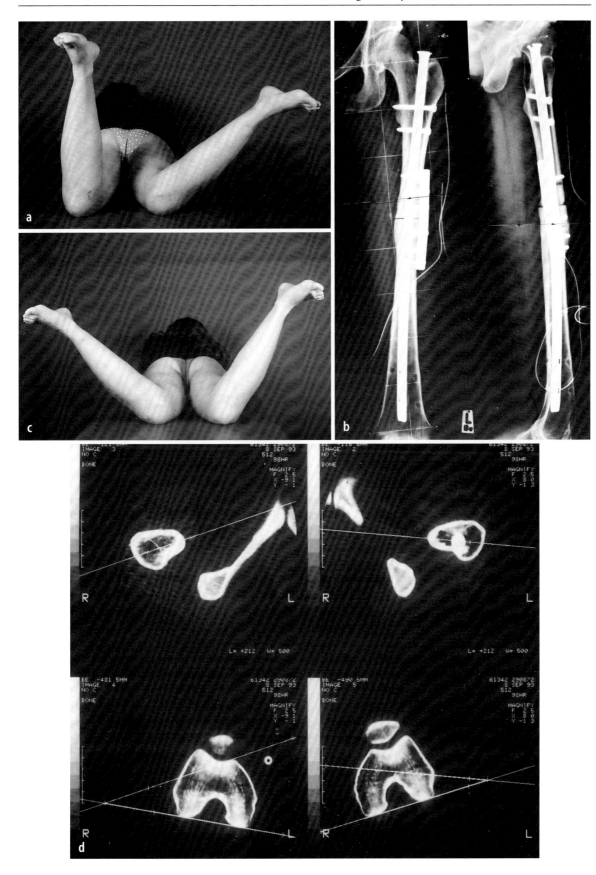

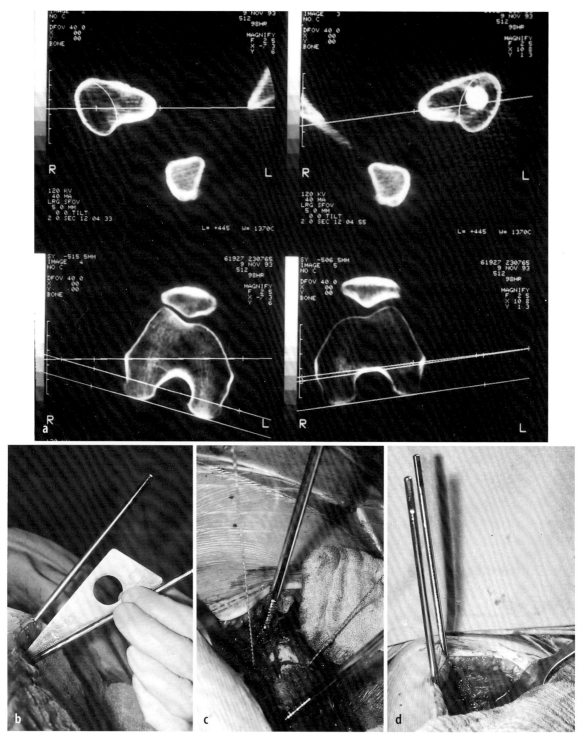

Abb. 3 a–e. Computertomographische Bestätigung eines klinisch relevanten Außendrehfehlers des linken Femurs nach Marknagelosteosynthese mit einer Torsionsdifferenz von 15° bei einer absoluten Innentorsion von 1° (normal: 23°) (**a**). Festlegen des gewünschten Korrekturwinkels von 20° unter Benutzung von je einer Schanz-Schraube proximal und distal der geplanten Osteotomie (**b**). Nach Durchführung der queren Osteotomie mit der Gigli-Säge (**c**) und Torsionskorrektur stehen die Schanz-Schrauben in axialer Aufsicht parallel zueinander (**d**). **e** s. S. 229

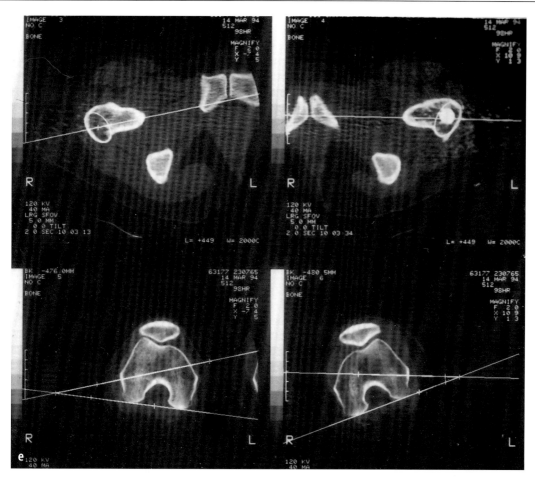

Abb. 3. Die computertomographische Kontrolle zeigt nun eine physiologische Innentorsionsdifferenz links von 3°, bei einem absoluten Innentorsionswinkel von 22°, also einer Korrektur von 21° entsprechend (**e**)

Nach Markierung der Höhe der queren Osteotomie wird der Winkel der angestrebten Torsionskorrektur proximal und distal der geplanten Osteotomie durch je eine Schanz-Schraube von 5 mm Durchmesser festgelegt (Abb. 3). Der Korrekturwinkel ergibt sich somit durch axiale Aufsicht auf die Schanz-Schrauben. Nach Entfernung der distalen Verriegelungsbolzen (falls vorhanden) wird die quere Osteotomie, zunächst von lateral mit der oszillierenden Säge und anschließend komplettierend von medial mit einer Gigli-Säge, durchgeführt. Der Ausgleich des Torsionsfehlers erfolgt manuell durch Drehen des distalen Fragments „mit dem Hebel des gebeugten Unterschenkels": Die Schanz-Schrauben erscheinen nun bei axialer Sichtkontrolle parallel zueinander. Das Korrekturergebnis wird durch eine breite 6-Loch-DC-Platte gesichert. Beim wechselseitigen Anziehen der Schrauben muß eine kontinuierliche Torsionskontrolle gewährleistet sein. Die Schanz-Schrauben werden erst nach Abschluß der Plattenosteosynthese entfernt. Operationstechnische Einzelheiten sind bei Strecker et al. [13] beschrieben.

Einzeitige Längenkorrekturen bis zu etwa 2 cm sind durch Interposition von kortikospongiösem Knochen zusätzlich möglich. In diesen Fällen ist der Osteotomiebereich mittels einer breiten 8-Loch-DC-Platte zu stabilisieren (Abb. 4). Für Korrekturen von Längendifferenzen über 2 cm empfehlen sich kontinuierliche Distraktionsverfahren; bei liegendem Marknagel in Kombination mit einem äußeren Fixateur (z. B. Heidelberger Fixateur, Wagner-Apparat) (s. Beitrag von Suger u. Strecker, S. 265–274). Alternativ bietet sich neuerdings als internes Korrekturverfahren ein Nagelwechsel auf den Albizzia-Verlängerungsnagel unter Verwendung einer Innensäge an [7] (s. Beitrag von Guichet, S. 251–264).

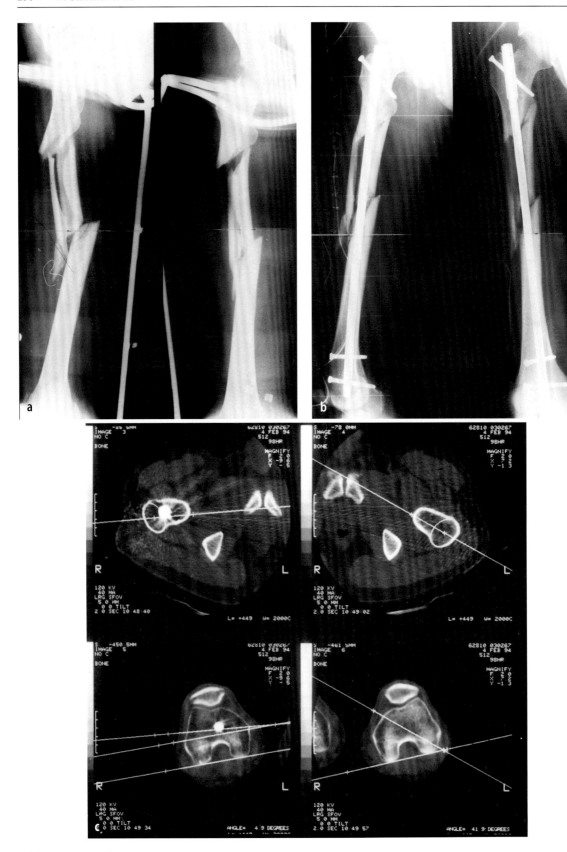

Abb. 4a–c. Legende s. S. 231

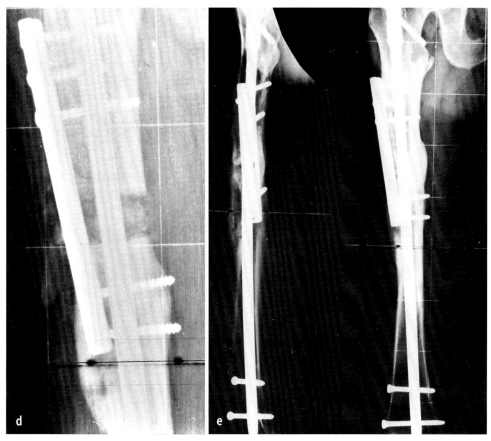

◀ **Abb. 4a–h.** Nach Femurfraktur rechts vom Typ AO 32-C1.3 (**a**) und Marknagelosteosynthese (**b**) resultiert eine Außentorsionsdifferenz des rechten Oberschenkels von 47° und eine Verkürzung von 2,1 cm (**c**). Einzeitige Torsions- und Längenkorrektur über dem liegenden Marknagel mit Röntgenkontrolle 6 Wochen (**d**) und 20 Monate (**e**) postoperativ. **f–h** s. S. 232

Unterschenkel. Die für den Oberschenkel beschriebene Torsionskorrektur über dem liegenden Marknagel ist grundsätzlich analog auch am Unterschenkel anwendbar. Aufgrund der ungünstigeren Weichteilverhältnisse, insbesondere am distalen Unterschenkel, empfiehlt sich ggf. eine operationstechnische Variante (Abb. 5). Nach Festlegen der gewünschten Osteotomiehöhe werden Schanz-Schrauben (z. B. von 4 mm Durchmesser) in ausreichendem Abstand proximal und distal von der geplanten Osteotomie über Stichinzisionen eingebracht und sicher in der Tibiakortikalis im gewünschten Korrekturwinkel verankert. In Höhe der Osteotomie erfolgt an der medialen Tibiafacette je eine längsverlaufende Stichinzision von etwa 1,5 cm Länge über der ventralen und dorsalen Tibiakante bis auf den Knochen. Nach Tunnelierung des dorsolateralen Periosts subperiostales Durchziehen der Gigli-Säge. Zum Schutz der Weichteile im Bereich der Inzisionen werden Gewebeschutzhülsen von 4,5 mm Durchmesser dem Sägedraht von beiden Seiten her übergezogen und beim Sägevorgang von der Assistenz fest auf den Knochen gedrückt. Nach abgeschlossener Osteotomie und Nagelwechsel wird die Torsionskorrektur durch Einsetzen der distalen und/oder proximalen Verriegelungsbolzen gesichert. Die Schanz-Schrauben zeigen wiederum in axialer Aufsicht das Ausmaß der Torsionskorrektur an.

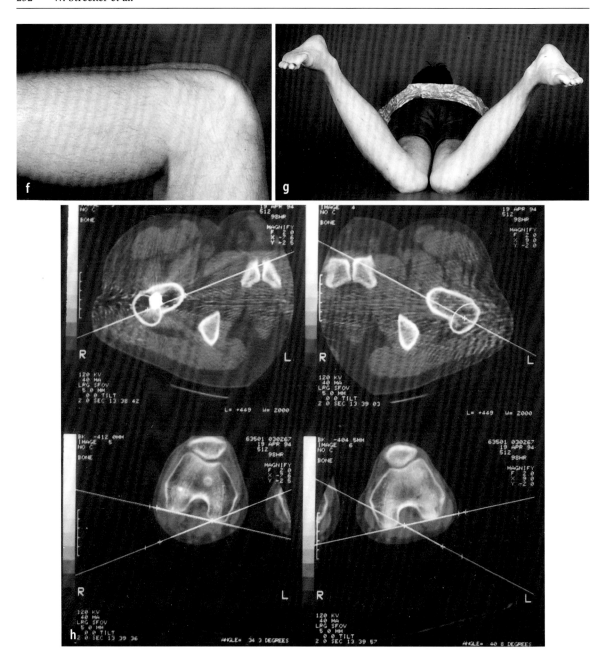

Abb. 4. Klinisch (**f, g**) und computertomographisch (**h**) befriedigendes Ergebnis mit verbleibender Außentorsionsdifferenz von 7° und einer Verkürzung von 0,6 cm

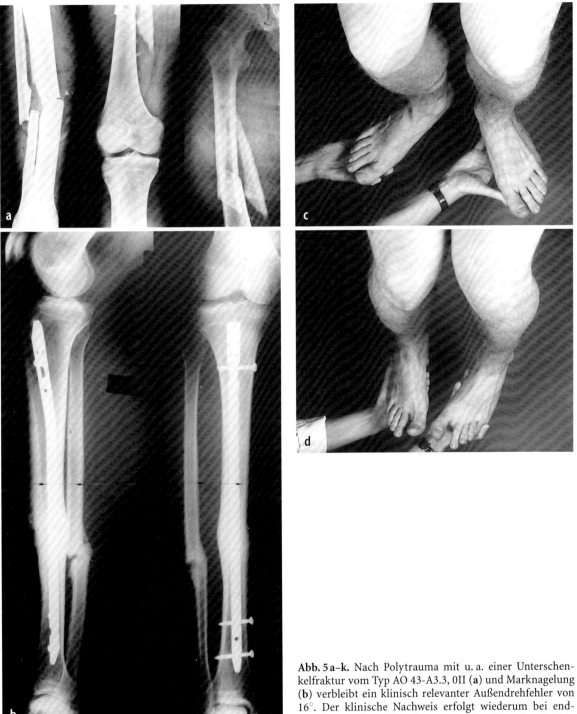

Abb. 5a–k. Nach Polytrauma mit u. a. einer Unterschenkelfraktur vom Typ AO 43-A3.3, 0II (**a**) und Marknagelung (**b**) verbleibt ein klinisch relevanter Außendrehfehler von 16°. Der klinische Nachweis erfolgt wiederum bei endständiger Außen- (**c**) und Innenrotation (**d**). **e–k** s. S. 234

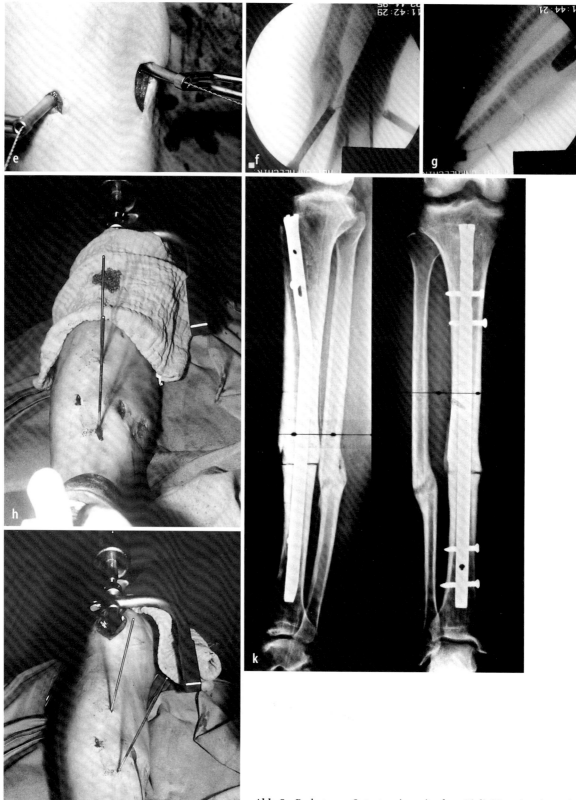

Abb. 5. Perkutane Osteotomie mit der Gigli-Säge (**e–g**) nach Festlegen des Korrekturwinkels mit Schanz-Schrauben. Innentorsionskorrektur von 10° (**h, i**) und torsionsstabile Osteosynthese mit einem statisch verriegelten AO-Universalnagel (**k**)

Ergebnisse (Tabelle 2)

Bei allen Patienten wurde postoperativ die Beingeometrie klinisch und computertomographisch überprüft. Alle Patienten wurden nach einem durchschnittlichen Zeitraum von 22 Monaten (3–58 Monate) nach der Korrekturosteotomie nachuntersucht. Die volle Belastbarkeit der operierten Extremität wurde nach durchschnittlich 11 Wochen (9–15 Wochen) erreicht. Bei keinem der Patienten wurden postoperativ Thrombosen, Embolien und neurologische Beeinträchtigungen diagnostiziert. Ebensowenig wurden Implantatauslockerungen und -brüche beobachtet.

Oberschenkel. Die computertomographisch ermittelten intraindividuellen Torsionsunterschiede zwischen korrigierter und gesunder Seite lagen durchschnittlich bei 6,4° (−3/+14°) und somit im Bereich der intraindividuellen Torsionstoleranz [12]. Ebenfalls ausgeglichen waren nach Korrekturosteotomie die Längenverhältnisse mit einer durchschnittlichen Verkürzung von 0,4 cm (0,8/0,1 cm). Bei 3 Patienten wurde hierzu neben der Torsionskorrektur gleichzeitig eine einzeitige Femurverlängerung von durchschnittlich 2,2 cm durch Interposition von allogenem kortikospongiösem Knochen im Osteotomiespalt durchgeführt. Ein weiterer Patient erfuhr neben der Torsionskorrektur eine kontinuierliche Distraktion über dem liegenden Marknagel mittels Heidelberger Fixateur. Nach Erreichen des angestrebten Längengewinns von 3,1 cm wurde distal verriegelt und der Fixateur entfernt.

Unterschenkel. Die intraindividuelle Torsionsdifferenz betrug nach Korrektur der Torsionsabweichungen 7° (+3/+12°). Längenkorrekturen waren nicht erfolgt. Die postoperativen Verkürzungen betrugen durchschnittlich 0,3 cm (−0,5/+0,2 cm).

Komplikationen

Während der postoperative Verlauf nach Korrekturosteotomien des Femurs bei allen Patienten problemlos blieb, kam es nach Korrekturosteotomien am Unterschenkel zu 3 Komplikationen. Ein Hämatom im Bereich der Osteotomie bildete sich unter konservativen Maßnahmen zurück. Ein Patient mit Torsionsfehlstellung nach Stabilisierung einer II° offenen Unterschenkelschaftfraktur mit einem ungebohrten Tibianagel (UTN) und Frühkorrektur 3 Wochen nach der Primäroperation entwickelte einen tiefen Weichteilinfekt mit Staphylococcus aureus. Durch lokale Maßnahmen mit Débridement und Vakuumversiegelung [3] sowie antibiotischer Therapie konnte der Infekt zur Ausheilung gebracht werden. Ein weiterer Patient mit Pseudarthrose nach Korrekturosteotomie der diaphysären Tibia im mittleren Drittel wurde nach 5 Monaten lokal revidiert. Nach Anfrischung des Osteotomiebereichs und Anlagerung von autogener Spongiosa kam es anschließend zum zeitgerechten knöchernen Durchbau.

Tabelle 2. Ergebnisse

	Δ Torsion [°]	Δ Länge [cm]	Pseudarthrose	Osteitis
OS	+6,4 (−3/+14)	−0,4 (−0,8/−0,1)	–	–
US	+7 (+3/+12)	−0,3 (−0,5/+0,2)	1	1
Gesamt	+6,6 (−3/+14)	−0,4 −0,8/+0,2)	1	1

Diskussion

Die Indikationsstellung zur Korrekturosteotomie nach posttraumatischen Torsionsfehlern setzt eine umfassende und kritische Würdigung lokaler und allgemeiner Kriterien voraus. Wichtige Voraussetzung ist eine gründliche klinische Analyse der gesamten Beingeometrie, ergänzt durch eine übersichtsradiographische und computertomographische Bestimmung der Achs-, Längen- und Torsionsverhältnisse [14]. Eine alleinige klinische Längen- und Torsionswinkelbestimmung ist aufgrund ihrer mangelhaften Genauigkeit für eine Operationsplanung nicht ausreichend [5]. Vor der Indikationsstellung zur Korrekturosteotomie und für eine entsprechende Operationsplanung müssen die Längen- und Torsionsverhältnisse aller Segmente, d. h. beider Ober- und Unterschenkel, bekannt sein.

Intraindividuelle Torsionsunterschiede im Seitenvergleich von 15° können i. allg. sowohl am Oberschenkel als auch am Unterschenkel toleriert werden [12]. Die Kenntnis der absoluten Torsionswerte erlaubt aber alleine keine Operationsindikation. Von entscheidender Bedeutung ist der Rotationsumfang des betroffenen Extremitätensegments einschließlich der beiden angrenzenden Gelenke. Dabei ist offensichtlich, daß Torsionsfehler am

Oberschenkel durch den größeren Rotationsumfang des Hüftgelenks leichter kompensiert werden können als Torsionsfehler am Unterschenkel. Hier bieten die beiden angrenzenden Gelenke, also Knie- und oberes/unteres Sprunggelenk, nur ein sehr begrenztes Rotationsspiel. In beiden Fällen liegen funktionell primär Scharniergelenke vor. Zur klinischen Beurteilung reicht indessen die Untersuchung der Rotation an Ober- und Unterschenkel entsprechend der Neutral-0-Methode aus [1]. Der im Kniegelenk rechtwinklig gebeugte Unterschenkel dient dabei als Zeiger für die Oberschenkelrotation. Der in den Sprunggelenken rechtwinklig gebeugte Fuß zeigt den Rotationsumfang des Unterschenkels an. Im Normalfall sollte der 0-Durchgang der Rotation im Sinne einer Innen- und Außenrotation von wenigstens 5° möglich sein. Das Fehlen des rotatorischen 0-Durchgangs eines Extremitätensegments ist immer mit Beschwerden in den angrenzenden Gelenken verbunden. Die Symptome sind zunächst meistens unspezifisch. Häufig werden belastungsabhängig ziehende Schmerzen im Bereich der Gelenke angegeben. Typisch für Außendrehfehler des Unterschenkels sind Probleme beim Fahrrad- und Motorradfahren. Die Patienten stoßen bei nach außen rotiertem Fuß mit dem Innenknöchel und der Innenseite der Ferse an, z. B. an der Tretkurbel beim Fahrrad. Langbestehende Außentorsionsfehler des Unterschenkels führen über eine kompensatorische Pronation und Valgisierung im Fußskelett zu Plattfuß und Anschlußarthrosen [11]. Innendrehfehler am Unterschenkel äußern sich häufig durch chronische Fehlbelastung in unspezifischen Schmerzen an der Innenseite des Kniegelenks. Nach längerem Vorliegen einer pathologischen Innentorsion werden Meniskus- und Knorpelschäden, bevorzugt im medialen Kniegelenkkompartment, beobachtet (Abb. 6a). Typisch sind Verhornungen am lateralen Fußrand als Ausdruck einer funktionellen Supination (Abb. 6b). Es sind nicht selten Clavi, die dem Patienten Schmerzen bereiten und ihn zum Arztbesuch veranlassen.

Die größere Kompensationsfähigkeit von Drehfehlern am Oberschenkel spiegelt sich an den präoperativen Torsionsabweichungen unserer Patienten wider. Während die durchschnittliche Torsionsdifferenz am Oberschenkel 33° betrug, mit einer Streuung von −37 bis +50°, sind die entsprechenden Werte am Unterschenkel mit 23° durchschnittlicher Abweichung und einer Streuung zwischen −21 und +29° deutlich geringer. Bemerkenswerterweise hatten 17 Patienten Außendrehfehler und 5 Patienten Innendrehfehler. Dies bestätigt die

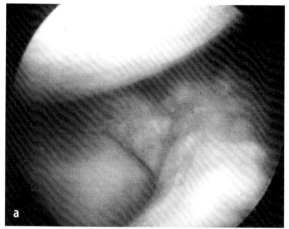

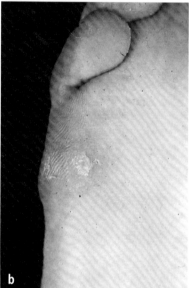

Abb. 6a, b. Nach Unterschenkelfraktur rechts vor 8 Jahren mit posttraumatischem Innendrehfehler von 17°, bezogen auf den Unterschenkel, und von 26°, bezogen auf das gesamte rechte Bein, persistierende medialbetonte Knieschmerzen. Arthroskopisch wird eine Chondromalazie II° femorotibial-medial und ein degenerativer Innenmeniskusschaden diagnostiziert (**a**). Schmerzen am lateralen Fußrand durch eine chronische Fehlbelastung mit funktioneller Supination lassen sich häufig auf Clavi zurückführen (**b**). Nach Außentorsionsosteotomie um 15° deutliche Besserung des klinischen Beschwerdebildes und spontanes Verschwinden der Clavi

Tendenz zur Außentorsion nach Marknagelosteosynthesen sowohl am Oberschenkel [2], als auch am Unterschenkel [5, 14].

Bei der präoperativen Planung von Torsionskorrekturen ist zwar der Torsionswinkel des kontralateralen gesunden Extremitätensegments grundsätzlich als Ideal anzustreben. Der definitive Korrekturwinkel muß jedoch auch die Torsionsverhältnisse beider Beine gesamt berücksichtigen. Bei der avisierten Korrektur eines Unterschenkels muß also die Torsionswinkeldifferenz der Oberschenkel bekannt sein und umgekehrt. Ziel der Korrekturosteotomie sind also nicht nur ausgeglichene Torsionsverhältnisse auf einer Etage, sondern für beide Ober- und Unterschenkel gesamt.

Fehlstellungen der unteren Extremitäten führen zu Veränderungen der Beinstatik und der muskuloligamentären Balance sowie im Laufe der Zeit zu funktionellen und später auch morphologischen Veränderungen der benachbarten Gelenke. Derartige Veränderungen, insbesondere Anschlußarthrosen, sind bei jeder Indikation zur Korrekturosteotomie zu berücksichtigen. Der meßtechnisch als ideal ermittelte Korrekturwinkel muß dann ggf. modifiziert werden. Im allgemeinen, in erster Linie nach lange bestehenden Fehlstellungen, wird der tatsächliche Korrekturwinkel etwas kleiner gewählt. Auf die spezielle Problematik von Innentorsionskorrekturen am proximalen Unterschenkel sei nochmals hingewiesen.

Torsionskorrekturen nach Marknagelung am Oberschenkel sind grundsätzlich als geschlossenes Verfahren unter Benutzung einer Innensäge möglich. Zum einen setzt diese Technik jedoch einen Nagelwechsel voraus mit entsprechendem Operationstrauma, zum anderen erscheint uns die Torsionskontrolle und damit die Präzision der Korrektur beim offenen Verfahren besser. Als Zeiger für die Torsionsverhältnisse haben sich uns kortikal eingedrehte Schanz-Schrauben bewährt, die keinesfalls als Hebel mißbraucht werden dürfen. Kirschner-Drähte neigen zur Dislokation und zum Verbiegen und sind als Zeiger nicht geeignet. Die Rückstellkräfte nach erfolgter Torsionskorrektur können insbesondere am Oberschenkel gelegentlich erheblich sein. Nach eigenen Erfahrungen sind Verriegelungsbolzen diesen Kräften nicht immer gewachsen – es kam bei 2 Patienten einer vorangegangenen Untersuchungsserie zu sekundären Torsionsverlusten –, so daß wir die stabilere Osteosynthese mit einer kurzen, breiten DC-Platte vorziehen. Am Unterschenkel dagegen scheint eine solide erneute Verriegelung mit wenigstens 2 Bolzen ausreichend zu sein. Voraussetzung ist jedoch die Verwendung eines torsionsstabilen Marknagels. Der solide ungebohrte Tibianagel der AO (UTN) scheint uns hierfür ungeeignet [4]. Die Schanz-Schrauben als Zeiger dürfen erst nach abgeschlossener Torsionskorrektur entfernt werden, da beim Anziehen der Plattenschrauben bzw. beim Setzen der Verriegelungsbolzen an der Tibia noch Torsionsänderungen auftreten können.

Einzeitige Torsionskorrekturen und Verlängerungen bis etwa 2 cm sind am Oberschenkel möglich. Bei längerstreckigen Korrekturen empfiehlt sich das kontinuierliche Verfahren der Kallusdistraktion. Als internes Implantat bietet sich neuerdings der Verlängerungsnagel von Guichet [7] (s. Beitrag von Guichet, S. 251–264) an. Hierzu liegen uns allerdings noch keine eigenen Langzeiterfahrungen vor.

Aufgrund der ungünstigeren Weichteildeckung und Durchblutungssituation sind Osteosynthesen am Unterschenkel mit einem höheren Infektrisiko behaftet. Ebenfalls gehäuft sind Wundheilungsstörungen sowie verzögerte und ausbleibende Knochenheilungen. Diese Risiken bestätigen sich eindrucksvoll an unserem kleinen Kollektiv.

Als gewebeschonend hat sich die quere Osteotomie mit der Gigli-Säge erwiesen, die über 2 kleine Längsinzisionen über der ventralen und medialen Tibiakante subperiostal durchgeführt wird. Bei liegendem Marknagel kann die mediale Kortikotomie mit Bohrer und/oder Fähnchenmeißel ggf. vervollständigt werden. Aufgrund des Verlaufs des N. peronaeus und seiner Äste ist dringlichst vor einer Innentorsionskorrektur in der proximalen Unterschenkelhälfte zu warnen. Die bindegewebige Fixierung des N. peronaeus communis an Fibulaköpfchen und -hals [8] erklärt möglicherweise Überdehnungsschäden bei einzeitigen Innentorsionskorrekturen. Mäßiggradige Torsionskorrekturen am distalen Unterschenkel lassen sich hingegen gefahrlos durchführen.

Das Zeitintervall zwischen Trauma und Korrektureingriff von durchschnittlich 2 Jahren und einer Streuung zwischen 1 Monate und 8 Jahren (Tabelle 1) erscheint in Einzelfällen lang. Offensichtlich werden die Beschwerden der Patienten nicht immer ausreichend gewürdigt. Eine mangelnde Kenntnis der klinischen Analyse der Beingeometrie sowie der bildgebenden Meßverfahren mag die relativ späte Diagnosestellung von posttraumatischen Torsionsfehlern mitunter erklären.

Schließlich muß nach den Ursachen der hohen Inzidenz von Torsionsabweichungen nach Marknagelosteosynthesen gefragt werden [14]. Wir teilen die Empfehlungen von Krettek et al. [9], die auf die große Bedeutung der präoperativen Untersuchung des gesunden Beins vor Marknagelosteosynthesen hinweisen. Neben dem Rotationsumfang muß insbesondere bei C-Frakturen vor dem sterilen Abdecken im Operationssaal die Länge des unverletzten Extremitätensegments bestimmt werden. Eine analoge Längen- und Rotationskontrolle gelingt intraoperativ am einfachsten in Rückenlage des Patienten auf einem strahlentransparenten Normaltisch. Da der im Kniegelenk gebeugte, freibeweglich abgedeckte Unterschenkel als Zeiger für die Oberschenkelrotation dient, sollte der Operationstisch in Höhe des Kniegelenks abklappbar sein. Analog dazu erfolgt die Längen- und Rotationskontrolle am freihängend gelagerten Unterschenkel. Die häufig empfohlene Extensionslagerung für die Marknagelung der Unterschenkelfrakturen [10] ist für eine adäquate intraoperative Torsionskontrolle eher hinderlich.

Zusammenfassung

Die mangelhafte intraoperative Torsionskontrolle gilt als typisches Problem von Marknagelosteosynthesen von Ober- und Unterschenkelfrakturen. Posttraumatische Torsionsabweichungen führen zu klinischen Beschwerden, wenn der rotatorische 0-Durchgang, entsprechend der Neutral-0-Methode, nicht erreicht oder durchschritten werden kann. Nur auf der Grundlage einer gewissenhaften klinischen, übersichtsradiographischen und computertomographischen Analyse der Beingeometrie können Indikationsstellung und Planung einer Korrekturosteotomie erfolgen. Operationstaktik und -technik von Torsionskorrekturen über dem liegenden Marknagel werden ebenso beschrieben wie die geometrischen und klinischen Ergebnisse nach insgesamt 22 Korrekturosteotomien an Ober- und Unterschenkel.

Literatur

1. Debrunner HU, Hepp WR (1994) Orthopädisches Diagnostikum. Thieme, Stuttgart New York
2. Dugdale TW, Degnan GG, Turen CH (1992) The use of computed tomographic scan to assess femoral malrotation after intramedullary nailing: a case report. Clin Orthop 279:258–263
3. Fleischmann W, Strecker W, Bombelli M, Kinzl L (1993) Vakuumversiegelung zur Behandlung des Weichteilschadens bei offenen Frakturen. Unfallchirurg 96:488–492
4. Franzreb M, Strecker W, Pokar S, Kinzl L (1994) Torsionswinkelabweichungen nach Unterschenkelosteosynthesen. Langenbecks Arch Chir Suppl (Kongreßbericht) 860–864
5. Franzreb M, Strecker W, Kinzl L (1995) Wertigkeit der klinischen Untersuchung von Torsionswinkel- und Längenverhältnissen der unteren Extremität. Aktuelle Traumatol 25:153–156
6. Franzreb M, Strecker W, Kinzl L (1995) Clinical and computertomographic examination of length and torsion of the lower limb. EFORT II, München
7. Guichet JM, Grammont PM, Troilloud P (1992) Clou d'allongement progressif – Expérimentation animale avec un recul de deux ans. Chirurgie 118:405–410
8. Koch S, Tillmann B (1995) Gefährdung der Äste des Nervus peroneaus bei Fibulaosteotomien. Operat Orthop Traumatol 7:113–117
9. Krettek C, Schulte-Eistrup S, Schandelmaier P, Rudolf J, Tscherne H (1994) Osteosynthese von Femurschaftfrakturen mit dem unaufgebohrten AO-Femurnagel (UFN). Unfallchirurg 97:549–567
10. Müller ME, Allgöwer M, Schneider R, Willenegger H (1992) Manual der Osteosynthese, 3. Aufl. Springer, Berlin New York Heidelberg Tokyo
11. Nicod L (1967) Effects cliniques et pronostics des défauts d'axe du membre inférieur chez l'adulte, à la suite d'une consolidation vicieuse d'une fracture du membre inférieur. In: Müller ME (Hrsg) Posttraumatische Achsenfehlstellungen an den unteren Extremitäten. Huber, Bern Stuttgart
12. Strecker W, Franzreb M, Pfeifer T, Pokar S, Wikström M, Kinzl L (1994) Computertomographische Torsionswinkelbestimmung der unteren Extremitäten. Unfallchirurg 97:609–613
13. Strecker W, Keppler P, Kinzl L (1997) Die einzeitige Rotationskorrektur nach Marknagelosteosynthesen des Oberschenkels. Operat Orthop Traumatol (im Druck)
14. Strecker W, Suger G, Kinzl L (1996) Lokale Komplikationen der Marknagelung. Orthopäde:274–291
15. Waidelich HA, Strecker W, Schneider E (1992) Computertomographische Torsionswinkel- und Längenmessung an der unteren Extremität. Röfo 157:245–251

Die einzeitige treppenförmige Verlängerungsosteotomie des Femurs*

W. Strecker, U. Becker, G. Hehl, I. Hoellen und L. Kinzl

Längenunterschiede, das gesamte Bein betreffend, bis 1,4 cm im Rechts-links-Seitenvergleich sind als physiologisch zu betrachten. Die entsprechenden intraindividuellen Längentoleranzen für gesunde Oberschenkelpaare betragen dabei 1,2 cm und für Unterschenkelpaare 1,0 cm (s. Beitrag Strecker et al., S. 75–86). Beinlängenunterschiede bis 2 cm werden i. allg. konservativ ausgeglichen, bei Längenunterschieden des Femurs von 2–4 cm bieten sich einzeitige Korrekturosteotomien an. Längenunterschiede der Oberschenkel bis zu 6–8 cm lassen sich grundsätzlich einzeitig durch unilaterale Verkürzungs- und kontralaterale Verlängerungsosteotomie korrigieren. Generell haben sich bei Differenzen von mehr als 3–4 cm jedoch interne [2] oder externe [3, 9, 13] Verfahren der Kallusdistraktion durchgesetzt.

Nach eigenen Erfahrungen ist der Anteil von Patienten mit posttraumatischen und kongenitalen Beinlängenunterschieden im mittleren Bereich von 2–4 cm relativ groß [12]. Hier bieten sich einzeitige Operationsverfahren zum Längenausgleich an. In Abhängigkeit von Körpergröße und unter Berücksichtigung des relativ konstanten Längenverhältnisses zwischen Femur und Tibia von 5:4 [6] (s. Beitrag Strecker et al., S. 75–86) ist eine Verlängerungsosteotomie oder ggf. auch eine kontralaterale Verkürzungsosteotomie zu diskutieren. Einzeitige diaphysäre Osteotomien zur Korrektur von Längen-, Achsen- und Torsionsfehlstellungen unter Verwendung des Verriegelungsmarknagels sind mehrfach beschrieben worden [4, 7, 11]. Aufgrund der besseren Durchblutung ist die knöcherne Heilung im metaphysären Bereich indessen rascher und zuverlässiger. Daher bietet sich die subtrochantäre und suprakondyläre Femurregion für Korrekturosteotomien mehrdimensionaler Fehlstellungen einschließlich einzeitiger Verlängerungsosteotomien an. Beschreibungen von metaphysären Osteotomien des Oberschenkels zur Korrektur von Achswinkeln und Torsionen sowie zur Durchführung von Verkürzungen sind in der orthopädischen Literatur geläufig [1, 9]. Angaben zu einzeitigen metaphysären Verlängerungsosteotomien sind uns jedoch nicht bekannt.

Voraussetzung für Indikationsstellung und Operationsplanung ist eine gründliche klinische (s. Beitrag Strecker et al., S. 9–21), übersichtsradiographische [9] und computertomographische [14] Analyse der Beingeometrie. Diese Analyse umfaßt die Längen-, Torsions- und Achsverhältnisse frontal und sagittal aller 4 Beinsegmente, also beider Ober- und Unterschenkelpaare. Ebenso eingehend muß die Statik der Wirbelsäule überprüft werden. Bei partiell oder vollständig fixierten Skoliosen der Wirbelsäule nach länger bestehenden Oberschenkelverkürzungen ist die Indikation zur Korrekturosteotomie eingeschränkt. Jede Operationsindikation muß sich weiterhin an lokalen und allgemeinen Kriterien orientieren. Neben der Weichteil- und Durchblutungssituation ist die Knochenqualität im Bereich der geplanten Osteotomie zu bewerten. Ödematöse oder indurierte Weichteile sind ebenso zu umgehen wie sklerosierte Knochenzonen. Insbesondere nach offenen Frakturen, Anwendung von äußeren Fixationen, mehrfachen Voroperationen und verzögertem Heilungsverlauf müssen „schlafende" Infektionsnester ausgeschlossen sein [5]. Die Indikation zur Korrekturosteotomie ist bei jüngeren und kooperativen Patienten grundsätzlich großzügiger zu stellen. In höherem Alter lassen sich mäßiggradige Längenkorrekturen am Femur gelegentlich auch im Rahmen der Implantation einer Hüft-TEP erreichen.

Neben einem Längenausgleich bis etwa 3 cm erlaubt die einzeitige treppenförmige Korrekturosteotomie zusätzlich Torsionskorrekturen bis etwa 20° sowie Achskorrekturen in der Frontal- und Sagittalebene bis jeweils etwa 5°. Der Ort der Verlängerungsosteotomie wird bestimmt von der

---
* Dieser Beitrag wurde in modifizierter Form im *Unfallchirurg* (1977) 100: 124–132 veröffentlicht.

Lokalisation der Fehlstellung unter Berücksichtigung mehrdimensionaler Zusatzkorrekturen sowie durch die erwähnten lokalen Kriterien der Weichteil- und Knochenqualität. Erfahrungsgemäß ist eine einzeitige Verlängerung am proximalen Femur leichter durchzuführen als distal.

Material und Methoden

Im Zeitraum 1. 1. 1990 bis 31. 12. 1995 wurden bei 24 Patienten (7 Frauen und 17 Männer) mit einem mittleren Alter von 24,7 Jahren (15–38 Jahre) 10 kongenitale und 14 posttraumatische Verkürzungen des Oberschenkels durch eine treppenförmige metaphysäre Verlängerungsosteotomie korrigiert. Der durchschnittliche Zeitraum zwischen Unfall und jeweiliger Korrekturosteotomie lag bei 8,6 Jahren (15 Monate–31 Jahre). Ohne Berücksichtigung der Fehlstellungen nach den insgesamt 5 frühkindlichen Frakturen, alle jeweils mit Epiphysenbeteiligung, lag dieser Zeitraum jedoch bei nur 2 Jahren (15–45 Monate).

18 Verlängerungsosteotomien wurden subtrochantär und 6 suprakondylär durchgeführt. Die Stabilisierung der Osteotomien erfolgte in allen Fällen durch 95°-Kondylenplatten. Bei 17 Patienten wurden die knöchernen Defekte durch allogene kortikospongiöse Knochenblöcke aufgefüllt, bei 7 Patienten durch autogenen Knochen aus dem Beckenkamm.

Die Verkürzungen betrugen im Vergleich zur gesunden Gegenseite im Durchschnitt 3,2 cm (1,8–4,7 cm). Bei 3 Patienten bestand zusätzlich ein Außendrehfehler von 15–20°, bei einem weiteren Patienten ein Innendrehfehler von 20°. 4 Patienten boten eine suprakondyläre Varusstellung, 2 Patienten ein Genu recurvatum und 1 Patient ein Streckdefizit im Kniegelenk. Eine Patientin hatte eine suprakondyläre Ad-latus-Dislokation und eine weitere Patientin eine korrekturbedürftige Coxa valga antetorta. In allen Fällen wurde die Beingeometrie prä- und postoperativ klinisch, übersichtsradiographisch [9] und computertomographisch [14] analysiert.

Alle Patienten erhielten bei Narkoseeinleitung 1,5 g Cefuroxim i.v. als einmalige Antibiotikaprophylaxe. Die präoperativ eingeleitete Thromboseprophylaxe mit niedermolekularem Heparin wurde postoperativ fortgeführt bis zum Erreichen einer Belastbarkeit des operierten Beines von 20 kg bei freier Beweglichkeit im oberen Sprunggelenk.

Operationstechnik

Alle Patienten wurden in Rückenlage auf einem strahlentransparenten Normaltisch gelagert. Die Unterschenkelplatte des Operationstisches war im Kniegelenk abklappbar. Das betroffene Bein wurde frei beweglich abgedeckt, der Unterschenkel in einer sog. Stockinette verpackt und mit einer elastischen Binde sicher gewickelt.

Subtrochantäre Verlängerungsosteotomie

Operativer Zugang über einen sog. Briefkastenzugang und Osteosynthese folgen den Standards einer Winkelplattenosteosynthese am proximalen Femur [8]. Nach Einschlagen einer 9- oder 12-Loch-95°-Kondylenplatte Markierung der treppenförmigen Osteotomie entsprechend der Planskizze (Abb. 1a). Nach Herausnahme der Platte treppenförmige Osteotomie mit der oszillierenden Säge. Endgültiges Eintreiben der Kondylenplatte und Distraktion der Fragmente durch Längszug am gebeugten Unterschenkel und Einsetzen von großen Arthrodesenspreizern, ggf. Verwendung des Femurdistraktors. Nach erfolgtem Längenausgleich Besetzen des distalen Plattenlochs mit einer Schraube. Einbringen der kortikospongiösen Blöcke in die entstandenen Defekte und Vervollständigung der Osteosynthese (Abb. 1b, 2).

Eine *zusätzliche Torsionskorrektur* bis etwa 20° ist durch Heraussägen eines ventralen oder dorsalen längs verlaufenden Kortikaliskeils möglich (Abb. 3). Der Korrekturwinkel muß dabei vor der Osteotomie mit je einer Schanz-Schraube im proximalen und distalen Femurfragment sicher festgelegt werden [11].

Abb. 2 a–e. Intraoperative Durchleuchtungskontrolle mit einzelnen Schritten einer subtrochantären treppenförmigen Verlängerungsosteotomie am linken Femur. Nach vorläufigem Einschlagen der Kondylenplatte Festlegen der proximalen und distalen Begrenzung der geplanten „Treppe" durch Kirschner-Drähte (**a**). Nach treppenförmiger Osteotomie mit der oszillierenden Säge (**b**) Distraktion der Fragmente, hier mittels Femurdistraktor (**c**). Halten des Längengewinns durch eine Kortikalisschraube in einem distalen Plattenloch, dann interfragmentäre Kompression durch Zugschrauben im Bereich der „Treppe" (**d**). Nach Einpassen der kortikospongiösen Blöcke in die entstandenen Halbschaftdefekte Vervollständigung der Osteosynthese (**e**)

Die einzeitige treppenförmige Verlängerungsosteotomie des Femurs 241

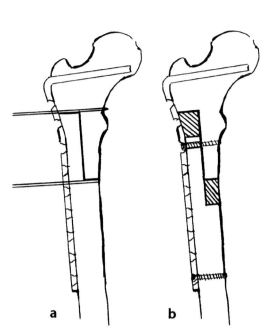
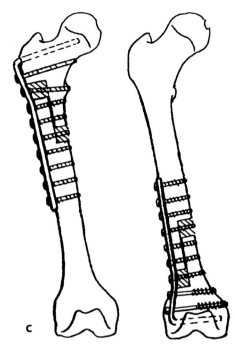

Abb. 1. a Nach vorläufigem Einschlagen einer 9-Loch-95°-Kondylenplatte Festlegen der proximalen Halbschaftosteotomie zwischen 1. und 2. Plattenloch durch einen Kirschner-Draht. Die Höhe der „Treppe" richtet sich nach dem angestrebten Längengewinn und folgt strikt der vorgegebenen Planskizze. **b** Nach Distraktion der Fragmente und Erreichen der gewünschten Länge zunächst Besetzen des distalen Plattenlochs mit einer Schraube in Distraktionsposition, dann Setzen der interfragmentären Zugschrauben im Bereich der Treppe. **c** Schematische Darstellung einer einzeitigen treppenförmigen Verlängerungsosteotomie subtrochantär und suprakondylär

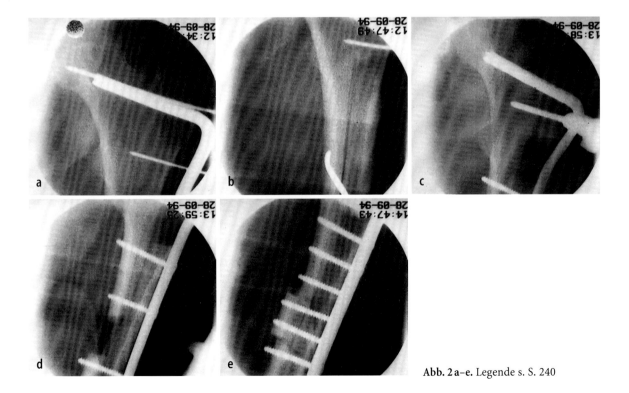

Abb. 2 a–e. Legende s. S. 240

Am proximalen Femur ist aufgrund der anatomischen Gegebenheiten eine *zusätzliche Valgisierung* bis etwa 5° durch Entnahme eines längs verlaufenden Knochenkeils mit kranialer Basis problemlos möglich. Für varisierende Maßnahmen bietet sich dagegen eher das suprakondyläre Femur an.

Zusätzliche Achskorrekturen in der Sagittalebene, also Extensionen oder Flexionen, bis ebenfalls etwa 5° werden mit der Vorbereitung des Klingensitzes für die Kondylenplatte festgelegt. Der Winkel zwischen Platte und Femurschaft entspricht dem Korrekturwinkel. Die Form der einzupassenden kortikospongiösen Blöcke ist dementsprechend zu modifizieren, vorstehende Kortikaliskanten sind mit der oszillierenden Säge abzutragen.

Operationstechnische Einzelheiten zur treppenförmigen subtrochantären Verlängerungsosteotomie sind bei Strecker et al. [10] ausführlich dargestellt.

Suprakondyläre Verlängerungsosteotomie

Präoperative Planung, Operationstaktik und Operationsschritte sind analog zum subtrochantären Vorgehen. Die Schnittführung sowie das Einbringen der Kondylenplatte am distalen lateralen Femur folgt den bewährten Standards [8]. Neben der treppenförmigen Verlängerung sind zusätzliche Torsions- und Achskorrekturen in der Frontalebene möglich (s. Abb. 8). Zusätzliche Varisationen sind durchführbar, Valgisationen hingegen empfehlen sich nicht.

Nachbehandlung

Nach subtrochantären Osteotomien wird in jeweils 45° Hüft- und Kniebeugung auf einer Schaumstoffschiene gelagert. Nach suprakondylären Eingriffen erfolgt die Lagerung auf einer Rechtwinkelschiene. Direkt postoperativ und im weiteren Verlauf müssen Motorik, Sensibilität und Durchblutung überprüft werden. Besonders hinzuweisen ist auf die Gefahr einer präpatellaren Nekrose nach einzeitiger Verlängerungsosteotomie und postoperativer Lagerung auf einer Rechtwinkelschiene. Die frühfunktionelle Nachbehandlung beginnt am 1. postoperativen Tag physiotherapeutisch, unterstützt durch Einsatz einer Motorschiene, mit einem Bewegungsumfang von 0/90° in Hüft- und Kniegelenk. Für 6–8 Wochen empfiehlt sich eine Teilbelastung des operierten Beines mit 10 kg und einer anschließenden Belastungssteigerung von 10 kg pro Woche in Abhängigkeit vom klinischen und röntgenologischen Verlauf.

Die Indikation zur Metallentfernung setzt den eindeutigen röntgenologischen Nachweis des abgeschlossenen Einbaus der kortikospongiösen Knochenblöcke voraus. In keinem Fall sollte die Metallentfernung vor Ablauf von 2 Jahren erfolgen.

Ergebnisse

Nach einem durchschnittlichen Zeitraum von 18 Monaten (5–71 Monate) nach treppenförmiger Verlängerungsosteotomie wurden alle 24 Patienten nachuntersucht. Zu diesem Zeitpunkt war bei 9 Patienten nach durchschnittlich 26 Monaten (18–29) die Metallentfernung erfolgt. Die volle Belastbarkeit der operierten Extremität wurde nach 13 Wochen (11–16 Wochen) erreicht.

Bei allen Patienten wurde ein befriedigender Längenausgleich von durchschnittlich 2,6 cm (1,8–3,5 cm) erzielt. Die postoperative Längendifferenz der operierten Femora betrug −0,6 cm (−1,5/0 cm) und auf das gesamte Bein bezogen −0,4 cm (−1,2/−0,2 cm), entsprach also jeweils einer mäßiggradigen Verkürzung. Bei 16 der 24 Patienten erfolgte eine eindimensionale Korrekturosteotomie in Form der vorgestellten treppenförmigen Verlängerung (Abb. 4). Bei 3 der 18 subtrochantären und bei 5 der 6 suprakondylären Osteotomien wurde mehrdimensional korrigiert: Subtrochantär wurde einmal zusätzlich varisiert (4°), einmal erfolgte eine Außentorsions(20°)- und 2mal eine Innentorsionskorrektur (15 und 20°); suprakondylär wurde 4mal valgisiert (3–5°), 2mal flektiert (10 und 20°), einmal extendiert (5°), je einmal erfolgte eine Ad-latus-Korrektur (0,5 cm) und eine Innentorsionskorrektur (15°). Nach allen eindimensionalen treppenförmigen Verlängerungsosteotomien war die postoperative Beingeometrie bezüglich der frontalen und sagittalen Achsverhältnisse sowie der Torsionen regelrecht. Ebenfalls regelrecht waren die Achsverhältnisse nach den 8 mehrdimensionalen Korrekturosteotomien. Die maximale Torsionsdifferenz lag postoperativ bei 12°, auf das Oberschenkelpaar bezogen, und 14°, auf beide Beine gesamt bezogen.

Es wurden weder oberflächliche noch tiefe Infekte beobachtet, keine Thrombosen und Embolien, keine Nachblutungen oder Hämatome und keine neurologischen Beeinträchtigungen.

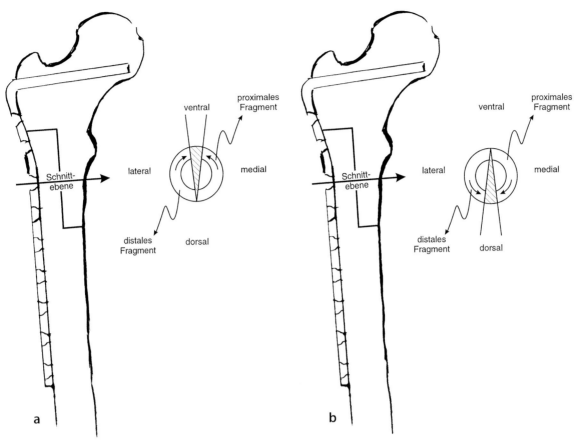

Abb. 3a, b. Eine zusätzliche Innentorsion wird erreicht durch Heraussägen eines longitudinalen Keils mit ventraler Basis im Bereich der Treppe (**a**). Bei einer Außentorsionskorrektur liegt die Keilbasis dorsal (**b**). Beide Planskizzen beziehen sich auf das rechte Femur

Insgesamt traten 3 Komplikationen auf. Eine Frühkomplikation mit Ausriß einer zu kurzen Kondylenplatte am 12. postoperativen Tag war durch einen operationstechnischen Fehler bedingt (Abb. 5). Nach Reosteosynthese mit einer längeren Platte war der weitere Heilungsverlauf regelrecht.

Bei einem 19jährigen Patienten mit suprakondylärer treppenförmiger Verlängerungsosteotomie um 2,0 cm und gleichzeitiger Valgisierung um 4° brach 4 Monate postoperativ die Kondylenplatte im Bereich des anmodellierten Plattenanteils (Abb. 6). Nach Metallentfernung und lokaler Anfrischung der Osteotomiezone erfolgte die Reosteosynthese mit einer breiten 12-Loch-LC-DC-Platte sowie durch Anlagerung von autogener Spongiosa.

Ein 23jähriger Patient, nach eindimensionaler subtrochantärer Verlängerungsosteotomie und vorzeitiger Metallentfernung nach nur 15 Monaten, bot das Bild einer schleichenden Fraktur mit zunehmender Varisierung des proximalen Femurs. Durch bifokale Osteotomie und Marknagelosteosynthese konnte die Situation ohne Verlust der Längenkorrektur gerettet werden (Abb. 7).

Die sonstigen Patienten boten eine zeitgerechte knöcherne Heilung im Osteotomiebereich (Abb. 4, 8). Unterschiede im Einbauverhalten zwischen autogenem (7 Patienten) und allogenem (17 Patienten) kortikospongiösem Knochen wurden röntgenologisch nicht beobachtet. Zum Zeitpunkt der Nachuntersuchung war nach subtrochantärer Verlängerungsosteotomie bei 5 von 18 Patienten die aktive Abduktion im Hüftgelenk um mehr als 10° vermindert. Endgradige Einschränkungen von weniger als 10° im Seitenvergleich sowohl der Adduktion als auch der Flexion wurden nach allen Osteotomien am proximalen Femur festgestellt. Diese Bewegungseinschränkungen waren nach Metallentfernung nicht mehr nachweisbar. Nach suprakondylärer Verlängerungsosteotomie lag zum Zeitpunkt der Nachuntersuchung ein durchschnittliches Streckdefizit von 5° und ein Beugedefizit von 15° vor.

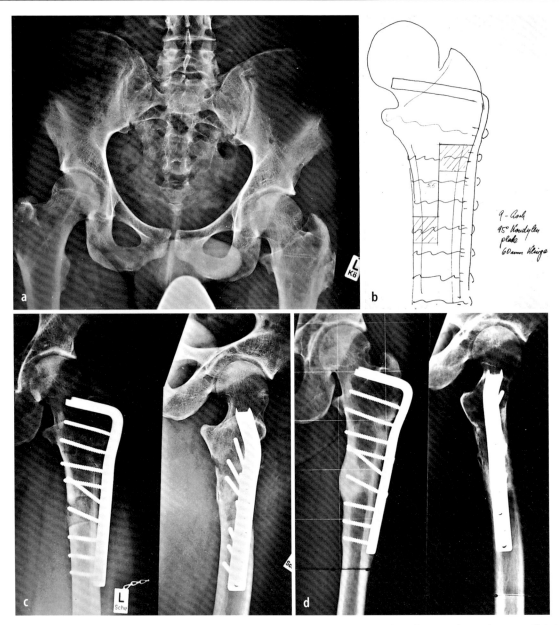

Abb. 4a–d. 23jähriger Patient mit Verkürzung des linken Oberschenkels um 2,2 cm nach Epiphysiolysis capitis femoris und intertrochantärer Osteotomie im 15. Lebensjahr (**a**). Die Torsionen und die Achsverhältnisse in beiden Ebenen sind regelrecht. Planungsskizze für eine alleinige subtrochantäre Verlängerungsosteotomie um 2,2 cm (**b**). Röntgenkontrolle 5 Tage (**c**) und 12 Monate (**d**) postoperativ

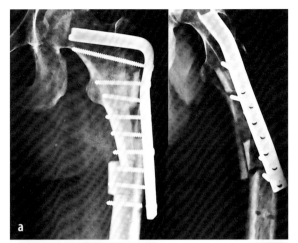
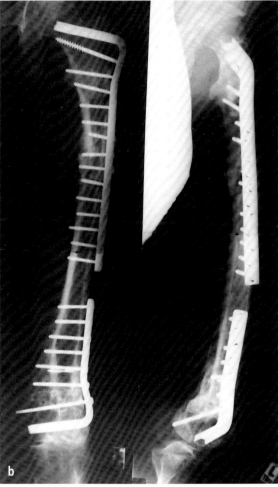

Abb. 5a, b. 30jähriger Patient mit posttraumatischer dreidimensionaler suprakondylärer Fehlstellung links. 15 Wochen nach suprakondylärer Außentorsions-Valgisations-Osteotomie, einzeitige treppenförmige Verlängerungsosteotomie subtrochantär. Distaler Ausriß der zu kurzen Kondylenplatte am 12. postoperativen Tag (**a**). Reosteosynthese mit einer 14-Loch-95°-Kondylenplatte; anschließend regelrechter Heilungsverlauf (**b**)

Diskussion

Beinlängendifferenzen sind häufig und können bis 1,4 cm, auf das gesamte Bein bezogen, beim Erwachsenen als physiologisch betrachtet werden (s. Beitrag Strecker et al., S. 75–86). Nicht ausgeglichene Differenzen werden im Kindesalter durch die funktionelle Anpassung der statischen Gliederkette weitaus besser toleriert als Beinlängendifferenzen, die im Erwachsenenalter meist akut durch Trauma entstehen [9]. Laut Pfeil et al. [9] sind nach Abschluß des Wachstums auch geringere Beinlängendifferenzen in einer Größenordnung von 1,5–2,0 cm für den Patienten oft sehr störend und sollten konservativ oder operativ ausgeglichen werden. Die unzureichende funktionelle Anpassung führt über einen Beckenschiefstand und eine konvexe Lumbalskoliose zur verkürzten Seite hin zu unphysiologischen Belastungen von Iliosakralfugen und der Lendenwirbelsäule. Folglich sollten funktionell nicht kompensierbare Fehlstellungen beim Erwachsenen bevorzugt korrigiert werden. Die Indikation zur Korrekturosteotomie kann bei mehrdimensionalen Fehlstellungen grundsätzlich großzügiger gestellt werden (Abb. 8). Andererseits wird die Indikation zur Korrektur von Beinlängendifferenzen durch vorbestehende fixierte Fehlstellungen, etwa der Lendenwirbelsäule, relativiert oder gar hinfällig. Nach länger bestehenden Beinverkürzungen empfiehlt sich daher vor jeder operativen Korrektur ein probatorischer konservativer Längenausgleich für eine Zeitdauer von mehreren Wochen oder Monaten.

Durch die lebenslänglichen Auswirkungen einer Fehlstatik der unteren Extremitäten auf das Gesamtskelett ist die Indikation zur Korrekturosteotomie bei jüngeren Patienten nach posttraumatischen Verkürzungen großzügiger zu stellen. Die Indikation zur Operation wird darüber hinaus durch die allgemeine und lokale Operabilität beeinflußt. Die Knochen- und Weichteilqualität im geplanten Operationsgebiet muß dabei besonders kritisch gewürdigt werden. Nicht zuletzt wird jede Operationsindikation durch die Compliance und die Motivation des Patienten beeinflußt. Voraussetzung für eine tragfähige Arzt-Patienten-Beziehung ist hierbei sowohl eine ausführliche und vorurteilsfreie Information über alternative Behandlungsverfahren als auch die Schilderung des postoperativen Ablaufs einschließlich potentieller Komplikationen.

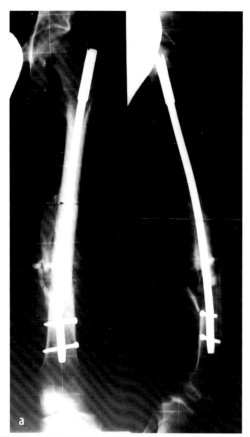

Abb. 6a–c. 29jähriger Patient mit zweidimensionaler Fehlstellung nach diaphysärer Femurfraktur (AO 32-B3.2) und Marknagelosteosynthese bei Polytrauma. Pseudarthrose trotz frühzeitiger proximaler Entriegelung mit Zunahme der Fehlstellung und Bruch des Nagels nach 18 Monaten (**a**). Metallentfernung und suprakondyläre treppenförmige Verlängerungs-(2,0 cm)-Valgisations-(4°)-Osteotomie mit Auffüllung der Treppendefekte durch allogene kortikospongiöse Knochenblöcke (**b**). 4 Monate nach Korrekturosteotomie schleichender Bruch der 12-Loch-Kondylenplatte. Nach Reosteosynthese mit LC-DC-Platte und Anlagerung von autogener Spongiosa zeitgerechter knöcherner Durchbau (**c**)

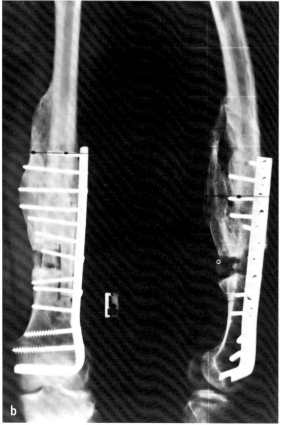

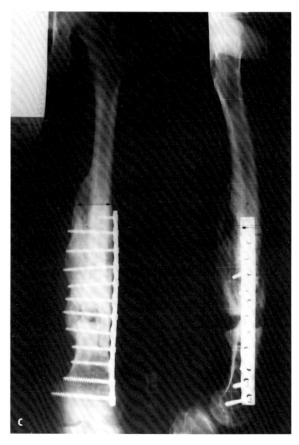

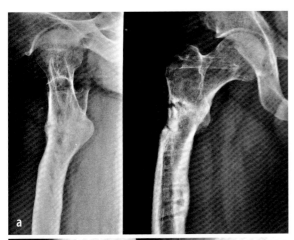
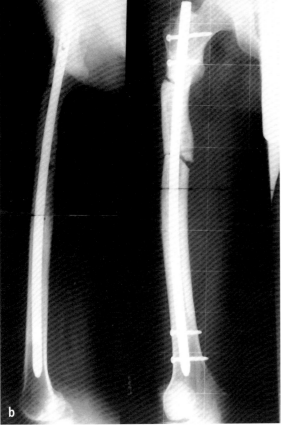

Abb. 7 a, b. 38jähriger Patient mit schleichender Fraktur rechts intertrochantär 15 Monate nach subtrochantärer treppenförmiger Verlängerungsosteotomie und Defektauffüllung mit autogenem kortikospongiösem Knochen sowie vorzeitiger Metallentfernung (**a**). Bifokale Korrekturosteotomie und Stabilisierung mittels Marknagelosteosynthese (**b**)

Der Wunsch des Patienten nach ausreichender Bedenkzeit, der Möglichkeit zu wiederholten Rückfragen und dem Einholen einer „second opinion" sollte begrüßt und unterstützt werden. Grundlage jeder Indikation zur Korrekturosteotomie und ihrer präoperativen Planung ist eine gründliche klinische, übersichtsradiographische [9] und computertomographische [14] Analyse der Beingeometrie. Die operative Planung hat dabei durch den Operateur selbst zu erfolgen. Ort und Ausmaß der Korrekturosteotomie orientieren sich darüber hinaus an den genannten Kriterien der lokalen Operabilität, der Einschätzung der muskuloligamentären Situation und der Knorpelqualität der benachbarten Gelenke sowie der vorgesehenen Operationstaktik und -technik.

Für Verlängerungen des Oberschenkels von mehr als 3–4 cm bietet sich eine Vielzahl externer [3, 9, 13] (s. Beitrag von Suger u. Strecker, S. 265–274) und neuerdings auch interner [2] (s. Beitrag von Guichet, S. 251–264) Verfahren der Kallusdistraktion an. Nach Traumen ist nach unseren Erfahrungen der Anteil kurzstreckiger Verkürzungen bis etwa 4 cm Längendifferenz jedoch besonders hoch [12]. Unter Würdigung der Vor- und Nachteile der verschiedenen Korrekturverfahren, des nötigen Zeitaufwandes, des Patientenkomforts etc. bietet sich hier grundsätzlich die einzeitige Verlängerungsosteotomie an. Diaphysäre Verlängerungen über einen Verriegelungsmarknagel wurden beschrieben nach querer [7] und nach treppenförmiger Osteotomie [4]. Die entstandenen knöchernen Defekte wurden jeweils mit kortikospongiösem Knochen aufgefüllt. Eine Vollbelastung wurde nach 2–8 Wochen angegeben.

Der metaphysäre Knochen bietet aufgrund seiner besseren Durchblutung eine rasche und sichere Knochenheilung. Während Osteotomien zur Korrektur von Achs- und Drehfehlern subtrochantär geläufig sind und auch Verkürzungsosteotomien beschrieben werden [1], fehlen entsprechende Angaben zu metaphysären einzeitigen Verlängerungsosteotomien. Die vorgestellte treppenförmige Verlängerungsosteotomie bietet neben dem Vorteil eines großflächigen knöchernen Kontaktes im Bereich der Treppe [4] eine gute intraoperative Kontrolle der Achs- und Torsionsverhältnisse und eignet sich daher ebenfalls zur Korrektur von mehrdimensionalen Fehlstellungen.

Während in der frühen posttraumatischen Phase eine einzeitige Längenkorrektur bis 4 cm ohne Risiko eines Dehnungsschadens für Blutgefäße und Nerven möglich scheint, ist diese

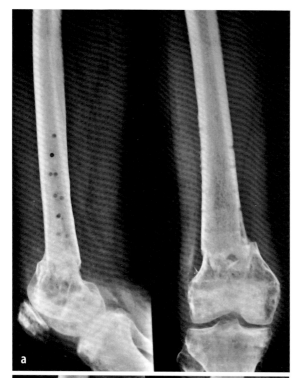
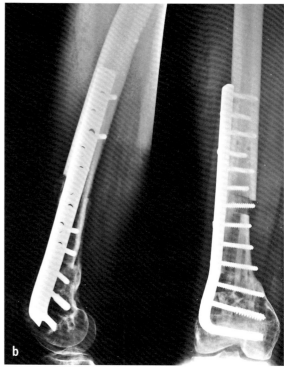
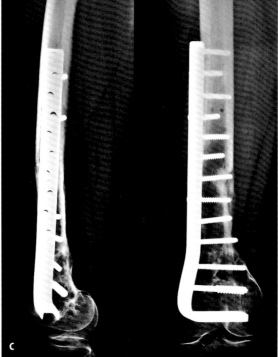

Abb. 8a–c. 37jährige Patientin mit suprakondylärer dreidimensionaler Fehlstellung rechts (**a**). Suprakondyläre treppenförmige Verlängerungs-(1,8 cm)-Innentorsions-(15°)-Osteotomie mit gleichzeitiger Ad-latus-Korrektur sagittal (0,5 cm) und Defektauffüllung durch allogene kortikospongiöse Knochenblöcke. Röntgenkontrollen 2 Tage (**b**) und 12 Monate (**c**) postoperativ

Gefahr nach längerbestehender Verkürzung u. E. zu groß. Verlängerungen von über 3–4 cm sollten daher kontinuierlich mittels der Kallusdistraktion erfolgen. Einzeitige Verlängerungen von 4–5 cm und mehr, erzwungen durch transversale Einschnitte in Aponeurosen und Muskelfaszien [4], erscheinen heutzutage obsolet. Nach unseren moderaten Verlängerungen von durchschnittlich 2,6 cm (1,8–3,5 cm) traten derartige Dehnungsschäden nicht auf. In einer anderen Serie kam es allerdings nach suprakondylärer Verlängerungsosteotomie von 3,2 cm (in sog. Scheibenwischertechnik) zu einer präpatellaren Hautnekrose. Ursache waren neben der einzeitigen Verlängerung und Gewebedehnung die Lagerung auf einer Rechtwinkelschiene mit entsprechend hoher Weichteilspannung präpatellar. Nach unseren Erfahrungen sind längerstreckige Verlängerungen am proximalen Oberschenkel einfacher und problemloser durchführbar als distal.

Alle 3 beschriebenen Komplikationen waren letztlich operationstechnisch begründet. Im 1. Fall (Abb. 5) führte die ungenügende Plattenlänge zum frühzeitigen Plattenausriß. Am unteren Plattenende müssen nach der letzten Treppenstufe wenigstens 3, besser 4 Kortikalisschrauben bikortikal verankert werden. Beim 2. Fall (Abb. 6) war offensichtlich sowohl die vorbestehende Knochenqualität als auch

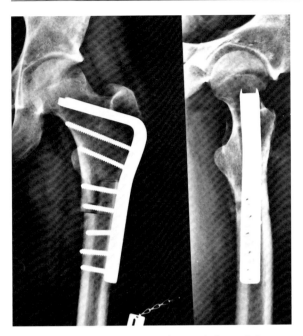

Abb. 9. 23jähriger Patient mit kongenitaler Beinlängendifferenz von 2,6 cm. Bei einer Körpergröße von 194 cm Entschluß zur kontralateralen subtrochantären treppenförmigen Verkürzungsosteotomie. Die Röntgenkontrolle am 3. postoperativen Tag zeigt regelrechte Verhältnisse

die mediale kortikospongiöse Abstützung für einen zeitgerechten knöchernen Umbau unzureichend. Posttraumatisch sklerosierte Knochenzonen sind von seiten ihrer Durchblutung und ihrer biologischen Wertigkeit als kritisch zu betrachten und tunlichst zu meiden. Im vorliegenden Fall wäre nach Entfernung des gebrochenen Marknagels ein externes Korrekturverfahren unter Anwendung der Kallusmassage möglicherweise günstiger gewesen. Die Spätfraktur 15 Monate nach subtrochantärer Verlängerungsosteotomie und autogener Spongiosaplastik ist u. E. auf die zu frühzeitige Metallentfernung auswärts zurückzuführen (Abb. 7). Die Kondylenplatten sollten wenigstens 2 Jahre belassen werden. Die Kortikalisierung muß röntgenologisch in allen Abschnitten eindeutig nachweisbar sein (Abb. 4). Unterschiede im Einbauverhalten zwischen auto- und allogenem Knochen wurden nicht beobachtet. Andererseits scheint ein exaktes Einpassen der kortikospongiösen Blöcke in die Defektbereiche für die knöcherne Einheilung wesentlich.

Während bei mehrdimensionalen Fehlstellungen eine Korrekturosteotomie häufig durch die vorliegenden Achs- und Torsionsabweichungen indiziert wird, ist bei alleinigen Längendifferenzen immer auch eine Verkürzungsosteotomie des kontralateralen Extremitätenabschnitts in Erwägung zu ziehen. Diese Entscheidung orientiert sich an der Körpergröße des Patienten, der Längenproportion zwischen Ober- und Unterschenkel [6] (s. Beitrag Strecker et al., S. 75–86) sowie an den kosmetischen Erwartungen. Die subtrochantäre Verkürzungsosteotomie kann in analoger Technik treppenförmig durchgeführt werden (Abb. 9). Sie ist technisch einfacher und risikoärmer als die entsprechende Verlängerung.

Verkürzungsosteotomien im Rahmen mehrdimensionaler Fehlstellungen lassen sich hingegen günstiger durch entsprechende quere Osteotomien subtrochantär durchführen.

Zusammenfassung

Intraindividuelle Längenunterschiede im Rechts-links-Seitenvergleich von 1,2 cm für Oberschenkel, von 1,0 cm für Unterschenkel und von 1,4 cm für das gesamte Bein sind als physiologisch zu betrachten. Während im Kindesalter aufgetretene Beinlängendifferenzen durch die funktionelle Anpassung der Gliederkette relativ gut kompensiert werden können, ist eine derartige Anpassungsfähigkeit beim Erwachsenen nicht mehr gegeben. Die Indikation zur Korrekturosteotomie ist daher nach posttraumatischen Beinverkürzungen des Erwachsenen enger zu stellen unter Berücksichtigung lokaler und allgemeiner Kriterien der Operabilität. Obligate Voraussetzung für jede Operationsindikation und für die Durchführung der Operationsplanung ist eine gewissenhafte klinische, radiographische und computertomographische Analyse der Beingeometrie. Während sich bei Verkürzungen von über 4 cm im Seitenvergleich die kontinuierlichen Verfahren der Kallusdistraktion anbieten, können Verkürzungen bis etwa 4 cm durch eine einzeitige treppenförmige Verlängerungsosteotomie, bevorzugt subtrochantär, ggf. auch suprakondylär, ausgeglichen werden. Diese Form der einzeitigen Verlängerungsosteotomie bietet einen guten Patientenkomfort. Mehrdimensionale Korrekturen sind möglich.

Neben der Operationstaktik und -technik werden die Ergebnisse nach insgesamt 24 treppenförmigen Verlängerungsosteotomien einschließlich der Komplikationen dargestellt.

Literatur

1. Bauer R, Kerschbauer F, Poisel S (Hrsg) (1994) Orthopädische Operationslehre, Bd II/1: Becken und untere Extremität. Thieme, Stuttgart New York
2. Guichet JM, Grammont PM, Troilloud P (1992) Clou d'allongement progressif – Expérimentation animale avec un recul de deux ans. Chirurgie 118:405–410
3. Ilisarov GA (1990) Clinical application of the tension stress effect for limb lengthening. Clin Orthop 250:8–26
4. Kempf J, Grosse A (1983) „One stage" – Verlängerungsosteotomie am Femur unter Verwendung der verriegelten Nagelungstechnik. Hefte Unfallheilkd 161:86–89
5. Kreusch-Brinker R, Schwetlick G (1993) Korrekturosteotomien an Femur- und Tibiaschaft mit dem Verriegelungsnagel. Hefte z Unfallchir 229:216–225
6. Mikulicz J (1878) Ueber individuelle Formdifferenzen am Femur und an der Tibia des Menschen. Archiv f A u Ph, Anat Abthlg 1:351–404
7. Mockwitz J, Küper R (1983) Posttraumatische Korrekturen: Korrektur von Längendifferenzen, Achsen- und Rotationsfehlstellungen mit dem Verriegelungsnagel. Hefte Unfallheilkd 161:79–86
8. Müller ME, Allgöwer M, Schneider R, Willenegger H (1992) Manual der Osteosynthese, 3. Aufl. Springer, Berlin New York Heidelberg Tokyo
9. Pfeil J, Grill F, Graf R (1996) Extremitätenverlängerung – Deformitätenkorrektur – Pseudarthrosenbehandlung. Springer, Berlin New York Heidelberg Tokyo
10. Strecker W, Hoellen I, Kinzl L (1997) Die treppenförmige subtrochantere Verlängerungsosteotomie bei Verkürzungen des Oberschenkels. Operat Orthop Traumatol (zur Veröffentlichung eingereicht)
11. Strecker W, Keppler P, Kinzl L (1997) Die einzeitige Rotationskorrektur nach Marknagelosteosynthesen des Oberschenkels. Operat Orthop Traumatol (im Druck)
12. Strecker W, Suger G, Kinzl L (1996) Lokale Komplikationen der Marknagelung. Orthopäde 256:274–291
13. Wagner H (1978) Operative lengthening of the femur. Clin Orthop 136:125–142
14. Waidelich HA, Strecker W, Schneider E (1992) Computertomographische Torsionswinkel- und Längenmessung an der unteren Extremität. Röfo 157:245–251

Intramedullärer Verlängerungsnagel (Albizzia)
Technik, Anwendung und Ergebnisse nach kontinuierlichen Verlängerungen von Femur und Tibia*

J.-M. Guichet

Verkürzungen der unteren Extremitäten sind häufig. Daher kommt ihnen in der Orthopädie und Unfallchirurgie ein großes Interesse zu [9]. Die klassischen Verfahren der kontinuierlichen Kallusdistraktion bedienen sich hierbei externer Fixationssysteme. Das einzige interne Implantat ist der kontinuierliche Verlängerungsnagel Albizzia (Medinov-AMP, Roanne, Frankreich).

Der Verlängerungsnagel Albizzia wurde für kontinuierliche Verlängerungen entwickelt, wobei das Implantat lediglich in dem betroffenen Knochen verankert wird. Dieses System vereint die Vorteile der kontinuierlichen Kallusdistraktion externer Fixationssysteme mit dem niedrigen Komplikationsrisiko von Marknägeln. Die Technik dieses mechanischen Nagels wurde dabei so einfach als möglich konzipiert: Die Verlängerung findet durch eine wiederholte gegensinnige Drehbewegung der beiden Nagelanteile gemeinsam mit ihren beiden jeweils transfixierten knöchernen Fragmenten im Bereich des Osteotomiespalts statt. Durch die Markraumbohrung und das Einschlagen des Nagels wird das Knochenmark zwar zerstört, dank des erhaltenen Periostschlauchs wird jedoch die Knochenneubildung im Osteotomiespalt nicht behindert. Im Vergleich zu den externen Systemen der Kallusdistraktion erlaubt der Verlängerungsnagel eine schnellere und einfachere Regeneration des Muskelmantels postoperativ und damit auch einen früheren Funktionsgewinn.

Der Nagel

Technische Beschreibung

Der Nagel besteht aus 2 Teleskoprohren, die über ein Doppelratschensystem miteinander verbunden sind. Eine Drehbewegung eines der beiden Teleskoprohre geht mit einer Verlängerung des Systems einher. Die entsprechende Drehbewegung in die

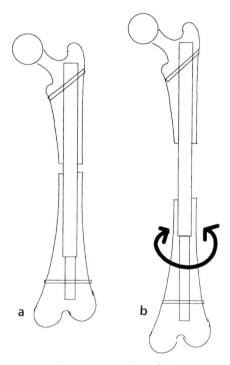

Abb. 1a, b. Verlängerungsmarknagel im Femur, **a** nach Implantation, **b** nach Verlängerung. Der *Pfeil* gibt die wechselnde Drehbewegung auf den distalen Anteil des Femurs an

Gegenrichtung stellt die rotatorische Ausgangsposition wieder her, ohne die Gesamtlänge des Systems zu verändern (Abb. 1). Die beiden Teleskoprohre sind an ihren Enden mit den jeweiligen Metaphysen des osteotomierten Knochens durch Verriegelungsbolzen fixiert. Der Drehwinkel für einen Ratschenvorgang („Klick") beträgt 20°. 15 Klickmanöver ergeben einen Längengewinn von 1 mm [4, 6, 9].

---

* Zusammenfassung und Übersetzung aus dem Französischen: Dr. Wolf Strecker, Ulm.

Der Verlängerungsnagel verfügt über zusätzliche Mechanismen:

1. Ein System einer aktiven Dynamisierung stimuliert die Osteogenese: Bei axialem Druck vermindert sich der Abstand zwischen dem proximalen und distalen Verriegelungsbolzen. Bei Nachlassen des axialen Drucks wird die Ausgangslänge des Knochens durch einen Federungsmechanismus wieder hergestellt. Durch diesen Federmechanismus findet beim Gehen eine gleichmäßige Kallusmassage statt, die wiederum die Osteogenese stimuliert.
2. Die Rotation der beiden Teleskoprohre des Verlängerungsnagels ist auf etwa 20° begrenzt.
3. Ein weiteres System erlaubt die Verriegelung des Implantats nach abgeschlossener Verlängerung. Damit wird sowohl der Längengewinn gesichert, als auch eine weitere Rotation der Nagelanteile verhindert und eine frühfunktionelle Nachbehandlung ermöglicht.

Mechanik

Alle Anteile des Nagels sind axial sehr belastbar. Dies gilt insbesondere für den Gewindeteil des Ratschensystems, auf dem der axiale Druck lastet. Das äußere Rohr ist dabei rund, also ohne Längsschlitz, und vom Material her sehr kräftig ausgelegt.

Die Steifheit des Nagels ist in den 3 räumlichen Achsen sehr unterschiedlich: Die Torsionssteifigkeit ist gering, bedingt durch den Ratschenmechanismus. Die longitudinale Rigidität ist (bei kurzstreckigem Federweg der aktiven Dynamisierung) ebenfalls mäßig und entspricht in etwa derjenigen eines Ringfixateurs. Dahingegen ist die axiale Rigidität sehr ausgeprägt. Insgesamt ist der Verlängerungsnagel longitudinal und axial äußerst belastbar. Er erlaubt somit einen frühzeitigen Belastungsaufbau, selbst bei knöchernen Defekten von 10 cm Länge.

Pathophysiologie

Tierversuche

Der erste Tierversuch an 10 Schafen zeigte, daß ein Längengewinn von mehr als 40% mit einer sehr guten Ossifikation möglich war [4, 8]. Die Abb. 2 zeigt die Femora eines Tieres 2 Jahre postoperativ nach einer Verlängerung von 30%.

Ein zweiter Versuch wurde vom Autor angeregt und einer multidisziplinären Forschergruppe aus Lyon übertragen. In diesem Fall wurden die Ergebnisse bei operierten Schafen verglichen, die entweder mit einem Fixateur oder einem Verlängerungsnagel behandelt wurden [2]. Die Länge an gebildetem Kallus war bei beiden Anordnungen etwa gleich und zeigte eine Ossifikation von jeweils sehr guter Qualität. Die Knochendichte war nach Kallusdistraktion mit dem Verlängerungsnagel etwas geringer, bei allerdings größerem Längengewinn im Vergleich zum Fixateur externe [2].

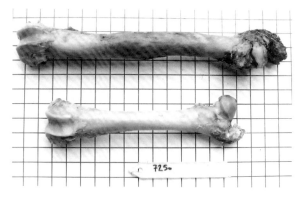

Abb. 2. Schafsfemora, 2 Jahre nach einer Verlängerung mittels Verlängerungsnagel um 30% (*oben*), und das unbehandelte kontralaterale Femur (*unten*)

Die Bedeutung von Periost und Knochenmark

Die Rolle des Knochenmarks während der Kallusdistraktion wurde insbesondere durch Ilisarov untersucht [13, 18]. Dagegen wurde die Bedeutung des Periosts, die seit Ollier während der Knochenregeneration nach Frakturen wohl bekannt ist [22], weniger ausführlich während des Verlängerungsvorgangs studiert. Das Periost ist jedoch im Vergleich zum Knochenmark von ausschlaggebender Bedeutung, was die Ossifikation des Distraktionskallus anbelangt [21, 28, 29]. Der Autor hat 4 verschiedene Gruppen von Kaninchen untersucht, bei denen das Knochenmark und/oder das Periost jeweils erhalten oder zerstört wurde. Die Tiere wurden nach 1 Monat getötet und die Knochendichte mittels DEXA („dual-energy X-ray absorptiometry") quantitativ ausgewertet: Das erhaltene Periost hat einen statistisch signifikanten positiven Effekt auf die Menge des neugebildeten Knochens. Ein ähnlich günstiger Effekt wird ebenfalls durch das Zusammenspiel von erhaltenem Periost und Knochenmark erreicht [5]. Eine gleichzeitige Zerstörung von Periost und Knochenmark verursacht eine ossäre Resorption und führt nicht zu einer Knochenneubildung. Die Erhaltung des Periostschlauches ist bei der Verlängerungsosteotomie über einen Marknagel daher von zentraler Bedeutung.

Knochenschmerzen

Ollier hat gezeigt, daß das Periost nicht oder kaum schmerzempfindlich ist, außer bei Entzündungen. Das Knochenmark hingegen ist um so schmerzempfindlicher, je mehr man sich dem Ursprung der A. nutritia nähert [22]. Seither sind nur wenige klinische Studien zu dem Problem Knochenschmerzen durchgeführt worden. Trotzdem wird die Rotation häufig als Auslöser von Schmerzen betrachtet.

In der Tat ist die Beurteilung von Knochenschmerzen schwierig. Diese werden von der psychischen Gesamtkonstitution, der individuellen Schmerzempfindlichkeit sowie lokalen Ursachen beeinflußt. Schmerzen während der Verlängerungsphase mit dem Nagel können somit mehrere Ursachen haben:

1. Der direkte operationsbedingte Schmerz.
2. Schmerzen, bedingt durch die muskuläre Dehnung während der Verlängerungsphase. Diese sind i. allg. von mäßiger Intensität.
3. Schmerzen, bedingt durch die Spannung von Band-Kapsel-Strukturen während der Klickmanöver. Diese sind ebenfalls moderat.
4. Ausgeprägte und unregelmäßige Schmerzen können sekundär nach 3–4 Wochen auftreten, einhergehend mit einer starken entzündlichen Reaktion des Periosts und ausgeprägter Tendenz zur Verknöcherung. Damit wird möglicherweise die lokale Weichteilspannung bei forcierten Klickmanövern noch verstärkt. Diese Schmerzen steigern sich bei vorzeitiger Kallusbildung und können dann die Rotationsbewegungen sogar verhindern.
5. Der kontrakturbedingte Schmerz während der Verlängerungsphase wird gelegentlich von manchen Chirurgen dem Marknagel zur Last gelegt. Dieser Schmerz scheint stärker zu sein als bei externen Verlängerungssystemen. Tatsächlich hängt diese Art von Schmerzen vorwiegend von der Angst und dem psychischen Streß der Patienten während der Verlängerungsphase ab. Er steht in Zusammenhang mit einer reflektorischen oder unbewußten Verspannung der Muskulatur: Je mehr man das betroffene Bein dreht, um so mehr verkrampft sich der Patient, damit steigt der psychische Streß und damit auch der Schmerz.

Dank eines Vorbereitungsprogramms zur physischen und psychischen Unterstützung und Führung der Patienten sind die Schmerzphänomene, die mit den Klickmanövern einhergingen, quasi verschwunden. Dadurch werden Narkosen für die Verlängerungsmanöver überflüssig. In der Praxis hat sich herausgestellt, daß die körperlichen Schmerzen und der psychische Streß jeweils quantitativ miteinander korrelieren.

Rotation und knöcherne Konsolidierung

Rotationsvorgänge werden üblicherweise als Faktor betrachtet, der eine Knochenneubildung verhindert [20]. Ganz im Gegenteil hierzu stellt sich jedoch heraus, daß die Rotation, selbst wenn sie am Ende der Verlängerungsphase völlig unbehindert stattfindet, die Ossifikation und die Konsolidation eines Distraktionskallus nicht beeinträchtigt [7]. Diese Beobachtung läßt sich leicht erklären: Im Bereich des Kallus sind Relativbewegungen wesentlich bedeutsamer als absolute Bewegungsausschläge (Abb. 3). Im Falle einer Osteotomie einer Diaphyse von 2,5 cm Durchmesser verursacht eine Drehung um 45° zwischen den beiden knöchernen Segmenten folgende Relativbewegungen:

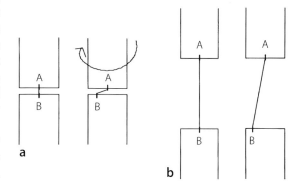

Abb. 3 a, b. Bedeutung der Relativ- und der Absolutbewegungen während der knöchernen Konsolidierungsphase. Die beiden Fragmente des Femurs haben einen Durchmesser von 2 cm und der interfragmentäre Spalt beträgt 1 mm (a) und 50 mm (b). Bei einer Drehbewegung von 45° beträgt das absolute Spiel bei der Anordnung A 7,72 mm und bei der Anordnung B 5,58 mm, dementsprechend beträgt das relative Spiel im Fall A 771,5% und im Fall B 1,1%

Eine absolute rotatorische Versetzung von 1 cm, also einer relativen Längenänderung von 1000% entsprechend, wenn der interfragmentäre Spalt zwischen A und B 1 mm beträgt.

Eine absolute rotatorische Versetzung von 1 mm, entsprechend einer relativen Längenänderung von 2%, wenn der interfragmentäre Spalt zwischen A und B 50 mm beträgt.

Man muß sich daher vor Augen halten, daß ein größerer interfragmentärer Spalt mit einer geringeren relativen Längenänderung zwischen den beiden knöchernen Fragmenten einhergeht als ein kleinerer interfragmentärer Spalt. Wenn man eine Relativbewegung von 2% als Grenzwert für eine Ossifikation betrachtet [20], so wird leicht verständlich, daß Relativbewegungen von 1000% mit Problemen einer Knochenneubildung einhergehen. Die Stimulation der Osteogenese, begünstigt durch die geringe Rotations- und Kompressionssteifigkeit des Verlängerungsnagels, geht mit einer helixartigen Ausrichtung der Kollagenfasern einher. Die Bildung der knöchernen Matrix folgt mechanischen Zwängen, die sich erheblich von der primären Knochenbruchheilung bei Frakturen, die mit Plattenosteosynthesen stabilisiert wurden, unterscheiden. Trotz des Fehlens eines longitudinalen und rotatorischen Streßshielding kommt es beim Verlängerungsnagel zu einer schnellen Konsolidierung des Distraktionskallus – ein intakter Periostschlauch und ein junger Patient vorausgesetzt.

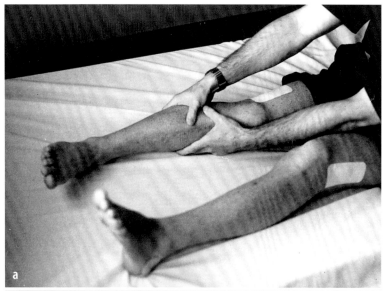

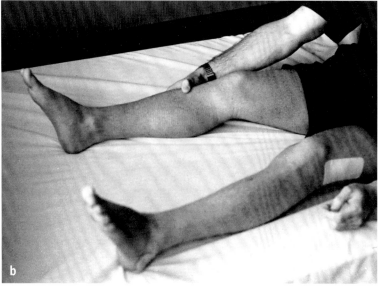

Abb. 4a, b. Postoperativ wird die Verlängerung durch den Patienten selbst durchgeführt, und zwar durch primäre Innendrehung (a) und anschließende Außendrehung (b) des distalen Gliedmaßenabschnitts

Die festgelegte Drehrichtung des implantierten Verlängerungsnagels soll Torsionsfehler verhindern. Studien zum Gangbild und zur spontanen Einstellung des Femurs nach Frakturen zeigen, daß eine Tendenz zur Außentorsion des Oberschenkels besteht. Daher wurde für den Verlängerungsnagel die Kombination einer neutralen Torsionseinstellung des Femurs in Kombination mit einer maximalen Außenrotationseinstellung des Nagels gewählt. Die Verlängerungsmanöver werden infolgedessen durch Innenrotation des Nagels durchgeführt, um anschließend durch Außenrotation des Nagels wiederum die neutrale Torsionsposition des Femurs herzustellen (Abb. 4). Unabhängig von der operierten Seite bietet der Nagel daher 2 Einstellungsmöglichkeiten, jeweils für den rechten oder den linken Oberschenkel.

Indikationen

Derzeit können lediglich *Verlängerungen* von Femur und Tibia erfolgen. Die ideale Indikation stellen Verlängerungen, also eindimensionale Korrekturen, dar. *Mehrdimensionale Korrekturen* können ggf. gleichzeitig erfolgen.

Die Qualität der knöchernen Regeneration ist abhängig vom *Alter* der Patienten. Bei Patienten über 20 Jahren müssen die Indikationen zu Verlängerungsosteotomien restriktiv gestellt werden. Der Patient muß über die Möglichkeit einer Spongiosaplastik aufgeklärt werden.

Eine starke *Motivation* von seiten der Patienten ist zu fordern, die psychologische Ausgangslage sollte analysiert werden. Die Motivation der Patienten bestimmt ganz wesentlich den Operationserfolg. Dies betrifft nicht nur den knöchernen Längengewinn, sondern auch das muskuläre Aufbautraining nach Verlängerung, insbesondere bei zweiseitigen Verlängerungsosteotomien.

Das *Periost* muß intakt sein, andernfalls kann nicht mit einer ausreichenden Verknöcherung gerechnet werden. Ganz allgemein sind Zustände nach Infektionen und Bestrahlung sowie tumoröse Erkrankungen als Kontraindikationen für Verlängerungsosteotomien anzusehen.

Vor Verlängerungsosteotomien ist ebenfalls eine regelrechte *Kapsel-Band-Stabilität* der angrenzenden Gelenke zu fordern. Andernfalls drohen Subluxationen oder Luxationen während oder nach der Verlängerungsphase.

Ebenfalls zu fordern ist ein ausreichender *muskulärer Trainingszustand* als Grundlage für ein postoperatives physiotherapeutisches Aufbautraining.

Operationsplanung

Ätiologie

Posttraumatische Verkürzungen erlauben i. allg. eine problemlose Verlängerung nach dem oben genannten Modus.

Eine einseitige Verlängerung im Falle von kongenitalen Verkürzungen oder zweiseitige Verlängerungen bei kleiner Körpergröße verlangen eine Anpassung der Weichteile, wobei deren Anpassungsfähigkeit im einzelnen nicht bekannt ist. Dieses grundsätzliche Problem ist unabhängig von den jeweiligen Implantaten [24]. Idealerweise sollte die Verlängerung im gleichen Rhythmus wie das kindliche Wachstum durchgeführt werden. Dies ist jedoch nicht durchführbar, da bei langsamer Verlängerungsgeschwindigkeit eine vorzeitige Verknöcherung des Distraktionskallus eintreten würde. Im Gegensatz zu externen Fixationssystemen ist der Nagel frei von Problemen und Schmerzzuständen, die durch Schanz-Schrauben und Kirschner-Drähte bedingt sind. Beiden Systemen gemeinsam sind jedoch Weichteilläsionen, die durch die Distraktion verursacht werden. Bei allen Verlängerungen stellt man elektromyographische und histologische Veränderungen in Muskelbiopsien fest. Diese Läsionen sind frühzeitig nachweisbar [3, 19]. Daher ist eine intensive präoperative Vorbereitung zu fordern sowie große Vorsicht während der Verlängerungszyklen. Die begleitenden chirurgischen Maßnahmen entsprechen denjenigen von Verlängerungen durch externe Systeme.

Begleitsymptome

Von großer Wichtigkeit ist die Beurteilung einer vorbestehenden Skoliose und des Gleichgewichts des Beckens: Ein physiologisch völlig adaptierter Patient mit einem zu kurzen oder zu langen Bein ist in jedem Fall günstiger als ein Patient, der von seiten seiner unteren Extremitäten radiologisch symmetrische, also „ideale" Längenverhältnisse bietet, sich insgesamt gesehen jedoch in einem Ungleichgewicht befindet (Abb. 5).

Verlängerungen gehen mit meßbaren muskulären Defiziten einher, wie sich mit dem Cybex-System nach Verlängerungen durch den Nagel

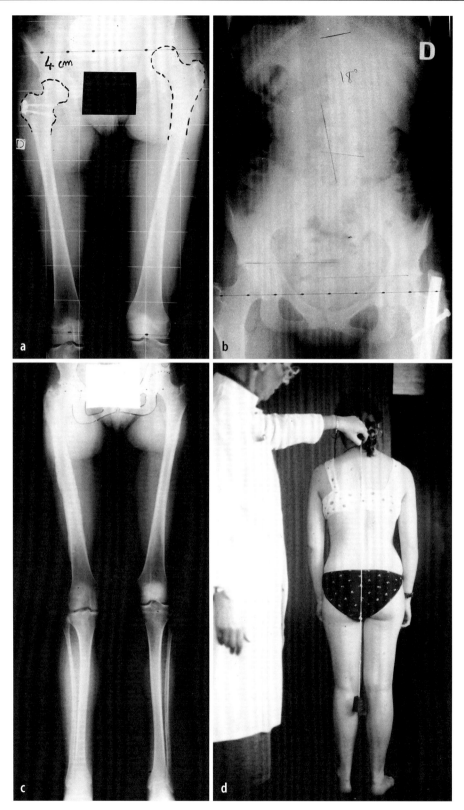

Abb. 5 a–d. Patientin vor Verlängerung mit einer Femurverkürzung rechts von 4 cm (**a**). Nach Verlängerung von 2,6 cm verbleibt röntgenologisch eine Skoliose der LWS von 18° (**b**) (*D* markiert hierbei die rechte Seite!). Eine verbleibende Verkürzung des rechten Beins (**c**) wird wegen des erreichten Gleichgewichts der Skoliose (**d**) bewußt in Kauf genommen

einfach nachweisen läßt. Vorbestehende muskuläre Defizite relativieren die Operationsindikation wesentlich. Ein intensives muskuläres Aufbautraining kann diese Defizite teilweise mildern. Ein entsprechender Erfolg ist jedoch nur bei motivierten Patienten zu erwarten mit der Bereitschaft, ein mittel- oder langfristiges Muskelaufbautraining durchzuhalten. Vorbestehende Gelenkinstabilitäten sollten vor oder während der Verlängerungsoperation korrigiert werden.

Ziele der Operation

1. Bei einseitigen Gliedmaßenverkürzungen Herstellung des Längenausgleiches bis zum Erreichen eines physiologischen Gleichgewichts.
2. Bei kleinwüchsigen Patienten Verbesserung der Körpergröße.
3. Erreichung von funktionellen Verbesserungen aufgrund einer günstigeren Beingeometrie.
4. Behandlung von assoziierten Veränderungen.

Vorbereitung zur Operation

Die Operationsvorbereitung sollte multidisziplinär erfolgen und auf den individuellen Patienten abgestimmt sein. Eine ausgedehnte präoperative Evaluierung sollte die Analyse des Psychostatus des Patienten einschließen, ggf. mit einer psychologischen Vorbereitung im Hinblick auf das Klickphänomen. Hier sind ggf. Entspannungsübungen vorzusehen. Empfehlenswert ist auch die Kontaktaufnahme mit Patienten, die den Verlängerungsnagel bereits erhalten haben und die das Klicken ihrer Nägel vorführen können. Ebenfalls zu fordern ist eine Abschätzung des präoperativen muskulären Status. Bedarfsweise sind Dehnungsübungen und ein Muskelaufbautraining durchzuführen. Die Ernährung ist entsprechend daraufhin abzustimmen. Ebenfalls ist eine exakte klinische und radiologische Analyse der Beingeometrie zu fordern sowie eine anästhesiologische Vorbereitung (Autotransfusion etc.).

Wahl des Implantats

Das Nagelmodell wird in Abhängigkeit vom Außendurchmesser des betroffenen Knochens ausgewählt. Die Markhöhle muß 1 mm über dem Nageldurchmesser aufgebohrt werden. Darüber hinaus sollte, wenn irgendwie möglich, eine Kortikalisstärke von etwa 4 mm erhalten bleiben. Bei einem Knochendurchmesser von 20 mm könnte der Markraum also auf 12 mm aufgebohrt und ein 11-mm-Nagel implantiert werden. Die Markraumbohrung sollte mit scharfen Bohrköpfen durchgeführt werden. Bei entrundeter Markhöhle empfiehlt sich das Einführen eines Bohrdornes mit anschließendem konsekutiven Aufbohren des Markraumes.

Korrekturen in der Frontalebene

Abweichungen im Valgus- oder Varussinne nach der gewünschten Verlängerung können präoperativ entweder mathematisch oder anhand von Planzeichnungen abgeschätzt werden. Dementsprechend sind Veränderungen, die durch die geplante Verlängerung bedingt sind, mit einzuplanen.

Osteotomiehöhe

Die Osteotomiehöhe muß präoperativ festgelegt werden. Dabei muß am Ende der Verlängerungsphase das Außenrohr des Nagels noch mindestens 3 cm im distalen Knochenfragment stecken. Diese Länge wird als Reservelänge bezeichnet.

Der Abstand zwischen dem Oberrand des Trochanter major und der Osteotomiehöhe hängt von folgenden Kriterien ab:

1. der Länge des Außenrohres des Nagels (3 cm weniger als die Gesamtlänge des Nagels);
2. dem angestrebten Längengewinn;
3. der Reservelänge.

Bei einem Nagel von 28 cm Länge und einer vorgesehenen Verlängerung von 7 cm sollte die Osteotomie 15 cm distal des Trochanter major erfolgen. Dies ergibt sich aus folgenden Überlegungen: 28 cm – 3 cm für das Außenrohr des Nagels – 7 cm für die Verlängerungsstrecke – 3 cm für die Reservelänge.

Die Osteotomiehöhe kann unter Berücksichtigung frontaler Achsabweichungen modifiziert werden. Ebenfalls können angestrebte proximale Varus- oder Valguskorrekturen des Femurs auch durch weiter proximal gelegene Osteotomien realisiert werden.

Begleitende Zusatzmaßnahmen werden weiter unten diskutiert.

Operation

Femur

Der Patient wird entweder auf einem Extensionstisch in Rückenlagerung oder auf einem Normaltisch in Seitenlagerung gelagert. Haut, Subkutis und Fascia lata werden über dem Trochanter major längsindiziert. Die Fasern des M. glutaeus medius werden in ihren distalen Anteilen stumpf auseinander gedrängt, um eine entsprechende Einflugschneise für den Nagel zu ermöglichen. Die Markhöhle wird wie bei der klassischen Marknagelung ganz lateral in der Fossa piriformis exakt in der Verlängerung der Markhöhle eröffnet. Ein Bohrdorn wird eingeführt bis zur distalen Femurepiphyse. Die Markraumbohrung erfolgt wie bei der klassischen Marknagelung schrittweise zunächst mit einer biegsamen Bohrwelle auf 1–1,5 mm über den Durchmesser des geplanten Marknagels. Anschließend wird mit einem steifen Bohrer 1 mm über den geplanten Implantatdurchmesser aufgebohrt. Eine weitere Aufbohrung darüber hinaus ist nicht wünschenswert, da dies zu einer Instabilität zwischen Nagel und Femur führen kann mit Veränderung der Achsen und einer drohenden asymmetrischen Verknöcherung. Andererseits kann, im Fall von Schwierigkeiten bei der rigiden Bohrung (z. B. bei ausgeprägtem Femur antecurvatum), die Osteotomie vor der endgültigen rigiden Markraumbohrung durchgeführt werden.

Die Osteotomie wird, der präoperativen Planung folgend, mittels Innensäge durchgeführt. Hierbei ist zu beachten, daß die Achse der Säge exakt der Diaphyse folgt und die Kortikalis rechtwinklig gesägt wird. Bei schräger Schnittrichtung kann gelegentlich ein drittes knöchernes Fragment herausbrechen. Nach der Osteotomie wird das Periost vom Knochen durch Translationsbewegungen der beiden diaphysären Fragmente abgelöst. Dieser Vorgang ist sehr wichtig, da eine Dehnung des Periostes lediglich im interfragmentären Raum möglich ist und nicht das gesamte Periost betrifft [29]. Eine Vervollständigung der Osteotomie durch offenes Vorgehen, selbst in perkutaner Technik, ist strikt zu vermeiden. Die dorsale Kortikalis läßt sich durch die Innensäge meist nicht durchtrennen. Daher wird die Osteotomie durch eine manuelle Osteoklasie abgeschlossen.

Der Nagel wird auf das Zielgerät montiert. Dies erfolgt für die distale Verriegelung entsprechend der zu operierenden Seite. Zusätzlich beinhaltet das Zielgerät eine Vorrichtung für die proximale Verriegelung. Diese ist unabhängig von der operierten Seite. Die distale Verriegelung erfolgt metaphysär oder metaphysär/diaphysär. In jedem Fall ist das Übereinstimmen der Bohrungen auf dem Zielgerät und dem Nagel für die distalen Verriegelungsbolzen vor Implantation des Nagels zu überprüfen. Der Nagel wird in das Femur eingeführt. Das Einschlagen mit dem Hammer ist hierbei zu vermeiden. Bei zu großem Reibungswiderstand wird eine moderate Aufbohrung angeschlossen, bis sich der Nagel leicht in das Femur einführen läßt. Vor der proximalen Verriegelung wird die distale Verriegelung durchgeführt. In Abhängigkeit vom Nageldurchmesser werden dabei unterschiedliche Verriegelungsbolzen verwendet: Bohrung der lateralen Kortikalis 5,5 mm; Bohrung der medialen Kortikalis 3,5 oder 4,5 mm. Sollten bei der distalen Verriegelung Probleme auftreten, kann die Position des Zielgerätes etwas modifiziert werden, ggf. unter Anwendung eines Röntgenbildverstärkers (Anmerkung des Übersetzers). Das weitere Vorgehen folgt der üblichen Technik. Anschließend wird das Zielgerät für die proximale Verriegelung ausgerichtet. Diese Verriegelung erfolgt in typischer Weise mit Verriegelungsbolzen von 5,5 mm Durchmesser.

Nach Abbau des Zielgerätes und vor dem Wundverschluß wird das Funktionieren des Klickmanövers überprüft und bis zu einem intraoperativen Längengewinn von 4–5 mm durchgeführt. Insbesondere ist eine Rotationsblockade durch spitze knöcherne Fragmente auszuschließen. Im Falle von ausgedehnten Verlängerungen kann eine perkutane Stichelung der Fascia lata angeschlossen werden. Der Wundverschluß erfolgt ohne Drainage nach einer ausgiebigen und sehr sorgfältigen Spülung, um postoperative Verkalkungen im Bereich des M. glutaeus medius zu verhindern.

Tibia

Der Tibiamarknagel weist, wie die üblichen Marknägel, eine Krümmung auf. Der Zugang erfolgt nach Längsspaltung der Patellarsehne. Die Eintrittsstelle in die Markhöhle hängt von der präoperativen Planung ab. Voraussetzungen sind hierbei Radiographien in 2 Ebenen und die Anfertigung einer Planskizze unter Verwendung der entsprechenden Planungsschablone für den Nagel. Im allgemeinen ist die Eintrittsstelle etwas medial ventral der beiden Meniskusvorderhörner an der Tibiakante. Nach der flexiblen Markraumbohrung muß die rigide Bohrung angeschlossen werden, wiederum 1 mm über dem gewählten Durchmesser des Verlängerungsnagels. Werden keine zusätzlichen axialen Korrekturen durchgeführt, so erfolgt die Osteotomie ziemlich distal. Die Osteotomie wird daher zunächst mit der Innensäge begonnen und anschließend perkutan entweder mit dem Bohrer, dem Osteotom oder mit der Gigli-Säge vervollständigt. Das Periost muß dabei erhalten bleiben. Nach dem Einführen des Nagels wird die Verriegelung mit der entsprechenden Zieleinrichtung durchgeführt. Der obere Rand des Nagels muß mit der knöchernen Oberfläche bündig abschließen und darf in keinem Fall zum Kniegelenk hin überstehen. Die Fibula wird, entsprechend den Neigungen des Operateurs, entweder proximal oder mehr distal osteotomiert. Eine vorübergehende Transfixation zwischen Fibula und Tibia proximal und distal der Osteotomie kann mittels Stellschrauben oder dicken Kirschner-Drähten durchgeführt werden. Der Klickmechanismus wird in partieller oder vollständiger Beugung des Kniegelenks durch Rotationsbewegungen des Fußes durchgeführt. Die Tibia wird in Neutralposition verriegelt, entsprechend einer maximalen Außenrotation des Nagels. Analog zum Femur folgt die postoperative Verlängerung ähnlichen Zyklen wie bei externen Fixationssystemen.

Zusätzliche Maßnahmen

Gewisse Zusatzmaßnahmen können intraoperativ oder präoperativ durchgeführt werden:

1. Eine Verbesserung des Kopf-Pfannen-Verhältnisses am koxalen Femurende durch Maßnahmen am Acetabulum selbst oder durch eine Beckenosteotomie.

2. Eine intertrochantäre Korrekturosteotomie bei pathologischen Veränderungen des Schenkelhalses.

3. Eine Stabilisierung der Band-Kapsel-Situation des Kniegelenks. Diese Maßnahme wird i. allg. vor einer geplanten Verlängerungsosteotomie durchgeführt.

4. Eine dreidimensionale proximale oder distale Korrekturosteotomie von Femur oder Tibia. Diese Korrektur kann gleichzeitig mit der Verlängerungsosteotomie durchgeführt werden. Folgende Maßnahmen sind dabei möglich:

Eine proximale Korrektur des Femurs in der Frontalebene im Sinne einer additiven oder subtraktiven Varisations- oder Valgisationsosteotomie mit nachfolgender Plattenosteosynthese nach Einbringen des Verlängerungsnagels. Die Verlängerungsosteotomie wird dabei distal der keilförmigen proximalen Osteotomie angeschlossen.

Eine Torsionskorrektur bei Innen- oder Außendrehabweichungen des Femurs. Diese kann im Rahmen einer Valgus- oder Varuskorrektur erfolgen oder im Bereich der Verlängerungsosteotomie.

Eine distale Valgus- oder Varuskorrektur, entweder keilförmig oder durch Domosteotomie [23, 25]. Wenn diese Korrektur in der Frontalebene am distalen Femur erfolgt, dann empfiehlt sich die Verlängerungsosteotomie im Bereich des proximalen Femurs.

5. Eine Tendolyse oder Kapsulotomie kann einer Verlängerungsosteotomie direkt angeschlossen werden. Möglich sind ebenfalls Stichelungen der Fascia lata oder entsprechende Sehnenverlängerungen, z. B. der Achillessehne.

Nachbehandlung

Eine postoperative Analgesie kann peridural oder oral erfolgen, ggf. flankiert durch zusätzliche Gaben von Anxiolytika.

Die Kallusdistraktion wird i. allg. am 5. postoperativen Tag begonnen. Voraussetzung ist eine gute Entspannung des Patienten und eine vertrauensvolle Atmosphäre. Bei frühzeitiger Wiederherstellung der Kniegelenkbeweglichkeit vor Aufnahme der Kallusdistraktion gestaltet sich die Durchführung der Klickmanöver leichter und weniger schmerzhaft. Daher ist es äußerst wichtig, durch physiotherapeutische Maßnahmen die Kniebeugung bis zum 5. postoperativen Tag auf mehr als 90° zu bringen.

Die Klickmanöver werden 3mal täglich mit jeweils 5 Klicks durchgeführt, entsprechend einer Verlängerung von 1 mm pro Tag. Das Klicken wird in Innendrehung durchgeführt, anschließend wird der Nagel durch Außendrehung wieder in die Ausgangsposition gebracht. Dadurch werden 2 Klicks erzeugt, deren Intensität jedoch unterschiedlich ist. Dies hängt auch vom Nagelmodell und der operierten Seite ab. Die Verlängerung des Nagels findet immer dann statt, unabhängig von der Seite, wenn der äußere Nagelzylinder im Gegenuhrzeigersinn im Vergleich zum Innenzylinder gedreht wird – vorausgesetzt man betrachtet den Nagel jeweils von proximal.

Eine psychologische Betreuung der Patienten ist sicherzustellen mit Abschätzung der psychischen

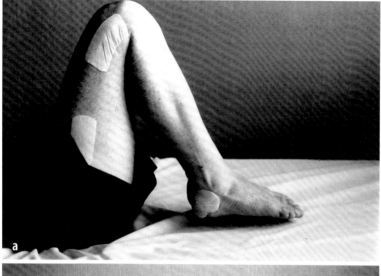

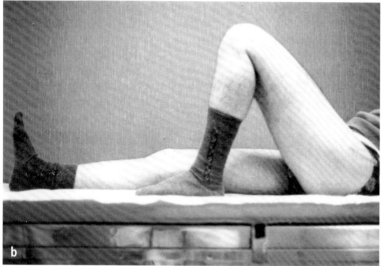

Abb. 6a, b. Beugungsumfang der Kniegelenke bei einem Patienten, der beidseitig mit einem Verlängerungsmarknagel versehen wurde, am 10. postoperativen Tag (a) und nach Abschluß der Kallusdistraktion (b). Beachtenswert ist die relative Verlängerung des Femurs im Vergleich zur Tibia

Belastung und der Schmerzen während der Klickmanöver. Es empfiehlt sich eine Mobilisierung auf einer Bewegungsschiene sowie eine Tonisierung der Muskulatur, Dehnungsübungen, eine Ödemprophylaxe, ggf. mit Lymphdrainagen. Ein Muskelaufbautraining ist durchzuführen und nach abgeschlossenem Längengewinn zu intensivieren. Eine Teilbelastung sollte so rasch wie möglich angestrebt werden, zur Wiedergewinnung von Koordination und Muskeltonus. Rotationsbewegungen sollten jedoch vermieden werden, um das Klickmanöver nicht unbeabsichtigt auszulösen. Nach Abschluß der Verlängerungsphase wird die Vollbelastung mit Wiederaufnahme der sportlichen Aktivitäten erlaubt. Bei ausgedehnten Verlängerungen nach kongenitalen Verkürzungen oder bei kleiner Körpergröße treten erhebliche Spannungen der ventralen Oberschenkelmuskulatur auf, die eine ventrale Kippung des Beckens oder eine Hüftflexion verursachen können. Analog dazu kann eine Tonuserhöhung oder gar Kontraktion der ischiokruralen Muskulatur eine Kniegelenkflexion verursachen. Die Rückbildung der ventralen Beckenkippung zieht sich häufig über mehrere Monate hin. Bei längerstreckigen Verlängerungen kann fakultativ eine Stichelung der Fascia lata durchgeführt werden. Der Verlängerungsnagel erlaubt eine Flexion des Kniegelenks von etwa 110–130° während der Verlängerungsphase, selbst bei Verlängerungsstrecken von mehr als 6 cm (Abb. 6).

Eine Verlängerung in der anatomischen Achse des Femurs ist mit einer mäßiggradigen Valgisierung vergesellschaftet (Abb. 7). Wie bereits betont wurde, muß dies bei der präoperativen Planung berücksichtigt werden. Im Gegensatz zu den äußeren Fixationssystemen treten beim Nagel keine sekundären Achsabweichungen auf.

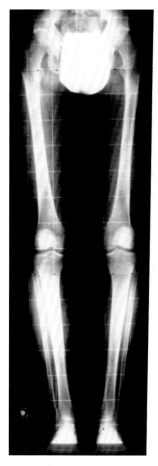
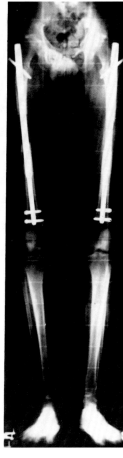

Abb. 7. Übersichtsradiographien des Patienten von Abb. 6 vor (*links*) und nach (*rechts*) beidseitiger Verlängerung der Femora um 70 mm am 90. postoperativen Tag

Komplikationen

Schmerzen und frühzeitige Schwierigkeiten beim Klickmanöver können Ausdruck einer vorzeitigen Ossifikation sein und verdienen größte Aufmerksamkeit. Eine Unterbrechung des Klickmanövers für einen Zeitraum von 24–48 h kann ausreichen, um eine vollständige Verfestigung des Kallus zu verursachen und weitere Klickmanöver zu verhindern.

Postoperative Infektionen kommen fast nicht vor und lassen sich am besten durch eine strenge Indikationsstellung vermeiden, insbesondere nach vorangegangener ossärer oder artikulärer Infektion. Eine derartige Vorgeschichte ist in jedem Fall schriftlich festzuhalten. Weiterhin sollte eine perioperative Antibiotikatherapie durchgeführt werden. Bei vorangegangener Infektion und geplanter Verlängerungsosteotomie mittels Verlängerungsnagel sollte eine Antibiotikatherapie, wie bei einer chronischen Infektion nach Prothesenimplantation, durchgeführt werden. Diese muß ggf. über mehrere Monate durchgehalten werden, i. allg. bis zur Materialentfernung.

Selbst wenn am Ende der Verlängerungsphase eine große, nicht kalzifierte knöcherne Defektstrekke verbleibt, kann die Vollbelastung begonnen werden. Mechanische Komplikationen im Sinne eines Materialbruchs wurden praktisch nicht beobachtet. Der Patient kann am Ende der Verlängerungsphase seine sportlichen Aktivitäten wieder aufnehmen.

Eine Reduktion der muskulären Kraft wird regelmäßig beobachtet und kann 60% im Cybex-Test übertreffen. Eine derartige muskuläre Schwächung wird jedoch ebenfalls nach längerer Bettruhe, nach Ruhigstellung im Gipsverband oder selbst nach Arthroskopien beobachtet [11, 12, 27]. Von der Muskelschwäche werden vorwiegend Typ-I-Fasern betroffen (M. quadriceps, M. glutaeus). Die Typ-I-Fasern spielen bei Ausdauersportarten eine wesentliche Rolle (Marathon, Skilanglauf). Die funktionelle Wiederherstellung der Muskelkraft betrifft zunächst die Typ-II-Fasern (verantwortlich für die Schnellkraft und für Kurzzeitaktivitäten) nach wenigen Monaten, anschließend erholen sich die Typ-I-Fasern über einen sehr langen Zeitraum. Gelegentlich bleibt hier auch die Restitution unvollständig [11]. Die Erholung der muskulären Kraft und Koordination ist nach dem Verlängerungsnagel besser als nach externen Fixationssystemen. Dies ändert aber nichts an den physiologischen Veränderungen, die durch eine chirurgische Verlängerung verursacht werden.

Klinische Ergebnisse

Die ersten 52 Verlängerungsosteotomien des Oberschenkels wurden von 29 verschiedenen Chirurgen durchgeführt und nach durchschnittlich 8,9 Monaten postoperativ ausgewertet [9].

Materialien und Methoden

Die Serie umfaßt 48 Patienten mit insgesamt 52 Verlängerungsosteotomien, davon wurden 4 Patienten beidseitig operiert.

Das Durchschnittsalter aller Patienten lag bei 21 Jahren (10–44 Jahre). Das Geschlechtsverhältnis war 1:1. Die linke Seite war in 60% der Fälle betroffen.

Die Ätiologie der Verkürzungen war in 48% der Fälle posttraumatisch, in 21% kongenital, in jeweils 8% lag ein postinfektiöser Zustand sowie eine kleine Körpergröße vor, in 4% bestanden neurologische und in 11% verschiedene Ursachen.

Eine Gigli-Säge wurde in 12% der Eingriffe benutzt, eine Innensäge in 76% und eine Kombination der beiden Techniken ebenfalls in 12% der Fälle. Zusätzliche chirurgische Maßnahmen erfolgten bei jedem 10. Eingriff: Jeweils eine Torsionskorrektur, eine Torsion mit Varisation und eine osteoplastische Korrektur der Hüfte; in 2 Fällen wurde zusätzlich valgisiert.

Ergebnisse

Der Längengewinn lag bei durchschnittlich 45,6 mm (17–85 mm), wobei 48,6 mm angestrebt waren. Die Kallusdistraktion wurde nach 5,5 Tagen aufgenommen (1–12 Tage) mit einem täglichen Längengewinn von 1,1 mm. Die Vollbelastbarkeit wurde im Durchschnitt am 67. Tag erreicht. Die Beugung des Kniegelenks lag präoperativ durchschnittlich bei 125°, während der Verlängerungsphase bei 90° und bei der Abschlußkontrolle schließlich bei 122°. Der mittlere Nachuntersuchungszeitraum lag bei 8,9 Monaten und bei 27 Patienten mittlerweile bereits bei 12 Monaten. Die mittlere Zeit einer radiologisch gesicherten knöchernen Konsolidierung wurde auf 25 Tage pro cm Längengewinn geschätzt. Die Metallentfernung erfolgte nach durchschnittlich 11 Monaten (bei 15 der 27 Fälle, die über 1 Jahr verfolgt wurden).

Die Schmerzen, entsprechend einer Schmerzskala von 0–4 Punkten, wurden mit 1,5–2,3 Punkten während der Klickmanöver angegeben. Sie verminderten sich mit zunehmender Distraktionsstrecke von 0 auf 70 mm Länge. Während der Ruhephasen wurde die Schmerzintensität mit 1,5 Punkten angegeben.

Nach der Klassifikation von SOFCOT [1], ähnlich der Klassifikation von Paley [23], wurden folgende Komplikationen registriert:

– Typ I (geheilt nach abgeschlossener Verlängerung): 31%.
– Typ II (mit zusätzlicher, nicht geplanter Intervention, jedoch ohne Folgen): 25%.
– Typ III (nicht abgeschlossene Therapie): 8%; davon benötigten 2 Patienten Vollnarkosen für die Klickmanöver, was einen vorzeitigen Abbruch des Verlängerungsmanövers erzwang. Die verbliebenen Verkürzungen von 2 cm wurden von den Patienten als befriedigend akzeptiert. Bei jeweils einem Patienten trat eine Luxation des Kniegelenks und eine Luxation des Hüftgelenks auf.

Die *Komplikationen* lassen sich weiterhin nach ihren jeweiligen Ursachen aufschlüsseln:

– *Mechanisch:* ein Nagelbruch; jeweils ein Bruch eines proximalen und eines distalen Verriegelungsbolzens; 4 Nagelblockaden, sei es aus mechanischer Ursache oder bedingt durch vorzeitige Ossifikation; in 5 Fällen zeigte sich der Klickmechanismus vorzeitig verschlissen. Damit ging auch ein Verlust der gesamten mechanischen Stabilität der Konstruktion einher.
– *Knöchern:* 5 Fälle einer verzögerten Konsolidierung, die eine Spongiosaplastik erforderlich machten; eine Fissur des proximalen Femurs während der Markraumbohrung; eine spontane Fraktur während der Markraumbohrung (wobei zuvor der Nagel ohne zusätzliche Osteotomie eingetrieben worden war); eine Femurfraktur nach Materialentfernung.
– *Neurologisch:* eine vorübergehende Parese des N. peronaeus.
– *Artikulär:* jeweils eine Hüft- und eine Kniegelenkluxation (s. oben); eine Gelenkeinsteifung, die unter Vollnarkose mobilisiert werden mußte; eine nicht näher beschriebene Komplikation.
– *Infektiös:* 2 oberflächliche Infektionen und 2 Reaktivierungen einer chronischen Osteitis.

In keinem Fall wurden anatomische Achsabweichungen beobachtet. Die durchschnittliche Zufriedenheit der Patienten lag bei 8,8/10 und diejenige der Operateure bei 8,1/10.

Die Studie dieser vorläufigen Fälle hat gezeigt, daß der Verlängerungsnagel sichere und relativ angenehme Verlängerungen für Patient und Operateur ermöglicht. Die Komplikationen während der ersten 52 Fälle befinden sich teilweise noch im Rahmen einer „Lernkurve" und sollten sich durch eine weitere Verbesserung der Operationstechnik und der Indikationsstellung reduzieren lassen.

Schlußfolgerungen

Der Verlängerungsnagel eröffnet neue chirurgische Perspektiven für Patienten, die eine Verlängerung der unteren Extremitäten benötigen. Die Weichteile werden dabei wesentlich weniger in Mitleidenschaft gezogen als bei der Kallusdistraktion durch externe Fixationssysteme. Andererseits werden Komplikationen, die durch eine Verlängerung von Gewebe bedingt sind, nicht vermieden. Dies betrifft Probleme, die bei einer lokalen Dehnung von muskulären und bindegewebigen Strukturen auftreten, und weiterhin Probleme, die mit der lokalen Knochenneubildung vergesellschaftet sind. Durch den Verlängerungsnagel, der vollständig im betroffenen Knochen eingebettet liegt, wird die mechanische Stabilität sichergestellt. Die Lage des Implantats bedeutet für den Patienten einen echten Komfort und erlaubt ihm eine frühe Wiederaufnahme der muskulären Aktivität. Durch die Anregung zu sportlicher Tätigkeit und muskulärem Aufbautraining nach der Operation kann durch diese Technik für den Patienten ein vorrangiges funktionelles Ziel erreicht werden: Die Verlängerung geht nicht auf Kosten der Muskel- und Gelenkfunktion. Wenn diese Zielvorgabe erfüllt wird, so können bilaterale Verlängerungen bei Körpergrößen von weniger als 160 cm oder unilaterale mittelgradige Verlängerungen ins Auge gefaßt werden.

Zusammenfassung

Die klassischen Verfahren der Kallusdistraktion zur Verlängerung von Ober- und Unterschenkel bedienten sich externer Fixationssysteme. Diese Behandlungsform ist jedoch mit einigen Nachteilen behaftet: geringer Patientenkomfort, zahlreiche Weichteil- und Pininfekte, lange Liegezeit der Implantate für die Distraktions- und Ossifikationsphase, Einschränkung einer adäquaten physiotherapeutischen Beübung. Daher wurde ein Verlängerungsnagel für kontinuierliche Verlängerungen entwickelt, der die Vorteile der kontinuierlichen Kallusdistraktion externer Fixationssysteme mit dem niedrigen Komplikationsrisiko von Marknägeln vereint. Der kräftig dimensionierte Nagel besteht aus 2 ineinander gleitenden Teleskoprohren, die über ein Doppelratschensystem miteinander verbunden sind. Eine Drehbewegung um 20° zwischen den beiden Teleskoprohren geht mit einer Verlängerung des Systems einher. Die beiden Teleskoprohre sind an ihren jeweiligen Enden mit den Metaphysen des osteotomierten Knochens durch Verriegelungsbolzen fixiert. Darüber hinaus verfügt der Verlängerungsnagel über ein System einer longitudinalen Dynamisierung zur Stimulierung der Osteogenese. Nach abgeschlossener Verlängerung werden die Nagelanteile verriegelt, so daß eine frühfunktionelle Belastung aufgenommen werden kann.

In Tierversuchen wurde die Bedeutung eines erhaltenen Periostschlauchs für die Knochenneubildung nachgewiesen. Im Vergleich zu einer Kallusdistraktion mit dem Fixateur externe zeigten sich ähnliche Ergebnisse beim Verlängerungsnagel, was die Qualität des gebildeten Distraktionskallus anbelangt. Auf die Indikationen zur Verlängerungsosteotomie mit dem Verlängerungsnagel wird ebenso detailliert eingegangen wie auf die Operationsplanungen und die Operationstechnik und die Nachbehandlung. Von Bedeutung ist die präoperative Einschätzung des Psychostatus der Patienten, die entsprechende ärztliche Begleitung während der Distraktionsphase und die Deutung und Behandlung von Schmerzen während der Klickmanöver.

Die ersten klinischen Ergebnisse beruhen auf 52 Verlängerungsosteotomien bei 48 Patienten, die nach durchschnittlich 9 Monaten postoperativ ausgewertet wurden. In 76% aller Osteotomien wurde eine Innensäge eingesetzt, in 12% eine Gigli-Säge und in weiteren 12% eine Kombination der beiden Techniken. Zusätzliche chirurgische Maßnahmen erfolgten bei jedem 10. Eingriff: jeweils eine Torsionskorrektur, eine Torsion mit Varisation und eine osteoplastische Korrektur der Hüfte; in 2 Fällen wurde zusätzlich valgisiert. Der Längengewinn lag bei durchschnittlich 45,6 mm (17–85 mm). Die Kallusdistraktion wurde nach 5,5 Tagen aufgenommen mit einem täglichen Längengewinn von 1,1 mm. Die Vollbelastbarkeit wurde im Durchschnitt am 67. Tag erreicht. Bei 25% der Patienten wurde eine zusätzliche operative Intervention nötig, wie etwa eine lokale Spongiosaplastik. Bei 8% der Patienten mußte die Therapie vorzeitig abgebrochen werden, teilweise aufgrund der Schmerzhaftigkeit der Klickmanöver. Bei jeweils einem Patienten trat eine Luxation des Kniegelenks und eine Luxation des Hüftgelenks auf. Auf weitere Komplikationen wird im einzelnen eingegangen.

Literatur

1. Caton J (1991) Le traitement des inégalités de longueur des membres inférieurs et des sujets de petite taille chez l'enfant et l'adolescent. Rev Chir Orthop 77(Suppl I):31–80
2. Caton J, Panisset JC, Rubini J et al. (1993) L'allongement progressif des membres par clou centro-médullaire d'allongement. In: First European Congress of Orthopaedics. Rev Chir Orthop 79(No Spécial):270
3. Galardi G, Comi G, Lozza L, Marchettini P, Novarina M, Facchini R, Parozini A (1990) Peripheral nerve damage during limb lengthening. Neurophysiology in five cases of bilateral tibial lengthening. J Bone Joint Surg (Br) 72:121–124
4. Guichet JM (1988) Clou d'Allongement Progressif. Bases théoriques – Etude expérimentale. Thèse de Médecine, Faculté de Médecine, Dijon, France (651 pp, 2 vol)
5. Guichet JM, Braillon P, Bodenreider O, Lascombes P (1996) The role of periosteum and bone marrow in lengthening. An experimental study in rabbits with dual x-ray absorptiometry. (Accepted for a poster presentation at the SICOT 96 meeting, Amsterdam)
6. Guichet JM, Casar RS, Alexander H, Frankel VH (1993) Mechanical properties of the Gradual Lengthening Nail. J Bone Joint Surg [Br] (Suppl II):109–110
7. Guichet JM, Grammont PM, Trouilloud P (1994) Le rôle de la rotation dans la consolidation d'un régénérat osseux distractionnel. Arch Int Physiol Biochem Biophysique 102(3):C69–70
8. Guichet JM, Grammont PM, Trouilloud P (1992) Clou d'allongement progressif. Expérimentation animale avec un recul de deux ans. Chirurgie 118:405–410
9. Guichet JM, Lascombes P, Grammont PM, Prévot J (1995) Gradual Elongation Intramedullary Nail for Femur (Albizzia). Results of the 52 first cases in 48 patients. J Jpn Orthop Assoc 69(2)(3):S310
10. Guichet JM, Spivak JM, Troilloud P, Grammont PM (1991) Lower Limb Discrepancies. An Epidemiological Study. Clin Orthop Relat Res 272:235–241
11. Häggmark T, Eriksson E, Jansson E (1986) Muscle fiber type change in human skeletal muscle after injuries and immobilization. Orthopedics 9(2):181–185
12. Hamberg P, Gillquist J, Lysholm J, Oberg B (1983) The effect of diagnostic and operative arthroscopy and open menisectomy on muscle strength in the thigh. Am J Sports Med 11(5):289–292
13. Ilizarov GA (1990) Clinical application of the tension-stress effect for limb lengthening. Clin Orthop 250:8–26
14. Ilizarov GA, Berko VG (1980) Roentgenographic dynamics of the bone regenerate development in elongation of the hip in experiment. Orthop Traumatol Protez 41(7):54–59
15. Ilizarov GA, Khelimsky AM, Deviatov AA, Katae IA, Ivanov GG (1975) Reparative regeneration of the bone tissue during replacement of defects of long bones by lengthening one of the fragments. Eksp Khir Anest 2:37–42
16. Ilazarov GA, Palyenko LA, Pereslyskilh PF, Galanova RY, Tolmatcheva S, Baldine YP, Tretiakova JP (1980) Participation of bone marrow stromal precursor cells in bone regeneration in transosseous osteosynthesis. Bjull Eksper Biol Med 39(4):489–490
17. Ilizarov GA, Palyenko LA, Schreiner AA, Bogomyagkov VS (1983) Dynamics of the number of colony forming cells for fibroblasts in the bone marrow and its relationship with the activity of osteogenesis upon the limb elongation (an experimental study). Ontogenesis 14:617–623
18. Ilizarov GA, Pereslytskikh PF (1977) Regeneration of diaphyseal bone tissue in lengthening after closed directed oblique or screw-shape osteoclasia. Westn Khir 119:89–93
19. Ippolito E, Peretti G, Bellocci M, Farsetti P, Tudisco C, Caterini R, De Martino C (1994) Histology and ultrastructure of arteries, veins, and peripheral nerves during limb lengthening. Clin Orthop 308:54–62
20. Kempf I, Meyrueis JP, Perren S (1983) La fixation d'une fracture doit-elle être rigide ou élastique? Rev Chir Orthop 69:335–380
21. Kojimoto H, Yasui N, Goto T, Matsuda S, Shimomura Y (1988) Bone lengthening by callus distration. The role of periosteum and endosteum. J Bone Joint Surg [Br] 70:543–549
22. Ollier L (1867) Traité expérimental et clinique de la régénération des os et de la production artificielle du tissu osseux. Masson, Paris
23. Paley D (1990) Problems, obstacles, and complications of limb lengthening by the Ilizarov technique. Clin Orthop 250:81–104
24. Paley D, Maar DC, Herzenberg JE (1994) New concepts in high tibial osteotomy for medial compartment osteoarthritis. Orthop Clin North Am 25(3):483–498
25. Prévot J, Guichet JM (1994) Bilateral leg lengthening for short stature. 26 cases treated by the Ilizarov's Technique. Chirurgie 120:360–367
26. Sundaram NA, Hallett JP, Sullivan MF (1986) Dome osteotomy of the tibia for osteoarthritis of the knee. J Bone Joint Surg (Br) 68:782–786
27. Veldhuizen JW, Verstappen FT, Vroemen JP, Kuipers H, Greep JM (1993) Functional and morphological adaptations following four weeks of knee immobilization. Int J Sports Med 14(5):283–287
28. Yasui N, Kojimoto H, Sasaki K, Shimizu H, Shimomura Y (1991) The effects of distraction upon bone, muscle and periosteum. Orthop Clin North Am 22:563–567
29. Yasui N, Kojimoto H, Sasaki K, Kitada A, Shimizu H, Shimomura Y (1993) Factors affecting callus distraction in limb lengthening. Clin Orthop 293:55–60

Die Behandlung von diaphysären Fehlstellungen der unteren Extremität

G. Suger und W. Strecker

Posttraumatische Fehlstellungen der unteren Extremität sind in Abhängigkeit von der Ursache und vom Zeitpunkt des Auftretens der Ausgangsverletzung in der Regel kombinierte mehrdimensionale Fehlstellungen mit Achsen- und Torsionsfehlern sowie Längendiskrepanzen unterschiedlichster Ausprägung, wobei die überwiegende Anzahl der Fehlstellungen gelenknah lokalisiert ist (Abb. 1). Ausmaß und Komplexität solcher Fehlstellungen sind im Wachstumsalter deutlich stärker ausgeprägt als im Erwachsenenalter, auch wenn das wachsende Skelett in der Lage ist, in einem bestimmten Rahmen Fehlstellungen spontan zu korrigieren. Verletzungen der Wachstumsregion führen nur selten zu einer kompletten Zerstörung der Fuge mit Wachstumsstillstand, sondern betreffen nur Teile der Wachstumsregion, so daß als Folge ein asymmetrisches Längenwachstum resultiert. Bei solchen Fehlstellungen als Folge kindlicher Verletzungen sind deshalb nicht selten neben komplexen Längen- und Achsenfehlstellungen mit unterschiedlich stark ausgeprägten Torsionskomponenten auch Deformitäten der angrenzenden Gelenkflächen zu beobachten.

Rein diaphysäre korrekturbedürftige Fehlstellungen im Kindesalter sind weniger häufig und betreffen häufig nur das Längenwachstum, da Achsenfehler im Verlauf des Wachstums besser korrigiert werden. Insbesondere muß in der Folge der noch überwiegend konservativen Frakturbehandlungen bei Schaftfrakturen, wo teilweise unter der Annahme eines Wachstumsschubes im Rahmen der reparationsbedingten Mehrdurchblutung Verkürzungen durch Segmentüberlappung in Kauf genommen wurden, mit verbleibenden Längendiskrepanzen gerechnet werden [13].

Im Erwachsenenalter sind posttraumatische, rein diaphysäre Fehlstellungen als Folge der operativen Behandlung in der Regel in allen Ebenen weniger stark ausgeprägt. Neben direktem Knochensubstanzverlust bei offenen Frakturen können diese auch eine kalkulierte Folge in der Behandlung diaphysärer Trümmerfrakturen sein. Hier ist es oft angezeigt, auch auf Kosten der Länge der Extremität, ein radikales Débridement von avitalen Weichteilen und Knochenfragmenten durchzuführen, um der Gefahr der Ausbildung einer posttraumatischen Osteitis zu begegnen. Gleichzeitig kann durch ein solch radikales Débridement u. U. eine Entspannung der Weichteilsituation mit der Möglichkeit eines spannungsfreien Wundverschlusses erreicht werden.

Frakturheilungsstörungen mit Resorption im Frakturspalt oder Fragmentnekrose können eben-

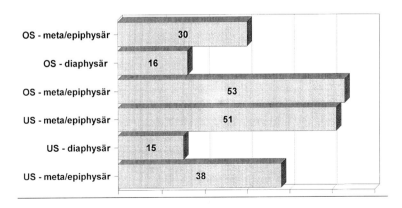

Abb. 1. Lokalisation von 193 additiven Korrekturosteotomien der unteren Extremität (Unfallchirurgie der Universität Ulm 1986–1993)

falls sekundär zu Fehlstellungen insbesondere der Achse und der Länge führen. Solche Fehlstellungen kommen als kombinierte Formen bei allen internen oder externen Osteosyntheseverfahren vor. Als überwiegend axiale Form treten sie bei Marknagelosteosynthesen mit Sinterungsvorgängen im Frakturspalt auf, wobei bei dieser Stabilisationsform zusätzlich mit primären oder sekundären Torsionsfehlern gerechnet werden muß [11].

Eine besondere Problematik stellt die Fehlstellung im Schaftbereich nach Infektverläufen in der Frakturheilungsphase dar. Neben dem Problem der Fehlstellung selbst tritt hier besonders die Gefahr eines Wiederaufflackerns eines geheilten oder ruhenden Infektherdes durch den Reeingriff in den Vordergrund. Nicht nur die Knochenqualität im Bereich der Fehlstellung, sondern auch die z. T. kritische Weichteilsituation zwingen vermehrt zu fehlstellungsfernen Korrekturlokalisationen und erfordern die Verwendung externer Verfahren. Eine differenzierte präoperative Planung und spezielle Kenntnisse in der minimal invasiven Technik der Korrektur, insbesondere mit kontinuierlichen distrahierenden Korrekturverfahren, sind hierbei erforderlich [9, 12].

Indikation zur operativen Korrektur

Vorwiegend bestimmen die vom Patienten geäußerten Beschwerden, verursacht durch eine Fehlbelastung der angrenzenden Gelenke, die Indikation zur operativen Korrektur. Daneben können durch muskuläre Dysbalancen ausgelöste statische Beschwerden des Rumpfskeletts, z. B. bei Verkürzungen, eine korrigierende Osteotomie auch eindimensionaler Fehlstellungen erforderlich machen.

Je nach Alter stellen auch ausgeprägtere Fehlstellungen, wie sie überwiegend nach komplizierten Frakturheilungsverläufen mit oder ohne Infekt auftreten, mit vorhersehbaren negativen Folgen der unphysiologischen mechanischen Belastungen der Gelenke schon vor Auftreten von statischen Beschwerden eine Indikation zur operativen Korrektur dar.

Kosmetische Aspekte sowie psychologische Gründe sollten nach Abwägung der Risiken nur in Ausnahmen eine Indikation darstellen.

Während die Indikation zur korrigierenden Osteotomie durch eine Vielzahl *allgemeiner* Faktoren wie Alter, allgemeines Operationsrisiko, Vorerkrankungen sowie auch die Erwartungshaltung des Patienten mit beeinflußt wird, hängt die Wahl des Korrekturverfahrens von dem Ausmaß der Fehlstellung, überwiegend jedoch von *lokalen* Faktoren ab.

Wahl des operativen Verfahrens

Die Wahl des operativen Verfahrens zur Korrektur und insbesondere zur Stabilisation wird zunächst bestimmt durch die Art der vorliegenden Fehlstellung.

Ohne Knochensubstanzverlust
- funktionelle Verkürzungen bei ausgeprägten Achsenfehlern;
- Fragmentüberlappung.

Mit Knochensubstanzverlust
- Beinverkürzungen als Folge von Verletzungen der Wachstumszone im Kindesalter;
- Beinverkürzungen durch konservative Frakturbehandlung im Kindesalter (Fragmentüberlappung);
- Knochensubstanzdefekte als Folge von komplexen Frakturen;
- nach Frakturheilungsstörungen mit Frakturspaltresorption/Fragmentnekrose;
- nach infektbedingtem Knochensubstanzverlust.

Die lokale Situation als Folge der Voroperation sowie evtl. noch einliegende Implantate, aber auch die technischen Möglichkeiten des jeweiligen Operateurs, determinieren die Wahl des operativen Vorgehens. Während Achsen- und Torsionsfehlstellungen prinzipiell durch alle internen Techniken, wie sie auch bei der Primärversorgung von Frakturen verwendet werden, korrigiert werden können, ist dies bei Längendiskrepanzen nur in begrenztem Rahmen möglich.

Der Widerstand des Weichteilmantels bei Akutkorrekturen sowie die limitierten Ressourcen an autogener Spongiosa zur Defektauffüllung favorisieren ab einer bestimmten Defektgröße die kontinuierlichen Verfahren der Distraktionsosteoneogenese.

Daneben ist an allen Extremitätenabschnitten bei ausgedehnter Akutkorrektur z. B. des Oberschenkels von über 3 cm mit neurogenen Überdehnungsschäden im Ausbreitungsgebiet des N. ischiadicus zu rechnen. Am Unterschenkel ist diese Grenze für Akutkorrekturen sehr viel niedriger anzusetzen.

Je nach lokaler Weichteilsituation, insbesondere Narbensituation, muß u. U. schon ab 1,5 cm eine

Neurolyse des N. peronaeus der Knochenverlängerung vorgeschaltet werden.

Die Verkürzung des Femurs von weniger als 3 cm

Verkürzungen der unteren Extremität unter 3 cm stellen bei fehlenden Beschwerden, als eindimensionale Fehlstellung per se, keine Indikation zur Korrektur dar, können sie doch sehr gut durch entsprechenden Schuhausgleich kompensiert werden. Bei nicht zu behebenden statischen Beschwerden oder bei Vorliegen zusätzlicher Fehlstellungen in weiteren Ebenen, werden diese Korrekturosteotomien überwiegend durch Plattenosteosynthesen oder Marknägel stabilisiert.

Die Korrektur der isolierten Längendiskrepanz bis 3 cm, evtl. auch in Verbindung mit Torsionsfehlern, erfolgt hierbei aufgrund der günstigeren lokalen Durchblutungssituation im metaphysären Bereich. Kombinationen mit Achsenfehlstellungen müssen am Ort der Fehlstellung korrigiert werden, da mit zunehmender Distanz der Korrektur zum Ort der Fehlstellung die Notwendigkeit der Kompensation durch Translation zur Erreichung einer korrekten mechanischen Achse größer wird. Knochenqualität oder lokale Weichteilsituation können gelegentlich jedoch zu einem Ausweichen in Ebenen mit günstigeren lokalen Bedingungen für die Korrektur zwingen. Die Möglichkeiten, eine ungünstige Osteotomiehöhe mit ungenügender Korrektur der mechanischen Achsen durch Translation zu kompensieren, sind bei der Verwendung von Plattenosteosynthese begrenzt, bei der Verwendung von intramedullären Kraftträgern nicht gegeben [3, 4, 8] (s. Beitrag Strecker et al., S. 239–250) (Abb. 2).

Die Verkürzung des Femurs über 3 cm

Interne Verfahren (Distraktionsnägel)

Verkürzungen des Femurs ab 3 cm sollten nach den mittlerweile guten Erfahrungen mit der Kallusdistraktion durch kontinuierliche Verfahren ausgeglichen werden. Die Wahl des jeweiligen Kraftträgers hängt von den lokalen Gegebenheiten ab. Liegt eine aseptische Situation vor und ist der Markraum als Folge der Primärverletzung nicht wesentlich sklerotisch verschlossen und ohne Gefahr der intramedullären Hitzenekrose zu öffnen, können interne Distraktionsverfahren über Marknägel verwendet werden. Ein deutlich geringeres lokales Infektrisiko

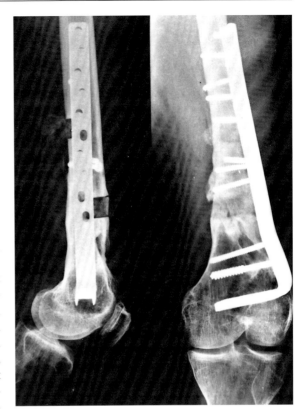

Abb. 2. Treppenförmige metaphysäre Osteotomie und Akutverlängerung von 2,5 cm. Knochendefektauffüllung mit autogenem kortikospongiösem Knochenspan vom Beckenkamm

im Vergleich zum Fixateur externe sowie ein deutlich höherer Tragekomfort für den Patienten sind die wesentlichen Vorteile dieses Vorgehens. Daneben ist v. a. das auf Weichteilzug empfindliche Kniegelenk während der gesamten Behandlungsdauer der Physiotherapie zugänglich. Die Unterschiede der derzeit in der klinischen Erprobung und z. T. auch schon in Anwendung stehenden Verfahren beruht im jeweils verwendeten Antrieb der Systeme. Während einerseits ein technisch aufwendiger implantierbarer elektrischer Antrieb für die Knochendehnung sorgt, sind es daneben mechanische Vortriebe durch spezielle Ratschenmechanismen, mit denen der Patient überwiegend selbständig die Verlängerung zu Hause durchführt [1] (s. Beitrag Guichet, S. 251–264).

Kombination von intramedullärem Kraftträger und externem Distraktionssystem

Einen Kompromiß hinsichtlich der Kosten der bis jetzt noch sehr teuren implantierbaren Distraktionssysteme stellt die Kombination eines intramedullären Kraftträgers mit einem externen Distraktionssystem dar. Besonders am Oberschenkel sind solche Lösungen zu favorisieren, obwohl diese ein theoretisch höheres Infektionsrisiko durch einen möglichen Kontakt des Marknagels mit potentiell infizierten Fixateurpins beinhalten. Der am Oberschenkel nach ersten Erfahrungsberichten entscheidende Vorteil solcher Kombinationen hinsichtlich der Wiederherstellung bzw. Erhaltung der durch die Distraktion negativ tangierten Kniegelenkfunktion ist evident.

Da der Fixateur lediglich während der Distraktionsphase benötigt, die Stabilisation sowohl während der Distraktion als auch während der sehr viel längeren Konsolidierungszeit durch den Nagel übernommen wird, können die Zeit der Weichteiltransfixation und deren negative Folgen limitiert werden [10].

Technische Besonderheiten von Kombinationssystemen. Nach Markraumeröffnung wird der Markraum auf die ganze Länge mit mindestens 1 mm über die geplante Nagelstärke aufgebohrt. Anschließend erfolgt die Achsen- und Torsionskorrektur und die Einbringung eines ungebohrten Femurnagels sowie die proximale Verriegelung. Die distalen Fixateurpins können je nach lokaler Situation distal der Nagelspitze plaziert werden, wobei die Verwendung eines Ringsystems die distale Fixation erleichtert.

Besondere Beachtung ist der proximalen Pinplazierung zu schenken. Die Lage der Pins in Relation zum proximal dickeren Marknagel muß röntgenologisch kontrolliert und ggf. korrigiert werden. In jedem Fall ist ein direkter Kontakt des Marknagels mit einem Fixateurpin zu vermeiden. Bewährt hat sich hierbei die Verwendung eines kanülierten Bohrers, mit dessen Hilfe, nach Führung der Bohrung über einen Kirschner-Draht, die 6 mm dicken Schanz-Schrauben röntgenologisch exakt am proximal dickeren Nagelende vorbei plaziert werden können. Weiterhin ist zu beachten, daß der distale Teil des Marknagels nach Verlängerung noch eine ausreichend lange Führung im Markraum besitzt. Nach Erreichen der gewünschten Länge bewährt es sich, um etwa 0,5 cm überzukorrigieren, da die Tendenz des Femurs zur Varusdislokation durch Zug der Adduktoren eine leichte sekundäre Verkürzung mit sich bringen kann.

Probleme dieses Verfahrens liegen immer in der etwas schwierigen Plazierung der Fixateurpins sowie in der Möglichkeit eines frühzeitigen Stops der Distraktion durch Klemmen des Nagels infolge leichter Varusabkippung des Oberschenkels. Vorbeugend kann hier der Fixateur externe unter leichter Valgusvorgabe plaziert werden (Abb. 3).

Verlängerungen über externe Distraktionssysteme

Unilaterale Systeme. Verkürzungen der langen Röhrenknochen, wie sie als Folge von Knochenbruchheilungsstörungen auftreten können, sind bei lokal schlechten Durchblutungsverhältnissen durch externe Fixation und frakturferne Verlängerungsosteotomie zu korrigieren. Prinzipiell kommen hierzu verschiedene unilaterale Fixateure und Ringsysteme in Betracht. Entscheidend für die Brauchbarkeit solcher Systeme ist die Möglichkeit, die im Verlauf einer Distraktion durch Muskelzug asymmetrische Kallusheilung oder – wie im Fall des Unterschenkels – durch blockierende Wirkung der Fibula verursachte Achsenabweichungen zu kompensieren. Kürzere Längendefekte, insbesondere am Oberschenkel, sind technisch einfach und für den Patienten mit einem akzeptablen Tragekomfort durch unilaterale Systeme durchzuführen. Komplexe Fehlstellungen dagegen erfordern mit den unilateralen Systemen ein Vielfaches an präoperativer Planung, da die Möglichkeiten von sekundären Korrekturen ohne operative Fixateurumsetzung begrenzt sind.

Abb. 3. a Beinverkürzung von 7 cm nach Trauma im Kindesalter ohne zusätzlichen Achsenfehler. **b** Verlängerungsosteotomie über liegendem ungebohrten Femurmarknagel und Ringfixateur als Zugsystem. Der Ringfixateur wurde gewählt wegen gleichzeitig bestehender hinterer Kreuzbandinsuffizienz mit der potentiellen Gefahr einer Kniegelenkluxation während der Distraktion. In diesem Fall kann der Ring ohne weiteres gelenküberbrückend auf den Tibiakopf erweitert werden, um diese Komplikation abzuwenden. **c** Röntgenologische Situation nach Abschluß der Distraktion und bereits entferntem Fixateur. Beginnende Kallusformation ausgehend von den Osteotomieflächen, der Nagel wurde mit der Fixateurentfernung statisch verriegelt. Der Patient führt zu diesem Zeitpunkt bereits ein intensives krankengymnastisches Übungsprogramm zur Verbesserung der Einschränkung der Kniebeweglichkeit durch. **d** Knochenneubildung 6 Monate nach Entfernung des Fixateurs

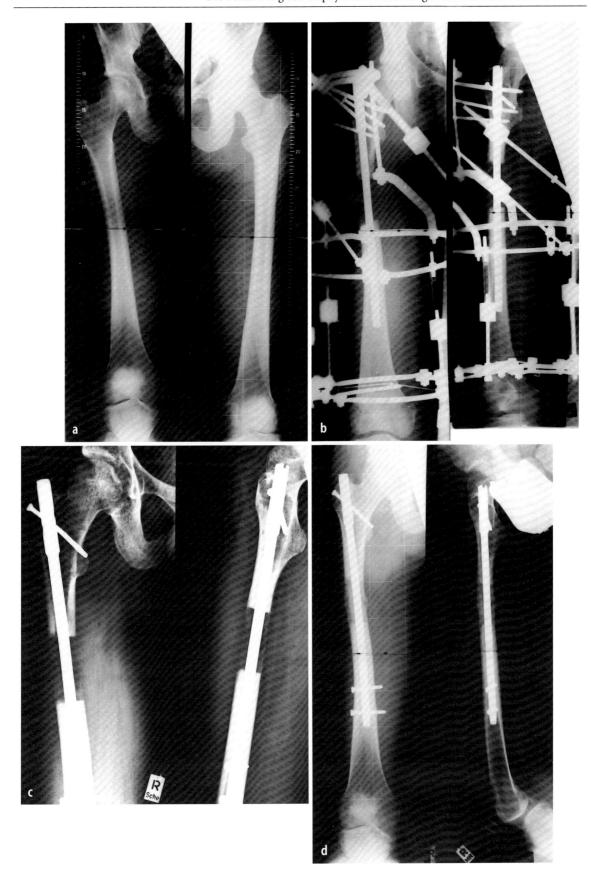

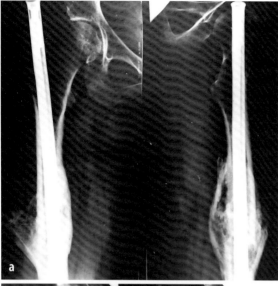
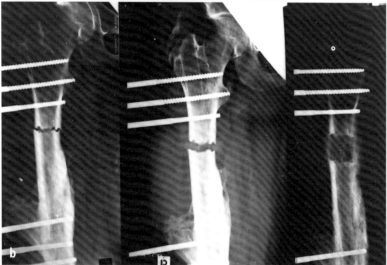

Abb. 4. a Beinverkürzung von 4 cm bedingt durch Knochensinterung im Rahmen einer Knochenheilungsstörung nach Marknagelosteosynthese. **b** Ausgleich der Längendifferenz durch Kallusdistraktion durch unilateralen Fixateur externe nach proximaler Femurosteotomie

Insbesondere muß es mit dem verwendeten Fixateur möglich sein, die im Verlauf langstreckiger Verlängerungen am Oberschenkel durch Adduktorenzug auftretende und durch größere Kallusbildung medial noch verstärkte Varusdeformität auszugleichen. Am Unterschenkel ist dagegen durch asymmetrischen Muskelzug der überwiegend lateral und dorsal gelegenen Muskelgruppen, verstärkt durch den Zug des Lig. patellae am Tibiakopf, mit einer Valgusantekurvationsfehlstellung zu rechnen (Abb. 4).

Der Ilisarov-Ringfixateur

Durch den fixationsbedingten zirkulären Angriffspunkt des Ringfixateurs sind während der Distraktion auftretende Fehlstellungen leichter und ohne weitere operative Maßnahmen zu korrigieren. Dieser Behandlungskomfort wird jedoch durch einen reduzierten Tragekomfort beim Patienten erkauft. Bei komplexen Fehlstellungen, wenn bei lokal problematischen Knochen- und Weichteilverhältnissen fehlstellungsfern korrigiert werden muß, so daß bei der Korrektur große Translationsbewegungen der Knochensegmente zur Erreichung einer korrekten mechanischen Achse erforderlich werden, ist dieses System u. E. allen anderen Systemen vorzuziehen [5-7].

Technische Grundlagen

Am proximalen Oberschenkel kommt es bei der reinen Drahtfixation aufgrund der großen Weichteilverschiebungen zu vermehrten Drahtirritationen bis hin zu manifesten Weichteilinfekten.

In Abänderung der Orginalmontagen, wie sie von Ilisarov für einzelne Fehlstellungen vorgegeben wurden, werden deshalb heute überwiegend Schanz-Schrauben-Fixationen verwendet. Dies senkt das intraoperative Verletzungsrisiko für die großen Gefäß-Nerven-Bündel des Ischiadicus und der Femoralisgruppe und resultiert in deutlich komplikationsärmeren Verläufen im Hinblick auf Pininfekte.

Die dreidimensionale Einbringmöglichkeit der Pins auch auf den 5/8-Ringen garantiert dem Patienten ungestörtes Sitzen und läßt eine sichere Fixation des proximalen Knochensegments erwarten.

Sämtliche transfixierenden Fixationspins, sowohl Transfixationsdrähte des Ilisarov-Systems, aber auch unilaterale Schanz-Schrauben, verhindern bei unsachgemäßer Einbringung das notwendige Spiel der Muskulatur und können durch Transfixation, insbesondere des Tractus iliotibialis, eine erhebliche Funktionseinschränkung im Kniegelenk verursachen. Hinzu kommt, daß bei lokalen Pininfekten schmerzbedingt bei den meisten Patienten eine reflektorische Muskelschwäche mit nachfolgender Atrophie zu beobachten ist.

Intraoperativ bedeutet dies, daß die freie Funktion der angrenzenden Gelenke in Narkose zu testen ist, störende Weichteiltransfixationen müssen durch Korrektur der liegenden Pins verhindert, bei geringerer Gewebespannung auch durch lokale Inzisionen reduziert werden.

In der postoperativen Phase ist die drohende Muskelatrophie auch der Glutäalmuskulatur durch gezielte krankengymnastische Übungstherapie und Gangschulung anzugehen.

Der behandelnde Arzt muß, unabhängig vom verwandten Fixationssystem, im Vorfeld einer drohenden Komplikation, insbesondere im Bereich des Pins, aber auch hinsichtlich der Achsen, bereits Korrekturmaßnahmen einleiten, da manifeste Fehlstellungen und Gelenkeinsteifungen nur schwer wieder rückgängig zu machen sind (Abb. 5).

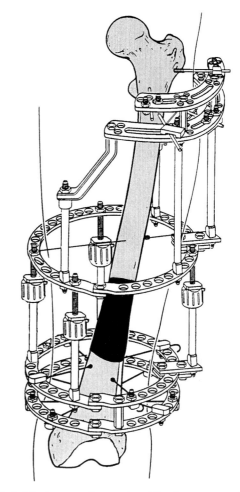

Abb. 5. Montageanordnung eines Ringfixateurs zur Oberschenkelverlängerung

Technik der Knochendurchtrennung

Die von Ilisarov vorgegebene Methode der Meißelkortikotomie läßt sich in der Realität nicht immer erreichen. Tierexperimentelle Untersuchungen haben aber gezeigt, daß die Qualität der Knochenneubildung nach Kortikotomie im Vergleich mit einer Osteotomie lediglich eine geringe Verzögerung bei der Osteotomie aufweist [2].

Es hat sich unserer Erfahrung nach ebenfalls bewährt, um ein ungewolltes Ausbrechen der Osteotomie in Richtung des nächstliegenden Fixationspins zu verhindern, eine Knochenschwächung durch mehrere, in einer Ebene liegenden Bohrungen durchzuführen.

Bei der anschließenden Vervollständigung der Osteotomie sollte weiterhin darauf geachtet werden, daß zum Zeitpunkt der Knochendurchtrennung das Distraktionssystem eine gewisse Vorspannung auf den Osteotomiespalt ausübt. Dadurch wird verhindert, daß bei unbemerkter inkompletter Knochendurchtrennung zusätzlich auf der der Osteotomie abgewandten Seite unnötige Zerstörungen der Kortikalis mit Keilbildungen entstehen. Durch die applizierte Vorspannung werden auch kleine Fissuren schon zur kompletten Osteotomie führen. Eine weitere technische Variante ist die Vervollständigung der Kortikotomie/Osteotomie durch Drehung der Knochensegmente gegeneinander. Am Unterschenkel muß hierbei die Innendrehung des distalen Segments vermieden werden, da es ansonsten zu akuten Überdehnungen des N. peronaeus am Fibulaköpfchen kommen kann. Am proximalen Femur hat sich bei unseren Patienten die von Paley favorisierte perkutane Osteotomie mittels Gigli-Säge bewährt, die wir andererseits auch immer dann anwenden, wenn der Raum zur Durchführung der Osteotomie bei bereits liegendem Fixateur sehr eng ist.

Hierzu werden 2 längsverlaufende, ca. 1,5 cm lange Inzisionen auf der mediodorsalen und ventralen Oberschenkelseite gelegt. Nach stumpfem Aufsuchen der Knochenoberfläche wird die Gigli-Säge über eine gebogene Klemme unter Durchleuchtung um den proximalen Femur herumgeführt. Zum Weichteilschutz während der Knochendurchtrennung verwenden wir Bohrlehren, wie sie in jedem Fixateursieb vorhanden sind, die dann über die Gigli-Säge auf den Knochen abgesenkt werden.

Unter kontinuierlicher Spülung mit steriler Ringer-Lösung ist hierbei eine glatte Osteotomie erreichbar, die auch eine akute Korrektur von evtl. vorhandenen Torsionsfehlern möglich macht. Die sichtbare Kallusbildung zeigt bei unseren Patienten keine wesentlichen Unterschiede zwischen den verschiedenen Osteotomietechniken.

Die Ausrichtung des Fixateurs hat unabhängig vom verwandten Fixationssystem entlang der mechanischen Achse zu erfolgen, da ansonsten durch langstreckige Verlängerungen entlang der anatomischen Achse eine progressive Valgusfehlstellung zu befürchten wäre. Andererseits sind die posttraumatischen Verkürzungen mit Ausnahme wachstumsbedingter Fehlstellungen in der Regel nicht so ausgedehnt. Gleichzeitig erfolgt nahezu bei jedem System, auch bei Marknägeln, eine ungewollte Varuskorrektur durch den medialen Weichteil- und Muskelzug.

Instrumentarium

Die Standardmontage des Ringfixateurs am Oberschenkel besteht aus insgesamt 3 Vollringen sowie einem 120- und einem 90°-Bogen (Abb. 5).

Die proximale Fixation erfolgt auf die beiden inkompletten Bögen und wird generell mit drei 5-mm- oder 6-mm-Schanz-Schrauben durchgeführt, die in einem Winkel von 30–40° auf 2 Ebenen eingebracht werden.

Diese modifizierte Montageanordnung hat die Zahl der intraoperativen proximalen Gefäß-Nerven-Verletzungen sowie die Zahl der pinbedingten Weichteilinfektionen deutlich reduziert. Distal erfolgt die Fixation durch gekreuzte Olivendrähte kniegelenknah, die in einem Winkel von ca. 30–40° eingebracht werden, ohne die Recessus des Kniegelenks zu tangieren.

Die 2. Ringebene wird über ein entsprechendes Distanzstück im Abstand von ca. 30 mm konstruiert, wobei wir auf dieser Ebene bereits eine Hybridmontage unter Verwendung von einer Schanz-Schraube ventrolateral sowie eines Ilisarov-Drahtes von dorsolateral nach ventromedial verwenden. Die Olive des Fixationsdrahtes sollte hierbei lateral liegen, um den Varuskräften bei Korrekturen besser entgegenwirken zu können, und er sollte weiterhin entlang dem Septum intermusculare gelegt werden, um den Tractus iliotibialis so wenig als möglich zu transfixieren.

Der 3. Vollring dient der Kraftübertragung von der proximalen/lateralen Fixation auf die Medialseite des Femurs und ist besonders für eine evtl. notwendige spätere Korrektur eines entstehenden Varus von entscheidender Bedeutung. Dieser mittlere, sog. Transportring kann unbesetzt bleiben oder durch eine von lateral eingebrachte Schanz-Schraube besetzt werden, um den lateralen Translationsbewegungen der Knochensegmente entgegenzuwirken. Zur Verlängerung werden insgesamt 3 (besser 4) Distraktionsspindeln angebracht, wodurch die weitere Verlängerung durch den Patienten in häuslicher Umgebung leicht durchzuführen ist.

Am Unterschenkel wird eine 4-Ring-Standardmontage verwendet, die je nach Knochenqualität als Hybridmontage mit Schanz-Schrauben und Drähten besetzt wird. Im metaphysären Bereich werden Drähte eher eine zufriedenstellende Stabilisation bringen, während diaphysär beide Möglichkeiten genutzt werden können.

Die gesamte Ringmontage kann bei Fehlstellung in der Regel komplett präoperativ am Patienten vormontiert werden, wobei hierbei die Möglichkeit besteht, evtl. störende Fixateurelemente im Hinblick auf den späteren Tragekomfort in ihrer Lage abzuändern.

Sind neben der Verlängerung noch zusätzliche Fehlstellungen vorhanden, die nicht akut intraoperativ korrigiert werden können, so ist nach eingehender präoperativer Planung zusätzlich ein Korrekturmechanismus in Form von Gelenken vorzusehen. Der Vorteil des Ringfixateurs liegt darin begründet, daß Längen- und Achsenkorrekturen simultan ausgeführt werden können. Hierbei ist es möglich, auch bei differenter Lokalisation von Fehlstellung und Korrekturebene einen exakten Fehlstellungsausgleich zu erreichen, indem der Drehpunkt des Fixateurs auch bei weit entfernt liegender Osteotomie in die Höhe der Fehlstellung gelegt wird. Hierbei werden bei Achsenkorrekturen automatisch die zur Erreichung einer exakten mechanischen Beinachse erforderlichen Translationsbewegungen der Knochensegmente bewerkstelligt (Abb. 4).

Komplikationen

Neben den bekannten intraoperativen Komplikationen in Form von Gefäß-Nerven-Verletzungen durch die transfixierenden Drähte sind inkomplette Meißelosteotomien in einzelnen Fällen Ursache für die Notwendigkeit einer Reintervention.

Im Verlauf der Distraktionsbehandlung kommt es aufgrund von Weichteilschwellungen und Weichteilverschiebungen an den Pins zu Irritationen, die sich bis auf den Knochen erstrecken können. Ausgangspunkt sind auch intraoperative Hitzeschäden entlang dem Bohrkanal, die durch entsprechende Einbringtechnik zu vermeiden sind.

Die wesentliche Problematik der Distraktion mit Fixateur-externe-Systemen liegt jedoch in den rezidivierenden Pinirritationen bzw. Pininfekten. Bei ausgeprägter Schmerzhaftigkeit der Pindurchtrittsstellen resultiert eine reflektorische Bewegungseinschränkung der benachbarten Gelenke mit zunehmender Muskelatrophie.

Lokale Maßnahmen in Verbindung mit systemischer Antibiose müssen diesen negativen Entwicklungen vorbeugen. Entscheidend ist jedoch die Prophylaxe durch konsequente Pinpflege seitens des Patienten.

Die Distraktionsstrecke kann besonders im Bereich des Oberschenkels frühzeitig konsolidieren und einen nicht zufriedenstellenden Längengewinn bewirken, andererseits kann es bei entsprechender lokaler biologischer Situation zu einer verzögerten Kallusbildung und Kallusreifung kommen. Als Maßnahme hat sich hier die sog. Kallusmassage bewährt, bei der der neugebildete Knochen einem ständigen Wechsel zwischen Zug und Kompression ausgesetzt wird. Durch solche Maßnahmen, evtl. in Verbindung mit einer reduzierten Distraktionsgeschwindigkeit, lassen sich in der Regel diese Probleme beherrschen, nur ausnahmsweise ist eine zusätzliche Spongiosatransplantation in den Distraktionskallus erforderlich.

Zusammenfassung

Für die Korrektur von posttraumatischen Fehlstellungen steht heute eine ganze Palette von verschiedenen Verfahren zur Verfügung, die bei korrekter Anwendung gute Ergebnisse erbringen können. Unabhängig vom verwendeten System erfordert dies zunächst eine genaue Analyse der Fehlstellungen im Vorfeld der geplanten operativen Korrektur. Die genaue Kenntnis der tatsächlich vorliegenden Problematik läßt unter Berücksichtigung der lokalen Situation von Knochen und Weichteilen meist ein Verfahren als ideal zur Erreichung des Korrekturziels unter tolerabler Belastung für den Patienten erscheinen. Entscheidend hierbei ist auch das Wissen um die spezifischen Probleme und Komplikationen der verschiedenen Verfahren, da gerade bei den kontinuierlichen distrahierenden Verfahren nach der eigentlichen Operation während der Nachbehandlungsphase die eigentliche Korrektur der Fehlstellung durchgeführt wird.

Neben dem knöchernen Korrekturergebnis ist für den Patienten die funktionelle Wiederherstellung der Extremität wesentlich. Ein wesentlicher Anteil am Gesamtergebnis kommt deshalb der begleitenden physiotherapeutischen Behandlung zu, da ansonsten mit einer kosmetischen Korrektur auf Kosten der Funktion gerechnet werden muß.

Literatur

1. Betz A, Baumgart R, Schweiberer L (1990) Erstes voll implantierbares intramedulläres System zur Kallusdistraktion – Marknagel mit programmierbarem Antrieb zur Beinverlängerung und Segmentverschiebung. Chirurg 61:605–609
2. Brutscher R, Rüter A, Rahn B, Perren SM (1992) Die Bedeutung der Corticotomie oder Osteotomie bei der Callusdistraktion. Chirurg 63(2):124–130
3. Cauchoix J, Morel G (1978) One stage femoral lengthening. Clin Orthop 136:66–73
4. Eyring EJ (1978) Staged femoral lengthening. Clin Orthop 136:83–91
5. Herzenberg JE, Smith JD, Paley D (1994) Correcting torsional deformities with Ilizarov's apparatus. Clin Orthop 302:36–41
6. Ilizarov GA (1990) Clinical application of the tension-stress effect for limb lengthening. Clin Orthop 250:8–26
7. Ilizarov GA (1988) The principles of the Ilizarov method. Bull Hosp Joint Dis Orthop Inst 48(1):1–11
8. Johnson EE (1994) Acute lengthening of shortened lower extremities after malunion or non-union of a fracture. J Bone Joint Surg (Am) 76(3):379–389
9. Paley D, Herzenberg JE, Tetsworth K, McKie J, Bhave A (1994) Deformity planning for frontal and sagittal plane corrective osteotomies. Orthop Clin North Am 25(3):425–465
10. Paley D (1996) Femoral lengthening over intramedullary nails. 4th meeting of the Internation Society of Fracture Repair September 1996, Ottawa Canada (Abstract)
11. Strecker W, Suger G, Kinzl L (1996) Lokale Komplikationen der Marknagelung. Orthopäde 25:274–291
12. Tetsworth K, Paley D (1994) Malalignment and degenerative arthropathy. Orthop Clin North Am 25(3):367–377
13. Wessel L, Seyfriedt C (1996) Beinlängendifferenz nach kindlichen Oberschenkelfrakturen – endgültiges oder passageres Phänomen? Unfallchirurg 99(4):275–282

Operationstechniken zur Korrektur posttraumatischer Fehlstellungen:

Komplexe Korrekturen

Korrektur mehrdimensionaler Deformitäten durch eine einzige Osteotomie
Graphische Analyse und Operationstechnik

L. Gürke und S. Martinoli

Einleitung

Komplexe Deformitäten langer Röhrenknochen können sich bei der Heilung dislozierter Frakturen entwickeln. Diese dreidimensionalen Deformitäten zeigen gleichzeitig meist nicht nur eine Biegung und Drehung, sondern auch eine deutliche Verkürzung des Knochens. Die operative Korrektur einer solchen Deformität erfolgt i. allg. mittels einer keilförmigen kortikospongiösen Osteotomie [4, 10].

Die Korrektur einer dreidimensionalen Deformität mittels einer einzigen Osteotomie wurde bereits von Merle d'Aubigné und Mitarbeitern in den frühen 60er Jahren vorgeschlagen [5, 6]. Die Methode wurde von Sangeorzan et al. verallgemeinert und mittels Vektortrigonometrie mathematisch berechnet [8, 9]. Diese Arbeiten lieferten die Gleichungen für die mathematische Bestimmung der 3 Winkel, die zur Definition der Osteotomiefläche erforderlich sind.

In unserer Arbeit stellen wir eine graphische Lösung zur Bestimmung von 2 der 3 zu berechnenden Winkel vor. Der 3. Winkel wird auf einem Diagramm von Sangeorzan et al. ausgemessen [9]. Die hier vorgestellte Methode vereinfacht die präoperative Planung und macht mathematische Berechnungen überflüssig.

Methode

Als Modell für die graphische Analyse dient die komplexe Deformität eines Femurs. Die Femurachse ist in einem Punkt abgeknickt und verdreht (Abb. 1). Der proximale Teil des Femurs wird in ein dreidimensionales Koordinatensystem eingebracht, das seinen Nullpunkt im vermeintlichen Zentrum der Deformität hat. Die x-Achse liegt in der Frontalebene, die y-Achse in der Sagittalebene. Die z-Achse verläuft senkrecht zur x- und y-Achse.

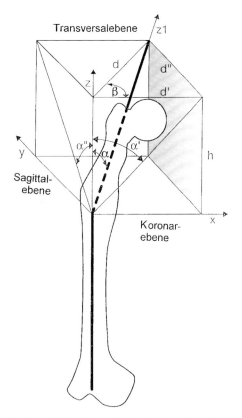

Abb. 1. Das Modell des deformierten Knochens. Das proximale Ende befindet sich in einem dreidimensionalen Koordinatensystem (x, y, z). Sein Nullpunkt ist im vermeintlichen Zentrum der Deformität. Der echte Deformationswinkel α wird zwischen z-Achse und der Achse des deformierten proximalen Femurs $(z1)$ gemessen. Der Orientierungswinkel β wird als Winkel zwischen der Projektion von $z1$ auf die Transversalebene (d) und der Koronarebene definiert

Die Deformität des Femurs zeigt sich als Winkel α' in der Frontalebene und als α'' in der Sagittalebene. Diese Winkel werden mittels konventioneller a.-p. und lateraler Röntgenaufnahmen ermittelt. Hierbei ist auf eine strikte 90°-Einstellung zwischen der a.-p. und den lateralen Röntgenaufnahmen zu achten. Zusätzlich besteht ein Torsionsfehler t (Abb. 2), welcher mittels Computertomographie (CT) bestimmt werden kann. Es muß hier darauf hingewiesen werden, daß die Präzision der CT-Messung stark von ihrer Methode abhängt. Waidelich et al. gaben verbindliche Angaben zu Technik und Strahlenbelastung einer optimierten CT-Methode [12]. Als Beispiel für eine spezifische Anwendung wird die graphische Analyse an einem Modell mit 22° Varus in der Frontalebene, einer 38°-Antekurvation in der Sagittalebene und einer Antetorsion von 35° ausgeführt. Zur Bestimmung der Torsionsabweichung muß nun die Torsionswinkeldifferenz zur gesunden Gegenseite abgezogen werden. Hier im Modell subtrahieren wir einen Antetorsionswinkel (physiologische Antetorsion) von 15°, wodurch eine Torsionsabweichung von 20° resultiert.

Um die Osteotomie mit einem einzigen Schnitt durchzuführen, werden zur Bestimmung der Schnittebene noch 3 weitere, bis jetzt unbekannte Winkel benötigt:

1. Der echte Deformitätswinkel α (Abb. 1). Der echte Deformitätswinkel α ist der Winkel zwischen der deformierten Knochenachse z1 und der Achse z und liegt in der Ebene der maximalen Deformität. Er ist das Resultat der gleichzeitigen Deformitäten in den Frontal- und Sagittalebenen. Dieser Winkel ermöglicht erstens die Kontrolle der Korrektur, die durch die Osteotomie erreicht wird, und zweitens die Bestimmung des Osteotomieneigungswinkels θ (s. [10]).

2. Der Orientierungswinkel β (Abb. 1). Der Orientierungswinkel β wird definiert als Winkel zwischen der Projektion von z1 in der Transversalebene (= d) und der Frontalebene. Der Orientierungswinkel β definiert die Ebene, innerhalb der sich der echte Deformitätswinkel α befindet.

3. Der Neigungswinkel θ (Abb. 3). Der Winkel θ gibt die Neigung der Osteotomiefläche zur Transversalebene an. Diesen Winkel erhält man aus dem Diagramm, das auf der mathematischen Analyse von Sangeorzan et al. [9] basiert und auf dem echten Deformitätswinkel α und der Torsionsabweichung t beruht (Abb. 5).

In dieser Arbeit stellen wir die graphische Analyse zur Bestimmung der Winkel α und β vor. Zur graphischen Analyse der unbekannten Winkel wird ein vereinfachtes Schema der Transversalebene des

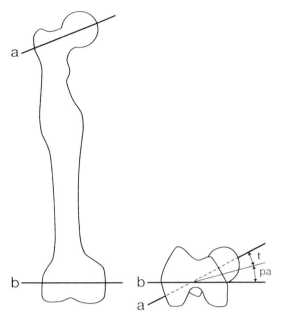

Abb. 2. Das Modell des deformierten Knochens (*t* Torsionsabweichung, *pa* physiologische Antetorsion, *a* Schenkelhalsachse, *b* transkondyläre Achse, gleichzeitig parallel zur Kondylenhinterkantentangente)

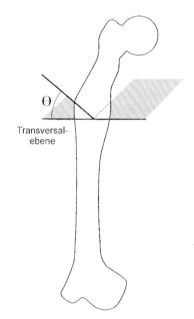

Abb. 3. Der Neigungswinkel theta (*θ*). *θ* gibt die Neigung der Osteotomiefläche in Beziehung zur Transversalebene an und wird durch das Diagramm von Sangeorzan (s. Abb. 5) bestimmt. Hohe Torsionsabweichungen werden durch Schnitte mit kleinem Neigungswinkel korrigiert und umgekehrt

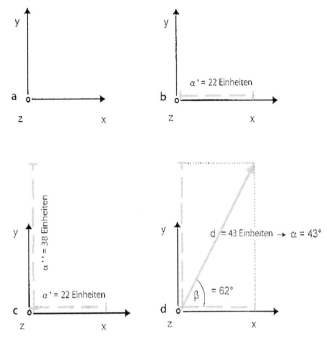

Abb. 4a–d. Die graphische Bestimmung des echten Deformitätswinkels α und des Orientierungswinkels β. **a** Die Transversalebene des Koordinatensystems (Abb. 1) wird benutzt. **b** Die Länge der x-Achse wird der Größe der Varusdeformation in einer beliebigen Meßeinheit angeglichen (α′, 22 Einheiten in diesem Beispiel). **c** Die Länge der y-Achse wird der Größe der Antekurvation in der gewählten Maßeinheit angepaßt (α″, 38 Einheiten in diesem Beispiel). **d** Das Rechteck wird vervollständigt und die Diagonale d gezogen. Die Länge von d in derselben Maßeinheit entspricht dem echten Deformitätswinkel α, ausgedrückt in Graden. Der Orientierungswinkel β ist der Winkel zwischen d und der x-Achse. Er mißt 62° im vorliegenden Beispiel

Koordinatensystems benutzt (Abb. 4a) und folgende Schritte durchgeführt:

1. Schritt (Abb. 4b). Auf der x-Achse wird der numerische Wert von α′ in einer beliebigen Maßeinheit eingetragen (α′ s. Abb. 1). Millimeter, Zentimeter, Inches oder irgendeine andere Maßeinheit können eingesetzt werden. Im vorliegenden Beispiel entspricht α′ 22 Einheiten.

2. Schritt (Abb. 4c). Auf der y-Achse wird der numerische Wert von α″ mit derselben Maßeinheit wie im 1. Schritt eingetragen (α″ s. Abb. 1). Im vorliegenden Beispiel entspricht α″ 38 Einheiten.

3. Schritt (Abb. 4d). Die Linien werden zu einem Rechteck vervollständigt und die Diagonale „d" gezogen.

Mittels des auf diese Weise gefertigten Rechtecks können der echte Deformitätswinkel α und der Orientierungswinkel β ausgemessen werden.

4. Schritt (Abb. 4d). Die Länge der Diagonalen „d" wird in derselben Maßeinheit, wie sie für die x- und die y-Achse festgelegt wurden, bestimmt. Die Länge entspricht dem echten Deformitätswinkel α, ausgedrückt in Graden. Die gemessene Länge d von 43 Einheiten entspricht dem echten Deformitätswinkel α von 43°.

5. Schritt (Abb. 4d). Der Winkel zwischen der x-Achse und der Diagonalen „d" entspricht dem Orientierungswinkel β. Er wird mit einem Goniometer gemessen und beträgt im vorliegenden Beispiel 62°.

Der echte Deformitätswinkel α führt zur Bestimmung des Neigungswinkels θ.

6. Schritt (Abb. 5). Der Neigungswinkel θ wird aus dem Diagramm von Sangeorzan et al. abgeleitet [9]. Dieses Diagramm zeigt den Neigungswinkel θ in seiner Beziehung zum echten Deformitätswinkel α und zur Torsionsabweichung t. Der Schnittpunkt der Linien des α-Wertes und des t-Wertes ergibt den Neigungswinkel θ. Für das vorliegende Beispiel mit einer Torsionsabweichung von 20° und dem echten Deformitätswinkel α von 43° beträgt der Neigungswinkel θ etwa 66°.

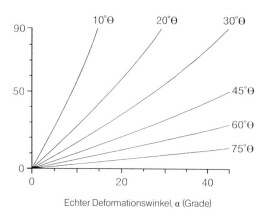

Abb. 5. Der Neigungswinkel θ wird durch Aufzeichnung des echten Deformitätswinkels α (s. Abb. 4) in Abhängigkeit der Torsionsabweichung t bestimmt. Die Torsionsabweichung t wird mittels Computertomogramm ermittelt. (Aus: Sangeorzan et al. [9])

Allerdings wird durch den Neigungswinkel θ die Richtung der Osteotomie noch nicht ausreichend bestimmt: Es gibt 2 mögliche Osteotomieflächen mit demselben Neigungswinkel θ in Beziehung zur Transversalebene. In der einen Fläche nimmt die Torsion ab, während die andere die Torsionsabweichung verstärkt. Es muß aber die Fläche, welche die Torsionsabweichung ausgleicht, ausgewählt werden. Um die korrekte Ausrichtung von θ zu finden, führt man eine Probeosteotomie am Modell vor der Operation durch. Aus den Berechnungen von Frain u. Merle d'Aubigné [2] und Sangeorzan et al. [9] geht hervor, daß die für die Korrektur der Torsion notwendige Drehung am kleinsten ist, je steiler die Osteotomie (großes θ) gewählt wird.

Mathematische Berechnung

Der *Orientierungswinkel* β wird trigonometrisch mit folgender Gleichung berechnet (Abb. 1):

Die Gl. 1 bestimmt die Beziehung zwischen β und den Seiten d' und d'' des Rechtecks, das sich in der Transversalebene befindet.

$$\operatorname{tg} \beta = \frac{d''}{d'} \tag{1}$$

Die unbekannten Längen d' und d'' sind abhängig von der unbekannten Höhe des Koordinatensystems h und den bekannten Winkeln α' und α'' in den Gl. 2 und 3.

$$\operatorname{tg} \alpha' = \frac{d'}{h} \rightarrow d' = \operatorname{tg} \alpha' \cdot h, \tag{2}$$

$$\operatorname{tg} \alpha'' = \frac{d''}{h} \rightarrow d'' = \operatorname{tg} \alpha'' \cdot h. \tag{3}$$

Die Werte für d' und d'' (Gl. 1) erhält man aus den Werten in den Gl. 2 und 3. Daraus ergibt sich Gl. 4:

$$\operatorname{tg} \beta = \frac{(\operatorname{tg} \alpha'' \cdot h)}{(\operatorname{tg} \alpha' \cdot h)}. \tag{4}$$

Die unbekannte Höhe h in Gl. 4 hebt sich auf und führt zu Gl. 5. Gleichung 5 läßt den Orientierungswinkel β in Relation zum bekannten Deformitätswinkel α' in der Frontalebene und α'' in der Sagittalebene berechnen.

$$\operatorname{tg} \beta = \frac{\operatorname{tg} \alpha''}{\operatorname{tg} \alpha'}. \tag{5}$$

Der *echte Deformitätswinkel* α wird trigonometrisch mit Gl. 6 bestimmt: Sie legt den echten Deformitätswinkel in Abhängigkeit von d und der unbekannten Höhe h fest.

$$\operatorname{tg} \alpha = \frac{d}{h}. \tag{6}$$

d wird durch d' und d'' folgendermaßen definiert (Gl. 7):

$$d^2 = d''^2 + d'^2. \tag{7}$$

In Gl. 7 können d, d' und d'' durch die Gl. 2, 3 und 6 ersetzt werden. Daraus ergibt sich Gl. 8:

$$(\operatorname{tg} \alpha \cdot h)^2 = (\operatorname{tg} \alpha' \cdot h)^2 + (\operatorname{tg} \alpha'' \cdot h)^2. \tag{8}$$

Gleichung 8 wird berechnet (Gl. 9) und die Höhe h gestrichen (Gl. 10).

$$\operatorname{tg} \alpha \cdot h = h \cdot \sqrt{(\operatorname{tg} \alpha')^2 + (\operatorname{tg} \alpha'')^2}, \tag{9}$$

$$\operatorname{tg} \alpha = \sqrt{(\operatorname{tg} \alpha')^2 + (\operatorname{tg} \alpha'')^2}. \tag{10}$$

Der echte Deformitätswinkel α in Gl. 10 ist nur noch von den bekannten Deformitätswinkeln α' in der Frontalebene und α'' abhängig.

In Gl. 10 kann der Ausdruck tg von α, α' und α'' annähernd durch tg Winkel = Winkel ausgedrückt werden. Damit ergibt sich durch Gl. 11 der Wert für α:

$$\alpha = \sqrt{(\alpha')^2 + (\alpha'')^2}. \tag{11}$$

In Gl. 5 sind die Quotienten von $\frac{\operatorname{tg} \alpha''}{\operatorname{tg} \alpha'}$ und $\frac{\alpha''}{\alpha'}$ ungefähr gleich (Gl. 12). Wenn also der tg-Wert für α' und α''

Tabelle 1. Annäherungsfehler des echten Deformitätswinkels α und des Orientierungswinkels β für Deformationen zwischen 10° und 40°

α′ [°]	α″ [°]	α			β		
		α kalc [°]	α appr [°]	Fehler [°]	β kalc [°]	β appr [°]	Fehler [°]
10	10	14	14	0	45	45	0
	20	22	22	0	64	63	−1
	30	31	32	1	73	72	−1
	40	41	41	0	78	76	−2
20	10	22	22	0	25	27	2
	20	27	28	1	45	45	0
	30	34	36	2	57	56	−1
	40	42	45	3	66	63	−3
30	10	31	32	1	16	18	2
	20	34	36	2	32	34	2
	30	39	42	3	45	45	0
	40	46	50	4	55	53	−2
40	10	41	41	0	12	14	2
	20	42	45	3	23	27	4
	30	46	50	4	35	37	2
	40	50	56	6	45	45	0

α′   Deformität in der Frontalebene
α″   Deformität in der Sagittalebene
α   echter Deformitätswinkel
α kalc   Wert aus Gleichung $\operatorname{tg} \alpha = \sqrt{(\operatorname{tg} \alpha')^2 + (\operatorname{tg} \alpha'')^2}$
α appr   Wert aus Approximation (Methode, Schritte 1–4)
β   der Orientierungswinkel β ist der Winkel zwischen der Ebene, in welcher die maximale Deformität liegt, und der Frontalebene
β kalc   Wert aus Gleichung $\operatorname{tg} \beta = \frac{\operatorname{tg} \alpha''}{\operatorname{tg} \alpha'}$
β appr   Wert aus Approximation (Methode, Schritt 5)

mit dem Wert des Winkels ersetzt wird, erhält man eine Annäherung, die sehr praktisch ist:

$$\operatorname{tg} \beta = \frac{\operatorname{tg} \alpha''}{\operatorname{tg} \alpha'} \approx \frac{\alpha''}{\alpha'}. \quad (12)$$

Diese Annäherung ist aufgrund der sog. Linearisierung des Tangentenwerts für Winkel, die kleiner als 45° sind, zulässig. Für Einzelheiten zum Annäherungsfehler s. Tabelle 1. Für einen Deformitätswinkel von 40° liegt der Fehler für α maximal bei 6° und für β bei 4°.

Operationstechnik

Die Deformität in der Frontal- und in der Sagittalebene wie auch die Torsionsabweichung wurden mittels gewöhnlicher a.-p. und lateraler Röntgenaufnahmen und einem Computertomogramm bestimmt. Der echte Deformitätswinkel α, der Orientierungswinkel β und der Neigungswinkel θ wurden mit der oben beschriebenen Methode bestimmt.

Nach lateralem Zugang zum Femur (Abb. 6a) wird die Frontalebene durch horizontales Röntgen und exakt aufeinander projizierten Kondylenhinterkanten festgelegt und mittels eines Kirschner-Drahtes (K1) auf der Höhe der Deformität markiert. Ein zweiter Kirschner-Draht (K2), der die Ebene der maximalen Deformität anzeigt, wird im Zentrum der Deformität angebracht (Abb. 6b). Der Winkel zwischen K1 und K2 ist der Orientierungswinkel β (Abb. 7). Dieser Winkel muß intraoperativ mit einem sterilen Goniometer nachgemessen werden. Wenn jetzt ein Röntgenbild mit Hauptstrahlengang parallel zu K2 aufgenommen wird, erscheint das Femur gerade. Die geplante Osteotomiefläche enthält als Drehachse die Gerade K2. Um jedoch die Torsionsabweichung genau zu korrigieren, muß die Neigung der Osteotomie in bezug zur Transversalebene berücksichtigt werden (Abb. 7). Diese Neigung ist definiert durch den Neigungswinkel θ. Um diesen Winkel muß die Osteotomieebene um die Drehachse K2 gedreht werden. Die Richtung der Osteotomie wurde zuvor am Modell ermittelt. Nun kann die multiplanare Deformität durch ein einmaliges Verschieben der beiden Fragmente gegen-

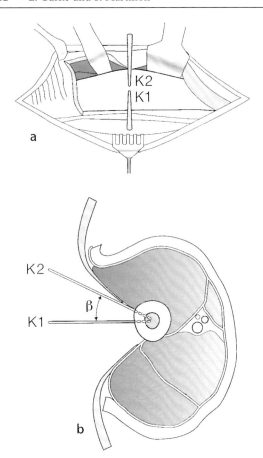

Abb. 6a, b. Transversalebene durch den Femur. **a** Der 1. Kirschner-Draht (*K1*) markiert die Koronarebene auf der Höhe der Deformität. Der 2. Kirschner-Draht (*K2*) gibt die Fläche an, in der der echte Deformitätswinkel α liegt. **b** Der Winkel zwischen K1 und K2 ist der Orientierungswinkel β

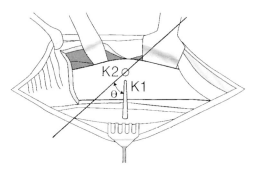

Abb. 7. Lateraler Zugang zum Femur. *K1* und *K2* wie in Abb. 6. Der Neigungswinkel θ gibt die Neigung der Osteotomiefläche in Relation zur Transversalebene an. Die Torsionsabweichung wird dadurch korrigiert

einander korrigiert werden. Diese eine Bewegung korrigiert nicht nur gleichzeitig die frontale, sagittale und torsionsbedingte Fehlstellung, sondern erlaubt auch die Korrektur der Länge. Um das Ausmaß der Verschiebung zu kontrollieren, werden 2 zusätzliche Kirschner-Drähte in der Ebene, in der der echte Deformitätswinkel α lokalisiert ist, angebracht. Sie liegen so zueinander, daß der resultierende Winkel dem echten Deformitätswinkel α entspricht. Der eine liegt im proximalen, der zweite im distalen Fragment. Während der zur Korrektur der multiplanaren Deformität erfolgenden Verschiebung geraten die Kirschner-Drähte in eine parallele Stellung, was sich sehr gut beobachten läßt, wenn man von oben her senkrecht auf die Ebene schaut, in der α liegt. Wenn die Kirschner-Drähte genau parallel sind, ist damit auch das genaue Ausmaß der Verschiebung gegeben. In dieser Position werden die beiden Fragmente gemäß den üblichen Prinzipien [7] osteosynthetisiert.

Diskussion

Komplexe Fehlstellungen der langen Röhrenknochen können sich entwickeln, wenn Frakturen in nicht korrekt reponierter Stellung verheilen. Das Ziel bei der Behandlung dieser Deformitäten ist die Wiederherstellung korrekter anatomischer Verhältnisse. Bis jetzt wurde hierzu i. allg. eine keilförmige kortikospongiöse Osteotomie durchgeführt [1, 4, 10]. Die Keilosteotomie beinhaltet jedoch einige Probleme: 1. Eine bereits bestehende Verkürzung des Knochens wird oft noch verstärkt statt korrigiert. 2. Die Verlängerung des Knochens durch Verschieben der Osteotomieflächen reduziert den Kontakt der Fragmente selbst dann, wenn die Osteotomie in einer sehr schrägen Ebene durchgeführt wird. Als direkte Folge des reduzierten intrafragmentären Kontaktes wird die Stabilität der internen Fixation vermindert [4]. 3. Die verbleibende Osteotomielinie ist häufig transversal, was das Einbringen einer Zugschraube erschwert und damit das Risiko für das Versagen der Osteosynthese erhöht [7].

Die Korrektur einer multiplanaren Deformität mittels einer einzigen Osteotomie wurde von Merle d'Aubigné et al. vorgeschlagen [5, 6]. Allerdings erlaubte ihre Methode nicht die Korrektur von Fehlstellungen in der Sagittalebene. Sangeorzan et al. [8, 9] veröffentlichten 1989 das Modell der Korrektur einer komplexen Deformität eines langen Röhrenknochens [8]. Außerdem definierten sie mathematisch die Ebene, welche die Korrektur einer multidimensionalen Deformität durch eine einzige Osteotomie erlaubt. Diese Osteotomiefläche ist von den Deformitätswinkeln in der Frontal- und Sagittalebene sowie auch von der Torsionsabweichung abhängig. Bei ihrer Methode ist der Chirurg gezwungen, die beschriebenen mathematischen Formeln anzuwenden.

Frain u. Merle d'Aubigné publizierten die mathematische Beschreibung für die Ebene der Osteotomie mit einem einzigen Schnitt [2]. Sie schlugen dabei auch Berechnungen vor für Situationen, bei denen Abwinkelung und Drehung erzielt werden müssen, wie beispielsweise bei der Verlagerung des Zentrums des Femurkopfes im Acetabulum. Ihr Verfahren ist jedoch mathematisch anspruchsvoll.

In dieser Arbeit stellen wir ein graphisches Modell vor, das die Fläche für eine Osteotomie mit einem einzigen Schnitt ohne Berechnungen definiert. Die damit mögliche Osteotomie erlaubt die gleichzeitige Korrektur einer Deformität in der Frontal- wie Sagittalebene und der simultan auftretenden Torsionsabweichung.

Der echte Deformitätswinkel α sowie der Richtungswinkel β sind durch die gewöhnlich in der Klinik zu beobachtende Fehlstellung gegeben. Die Grundlage für die graphische Bestimmung sind die Deformitätswinkel in der Frontal- und Sagittalebene. Sie werden auf konventionellen Röntgenaufnahmen bestimmt. Eine exakte rechtwinklige Projektion der Röntgenebenen zueinander ist maßgebend zur genauen Bestimmung der Fehlstellungen. Der echte Deformitätswinkel α, der in das von Sangorzean et al. entwickelte Diagramm eingesetzt wird, erlaubt die Bestimmung des Neigungswinkels θ. Mit Hilfe des Orientierungswinkels β und des Neigungswinkels θ kann die Osteotomie mit einem einzigen Schnitt genau ausgeführt werden.

Die Torsionsabweichung t, die korrigiert werden muß, und der für diese Korrektur notwendige Neigungswinkel θ stehen indirekt miteinander in Beziehung. Je größer die zu korrigierende Torsionsabweichung t, desto kleiner ist der Neigungswinkel θ.

Die Präzision der hier vorgestellten graphischen Methode hängt auch von der Präzision der präoperativen Analyse der Beingeometrie ab. Eine exakte rechtwinklige Projektion der Röntgenebenen zueinander ist maßgebend zur genauen Bestimmung der Deformitäten in der Frontal- und Sagittalebene. Die klinische Bestimmung der Torsionsabweichung weist eine große Fehlerbreite auf und ist weder für die Indikationsstellung noch für eine Operationsplanung von Korrekturosteotomien genügend [3].

Mittels Computertomographie kann die Torsionsabweichung ausreichend genau bestimmt werden [11, 12].

Die Vorteile der graphischen Methode zur Bestimmung der Fläche bei einer Osteotomie mit einem einzigen Schnitt sind offensichtlich. Die präoperative Planung wird wesentlich vereinfacht und verkürzt, da aufwendige mathematische Berechnungen wegfallen. Die Genauigkeit zur Bestimmung der Osteotomieebene wird dabei nicht verringert. Es empfiehlt sich, die geplante Osteotomie präoperativ an einem Modell zu überprüfen.

Zusammenfassung

Die Korrektur komplexer mehrdimensionaler Deformitäten langer Röhrenknochen mit gleichzeitig bestehenden Biegungs-, Drehungs- und Längenfehlern ist erst nach exakter und aufwendiger präoperativer Planung möglich. Bis jetzt wurde i. allg. eine keilförmige kortikospongiöse Osteotomie durchgeführt. Die Korrektur einer solchen Fehlstellung durch eine einzige Osteotomie ist möglich, erfordert jedoch komplexe Berechnungen und wurde daher seltener angewandt. In dieser Arbeit stellen wir eine graphische Methode vor, die es erlaubt, ohne mathematische Berechnungen die Ebene zu bestimmen, durch welche die Fehlstellung durch eine einzige Osteotomie korrigiert werden kann. Durch solch eine Osteotomie kann gleichzeitig eine Deformität in der Frontal- und Sagittalebene und eine Torsionsabweichung korrigiert werden. Die Vorteile der graphischen Methode sind eindeutig: Bei gleichbleibender Genauigkeit wird, da aufwendige mathematische Berechnungen wegfallen, die präoperative Planung wesentlich vereinfacht und verkürzt. Dennoch empfiehlt sich die präoperative Überprüfung der geplanten Osteotomie an einem Modell.

Literatur

1. Chapman MW (1988) Nonunions and malunions of the femoral shaft and patella. In: Chapman W (ed) Operative orthopaedics. Lippincott, Philadelphia, pp 567–580
2. Frain P, Merle d'Aubigné R (1983) How to perform an oblique plane osteotomy. Rev Chir Orthop Repar Appar Mot 69:425–432
3. Franzreb M, Strecker W, Kinzl L (1995) Wertigkeit der klinischen Untersuchung von Torsionswinkel- und Längenverhältnissen der unteren Extremität. Aktuelle Traumatol 25:153–156
4. Johnson EE (1987) Multiplane correctional osteotomy of the tibia for diaphyseal malunion. Clin Orthop 215:223–232
5. Merle d'Aubigné R, Descamps L (1952) L'ostéotomie plane oblique dans la correction des déformations des membres. Bull Mem Arch Chir 8:271
6. Merle d'Aubigné R, Vaillant JM (1961) Correction simultanée des angles d'inclinaison et de torsion du col fémoral par l'ostéotomie plane oblique. Rev Chir Orthop 47:94–103
7. Müller ME, Allgöwer M, Willenegger H (1992) Manual of internal fixation. Springer, Berlin Heidelberg New York Tokyo
8. Sangeorzan BP, Judd RP, Sangeorzan BJ (1989) Mathematical analysis of single-cut osteotomy for complex long bone deformity. J Biomech 22:1271–1278
9. Sangeorzan BJ, Sangeorzan BP, Hansen ST Jr, Judd RP (1989) Mathematically directed single-cut osteotomy for correction of tibial malunion. J Orthop Trauma 3:267–275
10. Stevens PM (1994) Principles of Osteotomy. In: Chapman MW (ed) Operative orthopaedics. Lippincott, Philadelphia, pp 515–527
11. Strecker W, Franzreb M, Pfeiffer T, Pokar S, Wikström M, Kinzl L (1994) Computertomographische Torsionswinkelbestimmung der unteren Extremitäten. Unfallchirurg 97:609–613
12. Waidelich HA, Strecker W, Schneider E (1992) Computertomographische Torsionswinkel- und Längenmessung an der unteren Extremität: Methodik, Normalwerte und Strahlenbelastung. Fortschr Röntgenstr 3:245–251

Komplexe Korrekturen mit externen Fixationen: Unilaterales System

D. Sabo und J. Pfeil

Bei Extremitätenfehlstellungen ist es das Ziel moderner Wiederherstellungschirurgie, die Deformitäten, d. h. Achs-, Torsions- und Translationsfehlstellungen sowie Längendifferenzen, in einer Behandlung zu korrigieren. Die Korrektur komplexer Fehlstellungen mit einem Fixateur externe war und ist eine Domäne des Ringfixateurs [4]. Dieser erlaubt zwar vielfältige Korrekturen [2], ist jedoch in der Handhabung kompliziert, erfordert meist eine lange Operationsdauer [6] und bietet dem Patienten geringen Komfort. Herkömmliche unilaterale Fixateure dagegen lassen nur eindimensionale Korrekturen zu [9].

Durch die Weiterentwicklung unilateraler Systeme und die Etablierung neuer Korrekturverfahren können diese mittlerweile vorteilhaft für eine Vielzahl von Korrekturen eingesetzt werden [8]. Durch entsprechende Kombinationen von Fixateurmodulen können auch komplexe Extremitätenkorrekturen in unilateraler Technik durchgeführt werden.

Indikationen

Die Korrekturen betreffen im wesentlichen angeborene oder erworbene Fehlstellungen und Verkürzungen der unteren Extremität und kniegelenknahe Umstellungen bei Gonarthrose [2, 3]. Korrekturen der oberen Extremität spielen zahlenmäßig nur eine geringe Rolle (<5%). Indiziert sind Korrekturen bei Ober- und/oder Unterschenkelverkürzungen ab insgesamt 3 cm, Achsfehlern mit oder ohne Gliedmaßenverkürzung, Pseudarthrosen und Kombinationen der vorgenannten Affektionen. Kontraindikationen betreffen Patienten mit schlechter Knochenqualität und Patienten mit akut eitrigen Prozessen. Kinder sollten wegen fehlender Einsichtsfähigkeit vor dem 6. Lebensjahr nicht operiert werden. Bei Dysplasie angrenzender Gelenke besteht eine relative Kontraindikation wegen möglicher Gelenkschäden.

Instrumentarium

Wir verwenden für die unilateralen Korrekturen ein in unserer Klinik entwickeltes modulares Fixationssystem bestehend aus 9 Einzelmodulen („Heidelberg External Fixation System", HEFS, Fa. Zimmer Chirurgie, Dietzenbach). *Klemmbacken* (Längs- und T-förmig) zur Fixation der 6 mm starken Knochenschrauben können direkt an einen *Zentralkörper* angeschraubt bzw. auf ihn selbst aufgebracht werden. Zudem besteht die Möglichkeit, eines der 3 für Korrekturen gedachte Module einzufügen: Das *Kardangelenk* ist dreidimensional beweglich und erlaubt bei proximalem oder distalem Einsatz eine akute Verstellmöglichkeit in allen Raumebenen. Das *blockierbare Scharniergelenk* ist für aufklappende oder verschließende Achskorrekturen in einer Ebene vorgesehen. Der *Angulator* ermöglicht eine kontinuierliche Achskorrektur in allen Bewegungsrichtungen (Abb. 1). Über ein *Adaptationsmodul* besteht die Möglichkeit, das HEFS mit einem Ringfixateursystem nach Ilisarov zu kombinieren (Abb. 2). Die *zentrale Knochenschraubenfixationseinheit* dient zum Aufbringen von einer zusätzlichen Klemmbacke auf dem Zentralkörper.

Operationsplanung

Grundsätzlich ist die präoperative Planung für Ring- und unilaterale Systeme gleich. Bei Achskorrekturen muß der Drehpunkt des Fixateurs auf Höhe der Winkelhalbierenden der Deformität lokalisiert werden. Eventuell erforderliche Längenveränderungen werden durch Ein- oder Ausfahren des Teleskops bewirkt. Zur Planung steht eine Folie mit

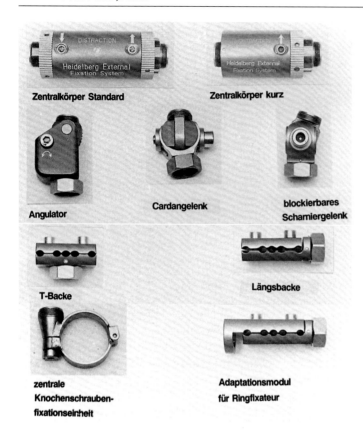

Abb. 1. Die Einzelmodule des „Heidelberg External Fixation System", Fa. Zimmer Chirurgie, Dietzenbach

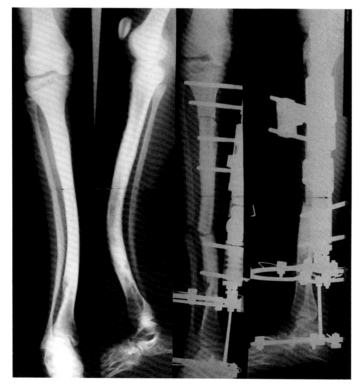

Abb. 2. Kombinationsbehandlung unilateraler Fixateur/Ringfixateur am Beispiel eines 17jährigen Jungen mit Tibia valga et antecurvata und Verkürzung. Die Ringfixation der Ferse erfolgte wegen erheblicher Spannung der Achillessehne, die bei der Fixateuranlage perkutan verlängert wurde

den unterschiedlichen Systemmodulen zur Verfügung, die den Vergrößerungsfaktor des Röntgenbildes berücksichtigt.

Osteotomietechnik

Die Osteotomie erfolgt prinzipiell perkutan über eine Minihautinzision [5]. Die Knochendurchtrennung wird am günstigsten und mit der geringsten Traumatisierung mittels Meißel, Fähnchenmeißel und manueller Osteoklasie durchgeführt. Alternativ kann eine Bohrosteotomie (z. B. als domförmige Osteotomie) angewandt werden. Hier bleibt das Bohrmehl als osteoinduktiver Faktor vor Ort. Sägeosteotomien mit der oszillierenden Säge sollten wegen der Gefahr der thermischen Schädigung (auch mit Wasserkühlung) und des erforderlichen größeren Zugangs, wo immer möglich, vermieden werden.

Spezielle Korrekturverfahren

Drei unilaterale Korrekturverfahren stehen zur Verfügung:

Akutkorrektur

Die Akutkorrektur gestaltet sich einfach. Hierbei sind auch alleinige Torsionskorrekturen möglich. Nachteilig ist bei diesem Verfahren, daß kein Längengewinn erzielt werden kann und Nachkorrekturen nur in geringem Umfang möglich sind. Zwei Vorgehensweisen sind möglich:

1. Die Akutkorrektur wird vor Fixateuranlage durchgeführt:
Der Fixateur wird entsprechend der Fehlstellung angebracht. Nach der Knochendurchtrennung bzw. Keilentnahme erfolgt die intraoperative Korrektur und provisorische Fixation, z. B. durch 2 perkutan eingebrachte, gekreuzte Kirschner-Drähte. Nach Verschluß der Wunde erfolgt die Fixateuranlage. Danach werden die Kirschner-Drähte entfernt. Der Fixateur dient dann nur noch zur Stabilisation bis zur Ausheilung. Dieses Verfahren wird bevorzugt auch zur Torsionskorrektur angewandt.

2. Die Akutkorrektur wird nach Fixateuranlage durchgeführt:
Hierzu wird in Höhe der geplanten Korrektur ein blockierbares Scharniergelenk oder Kardangelenk eingebaut. Nach Osteotomie oder Keilentnahme werden die Knochenfragmente in die präoperativ geplante Korrekturstellung reponiert und das Fixateurgelenk blockiert.

Ein Anwendungsbereich ist die Tibiakopfvalgisation bei Varusgonarthrose oder die distale Femurvarisation bei valgischer Fehlstellung. Grundsätzlich wird am Femur der Fixateur lateralseitig angebracht. Medialseitig erfolgt für die Varisation die Keilentnahme und das Schwenken im Scharniergelenk (Abb. 3). Nach Blockierung desselben erfolgt die Kompression der Osteotomie. Hierbei wird analog zum Vorgehen bei der Plattenosteosynthese eine gleichmäßige Kompression der Osteotomiefläche auch bei unilateraler Fixation erreicht. Eine geringgradige Überkorrektur wird durch das Durchbiegen der Schrauben bei anschließender Kompression wieder ausgeglichen. Abbildung 4 zeigt die Möglichkeit des bifokalen Vorgehens mit perkutaner akuter Valgisation am proximalen Femur von 20° und distaler Kallusdistraktion. Die proximalen Schrauben werden unter Zuhilfenahme eines Scharniergelenks an einem als Schablone fungierenden Fixateur entsprechend der präoperativen Planung verkippt eingesetzt. Durch Einzwängen in die Klemmbacken eines gerade aufgebauten Fixateurs erfolgt die Valgisation.

Eine akute Korrektur führen wir zudem routinemäßig auch bei allen Oberschenkelverlängerungen durch. Durch eine Valguslateralisationsvorgabe wird die später durch das Aufbiegen der proximalen Schrauben bedingte Varusmedialisation aufgrund des Adduktorenzugs, v. a. des M. adductor magnus, bereits berücksichtigt, so daß bei Behandlungsabschluß ein gerades Femur resultiert (Abb. 5). Entsprechend der beabsichtigten Verlängerungsstrecke (in cm) werden die Knochenschraubenpaare im gleichen Ausmaß (in Winkelgraden) bei der Operation konvergierend zueinander eingebracht. Bei geplanter Verlängerung um 6 cm ist somit eine Valgisation von 6° erforderlich. Bei Behandlungsabschluß resultiert ein gerader Verlauf des Femurs.

Auch Torsionskorrekturen können in dieser Technik durchgeführt werden. Hierbei müssen das proximale und distale Schraubenpaar verkippt zueinander gesetzt werden, so daß nach Einzwängen der Knochenschrauben in den gerade aufgebauten Fixateur die Torsion korrigiert wird.

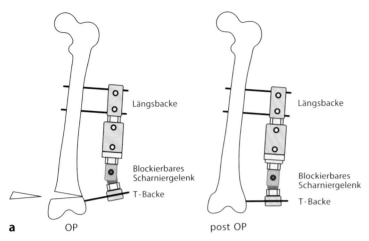
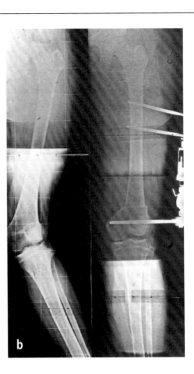

Abb. 3a, b. Schematische (a) und röntgenologische (b) Darstellung einer Akutkorrektur zur Behandlung eines Genu valgum (Fixateuranlage lateral am Oberschenkel, medialseitig Keilentnahme, Schwenken im blockierbaren Scharniergelenk und Kompression der Osteotomie)

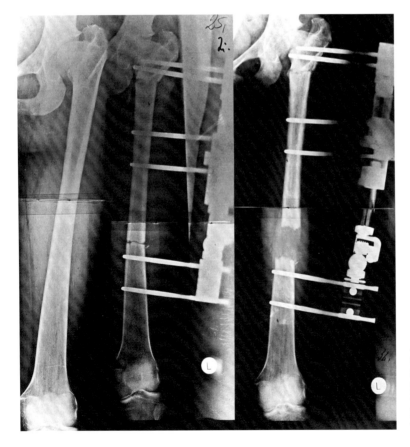

Abb. 4. K. S., 20 Jahre. Hüftdysplasie und Hüftkopfnekrose links, Verkürzung 4,8 cm. Akutkorrektur am proximalen Femur (Valgisation 20°) und bifokales Vorgehen zum Beinlängenausgleich durch Kallusdistraktion (Beinverlängerung distal 4,8 cm)

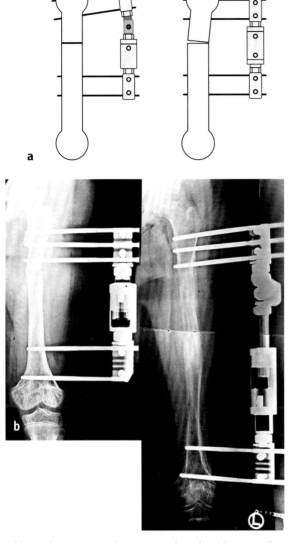

Abb. 5 a, b. A. O., 10 Jahre. Zustand nach Aitken-I-Verletzung, distale Femurepiphyse im Alter von 2 Jahren (Verkürzung 10 cm). Schematische (a) und röntgenologische (b) Darstellung der Oberschenkelverlängerung mit Valguslateralisationsvorgabe von 13 cm am proximalen Femur

Aufklappende Korrektur

Aufklappende Korrekturen durch einseitige Kallusdistraktion sind sehr genau dosierbar. Sie sind aber nur dann durchführbar, wenn der Fixateur in der Konkavität der Deformität angebracht werden kann und kein zusätzlicher Längengewinn notwendig ist.

Am Oberschenkel wird der Fixateur immer lateral, am Unterschenkel bevorzugt anteriomedial angebracht. Mit dieser Technik kann somit eine Varisation am Oberschenkel und eine Valgisation am Unterschenkel erreicht werden.

Bei der aufklappenden Korrektur wird das blokkierbare Scharniergelenk eingesetzt. Beim Ausfahren des Teleskops bei geöffnetem Scharniergelenk kommt es durch den Weichteilzug auf der dem Fixateur entgegengesetzten Seite zur erwünschten Achskorrektur.

Die Berechnung der aufklappenden Korrektur mit dem Scharniergelenk ist einfach. Die Umstellungsdauer (in Tagen) entspricht der Strecke BB1 (in mm), da maximal eine Distraktion von 1 mm pro Tag in der Konkavität erwünscht ist (Abb. 6). Die Distraktionsgeschwindigkeit entspricht dem Verhältnis der Strecken C zu B und ist dementsprechend immer größer als 1 mm pro Tag (Abb. 7).

Bei Valgisation im Bereich der proximalen Tibia ist zudem von wesentlichem Vorteil, daß keine Fibulaosteotomie notwendig wird und anhand von postoperativen langen Röntgenaufnahmen eine sehr präzise Einstellung der Achse durch dieses kontinuierliche Verfahren erfolgen kann. Bei gleichartigem Vorgehen im Bereich des distalen Femurs wird eine kontinuierliche Varisation durchgeführt.

Angulation

Mit dem Angulator sind alle Korrekturen möglich. Dies erfordert eine differenzierte präoperative Planung. Der Angulator muß entsprechend der geplanten Umstellungsebene in den Fixateur eingebaut werden. Eine Umdrehung an der Verstellschraube des Angulators bedingt eine Winkeländerung von 1°.

Die Kallusdistraktion soll 1 mm/Tag betragen [1]. Die Korrekturdauer (in Tagen) entspricht der Strecke BB1 (in mm) in der graphischen Darstellung. Diese Berechnung erfolgt anhand eines in der Umstellungsebene angefertigten postoperativen Röntgenbildes. Die Angulationsgeschwindigkeit (Winkelgrade/Tag) entspricht dem Verhältnis des Umstellungswinkels zur Korrekturdauer (Abb. 7).

Bei komplexen Fehlstellungen ist eine simultane Korrektur an Ober- und Unterschenkel möglich. In dem dargestellten Beispiel einer Enchondromatose besteht eine Varusfehlstellung des Femurs, eine Valgusfehlstellung im Bereich der Tibia und eine Beinlängendifferenz von 8 cm. Die Fixateuranlage erfolgt in einer operativen Sitzung gleichzeitig am Ober- und Unterschenkel entsprechend der Fehlstellung. Die verlängernde simultane Korrektur der Deformität am Ober- und Unterschenkel erfordert

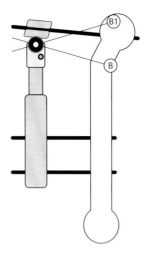

Abb. 6. Schematische Darstellung der aufklappenden Korrektur mit dem blockierbaren Scharniergelenk. Die Distraktionsdauer (in Tagen) entspricht der Strecke BB1 (in mm)

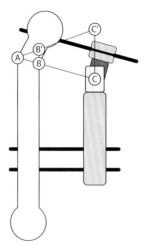

Abb. 7. Schematische Darstellung der Korrektur mit dem Angulator. Die Korrekturdauer (in Tagen) entspricht der Sehne BB1 (in mm) der Kreisfunktion. Die Angulationsgeschwindigkeit (Winkelgrade/Tag) entspricht dem Verhältnis des Umstellungswinkels zur Korrekturdauer

klinisch eine parallele Ausrichtung des Angulators in der Frontalebene, obgleich die Schraubeneinbringung am Unterschenkel anteromedial erfolgt (Abb. 8).

Der Angulator wird auch eingesetzt, wenn bei Verlängerungen sekundäre Fehlstellungen unter der Distraktion auftreten. So kann es, durch Adduktorenzug bedingt, zu einer nicht vorhergesehenen typischen Varusfehlstellung im Bereich des proximalen Femurs kommen. Durch den Einbau eines Angulators kann diese Fehlstellung unter der Distraktion ausgeglichen werden.

Komplexe Korrekturen

Ein häufiges Anwendungsgebiet für Achs- und Längenkorrekturen in unilateraler Technik stellen komplexe posttraumatische Fehlstellung dar. In dem dargestellten Beispiel einer jungen Frau bestand eine posttraumatische Beinverkürzung von 4 cm mit ausgeprägter Varusrekurvationsfehlstellung am distalen Femur. Beide Fehlstellungen wurden simultan mit der Längenkorrektur ausgeglichen. Im Röntgenbild in der a.-p.-Ansicht wird die asymmetrische Kallusdistraktion sichtbar (Abb. 9). Die Orientierung des Angulators erfolgt schräg, entsprechend der zur Korrektur der Varus- und Rekurvationsfehlstellung notwendigen schrägen Umstellungsebene.

Translationsfehlstellungen

Neben der Möglichkeit, Translationsfehlstellungen durch die präoperative Planung mit Festlegung der Drehpunkte zu korrigieren, besteht des weiteren die Möglichkeit, 2 Angulatoren einzusetzen oder eine Verschiebung in der Klemmbacke vorzunehmen. Die Translation mit 2 Angulatoren, die gegeneinander nicht gedreht werden, ist nur möglich, wenn genügend Raum (Länge) im Fixationssystem vorhanden ist, um die beiden Angulatoren unterzubringen. Die Verschiebung in der Klemmbacke kann bei Kallusdistraktionen, d. h. wenn keine Knochen direkt aufeinander reiben, ohne Narkose durchgeführt werden. Hierzu wird temporär eine weitere Klemmbacke an den Schrauben befestigt, die Originalklemmbacke leicht gelöst und mit einem Spreizer dann eine Verschiebung vorgenommen. Diese Korrekturtechnik ist ebenfalls bei Fehlstellungen (Medialisierung) einsetzbar, die sich erst während der Kallusdistraktion am Oberschenkel manifestieren.

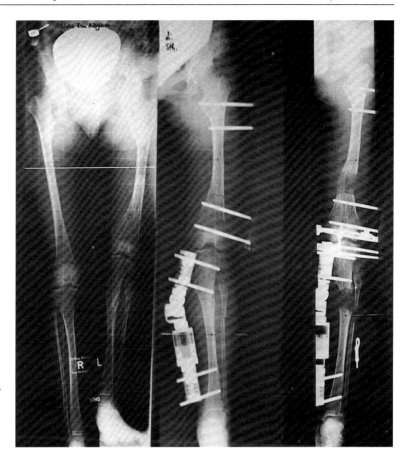

Abb. 8. Enchondromatose mit Varusfehlstellung des Femurs, Valgusfehlstellung der Tibia und Beinlängendifferenz – 8 cm. Simultane Korrektur durch Anlage des unilateralen Fixateursystems mit Ausrichtung der Angulatoren in der Frontalebene und Kallusdistraktion

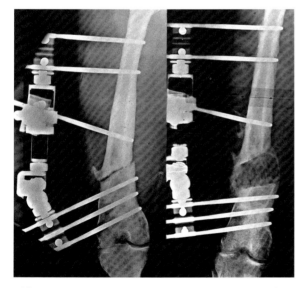

Abb. 9. S.C., 15 Jahre. Zustand nach infizierter Oberschenkeltrümmerfraktur (*links*). Asymmetrische Kallusdistraktion bei Korrektur einer posttraumatischen Varusrekurvationsfehlstellung (Verkürzung) am distalen Femur, valgisierende bzw. antekurvierende Verlängerung, vollständiger Ausgleich der Deformität in einer Behandlung (*rechts*)

Torsionskorrekturen

Torsionskorrekturen können mit 2 Kardangelenken analog zur Frakturversorgung durchgeführt werden. Eine Alternative stellt die offene Exposition des Knochens dar. Hierbei wird der Knochen nach Möglichkeit am Ort der maximalen Torsionsfehlstellung durchtrennt, gedreht und temporär mit kräftigen Kirschner-Drähten fixiert. Nach Hautverschluß wird dann der Fixateur in üblicher Weise angebracht und die Kirschner-Drähte werden entfernt. Diese Technik wird am Beispiel eines Jungen mit 12 cm Verkürzung und 60° Außentorsionsfehlstellung im Femurbereich demonstriert. Als offene Akutkorrektur wurde eine 60°-Torsionskorrektur durchgeführt, die temporäre Fixierung mit 2 dicken Kirschner-Drähten vorgenommen und nach Hautverschluß dann der Fixateur aufgebracht. Während der Verlängerung erfolgte dann der Angulatoreinbau. Das klinische Bild am Ende der Behandlung zeigt ein hervorragendes Ergebnis. Obgleich das Periost hier weitgehend durch die Exposition abgelöst wurde, kam es bei der mit dem Meißel durch-

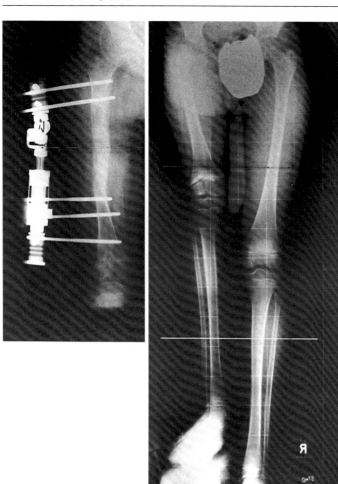

Abb. 10. Posttraumatische Fehlstellung nach Epiphysenverletzung (– 12 cm Beinlängendifferenz, Außentorsionsfehlstellung 60°). Torsionskorrektur im Sinne einer Akutkorrektur, temporäre Kirschner-Draht-Fixation. Anbringen des Fixateurs nach Hautverschluß und Kirschner-Draht-Entfernung. Postoperativ dann Kallusdistraktion und Angulatoreinbau

geführten Knochendurchtrennung zu einem normalen Kallusregenerat (Abb. 10).

Im Sinne einer Akutkorrektur kann die Torsion auch durch verkipptes Einbringen der Fixateurschrauben erreicht werden. Diese Technik ist perkutan durchführbar. Bei Operationsbeginn werden die anatomischen Landmarken sowie die Schraubensitze auf der Haut markiert. Das proximale Fixateurschraubenpaar wird dann zum distalen zur Korrektur des Drehfehlers eingebracht. Hierbei ist auf ein Verziehen der Haut zu achten, um nach der Akutkorrektur einen spannungsfreien Verlauf an den Schrauben zu erhalten. Nach der Akutkorrektur müssen die Schrauben in einer Flucht stehen.

Die unterschiedlichen Korrekturtechniken können auch kombiniert miteinander angewandt werden. Als Beispiel sei ein junger Mann demonstriert, bei dem nach einem Trauma der distalen Femurepiphyse eine partielle Verlötung eingetreten war. Bereits 2mal war eine Korrekturosteotomie erfolgt, die letzte am verkehrten Ort, so daß eine erhebliche Translationsfehlstellung nach medial im Sinne einer Golfschlägerdeformität mit gleichzeitiger Valgusdeformität und Verkürzung entstand. In einer Sitzung erfolgte die Metallentfernung, perkutane Epiphyseodese medialseitig, Fixateuranlage und akute Translationskorrektur distal. Postoperativ erfolgte dann die Kallusdistraktion proximal zum Längengewinn und distal die aufklappende varisierende Osteotomie. So konnten alle Korrekturziele, d. h. Translation, Achskorrektur und Verlängerung, die mit einem Überschuß von 1 cm erfolgte, um beim Wachstumsabschluß gleichlange Extremitäten zu erhalten, in einem einzigen Eingriff erreicht werden (Abb. 11).

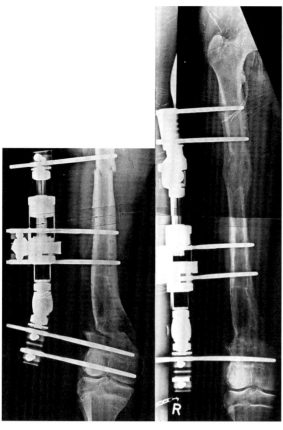

Abb. 11. K. M., 14 Jahre. Posttraumatische Fehlstellung nach Epiphysenverletzung, 2mal voroperiert. Golfschlägerdeformität des Femur, Valgusabweichung distales Femur, Translationsfehlstellung nach medial und Beinverkürzung (3,5 cm). In einer Sitzung Kombination verschiedener Korrekturtechniken: Metallentfernung, mediale perkutane Epiphyseodese, akute Translationskorrektur distal, postoperativ aufklappende varisierende Osteotomie mit dem Scharniergelenk und Längengewinn

Zusammenfassung

Das Korrekturziel bleibt bei Ringfixation und bei unilateraler Fixation das gleiche: Die physiologische mechanische Extremitätenachse muß wiederhergestellt werden unter Einschluß einer eventuellen Längenkorrektur. In ca. 95% der Fälle ist dieser Anspruch unter Einsatz der zugehörigen Korrekturmodule mit dem vorgestellten Fixateursystem in unilateraler Technik zu erfüllen. Die einfache Handhabung des Systems während der Operation und in der Nachbehandlungsphase sind für Arzt und Patient ein Gewinn. Obwohl die unilaterale Technik die Deformitätenkorrektur deutlich vereinfacht, bleibt das Verfahren, insbesondere wenn größere Längendifferenzen ausgeglichen werden müssen, aufgrund der hohen Weichteilspannung und der möglichen Kontrakturentwicklung komplikationsträchtig und entbindet nicht von sorgfältiger und kritischer Indikationsstellung [7].

Literatur

1. Aronson J, Harrison BH, Stewart CL, Harp JH (1989) The histology of distraction osteogenesis using different external fixators. Clin Orthop Relat Res 241:106–116
2. Catagni M, Cattaneo R, Villa A (1991) Correction of angular deformities about the knee. In: Bianchi Maiocchi A, Aronson J (eds) Operative Principles of Ilisarov. Medi Surgical Video, Milan, pp 413–430
3. DeBastiani G, Aldegheri R, Renzo Brivio L, Trivella G (1987) Limb lengthening by callus distration (callostasis). J Pediatr Orthop 7(2):129–134
4. Ilisarov GA (1992) Transosseous Osteosynthesis. Springer, Berlin Heidelberg New York Tokyo
5. Paley D, Tetsworth K (1991) Percutaneus Osteotomies. Orthop Clin North Am 22(4):613–624
6. Pfeil J, Niethard FU (1990) Unterschenkelverlängerung mit dem Ilisarovsystem: Darstellung der unterschiedlichen operativen Techniken und Analyse der 1986–1990 durchgeführten Unterschenkelverlängerungen. Orthopäde 19:263–272
7. Pfeil J, Niethard FU, Carstens C (1988) Abwägende Indikationsstellung zur operativen Beinverlängerung. Sozialpädiat Praxis Klin 10:154–158
8. Pfeil J (1994) Technik der unilateralen Kallusdistraktion an Femur und Tibia. Operat Orthop Traumatol 6:1–28
9. Wagner H (1971) Operative Beinverlängerung. Chirurg 42:260–266

Korrektur komplexer Fehlstellungen mit dem Ringfixateur

G. Suger

Die Wahl des operativen Verfahrens zur Korrektur einer komplexen Fehlstellung wird bestimmt durch die Art der vorliegenden Fehlstellung, der lokalen Weichteil- und Knochensituation und nicht zuletzt durch die technischen Möglichkeiten der versorgenden Einrichtung und des jeweiligen Operateurs.

Wie jede Korrekturoperation erfordert auch die Korrektur von komplexen Fehlstellungen der unteren Extremität mit externen Fixationssystemen eine exakte Analyse mit Bestimmung des Grades und der Richtung der Fehlstellung sowie dem Apex der Deformität [4, 6, 7, 10]. Der Vorteil externer Fixationssysteme liegt in der komplikationsärmeren Durchführung derartiger Korrekturen, insbesondere bei kritischen Weichteilverhältnissen, wie sie nicht selten nach posttraumatischen oder postinfektiösen Situationen angetroffen werden [5, 9].

Insbesondere die Kombination von mehrdimensionalen Achsen- und Torsionsfehlstellungen in Verbindung mit ausgedehnten Extremitätenverkürzungen wird durch distrahierende Verfahren korrigiert, da interne Verfahren in der Akutkorrektur von optimalen lokalen Gegebenheiten abhängig und im Grad der Korrektur limitiert sind. Prinzipiell können solche Fehlstellungen durch die meisten gängigen externen Fixationssysteme (unilateral oder ringförmig) korrigiert werden. Wegen der nahezu unbegrenzten Anzahl von Konfigurationsmöglichkeiten des Ringfixateurs, insbesondere aber der Option des zirkulären Angriffs während der Korrektur und der Option der simultanen Korrektur auf mehreren Ebenen, werden mehrdimensionale Fehlstellungen bevorzugt mit diesem System angegangen [1, 2, 8].

Analyse der Fehlstellung mittels Standardröntgenaufnahmen

Die Analyse einer Fehlstellung erfordert neben der exakten Bestimmung der Längendiskrepanz durch klinische und durch bildgebende Verfahren insbesondere die Erfassung der Abweichung der mechanischen Achse im Varus- oder Valgussinne und die Orientierung dieser Fehlstellung im Raum im Hinblick auf eine Antekurvation oder Rekurvation. Auch wenn moderne bildgebende Verfahren wie Spiral-CT uns in die Lage versetzen, durch softwareseitige dreidimensionale Rekonstruktionen komplexe Fehlstellungen zu visualisieren, so bleiben für die konkrete Operationsplanung meist nur die Übersichtsradiographien als Arbeitsvorlage.

Diese in 2 senkrecht zueinander liegenden Ebenen durchgeführten Standardaufnahmen können diese räumliche Ausrichtung naturgemäß nur unvollständig erfassen.

Das ganze Ausmaß der Fehlstellung wird in den Standardaufnahmen nur dann korrekt abgebildet, wenn die Richtung der tatsächlichen Fehlstellung zufällig in einer der beiden Abbildungsebenen, d. h. eine reine Varus- bzw. Valgusabweichung im a.-p.-Strahlengang oder eine reine Rekurvation bzw. Antekurvation im seitlichen Strahlengang, gelegen ist. In jedem anderen Fall, wenn die wahre Fehlstellung nicht in einer dieser beiden Ebenen lokalisiert ist, wird das Ausmaß der Fehlstellung unterrepräsentiert.

Auch wenn sich also röntgenologisch in beiden Standardprojektionen zunächst scheinbar eine „komplexe" Fehlstellung abzeichnet, d. h. in beiden Ebenen der Röntgendarstellung sich eine Deformität nachweisen läßt, so muß diese mit mathematisch

Abb. 1. Normogramme (für linkes und rechtes Bein) zur Bestimmung der wahren Fehlstellung anhand der Standardröntgenaufnahmen mit aufgelegtem Ringsystem

Korrektur komplexer Fehlstellungen mit dem Ringfixateur 295

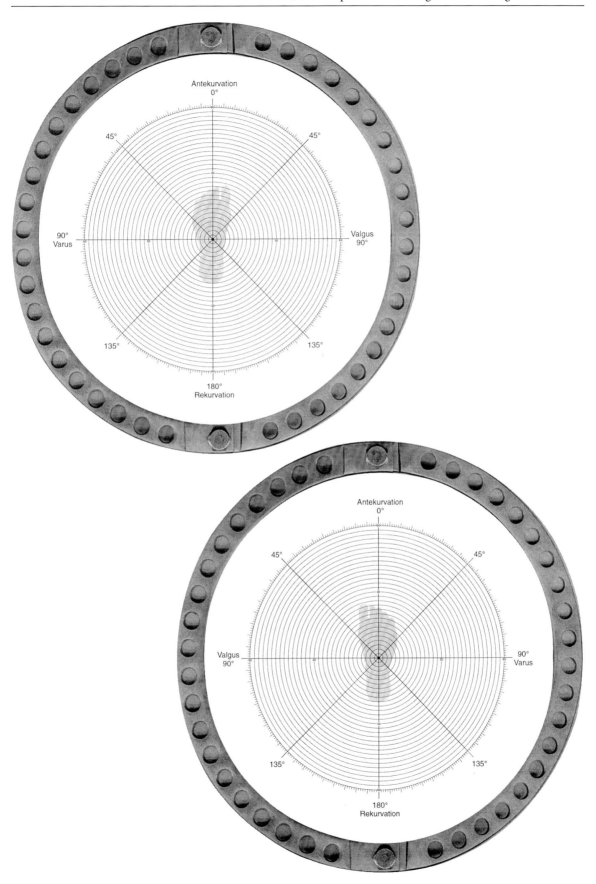

zeichnerischen Mitteln in ihre Einzelkomponenten zerlegt und die korrekte räumliche Ausrichtung errechnet werden.

Dieses wird in einfacher Weise zeichnerisch durch Übertragen der Fehlstellungsrichtungen im a.-p.- und seitlichen Strahlengang als Vektoren in einfache Normogramme erreicht, wobei dies jeweils nach der rechten und linken Seite getrennt durchzuführen sind (Abb. 1).

Präoperative Planung zum simultanen Achsen- und Längenausgleich durch externe Fixationssysteme

Als konkretes Beispiel zur Planung und klinischen Umsetzung dient die in Abb. 2 dargestellte Fehlstellung eines kindlichen Unterschenkels, die als Folge einer Fraktur im Kindesalter in *beiden* Röntgenprojektionen eine Achsabweichung aufweist.

Wie aus Abb. 3 ersichtlich, wird als erster Schritt im a.-p.-Strahlengang die Abweichung im Valgussinne ausgemessen. Hierzu wird nach Bestimmen der Gelenkebenen und der Schaftachsen der Schnittwinkel der beiden diaphysären Schenkel als Vektoren in das Normogramm eingetragen. In unserem Beispiel errechnet sich so im a.-p.-Bild eine Abweichung der Schaftachse im Valgussinne von 10°. Im Normogramm wird deshalb ein Vektor nach medial, d. h. im Valgussinne bis zur Marke 10, eingetragen (Abb. 3: Pfeil a).

In der seitlichen Röntgenprojektion läßt sich eine Rekurvation von 26° abmessen, die dementsprechend als Vektor nach dorsal, ausgehend vom Zentrum des Normogramms bis zur Marke 26 eingetragen wird (Abb. 3: Pfeil c).

Durch Komplettierung der Vektoren zum Rechteck erhält man zeichnerisch den resultierenden Vektor von 27°.

Der resultierende Vektor dieses Rechtecks wird in unserem Beispiel nach Valgus und dorsal ziehen. Der zeichnerisch bestimmte Wert beträgt somit für die Gesamtfehlstellung 27°, die Richtung der Fehlstellung ist somit bei 158° anzunehmen (Abb. 3: Pfeil b).

Für interne Korrekturen der Fehlstellung *ohne Verlängerung* durch ein subtraktives Verfahren ließe sich so die Position der Basis des zu entnehmenden Keiles bestimmen.

Bei gleichzeitigem Vorliegen von ausgeprägten Achsenfehlern mit einer Extremitätenverkürzung muß ein kontinuierliches Verfahren gewählt wer-

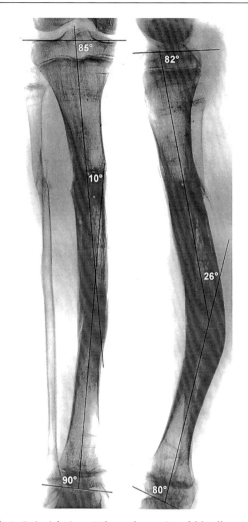

Abb. 2. Beispiel einer Valgusrekurvationsfehlstellung und deren Projektion in den Standardröntgenaufnahmen

den. Hierzu muß in dem konkreten Beispiel durch Kippung der durch Osteotomie im Zentrum der Fehlstellung getrennten Knochensegmente bei 22° anterolateral, also genau 180° zur errechneten Fehlstellungsrichtung, korrigiert werden. Dieses ist auf einfache Weise nur mit wenigen unilateralen Fixateurmodellen durchführbar. Da sich die Schanz-Schrauben zur Fixation dieser Systeme nicht in der idealen Korrekturebene plazieren lassen, müssen für diese Systeme zur Kompensation in allen Richtungen drehbare Scharniere eingefügt werden [3].

Für die Planung mit dem Ringfixateur wird hierzu ein isolierter Ring auf die Normogramme plaziert, der in seiner Größe dem in der späteren Operation zu plazierenden entspricht. Die Verbindungsstellen der Halbringe werden zur Planung wie

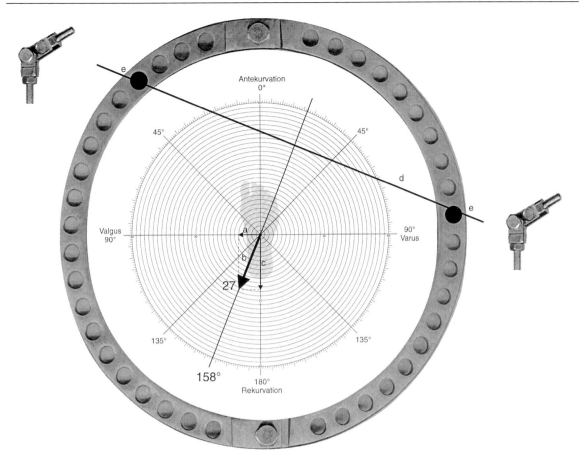

Abb. 3. Bestimmung der Richtung und des Ausmaßes der wahren Fehlstellung (*b*) durch Eintragen der Richtungsvektoren (*a, c*). Bestimmung der Position der Gelenke (*e*) sowie der Drehachse (*d*) auf dem Ringsystem zum Ausgleich der Gesamtfehlstellung bei der Verlängerung

auch zur Operation ventral und dorsal plaziert (Abb. 1).

Um die gesamte Fehlstellung ohne erneuten Fixateurumbau korrigieren zu können und gleichzeitig eine Verlängerung durchführen zu können, müßten die Scharniere 270° zum Hauptfehlstellungsvektor angebracht werden (Abb. 3: Punkt e), d. h. die Rotationsebene liegt genau 90° zu der dem Hauptfehlstellungsvektor entgegengesetzten Seite (Abb. 3: Linie d).

Zur Positionierung der korrekten Scharnierlage muß intraoperativ die Lochposition der Planungsskizze auf die intraoperative Situation übertragen werden.

Auf einem Ring mit einem Durchmesser von 160 mm in dem gewählten klinischen Beispiel bedeutet dies eine Positionierung der Scharniergelenke entsprechend der durch d gekennzeichneten Linie (Abb. 3).

Für das Ausmaß der durch die Achsenkippung erreichten simultanen Verlängerung ist jetzt lediglich noch der Abstand der Scharniere vom Korrekturzentrum im Knochen zu bestimmen. Hierbei gilt, je größer die Distanz zum Knochen, desto größer auch der Verlängerungseffekt pro Grad Achsenkorrektur, wobei die tägliche Distraktionsstrecke auf dem Ringsystem durch entsprechende mathematische Berechnungen (Strahlensatz) auf 1 mm am Knochen zu berechnen ist.

Fehlstellungskorrektur mit Einbeziehung von Translationen

Während interne Stabilisationen mit Platten- und Marknagelosteosynthesen zwar zur Korrektur von Translationsfehlstellungen ohne Schwierigkeiten eingesetzt werden können, sind deren Verwendungsmöglichkeit bei Fehlstellungen, bei denen zur Erreichung einer korrekten mechanischen Achse Translationen mit eingeplant werden müssen, nur bedingt möglich. Durch kontinuierliche Dis-

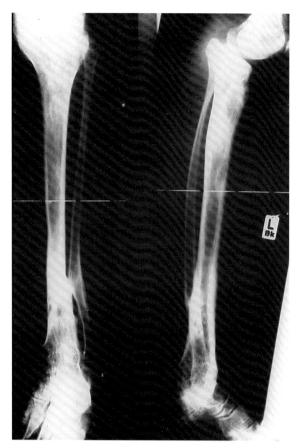

Abb. 4. Röntgenologische Ausgangssituation vor Fehlstellungskorrektur

Klinisches Beispiel einer Achsen- und Längenkorrektur entfernt vom Ort der Fehlstellung: Zum Zeitpunkt der Behandlung zeigt der 15jährige Junge eine postinfektiöse Fehlstellung des proximalen Unterschenkels mit in korrekter Stellung ankylosiertem oberem Sprunggelenk. Während des Wachstums hat sich durch infektbedingten asymmetrischen frühzeitigen Epiphysenfugenschluß eine Abkippung der tibialen Gelenkfläche nach ventral von 56° ausgebildet (Abb. 4).

Gleichzeitig bestand aufgrund des Fehlwachstums eine Unterschenkelverkürzung von knapp 5 cm.

Zum Zeitpunkt der Korrektur sind die Weichteilverhältnisse blande, makroskopisch besteht kein Hinweis auf ein aktuelles Infektgeschehen (Abb. 5).

Szintigraphisch zeigt sich jedoch im ehemaligen Wachstumsfugenbereich, insbesondere ventral, eine massive Anreicherung als Hinweis für eine ruhende Osteitis.

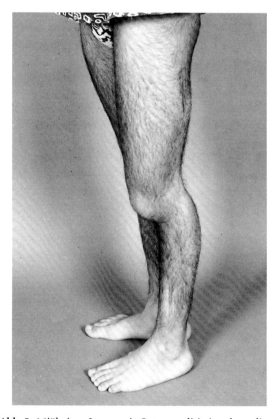

Abb. 5. 16jähriger Junge mit Osteomyelitis im ehemaligen Wachstumsfugenbereich. Als Folge Ausbildung einer massiven Rekurvationsfehlstellung der Kniegelenkebene sowie Beinverkürzung. Trotz blander Weichteilverhältnisse ist bei szintigraphischer Aktivität des ehemaligen Infektbereiches eine Korrektur am Ort der Fehlstellung nicht möglich

traktion mittels externer Systeme und durch die Füllung der Defekte mit zunächst weichem, modellierbarem Distraktionskallus können somit auch Korrekturen durchgeführt werden, bei denen eine Umstellung am Ort der Fehlstellung *nicht* möglich ist. Dies ist insbesondere für lokale Situationen bei Weichteilproblemen oder minderer Knochenqualität am Ort der Fehlstellung von überragender Bedeutung. Ist als Ursache einer zu korrigierenden Fehlstellung z. B. eine Osteitis anzunehmen, wird man auch bei evtl. blandem Stadium diesen Ort als Angriffsort der Korrektur vermeiden. Soll aber trotzdem eine vollständige Korrektur der Beinachse erfolgen, so muß zur korrekten Ausrichtung der mechanischen Achse eine unterschiedlich große Seitversetzung der Knochensegmente unter Opferung der korrekten anatomischen Achse angestrebt werden. Diese Seitversetzung ist um so größer, je weiter die Distanz der Korrekturebene auf dem Fixateur vom Apex der Deformität am Knochen abweicht.

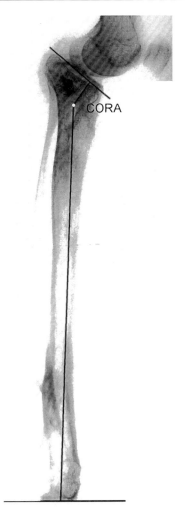

Abb. 6. Präoperative Bestimmung der Achsenverhältnisse sowie der Fehlstellungsebene und des Fehlstellungszentrums (*CORA* Center of Rotation and Angulation)

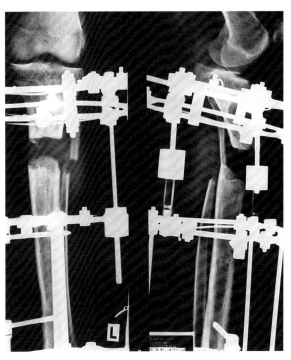

Abb. 7. Durchführung der Verlängerung und Achsenkorrektur unter Kippung der distalen Ringebenen in Höhe der tatsächlichen Fehlstellung (Ebene der Wachstumsfugen). Trotz deutlich abweichender Osteotomiehöhe wird durch Kippung im Fehlstellungsort eine Translation des distalen Tibiasegmentes bewirkt, die die korrekte mechanische Achse erreichen läßt

In den Standardröntgenaufnahmen findet sich als Korrelat hierzu eine Aufhellungszone im Bereich der ehemaligen Wachstumsfuge an der ventralen Tibiaepiphyse und Metaphyse (Abb. 6).

Die Achsenkorrektur konnte aufgrund dieses knöchernen Befundes nicht am Ort der Fehlstellung, d. h. in der Ebene der ehemaligen Wachstumsfugen, erfolgen, da ansonsten mit einem Wiederaufflackern der ruhenden Osteitis hätte gerechnet werden müssen.

Die röntgenologisch und szintigraphisch unbedenkliche Zone für die Kallusdistraktion lag bei dem Patienten mindestens 7 cm distal der ehemaligen Wachstumsfuge im Übergang von der Metaphyse zur Tibiadiaphyse.

Aufgrund der massiven sagittalen Achsenfehlstellung von 56°, bei gleichzeitiger Distanz zwischen Apex der Deformität und Ort der tatsächlichen Korrektur, mußte in der Planung eine Translation um Schaftbreite mit einkalkuliert werden (Abb. 7).

Im Rahmen der präoperativen Planung wurde die Osteotomiehöhe entsprechend der Knochensituation 10 cm distal des Gelenkspaltes festgelegt. Die Position der Scharniergelenke zur Konstruktion der Drehachse auf dem Ringsystem wurde jedoch in die Höhe der Fehlstellung, d. h. in die Höhe der ehemaligen Wachstumsfuge, verlegt (Abb. 8).

Bei Korrektur der Achsenfehlstellung und gleichzeitigem Längenausgleich durch ventrale Distraktion konnte dadurch eine Translationsbewegung der Knochensegmente gegeneinander ausgelöst und die korrekte mechanische Achse erreicht werden.

Es kam wie erwartet zu einer deutlichen Translationsbewegung des proximalen Tibiasegmentes nach ventral. Nach Erreichen der korrekten Gelenkachsenstellung sowie der Beinlänge muß die tastbare Vorwölbung des translatierten proximalen Tibiasegmentes unter der Haut wegen drohender Weichteilperforation abgetragen werden (Abb. 9).

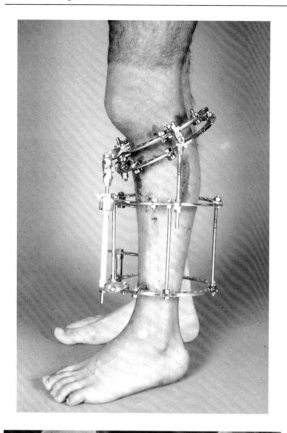

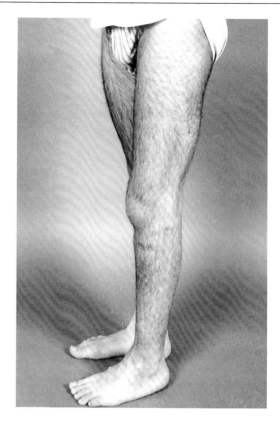

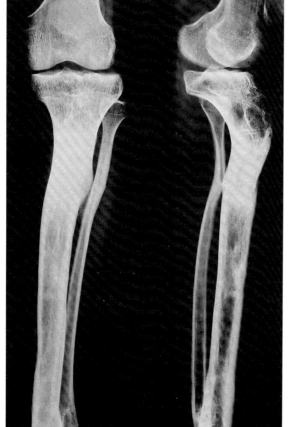

Abb. 8 (*links*). Montage des Ringfixateurs entsprechend der vorliegenden Fehlstellung mit korrekter Position des Drehpunktes des Fixateurs über dem tatsächlichen Fehlstellungsort (CORA)

Abb. 9 (*rechts*). Klinische Situation nach Erreichen der korrekten Beinlänge und Korrektur der Fehlstellung der Gelenkebene

◄

Abb. 10. Röntgenologisches Ergebnis 6 Monate nach Metallentfernung. Die Translation hat sich durch spontanen Knochenanbau dorsal nahezu komplett ausgeglichen. Weiterhin erkennbar ist der röntgenologisch verdächtige Bereich in Höhe der ehemaligen Wachstumsfugen

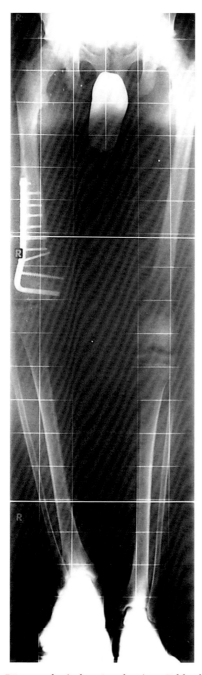

Abb. 11. Röntgenologischer Aspekt einer Fehlstellung bei Angiodysplasie vom Typ F. P. Weber mit Beinverkürzung des Oberschenkels als Folge einer versuchten Wachstumsregulierung durch Epiphysenklammerung und bereits einmaligen Versuch einer Korrekturosteotomie mit interner Stabilisation. Bei klinisch imponierendem Varus des gesamten Beines ist die Kniegelenkebene in Valgus eingestellt

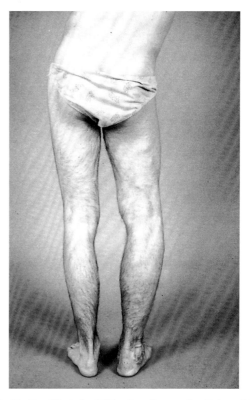

Abb. 12. Das klinische Bild zeigt die massive Beinverkürzung als Folge der nicht effektiven Therapie des einseitigen Riesenwuchses durch Klammerung der Wachstumsfugen. Deutlicher Beckenschiefstand und ausgeprägte Gefäßkonvolute am rechten Bein

Nach Abtragung dieses Bezirkes kam es zur knöchernen Konsolidierung ohne Wiederaufflakkern der ruhenden Osteomyelitis (Abb. 10).

Beispiel einer komplexen Fehlstellungskorrektur bei pathologischer Knochendurchblutung als Folge einer Angiodysplasie: Zum Zeitpunkt des Behandlungsbeginns 16jähriger junger Mann, stellt sich mit einer Angiodysplasie vom Typ F. P. Weber des rechten Beines vor. Nach mehrfachen gefäßchirurgischen Eingriffen zur Reduktion der pathologischen Gefäßverbindungen am Bein war es trotzdem zu einem einseitigen Riesenwuchs gekommen. Der Versuch der Korrektur durch gezielte Epiphysenklammerung hatte ein massives Minuswachstum des Femurs mit Ausbildung einer Valgusfehlstellung bewirkt. Letztere war noch während des Wachstums durch varisierende Osteotomie am distalen Femur und Stabilisation durch Winkelplatte angegangen worden, was aber nur zu einem Teilerfolg geführt hatte (Abb. 11).

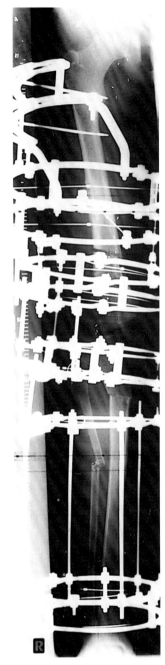

Abb. 13. Gelenküberbrückende Montage mit Transfixation des Kniegelenks zur Luxationsprophylaxe

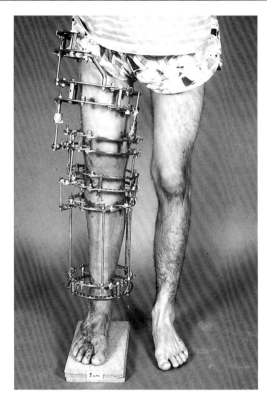

Abb. 14. Klinischer Befund während der Verlängerung. Die Achsenfehlstellung ist bereits korrigiert

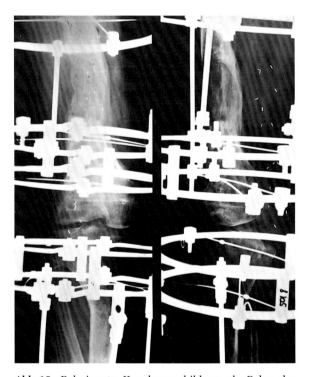

Abb. 15. Fulminante Knochenneubildung als Folge der pathologischen „Luxusdurchblutung" bei Angiodysplasie vom Typ F. P. Weber

Neben einer Beinverkürzung des Oberschenkels bestand eine Valguseinstellung der Kniegelenkachse auf Niveau des Femurs. Kompensatorisch hatte sich eine ausgeprägte Varusfehlstellung mit Überlänge des Unterschenkels entwickelt, deren Apex im Bereich der ehemaligen Wachstumsfugen am Tibiakopf lokalisiert war (Abb. 12).

Es wurde das einliegende Metall (95°-Kondylenplatte) am Oberschenkel entfernt und eine Distraktionsosteotomie mittels Meißel durchgeführt. Am Tibiakopf erfolgte eine subtraktive Valgisation unter Korrektur der Kniegelenkachse in Relation zur Tibiaschaftachse. Die Beinachse wurde kontinuierlich mit der Verlängerung wiederhergestellt. Die Komplexität dieser Umstellung lag im weiteren darin, daß aufgrund der relativen „Luxusdurchblutung" an dem betroffenen Bein mit einer beschleunigten Kallusbildung und Reifung zu rechnen war. Wegen der im weiteren Verlauf notwendigen Distraktionsgeschwindigkeit von bis zu 4 mm/Tag mußte das Kniegelenk zum Schutz gegen eine Luxation für die Dauer der Verlängerung transfixiert werden (Abb. 13 und 14).

Die Gesamtbehandlungszeit war erwartungsgemäß bei diesem Krankheitsbild relativ kurz (Index: 31 Tage/cm; Durchschnitt: 42 Tage/cm) (Abb. 15 und 16).

Zusammenfassung

Der Ringfixateur bietet von den externen Fixationssystemen einen im Vergleich zu unilateralen Systemen geringeren Patiententragekomfort. Im Rahmen von komplexen posttraumatischen Korrekturen, insbesondere bei kritischen Weichteilverhältnissen, bietet er jedoch hervorragende Möglichkeiten, mittels minimal-invasiver Techniken auch komplexe Fehlstellungen zu korrigieren.

Wie bei allen korrigierenden Eingriffen ist auch bei Verwendung des Ringfixateurs trotz der bei diesem System auch postoperativ noch bestehenden Veränderungsmöglichkeit in der Konfiguration eine exakte Analyse der Fehlstellung mit subtiler Montage- und Korrekturplanung unabdingbar.

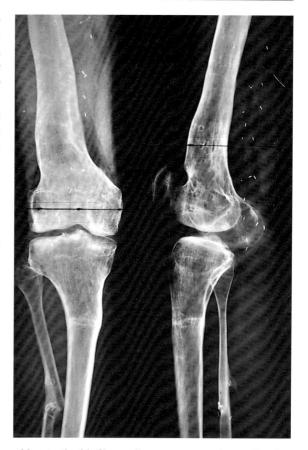

Abb. 16. Abschlußkontrolle 6 Monate nach Metallentfernung

Literatur

1. Aronson J, Harp JH (1994) Mechanical forces as predictors of healing during tibial lengthening by distraction osteogenesis. Clin Orthop 301:73-79
2. Aronson J, Harrison BH, Stewart CL, Harp JH Jr (1989) The histology of distraction osteogenesis using different external fixators. Clin Orthop 241:106-116
3. Dal Monte A, Donzelli O (1988) Comparison of different methods of leg lengthening. J Pediatr Orthop 8:62-64
4. Herzenberg JE, Waanders NA (1991) Calculating rate and duration of distraction for deformity correction with the Ilizarov technique. Orthop Clin North Am 22:601-611
5. Ilizarov GA (1988) The principles of the Ilizarov method. Bull Hosp Joint Dis Orthop Inst 48:1-11
6. Paley D (1990) Problems, obstacles, and complications of limb lengthening by the Ilizarov technique. Clin Orthop 250:81-104
7. Paley D, Herzenberg JE, Tetsworth K, McKie J, Bhave A (1994) Deformity planning for frontal and sagittal plane corrective osteotomies. Orthop Clin North Am 25(3):425-465
8. Simard S, Marchant M, Mencio G (1992) The Ilizarov procedure: limb lengthening and its implications. Phys Ther 72:25-34
9. Suger G, Fleischmann W, Hartwig E, Kinzl L (1995) Der offene Segmenttransport in der Behandlung osteitischer Weichteil- und Knochendefekte. Unfallchirurg 98:381-385
10. Tetsworth KD, Paley D (1994) Accuracy of correction of complex lower-extremity deformities by the Ilizarov method. Clin Orthop 301:102-110

Begutachtung

Gutachterliche Bewertung posttraumatischer Fehlstellungen

W. Spier

Abschließend soll der Gutachter zu Wort kommen und zur Bewertung posttraumatischer Fehlstellungen an der unteren Extremität Stellung beziehen.

Die Reihenfolge ist zwar konsequent. Der Unfallchirurg fühlt sich jedoch bei dieser Aufgabe nicht so ganz wohl. Gewinnt er doch den Eindruck, als wolle man dem Patienten, der trotz aller primären und rekonstruktiven Bemühungen eine Fehlstellung zurückbehält, das Trostpflaster einer Rente aufkleben und ihn im übrigen vergessen.

Jeder Gutachter aber weiß, daß der Patient seinen Behandler nicht vergißt und an Fehlstellungen nicht selten lebenslang zu tragen hat. Früher oder später führt jede relevante Fehlstellung zu Beschwerden und Funktionseinschränkungen. Der Patient trägt also eine Zeitbombe mit sich, die ihm irgendwann zu schaffen macht. Er stellt dann Forderungen an die Gesellschaft, d. h. an die Versicherungen. Der Gutachter muß dann entscheiden, inwieweit man diesen Ansprüchen gerecht werden kann.

Unser Gesundheitssystem verspricht dem Patienten soziale Sicherheit in allen Lebenslagen. Die Patienten haben sich daran gewöhnt, das soziale Fangnetz bis zum letzten Knoten auszunützen.

Hat es keinen Erfolg, bleibt vielleicht noch ein Behandlungsfehler, den man dem Therapeuten nachweisen und mit einem Schadensersatzprozeß regulieren kann. Nur zu schnell vergißt der Patient, wieviel Zeit und Einsatz der Chirurg, Orthopäde und Krankengymnast aufgewendet haben und wie schwer die Verletzung ursprünglich war.

Anforderungen von Gutachten wegen angeblicher Fehlbehandlung sind heute nicht selten und es ist nicht immer leicht, objektiv zu bleiben und die eigenen Schwierigkeiten im Streß der Notversorgung Polytraumatisierter oder bei Massenunfällen zu vergessen.

Das Prinzip „Eine Krähe hackt der anderen kein Auge aus" sollte aber heute nicht mehr gelten; Objektivität zählt.

Zurück aber zu den gutachterlichen Besonderheiten des sozialen Fangnetzes.

So vielgestaltig wie die Anspruchsvoraussetzungen sind die Fragen, welche die einzelnen Leistungsträger an den Gutachter stellen.

Einige grundsätzliche Begriffe bedürfen der Klarstellung:

1. *Arbeitsfähig* ist ein Patient dann, wenn er seiner früheren oder einer ähnlichen Tätigkeit wieder nachgehen kann.

   Praktisch gesehen ist Arbeitsunfähigkeit oft identisch mit Behandlungsbedürftigkeit nach Unfallfolgen.

   Muß eine Fehlstellung korrigiert werden, so bleibt der Patient in der Regel arbeitsunfähig bis zum Abschluß der Behandlung. Es empfiehlt sich jedoch die frühzeitige Feststellung, ob der Patient danach am Arbeitsplatz umgesetzt oder umgeschult werden muß.

2. *Erwerbsunfähigkeit* ist dann anzunehmen, wenn der Patient nicht mehr in der Lage ist, die Hälfte dessen zu verdienen, was eine gesunde Person mit ähnlicher Ausbildung durch Arbeit zu erwerben pflegt.

   Der Patient muß jedoch auch in der Lage sein, trotz seiner Fehlstellung an der unteren Extremität, einen Weg zur Arbeitsstätte von etwa 500 m zu Fuß zurückzulegen.

3. *Berufsunfähigkeit* besteht, wenn der Patient zu mehr als 50% in seinem erlernten oder einem eng verwandten Beruf behindert ist. Hierbei sind oft genaue berufskundliche Kenntnisse des Gutachters gefragt.

4. Nach der MdE, der *Minderung der Erwerbsfähigkeit*, fragen die Versorgungsämter, welche die Träger der Versorgung von Kriegsopfern und von Verletzten während des Dienstes bei der Bundeswehr sind. Vergleichszahlen hierfür sind in den sog. „Anhaltspunkten für die ärztliche Gutachtertätigkeit im Versorgungswesen" [1] nieder-

gelegt. Diese Prozentzahlen entsprechen nicht immer exakt den Richtlinien, welche die Berufsgenossenschaften für die Bewertung von Schäden nach Arbeitsunfällen herausgegeben haben.
5. Die Versorgungsämter sind auch zuständig für die Einschätzung von Behinderungen nach dem Schwerbehindertengesetz. Sie bitten um Einschätzung des GdB, des *Grades der Behinderung*. Die Richtlinien hierfür sind in den schon erwähnten „Anhaltspunkten" niedergelegt.
6. Die Berufsgenossenschaften sind als Träger der *gesetzlichen Unfallversicherung* unsere häufigsten Auftraggeber. Grundlage für die Bewertung von Schäden nach Arbeitsunfällen sind Richtlinien, welche ebenfalls die MdE berücksichtigen. Die MdE ist fiktiv in Prozenten für die Verhältnisse auf dem allgemeinen Arbeitsmarkt einzuschätzen. Der Beruf des Patienten spielt dabei nur eine untergeordnete Rolle, eine Tatsache, die manchem Verletzten nur schwer verständlich zu machen ist. Die berufliche Wiedereingliederung ist allerdings ein wichtiges Anliegen der Berufsgenossenschaften. Entsprechende Empfehlungen sollten daher schon in einem frühen Stadium der Behandlung gegeben werden, damit der Berufshelfer der BG rechtzeitig die Weichen stellen kann.
7. Die *private Unfallversicherung* wünscht Auskunft über die Gebrauchsminderung der geschädigten Extremität in Bruchteilen der normalen Gebrauchsfähigkeit. Sie wendet die „Gliedertaxe" an.
8. *Haftpflichtversicherungen* sind verpflichtet, den konkreten materiellen Schaden zu ersetzen. Es muß somit die individuelle Gesamtsituation des Patienten beurteilt werden.
9. Wird man als Gutachter zur Beurteilung von Behandlungsfehlern herangezogen, sind große eigene praktische Erfahrung und Kenntnisse der aktuellen Fachliteratur gefordert.

Es sind also Kenntnisse der Anspruchsvoraussetzungen nötig, um zutreffend und für Auftraggeber und Patienten gleichermaßen befriedigend zu urteilen.

Eine Verpflichtung zur Gutachtertätigkeit besteht nicht.

Kaum ein Unfallchirurg oder Orthopäde wird sich jedoch dieser Aufgabe ganz entziehen können. Er muß sich dabei bewußt sein, daß er nach dem Gesetz die Stellung eines wenn auch unentbehrlichen Gehilfen des Auftraggebers hat. Seine Aufgabe ist es, durch sachverständige Darlegungen die Entscheidungsgrundlage für den Auftraggeber zu liefern. Dieser ist in seiner Entscheidung nicht an das Gutachten gebunden. Er trägt jedoch die Verantwortung für seine Entscheidung. Der Gutachter sollte sich als unparteiischer Mittler zwischen Patient und Leistungsträger verstehen, eine Aufgabe, die im Hinblick auf das wachsende Anspruchsdenken des Patienten und die zunehmend leeren Kassen der Versicherungsträger nicht immer leicht ist.

Posttraumatische Fehlstellungen gutachterlich zu beurteilen, stellt einige Probleme. Es gibt keinen idealen Maßstab, welcher Behinderung und Restfunktion gleichermaßen gut charakterisiert. Der Gutachter versucht, Beschwerden und Funktionsausfälle des Patienten zu objektivieren und in Maßzahlen umzusetzen, in Prozente und Bruchteile, die der nichtärztliche Sachbearbeiter in Entschädigungsleistungen umrechnen kann. Dabei wird die Einsichtsfähigkeit des Patienten häufig überfordert. Wie soll er verstehen, daß er in der gesetzlichen Unfallversicherung bei einer MdE von 20% eine Rente bekommt und bei 15% leer ausgeht, obgleich ihn täglich Schmerzen plagen. Die Rentenliteratur ist oft nur wenig hilfreich und gibt nur grobe Anhaltspunkte.

In der Anamnese sind vorbestehende angeborene oder erworbene Fehlstellungen zu ergründen und im Seitenvergleich zu objektivieren. Vorunfälle kann man durch Beiziehung früherer Unterlagen und vor allem von Röntgenaufnahmen vor dem zweiten Ereignis abgrenzen.

Häufig spielen Patienten Funktionsausfälle und Beschwerden durch den Vorschaden herunter, wenn sie eine hohe Rentenleistung erwarten. Fehlzeiten und Behandlungsdaten wegen des Vorschadens entnimmt man am einfachsten aus der Leistungskartei der zuständigen Krankenkasse. Ein Bericht des Hausarztes deckt oft vorbestehende Beschwerden auf, welche der Patient selbst hartnäckig leugnet. Andererseits ist bekannt, daß auch erhebliche Achsenfehler oder Gelenkstufen in der Vorgeschichte von indolenten Patienten ohne Funktionsausfälle toleriert werden.

Eine perfekte chirurgisch/orthopädische Untersuchungstechnik ist Voraussetzung für jede Begutachtung. Der hohe Stellenwert der Röntgendiagnostik wurde in zahlreichen Beiträgen des vorliegenden Buches bereits geschildert. Für die Begutachtung ist zwar eine differenzierte Angabe der Abweichung gefragt, eine millimetergenaue Feindiagnostik aber erfordert viel Zeit und ist für die Beurteilung der Funktion meist unnötig. Da der

Befund der festgestellten Fehlstellungen reproduzierbar sein sollte, auch wenn die Röntgenaufnahmen später nicht mehr greifbar sein sollten, z. B. bei Aktengutachten, sind einheitliche und unmißverständliche Röntgendiagnosen nötig.

Die Auftraggeber bevorzugen deutsche Bezeichnungen, Sachbearbeiter und Sozialrichter sind medizinische Laien. Definitionen wie Valgus, Varus, Re- und Antekurvation sind ihnen meist unverständlich. Die Feststellung einer nach außen, innen, vorn oder hinten offenen Winkelstellung schafft Klarheit. Man sollte sich auf Winkelgrade festlegen. Die Diagnose „leichte Valgusstellung" mag am Oberarm bedeutungslos sein, kann aber an der unteren Extremität zu schweren Sekundärarthrosen führen. Bei der Begutachtung sind exakte Messungen und nicht nur Schätzungen von Längen, Bewegungsausschlägen und Umfangsdifferenzen zwingendes Gebot. Nur so kann man spätere Besserungen oder Verschlimmerungen objektivieren.

Da häufig eine Diskrepanz zwischen Befund und subjektiven Leidensäußerungen besteht, muß man versuchen, sekundäre objektivierbare Zeichen der Minderfunktion zu finden. Die Fußsohlenbeschwielung, eine Verschmächtigung an Ober- und Unterschenkel und eine Inaktivitätsatrophie im Röntgenbild sind geeignete Zeichen, einen Rentenwunsch von tatsächlichen Funktionsausfällen abzugrenzen.

Exakte Vergleichszahlen für die Bewertung posttraumatischer Fehlstellungen gibt es in der Rentenliteratur nicht [2, 3]. Die Angaben sind äußerst vage. Der Unterschenkelbruch mit stärkerer X-Stellung wird dort mit 25% bewertet, die stärkere O-Stellung mit 20%, die Rückwärtsbiegung mit 25%.

Die achsengerechte Heilung mit Verkürzung von 4 cm wird mit 10%, bis zu 6 cm mit 20% und über 6 cm mit 30% angegeben.

Es gibt keine Hinweise, wann eine „stärkere" Fehlstellung beginnt und wie man „geringere" Fehlstellungen bewerten soll. Torsionsfehler sind nicht einmal erwähnt.

Während Fehlstellungen im Schaftbereich wenigstens genannt sind, gibt es keinerlei Hinweise, wie man Gelenkstufen bewerten soll.

Die Restbeweglichkeit eines Kniegelenkes, wie man sie in den Auflistungen findet, gibt keine Auskunft über Schmerzen, Reibegeräusche, Knorpelschäden, Erguß und Bandinstabilität. Erst die Zusammenschau aller Defekte läßt das wahre funktionelle Bild erkennen.

Gelenknahe Fehlstellungen führen nicht selten zu Früharthrosen.

Die Röntgenaufnahme liefert zwar Informationen, aber eine Arthrose im Röntgenbild ist nicht immer ein Hinweis auf eine schlechte Funktion. Leistungssportler z. B. sind oft jahrelang beschwerdefrei, der Leistungsknick kommt erst, wenn der Patient zur Ruhe gelangt. Psychische Alterationen des Patienten können die Beschwerden verstärken. Psychische Folgen durch ästhetisch entstellende Fehlstellungen oder Verkürzungen an der unteren Extremität werden nur selten entschädigt, es sei denn, der Psychiater stellt eine reaktive Depression fest.

Zusammenhangsgutachten bei posttraumatischen Fehlstellungen sind nicht schwierig. Die Unfallaufnahmen zeigen, ob die Fehlstellung unfallbedingt ist. Manchmal wird ein Vorschaden durch das Ereignis verschlimmert oder sogar rückgängig gemacht. Die Unfallaufnahmen sind für die Beurteilung entscheidend, ob eine vorbestehende Arthrose durch die Fehlstellung dauernd oder richtunggebend verschlimmert wurde. Am besten ist es, wenn man den aktuellen Befund mit den Ergebnissen von Begutachtungen vor dem Unfall vergleichen kann.

Standardempfehlungen zur Festlegung der MdE oder der allgemeinen Behinderungen kann man nicht geben. Man sollte sich an Eckwerten orientieren, welche die Rentenliteratur für partiellen oder totalen Beinverlust vorschlägt. Die Vergleichszahlen gehen aus den bekannten Tabellen [2] hervor. Die „Anhaltspunkte" [1] der Versorgungsämter enthalten ähnliche Prozentzahlen. Es obliegt der Erfahrung und dem Einfühlungsvermögen des Gutachters, den jeweiligen Befund und die sich daraus ergebenden Funktionsstörungen mit diesen Vergleichszahlen in Beziehung zu setzen und den Unfallfolgezustand angemessen zu bewerten. Im Vordergrund der Beurteilung steht dabei nicht die röntgenologisch sichtbare Fehlstellung, sondern Schäden an Gelenken, Weichteilen, Nerven und Gefäßen. Eine individuelle Einschätzung und nicht eine schematische Begutachtung sind also gefragt. Entscheidend ist die Suche nach objektivierbaren Fakten und nicht der durchaus verständliche Wunsch des Patienten nach einer möglichst hohen Entschädigung.

Sehr häufig macht der Verletzte geltend, daß Fehlstellungen an der unteren Extremität Fernwirkungen auf die Wirbelsäule ausüben. Ein gewisser Einfluß von Achsenfehlern und vor allem von Verkürzungen ist nicht zu leugnen. Einen wesentlichen Krankheitswert haben nur fixierte Seitausbiegungen bei Beinlängenunterschieden, welche über lange Zeit nicht durch orthopädische Hilfsmittel, z. B. durch Absatz- oder Sohlenerhöhungen, ausgeglichen sind. Ein röntgenologisches Kriterium ist die Biegung der Wirbelsäule nach der homolateralen Seite mit osteophytären Ausziehungen auf der Konkavseite. Läßt sich die Seitbiegung nicht durch Verkürzungsausgleich, z. B. durch Unterlegen von Brettchen, korrigieren, so ist sie fixiert. Eine gleichzeitige Skoliose, also eine Torsion, spricht gegen einen verkürzungsbedingten Unfallschaden. Bei erheblichen Verkrümmungen ist es angezeigt, die MdE um 10% höher anzusetzen. Bandscheibenschäden sind in aller Regel nicht als Folge von Fehlstellungen an den Beinen anzuerkennen.

Überlastungsschäden auf der Gegenseite, wie Arthrosen oder Krampfadern, sind gemeinhin nicht Unfallfolge. Nur extreme Fehlstellungen können im Laufe der Zeit zu einem vorzeitigen Verschleiß der Gegenseite führen.

Vielfach wird vom Patienten die Frage nach der Prognose der Fehlstellung gestellt. Für die gesetzliche Unfallversicherung ist dies nicht relevant. Es wird jeweils nur der Ist-Zustand entschädigt. Jede spätere Änderung, also sowohl die Verschlimmerung durch eine Sekundär-Arthrose als auch eine Besserung durch Korrekturosteotomie, muß die Berufsgenossenschaft erneut begutachten und neu einschätzen lassen. Ein möglicher Zukunftschaden ist also kein Kriterium für die Höhe der MdE.

Die private Unfallversicherung dagegen ist vertraglich gebunden, den Schaden spätestens 3 Jahre nach dem Unfall zu regulieren. Es liegt also im Interesse des Patienten, den Zukunftschaden in die Entschädigung mit einzubeziehen und seine Möglichkeit oder Wahrscheinlichkeit dem Versicherer mitzuteilen. Spätschäden sind insbesondere bei der Begutachtung von Kindern relevant. Die private Unfallversicherung akzeptiert es, wenn man Nachuntersuchungen empfiehlt, welche die 3-Jahres-Frist übersteigen.

Bei ärztlichen Behandlungsfehlern sollte man stets individuell aufgrund der Unterlagen prüfen, ob der Patient ausreichend aufgeklärt und differenziert beraten wurde, ob man den Eingriff nach den gültigen Regeln vornahm, ob Komplikationen auftraten und ob Einflüsse wirksam wurden, welche der Patient selbst zu verantworten hat. Die Kriterien einer fachgerechten Behandlung haben sich allerdings im Laufe der Zeit geändert, deswegen sollten die zur Zeit des behaupteten Behandlungsfehlers gültigen Regeln berücksichtigt werden.

Zusammenfassung

Ein Standardverfahren für die Begutachtung posttraumatischer Fehlstellungen kann nicht empfohlen werden. Maßstab für die Bewertung ist stets die Minderung oder der Ausfall der Gliedmaßenfunktion und nicht das Ausmaß der röntgenologisch festgestellten Fehlstellung.

Literatur

1. Anhaltspunkte für die ärztliche Gutachtertätigkeit (1983) Bundesminister für Arbeit und Sozialordnung, Bonn
2. Schönberger A, Mehrtens G, Valentin H (1993) Arbeitsunfall und Berufskrankheit. Schmidt, Berlin
3. Ibicky W, Neumann N, Spohr H (1992) Unfallbegutachtung. De Gruyter, Berlin New York

Sachverzeichnis

Acetabulumfrakturen 175
Achsausrichtungen/Achsenverhältnisse der Beinachsen 10–12, 71–73, 124, 199, 200
- Achsfehler/Achsendeformitäten 132, 133, 154, 162, 265
- – diaphysäre Fehlstellung 265
- – Frontal- und Sagittalebene 154
- – kindliche Fraktur 162
- – multiapikale 133
- – multiplanare 133
- – uniapikale 133
- – uniplanare 133
- – Zentrum der Deformität 133
- Achsenwinkel des Beines 71–73, 83
- – physiologische 72
- – Symmetrie der Beinachsen 83
- Achskorrekturen 138, 139, 242
- – Distraktionsverfahren 138, 139
- – treppenförmige Verlängerungsosteotomien, Femur 242
- frontal/frontale Ebene 10, 71, 100
- Indikation zur Operation 132
- mechanische Beinachsen 71, 73, 124, 199, 200
- Normwerte 72, 124
- physiologische 72, 73
- sagittal/sagittale Ebene 10, 71, 200
- Symmetrie der Beinachsen 83
Ad-latus-Dislokationen
- Femur, treppenförmige Verlängerungsosteotomie 240
- kniegelenknahe Frakturen 201, 206
Albizzia-Verlängerungsnagel, intramedullärer (*siehe* Verlängerungsnagel) 251 ff.
Analyse der Fehlstellungen 123 ff.
- globale Analyse 125
- klinische Untersuchung 9 ff., 123
- Korrekturplanung 124
- Korrekturtechniken 128
- Mehrfachkorrektur 126
Angiodysplasie, komplexe Fehlstellungen 301, 302
Angulator, Fixateur externe 286, 289
Antetorsion 101, 102
- Antetorsionsdifferenz 102

- Antetorsionswinkel 55 ff., 92
- – anatomische 55, 57, 60, 61
- – Kinder- und Jugendliche 92
- – Oberschenkelantetorsionswinkel nach *Rippstein* (*siehe dort*) 26, 52, 92
- – reelle 61
- physiologische Antetorsion des Schenkelhalses 101
Antibiotikatherapie, intramedullärer Verlängerungsnagel 261
Arbeitsfähigkeit, gutachterliche Bewertung 307
Arthrodese 127, 128, 139, 140, 186
- Hüftarthrodesen, Korrektur 127, 128, 186
Arthrosen 102
- Marknagelosteosynthesen, Anschlußarthrosen 237
aseptische Hüftkopfnekrose 194–197

Beckeninklination 190
Beckenosteotomie 191
- periazetabuläre 175, 179, 185, 186
Beckentorsion 190
Beckenübersichtsaufnahme 176
Beinachsen, mechanische (*siehe* Achsen) 71, 73, 124, 199, 200
Beingeometrie 9 ff., 71–73, 75 ff., 201
- Achsausrichtungen/Achsenverhältnisse (*siehe dort*) 10–12, 71–73
- Analyse 20, 69 ff.
- – klinische 9 ff.
- – Normalwerte 69 ff.
- biomechanische Geometrie 73
- Längendifferenzen (*siehe dort*) 10, 12–15, 67, 76–79, 90, 91
- patellofemorale Geometrie 201
- räumliche Dimensionen 9
- Torsionsdifferenzen (*siehe dort*) 12, 16, 17, 80, 85, 91
- Untersuchungsablauf 18
- Untersuchungstechnik 9 ff.
Berufsgenossenschaften 308
Berufsunfähigkeit, gutachterliche Bewertung 307
biologische Knochenheilung 128

Bodenreaktionskraft 112, 115, 118
Brettchenmethoden, Längendifferenzen 10, 65, 66, 123
Briefkastenzugang, treppenförmige Verlängerungsosteotomie am Femur 240

CCD-(Centrum-Collum-Diaphysen)-Winkel 57, 58, 60, 72
„closed-wedge"-Osteotomien 216, 217
Compliance 135, 245
Computertomographie (CT) 30, 65, 66, 124, 141, 142, 177
- dreidimensionale Deformität 278, 283
- Fehlstellungen/Fehlstellungsanalyse 124
- Osteoabsorptiometrie (CT-OAM) 97, 99
- Positionsverbesserungen der Hüftpfanne 177
- Spiral-CT 141 ff.
- Torsionswinkel- und Längenmessung, untere Extremität 22 ff., 30 ff., 55 ff., 65, 75 ff., 87 ff.
- – Antetorsionswinkel nach *Rippstein* (*siehe dort*) 26
- – Bewertung 37
- – Ergebnisse 25
- – Fehlbestimmungen/Fehlmessungen 34, 35
- – – lagerungsbedingt 34
- – – methodisch bedingt 35
- – – Schwächungseigenschaften der Gewebe 35
- – Femur 30
- – Grenzen 30
- – Kinder- und Jugendliche (*siehe auch dort*) 35, 87 ff.
- – Lagerung 22, 34
- – Längendifferenzen, Sonographie/Computertomographie 44, 90, 91
- – Meßgenauigkeit 31
- – Methodik 22
- – Projektionsfehler (*siehe auch dort*) 55 ff.
- – Referenzebene 55–57

Computertomographie (CT),
 Torsionswinkel- und Längen-
 messung, untere Extremität,
 Reproduzierbarkeit 30, 31
– – Strahlenexposition
 (*siehe dort*) 24–26, 28
– – Tibia 30
– – Untersucherabhängigkeit 31, 33
– – Validität 30
Coxa
– C. equatorialis 190
– C. profunda 190
– C. valga 84, 191, 192
– – antetorta 84
– C. vara 161, 191
– – Korrekturosteotomie 162
CT (*siehe* Computertomographie)

3D-Bildgebung, Spiral-CT 141
Deformitäten, mehrdimensionale
 277 ff.
– dreidimensionale (*siehe dort*)
 277–283
– multiplanare 282
Deformationswinkel, dreidimen-
 sionale Deformität 278–281
Deformierungen, Definition 149
Deformitäten, Definition 149
Detorsionsvorgänge, kindliche
 Fraktur 163
diaphysäre Fehlstellung, untere
 Extremität 265 ff.
– Achsenfehler 265
– Distraktionsnägel 266
– Distraktionsosteoneogenese 266
– Distraktionsspindeln 272
– externes Distraktionssystem 268
– *Gigli*-Säge 228 ff., 234, 272
– Indikation zur Operation 266
– Infektionsrisiko 268, 271
– Kallusdistraktion 270
– Knochendurchtrennung,
 Technik 228 ff., 271, 272
– Kombination intramedullärer
 Kraftträger/externes
 Distraktionssystem 268
– Komplikationen 273
– Korrekturebene 273
– Kortikotomie 271, 272
– Neurolyse des N. peronaeus
 267, 272
– Osteotomie 271, 272
– Pininfekte 271, 273
– Ringfixateur (*siehe dort*) 270–273
– Torsionsfehler 223 ff., 265
– Translation 270, 273
– treppenförmige Osteotomie
 239 ff., 267
– unilateraler Fixateur externe
 268, 270
– Verlängerungsosteotomie
 231, 268
– Wahl des operativen Verfahrens
 266

Distraktionsnägel, diaphysäre
 Fehlstellung (*siehe auch* Nagelung)
 251 ff., 267
Distraktionsosteoneogenese,
 diaphysäre Fehlstellung 266
Distraktionsspindeln, diaphysäre
 Fehlstellung 272
Distraktionsverfahren 138, 139,
 161, 268 ff.
– Wachstumsfuge 161
Domosteotomie 130, 131, 205, 206,
 211, 287
– Fixateure externe 287
– kniegelenknahe Frakturen
 205, 206, 211
Drehfehler 101–104, 155, 216, 228,
 240
– Außendrehfehler, Femur und
 Tibia 102, 155
– Außendrehgang 103
– Femur, Verlängerungsosteotomie,
 treppenförmige 240
– Innendrehgang 103, 155
– Marknagelosteosynthesen 228
– spontane Korrekturen 155
– supramalleoläre Korrektur-
 osteotomien 216
Drehosteotomie nach *Sugioka*
 194–198
– Arthrose 195
– Operationstechniken 194
– Osteonekrose 195
– Röntgen 195
Drehpunkt der Deformität
 (*siehe auch* Fehlstellungen)
 125, 128
dreidimensionale Deformität/
 Fehlstellungen 127, 277–283
– CT 278, 283
– Deformationswinkel 278–283
– interne Fixation 282
– Korrekturosteotomien 283
– mathematische Berechnung 280
– Neigungswinkel 278–283
– Operationstechnik 281
– Orientierungswinkel β 278–283
– Torsionsabweichung 283
– Torsionsfehler 278
– Torsionswinkeldifferenz 278
Druckmeßplatten, Ganganalyse 115
Druckverteilungsmessung,
 Ganganalyse 118
Dunn 65

EMG, dynamisches 117, 118
Epiphysendislokation 105, 106,
 109
Epiphysendistraktion 138
Epiphysenfrakturen 151, 165
– kindliche 165
Epiphysenlösung 107
Epiphyseodese 137, 138
Epiphysiolysis capitis femoris
 101, 105, 109, 244

Erwerbsfähigkeit, gutachterliche
 Bewertung 307
Erwerbsunfähigkeit, gutachterliche
 Bewertung 307

Faux-Profilaufnahme,
 Hüftpfanne 176, 179–185
Fehlwachstum 151, 160
Femur
– dreidimensionale intertrochantäre
 Osteotomie 105, 109
– Femurtorsion 75 ff., 101
– intertrochantäre Osteotomie 136
– Kinder- und Jugendliche
 (*siehe dort*) 89
– Längentoleranzen 75 ff., 87 ff.,
 239
– Längenverhältnis, Femur/Tibia
 78, 86
– suprakondyläre Osteotomie 136
– Torsionswinkelmessung, compu-
 tertomographische 22 ff., 30, 33
– Verkürzungsosteotomie 249, 267
– Verlängerungsnagel, intra
 medullärer (*siehe dort*) 251 ff.
– Verlängerungsosteotomie, treppen-
 förmige (*siehe dort*) 239 ff., 269
Fixateursysteme/Fixation
– Fixateur externe, unilaterales
 System 268, 270, 285 ff.
– Heidelberg External Fixation
 System (*siehe dort*) 285 ff.
– interne Fixation, dreidimensionale
 Deformität 282
– Ringfixateur (*siehe dort*)
 270–273, 285, 286, 294 ff.
Frakturen
– Acetabulumfrakturen 175
– Epiphysenfrakturen 151
– Hüftkopffrakturen 175
– kindliche (*siehe dort*) 160 ff.
– kniegelenknahe Frakturen, einzei-
 tige Korrekturosteotomien (*siehe
 dort*) 199 ff.
Fugenverletzung 156, 161, 163
– Distraktion der Wachstumsfuge
 161
– Wachstumsfugenverletzung 163
funktionelle Störungen 66

Ganganalyse, posttraumatische
 Fehlstellungen 110–119
– Bodenreaktionskraft 112, 114,
 118
– Druckmeßplatten 115
– Druckverteilungsmessung 118
– EMG-Signal, dynamisches 117,
 118
– Gangmuster 111
– kinetische Parameter 112
– Kraftmeßplattformen 112
– Meßverfahren 111, 112
– – dynamische 112
– – statische 111, 112

– Modellbildung, komplexe
  mathematische 117
– optoelektrische Systeme 117
– Pedographie 112–114
– Podometer 111
Ganzbeinaufnahmen (*siehe auch*
  Röntgen) 71 ff., 123
– Fehlbildungen 123
gegenläufige Fehlstellungen 126
Gelenkersatz 139, 140
Gelenkmonomentenbestimmung,
  Flußdiagramm 115
Genu (*siehe auch* Knie)
– G. antecurvatum 10, 12
– G. recurvatum 10, 12
– G. valgum 10, 11, 163, 165, 166,
  201
– G. varum 10, 11, 201
Gesamtdeformität 127
Gigli-Säge 129, 130, 228 ff., 231,
  234, 237, 259, 262, 272
Gonadendosis 26, 28, 92
– Kinder- und Jugendliche 92
Guichet, Verlängerungsnagel
  237, 251 ff.
gutachterliche Bewertung 307 ff.

Haftpflichtversicherungen 308
Heidelberg External Fixation System
  (HEFS) 285 ff.
– Akutkorrektur 287, 288, 292
– Angulator 286, 289, 290
– aufklappende Korrektur 289
– Beinlängendifferenz 289
– Distraktion 289
– domförmige Osteotomie 287
– Indikationen 285
– Instrumentarium 285
– Kallusdistraktion 287, 288,
  290
– Kardangelenk 285–287
– Operationsplanung 285
– Osteotomietechnik 287
– Scharniergelenk, blockierbares
  285, 286, 289, 290
– Teleskop 285, 289
– Torsionskorrektur 287, 291
– Translationsfehlstellungen 290
– Überkorrektur 287
Hüftarthrodesen, Korrektur
  127, 128
Hüftdysplasie 101, 175
Hüftgelenk
– Arthrodese 127, 186
– Biomechanik 188
– Funktion 188
– Kontaktfläche 177, 180
– – präoperative 180
– Muskelkräfte 189
– Rotationszentrum 189
Hüftkopf
– Frakturen 175
– Hüftkopfnekrose 194–198
– – aseptische 195–197

– – Drehosteotomie nach *Sugioka*
    194–198
– – konservativ-operative
    Behandlung 194
– – Hüftkopfüberdachung 175
Hüftpfanne, Positionsverbesse-
  rungen 175 ff.
– computertomographische
  Untersuchung 177
Faux-Profilaufnahme 176, 179–185
– Indikationen 175
– Kopfbedeckungsindex (KBI) 176
– Kontaktfläche des Hüftgelenkes
  (*siehe* Hüftgelenk) 177, 180
– Operationssimulation 177
– Operationstechnik 177
– Ossifikationen, heterotope 186
– Osteotomien 177, 178
– – periazetabuläre Becken-
    osteotomie 175, 179, 185, 186
– – Umstellungsosteotomie,
    intertrochantäre 184
– Röntgendiagnostik 176
– Zentrum-Ecken-Winkel
  (*siehe dort*) 176

Ilisarov-Ringfixateur, diaphysäre
  Fehlstellung (*siehe auch*
  Ringfixateur) 270 ff.
Imhäuser-Osteotomie 105–109
– Ergebnisse 105
Infektionen
– diaphysäre Fehlstellung 268, 271
– – Pininfekte 271, 273
– Verlängerungsnagel 261, 262
Innensäge, Marknagelosteo-
  synthesen 135, 237, 258, 259, 262
„inwardly pointing knee" 11, 84

Kallusdistraktion 138, 161, 210,
  211, 219, 237, 239, 247, 251–253,
  255, 259, 270, 287, 288
– diaphysäre Fehlstellung 270
– Fixateur externe 287, 288
– kindliche Fraktur 161
– kniegelenknahe Frakturen
  210, 211
– komplexe Fehlstellungen, Korrektur mit dem Ringfixateur 298, 299
– Marknagelosteosynthesen
  237, 251 ff.
– supramalleoläre Korrekturosteotomien 219
– Verlängerungsnagel,
  intramedullärer am Femur
  251–253, 255, 259
– Verlängerungsosteotomie, treppenförmige am Femur 239, 247
Kapsel-Band-Stabilität, intramedullärer Verlängerungsnagel 255
Kapsulotomie, intramedullärer
  Verlängerungsnagel 259
Kardangelenk, Fixateur externe
  285–287

Keilosteotomien 136, 217, 218
Kinder- und Jugendliche
– Frakturen, kindliche 160 ff.
– – Achsenfehler 162
– – Coxa vara 161
– – Detorsionsvorgänge 163
– – Distraktion der Wachstumsfuge
    161
– – Epiphysenfraktur 165
– – Fehlwachstum 160
– – Kallusdistraktion 161
– – Korrekturosteotomie
    161, 162–169
– – operative Korrektur 160
– – spontane Korrektur 160, 171
– – Torsionsfehler 163, 168
– – Wachstumsstörungen 160
– Torsionswinkel- und Längen-
  messung 35, 87 ff.
– – altersabhängige Normalwerte/
    Alterskorrelation 87, 92, 93
– – Antetorsionswinkel 92
– – CT 87, 92, 93
– – Detorsion, physiologische 92
– – Gonadendosis 92
– – Längen/Längendifferenzen
    87, 90, 91
– – Längentoleranzen 87, 201
– – Längenverhältnis Oberschenkel/
    Unterschenkel 93
– – Oberschenkel 88
– – *Rippstein*-Methode 92
– – Strahlenbelastung
    26, 28, 87, 92
– – Torsionen/Torsionsdifferenzen
    (*siehe auch dort*) 87, 88, 90, 91, 93
– – – femorale 89
– – – Häufigkeit 91
– – – tibiale 90, 93
– – Torsionstoleranzen 87
Kniebasislinie 72
– femorale 72
– Sagittalebene 72
– tibiale 72
Kniebasiswinkel 71 ff., 200, 212
Kniegelenk 72, 84, 127
– Fehlstellungen 127
– „inwardly pointing knee" 11, 84
– Transfixation 302
kniegelenknahe Frakturen 199 ff.
– Achsabweichungen 201, 202
– Ad-latus-Dislokationen 201, 206
– Beinachsen 199
– Kallusdistraktion 210, 211
– Kompartmentsyndrom 211, 213
– Korrekturosteotomien, einzeitige
  199 ff.
– – bifokale 211, 212
– – Domosteotomie 205, 206, 211
– – Pendelosteotomie 205, 206, 211
– – quere Osteotomie 202, 206,
    209, 210
– – Scheibenwischerosteotomie
    204, 206, 211

kniegelenknahe Frakturen,
  Korrekturosteotomien, einzeitige
- – supra- und infratuberositäre
    Osteotomien 205
- – treppenförmige 211
- – Varisations-Extensions-
    Osteotomie 208
- Längentoleranzen 87, 201
- mehrdimensionale Fehlstellungen
    202
- Neurolyse des N. peronaeus 211
- Operationsindikation,
    Richtgrößen 201
- Patellazentrierung 206
- patellofemorale
- – Dezentrierung 206
- – Geometrie 201
- – Hyper- und
    Hypokompression 206
- Peronäusparese 211
- postoperative Komplikationen
    211
- Pseudarthrose 211
- Rotationsumfang 202
- rotatorische Neutralposition 202
- Spongiosaplastik 211
- Torsionskorrektur 210
- Translationen 201, 206, 209
- – Korrektur 206
- Überkorrektur 202
- Valgusstellung,
    suprakondyläre 207
- Verkürzungen 210
- Verlängerungen 211
Knochendurchtrennung,
  Lokalisation 128
Knochenplatte, subchondrale 97
Kompartmentsyndrom 168, 211, 213
komplexe Fehlstellungen, Korrektur
  mit dem Ringfixateur 294 ff.
- Angiodysplasie 301, 302
- Apex der Deformität 299
- Distraktion, kontinuierliche
    297, 298
- Hauptfehlstellungsvektor 297
- Kallusdistraktion 298, 299
- Knochenqualität 298
- Luxationsprophylaxe 302
- Osteotomiehöhe 299
- Riesenwuchs 301
- Ringfixateur (*siehe auch dort*)
    296, 300
- Scharniergelenke 297, 299
- Spiral-CT 294
- tatsächliche/wahre
    Fehlstellung 294, 297
- Transfixation des Kniegelenks
    302
- Translationen 297, 299, 300
- Übersichtsradiographien 294
- unilaterale Fixateursysteme 296
- Weichteilprobleme 298
Kondylenplatten, 95° 240, 242
Koordinatentransformation 61 ff.

Kopfbedeckungsindex (KBI),
  Hüfte 176
Korrekturen, spontane 153–157,
  160, 171
Korrekturosteotomien,
  Indikation 95 ff., 117, 118, 128,
  135, 136, 155, 162–171, 201
- CT-Osteoabsorptiometrie
    (CT-OAM) 97, 99
- einzeitige 135, 136, 201 ff.
- kindliche Fraktur 162–171
- – Coxa vara 162
- – supramalleoläre 169
- – varisierende 166
- Mineralisierung 97–99
- supramalleoläre Korrektur-
    osteotomien (*siehe dort*)
    169, 215 ff.
- Verkürzungsosteotomien
    135, 136, 249
- Verlängerungsosteotomie
    135, 136, 219
kortikospongiöser Knochen/
  Knochenblöcke 217, 229, 240,
  242, 246
Kortikotomie 139
Koxarthrose, Stadien 176
Kraftmeßplattformen 112

Längen/Längendifferenzen, untere
  Extremität 10–15, 67, 76–79, 83,
  90, 123, 132–135, 201, 226, 242, 289
- Beine gesamt 10, 83, 122, 132,
    133, 135, 138
- Brettchenmethoden 10, 65, 66,
    123
- Distraktionsverfahren 138
- Fehlstellungen 123, 132, 133
- Femur, treppenförmige Verlänge-
    rungsosteotomie 242, 245
- Fixateur externe 289
- Indikation zur Operation 66
- Kinder- und Jugendliche
    (*siehe dort*) 87 ff.
- kniegelenknahe Frakturen
    201, 202
- Längentoleranzen 83, 85, 86, 201,
    210, 239
- Längenverhältnis Femur/Tibia
    78, 86
- Marknagelosteosynthesen
    226, 229
- – einzeitige Längenkorrekturen
    229
- Oberschenkel 12, 15, 76
- Operationsplanung 122 ff.
- spontane Korrekturen 156
- Unterschenkel 12, 15, 77
Längen- und Torsionswinkelmes-
  sung, untere Extremität (*siehe auch*
  Torsionswinkel) 22 ff., 30 ff.,
  39 ff., 50 ff., 65 ff., 75 ff., 87 ff.
- computertomographische (*siehe
    dort*) 22 ff., 30 ff., 75 ff., 87 ff.

- magnetresonanztomographische
    (*siehe dort*) 50 ff.
- sonographische (*siehe
    dort*) 39 ff.
Lauenstein-Aufnahme 109

Magnetresonanztomographie
  (MRT) 50
- femorale Torsionswinkelmessung
    50 ff.
- – Antetorsionswinkel nach
    Rippstein 52
- – Antetorsionswinkel 52
- – Artefaktanfälligkeiten 53, 54
- – Metallartefakt nach
    Marknagelung 53
- – CT-Untersuchung 53
- – Strahlendosen 52
Marknägel (*siehe auch* Nagelung;
  siehe auch Verlängerungsnagel)
  237, 251, 267
- *Albizzia* 251 ff.
- *Guichet* 237, 251 ff.
Marknagelosteosynthesen,
  Torsionskorrektur, untere
  Extremität 223 ff.
- Anschlußarthrosen 237
- Drehfehler 228
- *Gigli*-Säge 229, 231, 234, 237
- Indikation zur Korrektur
    osteotomie 223
- Infekt 235
- Innensäge 237
- Kallusdistraktion 237
- Komplikationen 235
- Korrekturosteotomie
    226, 231, 237
- Längendifferenzen 226
- Längenkorrekturen, einzeitige 229
- Oberschenkel 226
- offene Verfahren 237
- Operationsplanung 235
- Pseudarthrose 235
- quere Osteotomie 229
- Rotationsumfang 223, 235, 237
- Torsionsfehler 224, 226, 229,
    235–237
- Torsionskontrolle 229, 238
- Verlängerungsnagel von
    Guichet 237, 251 ff.
mehrdimensionale Deformitäten
  277 ff.
Meißelosteotomie, supramalleoläre
  Korrekturosteotomien 217
Mikulicz-Linie 71 ff., 124, 125
monokondyläre Osteotomien 137
multiplanare Fehlstellungen 133
Muskeln (Musculus)
- Hüftgelenk, Muskelkräfte 189
- Muskelaufbautraining, intra-
    medullärer Verlängerungsnagel
    257, 260
- Transposition des M. iliopsoas
    192, 193

Sachverzeichnis 315

Nagelung
- Distraktionsnägel, diaphysäre Fehlstellung 267
- Marknägel (*siehe dort*) 237, 251, 267
- Marknagelosteosynthesen, Torsionskorrektur, untere Extremität (*siehe dort*) 223 ff.
- Verlängerungsnagel (*siehe dort*) 237, 251 ff.
Neigungswinkel, dreidimensionale Deformität 278–281
Neurolyse des N. peronaeus 211, 267, 272
- diaphysäre Fehlstellung 267, 272
- kniegelenknahe Frakturen 211

„open-wedge"-Osteotomie 216–219
Operationsindikation (*siehe Korrekturosteotomien, Indikation*)
optoelektrische Systeme, Ganganalyse 117
Orientierungswinkel β, dreidimensionale Deformität 278–281
Osteoklasie, intramedullärer Verlängerungsnagel 259
Osteotom, intramedullärer Verlängerungsnagel 259
Osteotomie
- Beckenosteotomie 175, 179, 185, 186, 191
- - periazetabuläre 175, 179, 185, 186
- „closed-wedge"-Osteotomien 216, 217
- diaphysäre Fehlstellung, treppenförmige Osteotomie 267
- Domosteotomie (*siehe dort*) 130, 131, 205, 206, 211, 287
- Drehosteotomie nach *Sugioka* (*siehe auch dort*) 194 ff.
- drehpunktnahe 128
- Femurosteotomie (*siehe dort*) 105, 109, 136
- Hüftpfanne, Positionsverbesserungen 177, 178
- - Os ilium 178
- - Os ischii 178
- *Imhäuser*-Osteotomie 105–109
- intraligamentäre 134
- Keilosteotomien 136, 217, 218
- kniegelenksnahe einzeitige (*siehe dort*) 199 ff.
- Korrekturosteotomie, Indikation (*siehe dort*) 95 ff., 117, 118, 135
- Meißelosteotomie 217
- monokondyläre 137
- „open-wedge"-Osteotomien 216–219
- Osteotomiehöhe, Fehlstellungen 133
- Pendelosteotomie 205, 206, 211

- perkutane Osteotomietechniken 129
- quere Osteotomie 202, 206, 209, 210
- Scheibenwischerosteotomie 204, 206, 211
- supra- und infratuberositäre Osteotomien 205
- supramalleoläre Korrekturosteotomien (*siehe Korrekturosteotomien*) 169, 215 ff.
- treppenförmige 211, 239 ff.
- Umstellungsosteotomie 97, 99, 184
- - intertrochantäre 184
- Valgisationsosteotomie, intertrochantäre 192
- Varisationsosteotomie
- - intertrochantäre 191, 192
- - suprakondyläre 208
- Verkürzungsosteotomien 135, 136
- Verlängerungsosteotomie (*siehe dort*) 66, 135, 136, 239 ff.

paarige Knochen 127
Patellazentrierung 206
patellofemorale
- Dezentrierung 206
- Geometrie 201
- Hyper- und Hypokompression 206
Pedographie 112–114
- Meßaufbau, dynamische Pedographie 113
Pendelosteotomie, kniegelenknahe Frakturen 205, 206, 211
Periostschlauch, intramedullärer Verlängerungsnagel 251, 253, 254
Peronäusparese 211
photographische Dokumentation, Fehlstellungen 124
Pininfekte, diaphysäre Fehlstellung 271, 273
planerische Korrektur, Fehlstellungen 125
Podometer 111
Projektion, Standardprojektion 71
Projektionsfehler, Torsionswinkel- und Längenbestimmung, untere Extremität, CT 55 ff.
- Antetorsionswinkel 55 ff.
- - anatomische 55, 57, 60, 61
- - reelle 61
- CCD-Winkel 57, 58, 60, 72
- Koordinatentransformation 61
- mathematische Herleitung 62
- Referenzebene 55–57, 61
Protrusio acetabuli 190
Pseudarthrose 211, 235
psychischer Streß, intramedullärer Verlängerungsnagel 253
psychologische Betreuung, intramedullärer Verlängerungsnagel 259

quere Osteotomie 202, 206, 209, 210, 229
- kniegelenknahe Frakturen 202, 206, 209, 210
- Marknagelosteosynthesen 229

Referenzebene 55–57, 61
Reproduzierbarkeit 30, 31
Riesenwuchs 301
Ringfixateur 270–273, 285 ff., 294 ff.
- diaphysäre Fehlstellung (*siehe auch dort*) 270–273
- Distraktionsspindeln 272
- Hybridmontage 272
- *Ilisarov* 270 ff.
- Instrumentarium 273
- komplexe Fehlstellungen (*siehe auch dort*) 294 ff.
- Montageanordnung eines Ringfixateurs 271
- Transportring 272
Rippstein, Antetorsionswinkel am Oberschenkel 26, 52, 65, 92
Röntgen/Röntgenuntersuchung
- Ganzbeinaufnahmen 71 ff., 123
- komplexe Fehlstellungen, Korrektur mit dem Ringfixateur 294
- *Lauenstein*-Aufnahme 109
- Positionsverbesserungen der Hüftpfanne 176
- Röntgendichte 97, 99
- - subchondrale 99
- supramalleoläre Korrekturosteotomien, Ganzbeinaufnahmen 215
Rotation 9, 75
- Definition 75
- Hüftgelenk, Rotationszentrum 189
Roux-Gesetz 154

Schaftkorrekturen 221 ff.
Scheibenwischerosteotomie 204, 206, 211, 248
Schenkelhals
- physiologische Antetorsion 101
- strukturelle Adaption nach *Imhäuser*-Osteotomie 105–109
Schmerz/Knochenschmerz, intramedullärer Verlängerungsnagel 253
Seit-zu-Seit-Verschiebung 154
Skoliose 10, 239, 255, 256
Sonographie 39 ff., 65
- Torsionswinkel- und Längenmessung, untere Extremität 39 ff., 65, 67
- - Fehlerbreite 47
- - Genauigkeit 39
- - Lagerung 40, 47
- - Längen 39
- - Längendifferenzen, Sonographie/Computertomographie 44
- - Meßpunkte 40 ff.
- - Projektionsebene 43
- - Referenzebene 43

Sonographie, Torsionswinkel- und
  Längenmessung, untere Extremität
– – Reproduzierbarkeit   39, 47
– – Torsionen   39
– – Torsionswinkeldifferenzen   43
– – Untersuchungsabhängigkeit   47
Spiral-CT (*siehe auch* Computertomographie)   141–143, 294
– 3D-Bildgebung   141
– komplexe Fehlstellungen, Korrektur mit dem Ringfixateur   294
Spongiosaplastik, kniegelenknahe Frakturen   211
spontane Korrekturen   149, 150, 153–157, 160, 171
– kindliche Fraktur   160, 171
– Stimulationen   155
– Wachstumsalter   149, 150
Sprunggelenk, oberes, Gelenkwinkel mLDTW   73
Stahlimplantate, kniegelenknahe Frakturen   213
Standardprojektion   71
Stereolithographie   141, 143, 144
Strahlenexposition, computertomographische Torsionswinkel- und Längenmessung   24–26, 28, 65
– Gonadendosis   26, 92
– Kinder- und Jugendliche   87
– Oberflächendosis   26
subchondrale Knochenplatte   97
– Mineralisierungsmuster   98, 99
– Röntgendichte   99
Sugioka, Drehosteotomie (*siehe auch* Hüftkopfnekrose)   194–198
supramalleoläre Korrekturosteotomien (*siehe dort*)   169, 215 ff.
– „closed-wedge"-Osteotomien   216, 217
– Drehfehler   216
– Ganzbeinaufnahmen   215
– Kallusdistraktion   219
– Operationsindikation   218, 219
– Operationstechniken   216, 217
– „open-wedge"-Osteotomien   216–219
– Meißelosteotomie   217
– präoperative Planung   215
– Torsionsosteotomie   218–220
– Verlängerungsosteotomie, treppenförmige   219
Symmetrie der unteren Extremitäten   75

Tendolyse, intramedullärer Verlängerungsnagel   259
Tibia
– anatomische Achsen   73
– Kinder- und Jugendliche (*siehe dort*)   90
– Längenverhältnis, Femur/Tibia   78, 86
– mechanische Achsen   73
– Tibiadurchmeißelung   129, 130

– Tibiatorsion   75 ff., 101
– Torsionswinkelmessung, computertomographische   22 ff., 30, 75 ff.
– Verlängerungsnagel   258, 259
Torsion/Torsionsdifferenzen, untere Extremität   9, 12, 16, 17, 75, 80–83, 85, 123, 202
– Auswirkungen, Torsionsfehler/Torsionsfehlstellungen   50, 101–104, 123, 124, 133, 136, 150, 155, 163, 229, 235, 265, 278
– Definition   75
– diaphysäre Fehlstellung   265
– dreidimensionale Deformität   278
– Drehfehler (*siehe dort*)   101–104
– Femurtorsion   101, 242
– – treppenförmige Verlängerungsosteotomie   242
– Folgen   103
– gesamtes Bein   16, 82, 83
– Kinder- und Jugendliche (*siehe dort*)   87 ff.
– – kindliche Fraktur   163, 168
– klinische Torsionswinkelbestimmung   12 ff., 83
– kniegelenknahe Frakturen   202, 210
– – Korrekturosteotomien   210
– Marknagelosteosynthesen   224, 226, 229, 235–237
– Oberschenkel   16, 80
– operative Torsionskorrektur   85, 137
– posttraumatische   103
– spontane Korrekturen   155
– Tibiatorsion   101
– Torsionstoleranzen   84–86
– Unterschenkel   18, 81
– Wachstumsalter   150
Torsionskorrektur   85, 137, 210, 223 ff., 240, 242, 291
– Femur, treppenförmige Verlängerungsosteotomie   240, 242
– Fixateur externe   291
– kniegelenknahe Frakturen   210
– Marknagelosteosynthesen (*siehe dort*)   223 ff.
– supramalleoläre Korrekturosteotomien/Torsionsosteotomien   218–220
Torsionswinkel- und Längenmessung, untere Extremität   22 ff., 30 ff., 39 ff., 50 ff., 65 ff., 75 ff., 80, 87 ff.
– computertomographische (*siehe dort*)   22 ff., 30 ff., 55 ff., 76, 87 ff.
– Indikation zur Operation   66
– funktionelle Störungen   66
– Kinder- und Jugendliche (*siehe dort*)   35, 87 ff.
– klinische Torsionsmessung   12 ff., 65, 82

– Längen/Längendifferenzen (*siehe auch dort*)   12, 15, 67, 76–79, 90
– magnetresonanztomographische Torsionswinkelmessung (*siehe dort*)   50 ff.
– Meßfehler   65, 66
– Normalverteilung von Längen und Torsionen   75
– Oberschenkel   76, 80
– Projektionsfehler (*siehe auch dort*)   55 ff.
– sonographische (*siehe dort*)   39 ff., 65
– Symmetrie   75
– Torsion/Torsionsdifferenzen   12, 16–18, 80, 81
Translationen   125, 201, 206, 209, 270, 273, 290, 297–300
– Fixateur externe   290
– kniegelenknahe Frakturen   201, 206, 209
– komplexe Fehlstellungen, Korrektur mit dem Ringfixateur   297, 299, 300
Transposition des M. iliopsoas   192, 193
Trendelenburg-Zeichen/-Gang   175, 191
treppenförmige Verlängerungsosteotomie (*siehe* Verlängerungsosteotomie, treppenförmige)   239 ff.

Umstellungsosteotomie (*siehe auch* Korrekturosteotomien)   97, 99, 184
Unfallversicherung, private   308
unilaterales System, Fixateure externe (*siehe dort*)   268, 270, 285
uniplanare Fehlstellungen   133

Valgisationsosteotomie, intertrochantäre   192
Valgus   10, 11
– Fehlstellungen   11, 133, 136
– Rezidiv   166
– suprakondyläre Valgusstellung   207
Varisationsosteotomie   191, 192, 208
– intertrochantäre   191, 192
– Varisations-Extensions-Osteotomie, kniegelenknahe Frakturen   208
Varusfehlstellungen   10, 11, 133, 136
Vektordiagramm, Fehlstellungen   127, 294 ff.
Vektortrigonometrie   277, 294 ff.
Verkürzungsosteotomien   135, 136, 155, 210, 249
– Femur   249
– kniegelenknahe   210
Verlängerungseffekt, Fehlstellungen   128
Verlängerungsnagel   237, 251 ff.
– Antibiotikatherapie   261

Sachverzeichnis 317

Verlängerungsnagel
- Dynamisierung, aktive 252
- *Gigli*-Säge 259, 262
- Indikationen 255
- Infektionen 261, 262
- Innensäge 258, 259, 262
- Kallusdistraktion 251–253, 255, 259, 263
- Kapsel-Band-Stabilität 255
- Kapsulotomie 259
- Knochendichte 252
- Knochenregeneration 252
- Knochenschmerzen 253
- Komplikationen 261, 262
- Motivation 255
- Muskelaufbautraining 257, 260
- Nachbehandlung 259
- Operationsplanung 255
- Operationstechnik 258
- Osteoklasie 258
- Osteotomie 258
- Osteotomiehöhe 257
- Periostschlauch 251 ff.
- psychischer Streß 253
- psychologische Betreuung 259
- Rotation und knöcherne Konsolidierung 253
- Skoliose 255, 256
- technische Nagelbeschreibung 251
- Tendolyse 259
- Torsionskorrektur 262
- Vorbereitung zur Operation 257
- Wahl des Implantats 257
- Ziele der Operation 257

Verlängerungsosteotomie 66, 85, 135, 136, 155, 211, 239 ff., 251 ff., 269
- diaphysäre Fehlstellung 269
- kniegelenknahe 211
- supramalleoläre Korrekturosteotomien, treppenförmige VO 135, 136, 219
- treppenförmige VO, Femur 239 ff., 269
- – Achskorrekturen 242
- – Ad-latus-Dislokation 240
- – Briefkastenzugang 240
- – Drehfehler 240
- – einzeitige 245
- – Epiphysiolysis capitis femoris 244
- – Frühkomplikationen 243
- – Kallusdistraktion 239, 247
- – 95° Kondylenplatten 240, 242
- – Indikation 247
- – Lagerung 242
- – Nachbehandlung 242
- – Operationstechnik 240
- – Reosteosynthese 243, 245
- – Scheibenwischertechnik 248
- – subtrochantäre 240, 241, 243–245
- – suprakondyläre 240–242
- – Torsionskorrektur 240, 242
- Verlängerungsnagel (*siehe dort*) 251 ff.
Versorgungsämter 308, 309

Wachstum 153
Wachstumsalter, posttraumatische Deformierungen und Deformitäten 149 ff.
- Achsabweichungen, belassene 149
- Fehlwachstum 151, 160
- Spontankorrekturen 149, 150
- Torsionsfehler 150
- Wachstumsstörungen (*siehe dort*) 150–152
Wachstumsfugenverletzung 163
Wachstumsstörungen 150–152
- hemmende 151
- kindliche Frakturen 160
- spontane Korrekturen 153
- stimulative 150, 155
- nach Verlängerung oder Verkürzung 155
Weichteilverhältnisse, posttraumatische 134
Winkelverhältnisse des Beines (*siehe auch* Achsen) 71–73

Zentrum-Ecken-Winkel, Hüftpfanne (*siehe auch dort*) 176
- lateraler 176
- ventraler 176
zweidimensionale Fehlstellungen 127

Springer und Umwelt

Als internationaler wissenschaftlicher Verlag sind wir uns unserer besonderen Verpflichtung der Umwelt gegenüber bewußt und beziehen umweltorientierte Grundsätze in Unternehmensentscheidungen mit ein. Von unseren Geschäftspartnern (Druckereien, Papierfabriken, Verpackungsherstellern usw.) verlangen wir, daß sie sowohl beim Herstellungsprozess selbst als auch beim Einsatz der zur Verwendung kommenden Materialien ökologische Gesichtspunkte berücksichtigen. Das für dieses Buch verwendete Papier ist aus chlorfrei bzw. chlorarm hergestelltem Zellstoff gefertigt und im pH-Wert neutral.

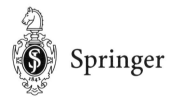